U0208910

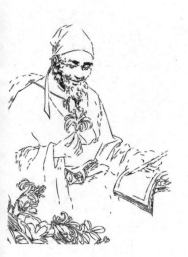

平凉药品简史

PINGLIANG YAOPIN JIANSHI

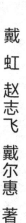

戴虹　赵志飞　戴尔惠　著

甘肃科学技术出版社

（甘肃·兰州）

图书在版编目(CIP)数据

平凉药品简史 / 戴虹,赵志飞,戴尔惠著. -- 兰州：
甘肃科学技术出版社,2016.12(2023.12重印)
ISBN 978-7-5424-2396-2

Ⅰ.①平… Ⅱ.①戴… ②赵… ③戴… Ⅲ.①药品 -
简史 - 平凉 Ⅳ.①R97

中国版本图书馆CIP数据核字(2016)第290206号

平凉药品简史

戴 虹 赵志飞 戴尔惠 著

责任编辑 刘 钊
封面设计 魏士杰 赵炳台

出 版 甘肃科学技术出版社
社 址 兰州市城关区曹家巷1号 730030
电 话 0931-2131570（编辑部） 0931-8773237（发行部）

发 行 甘肃科学技术出版社 印 刷 三河市铭诚印务有限公司
开 本 880毫米×1230毫米 1/32 印 张 18 插 页 2 字 数 484千
版 次 2017年2月第1版
印 次 2023年12月第2次印刷
印 数 3001~4050
书 号 ISBN 978-7-5424-2396-2 定 价 168.00元

序　一

　　赵志飞等同志撰写的《平凉药品简史》一书即将付梓。印象里，这是甘肃专门研究药品历史的第一部书，也是平凉乃至甘肃史志园地里的一株新花。赵志飞等几位作者，邀我作序，我为他们热爱医药卫生工作和药品文化的精神所感动，为平凉药品文化挖掘、整理、研究工作的可喜成就而欣慰。在此，谨向各位作者的辛勤劳动表示慰问，也向本书的出版发行表示热烈地祝贺。

　　药品是指防病治病所用的一切药物。药物的历史源远而流长。在中医理论指导下使用的药物，包括来源于自然界的植物、动物、矿物和人工制品等，这些药物统称为中药，是中华民族的祖先在长期的防病疗疾实践活动中发现、研究、积累起来的成果。相传神农氏"尝百草"，可知其历史可追溯到五六千年前的新石器时期。正式的文字记载可追溯到西周时期，到两汉时已形成了正式学科。后来代有传承与发展，成为丰富浩瀚的中药学体系，不仅是中国悠久历史和优秀文化遗产的重要组成部分，在全世界传统医学中也占有极其重要的位置，对中华民族的繁荣昌盛乃至全人类都做出了巨大的贡献。梳理和研究药品的源流及发展史，无疑具有重大的历史意义和现实意义。

陇原大地和陇东平凉，物华天宝，人杰地灵。回顾甘肃社会发展的历史，在平凉曾涌现出许多炳彪千秋的科技文化名人。其中，中医药界更是名流辈出。传说中的人文始祖伏羲、养生之祖广成子、中医药之祖岐伯和针灸学鼻祖皇甫谧等诸多中医药杰出人物，衣钵相传，一脉相承。他们或辨析阴阳，或尝味百草，或研制方剂，或探究经络，不断地推进中医学理论、中医药学、中医养生学、中医针灸学等理论的确立和发展，同时，也勾勒出一幅幅绚丽多彩的药品史画卷。

为中国特色社会主义物质文明和精神文明建设服务，是史学研究的基本方向，也是所有学科研究的出发点和归宿。中西医结合、中医药与现代医药并举，共同构成了中国的医疗卫生体系，是中国医药卫生事业的特色和优势。作为中国传统文化的重要内容，药品文化蕴含着丰富的哲学思想和人文精神。几位中青年学者在繁重的行政管理和教学工作之余，广泛披阅历史学、医学、药学典籍，梳理现代药品经济和药品管理档案资料，从政治、经济、科技、文化、教育、风俗及行政管理诸方面，稽考平凉药品发展的源流，全面系统地记述了古代、近代和现代平凉药品的发现、发明、创造和发展繁荣的历史进程，较为详细地介绍了平凉药品行政管理、中药种植、中药加工生产、销售、药学教育、民间药品习俗、药品文艺等方方面面，运用辩证唯物主义和历史唯物主义的观点，依据大量的珍贵资料，从平凉区域性药品经济、科技史和药品监管的角度，研究医药卫生和药品的发展规律，阐发了许多独到的见解。这是对平凉药品经济、药品文化、药学教育、药品管理的有益探索，为平凉的药品监管、药品经济和文化繁荣提供了历史借鉴。《平凉药品简史》的出版，启迪读者察古知今，熔古铸今，为今后研究平凉药品经济和药品文化奠定了基础，必将对促进平凉的药品经济和医药卫生事业的发展发挥积极的作用。

《平凉药品简史》占有史料十分丰富，但史料收集来之不易。中华民国以前的档案史料，由于自然灾害、岁月侵蚀和人为焚毁，留存至今的寥若晨星。搜集材料要披阅大量的史书记载，钻研地方考古报告和出土文物，深入民居坊间，走访社会贤达，钩沉整理，辨伪存真。现代档案资料虽存，但汗牛充栋，而且有关药品的资料又散见于市和各县(区)档案馆、图书馆、博物馆以及各相关单位档案室里。查抄整理，耗时费力。

赵志飞等几位作者，都是所在单位的业务骨干，能在繁忙的工作之暇，倾十数年之力，致力于药品史料的收集、梳理与研究，广征博引，辛勤笔耕，在尚处空白的平凉乃至甘肃药品史研究园地上开垦出了一抹新绿，其用心之苦、用功之勤、用意之新，可想而知。加之此书乃由个人出资印行，其热爱药品管理工作和医药卫生事业的精神可圈可点。这是难能可贵的，值得赞扬和学习。

《平凉药品简史》一书结构合理，重点突出，史论结合，叙事精炼，内容丰富，史料翔实，虽然还有个别章节的研究尚不够成熟，有的记述和史料也有疏漏欠妥之处，但瑕不掩瑜。既然迈出了可喜的第一步，就必然会迈出坚实的第二步。希望今后有更多、更高水平的药学科研成果和学术著作问世，推动甘肃药品事业和管理工作再上新台阶。

张克复

2016 年 11 月 8 日于沪

（张克复，中华诗词学会副会长、甘肃省地方史志学会会长、原
甘肃省地方志办公室副主任、巡视员）

序 二

赵志飞等三位学者编写的《平凉药品简史》即将问世,邀我为序。作为平凉医药界的一位老兵,确为他们对故乡文化的热爱所深深感动,也为他们捧出的这一史学成果而深感喜悦。

从史学角度看,我认为本书有三个特色:一是鲜明的地域特色。平凉地处泾、渭河流域,是中华文明最早的发祥地之一,在漫长的历史进程中孕育出灿烂的文化,如中华人文始祖伏羲画八卦、制九针,《黄帝内经·素问》中黄帝与岐伯对答,世界著名针灸学家皇甫谧著《甲乙经》,著名医药学家张好问著《张氏医精》等就与平凉这一地域有关。本书作者基于对这种厚重地域文化的诸多了解,收集、整理了大量历史资料,全面介绍了这一特殊地域药品发生、发展的历史,因此具有古远、源头文化的地域文化特色。二是突出的专业特色。本书以医药为主线,重点介绍了平凉及周边地区药品的发生、发展、繁荣的历史,涵盖了本区域药品的文化、经济、教育、社会管理等方面历史进程,因此具备突出的地方药品专业史的特点。三是科学性和趣味性结合的特色。本书作者在占有大量翔实史料的基础上，以辩证唯物主义和历史唯物主义观为指导，以地方药史为纵线，把政治、经济、文化、科技、教育、军事、甚至风俗等方方面面的史实和药史横向地有机联系，使平凉药史根植于平凉大地方史的土壤中，使得平凉药史显得更加丰满。不仅科学地揭示了平凉药史发展的源流和动力，而且增加了其趣味性。总体说来，本书史料翔实、脉络较清、论述比较严谨，并有独到见解，难能可贵。本人浅见，因至今未见我省同类药史问世，本书可称得上是我省地方药史园地中的一枝独秀。

地方史是历史学科的重要组成部分。因此加深对地方史的研究，不仅对抢救、保存珍贵的史料有着重大意义，而且对发展当地经济，促进社会文明具有现实的借鉴作用和指导意义。本书不仅是药品监管工作人员、药品从业人员的培训教材和学习资料，也是医药学专业的教育教学教材和参考读本。本书的出版，必将为平凉药学事业的发展和人民健康发挥应有的作用。

作者在繁忙的工作之余，克服困难，业余做了大量艰苦细致的工作，精神可嘉，成绩可贺。美中不足的是，个别重要的人和事有些遗漏，但也在所难免，瑕不掩瑜。

王 采

2015 年 11 月于平凉

（王 采：原平凉医学高等专科学校副校长、副教授、研究员，原甘肃省《卫校通讯》《中等医学教育》常务副主编）

目 录

Contents

绪　论

一、药品发展的历史性趋势

平凉是药品发现和使用最早的地区，也是中国药学的重要发祥地，平凉的医药科学在甘肃乃至中国医药发展史上曾发挥着重要作用。据《帝王世纪》记载："伏羲画八卦，所以六气六腑，五行五脏，阴阳四时，水火升降，得以有象，百病得以有类，乃尝百药而制九针，以拯夭枉。"伏羲氏生活于远古时期，是古成纪即今平凉市静宁县人，因其功勋卓著被尊为中华人文始祖，是最早发现和使用植物药品的人物。另一位对平凉早期药学有杰出贡献的当数大药学家岐伯，《甘肃新志》载："岐伯生而神明，通脉理，黄帝以师事之。"他与黄帝探讨医药学的论述被后人整理成《黄帝内经》。伏羲氏、岐伯的医药学思想，生生息息于泾河、葫芦河、汭河、水洛河流域，随着渭河流域而下，传到陕西以至中原，肇起了中国医药学的文化渊源。魏晋以来，平凉医药名人皇甫谧成就卓著，史载曾住崆峒山采药著书，所著《黄帝针灸甲乙经》名贯全球。平凉是"丝绸之路"必经之地，古代中医药学由此外传，印度、波斯、阿拉伯等国医药学也由平凉传入内地，带动了平凉医药学相互交流，刺激了药品经济的不断发展，为医药学的传播和药品的发展做出了贡献。

考古发现，80万年前的旧石器时代，平凉境内就已经有远古人类生活了。境内先后发掘的仰韶、齐家文化遗址130多处，出土的遗物中，发现有煎药用的陶罐、植物碳化物和犀牛、象、虎、野马、野鹿等动物化石，证明那个时期，这里的原始居民已经在采集食用的过程中，学会使用药物治疗疾病。从那时开始，经古代、近代以至现代，平凉与祖国大部分地区一样，存在过原始社会、奴隶社会、封建社会等社会形态，也曾遭受过资本主义经济势力的掠夺。期间药品经济发展的形势，波折迭起，盛衰互见。研究药品发展的历史，我们可以看到平凉先民的才华和当时药品业的地方特色。总体上来看，平凉药品经济发展大体经过了创造、发现、渐进、缓慢、快速五个连续性阶段。从原始社会经奴隶社会到封建社会中期，大概以唐代"安史之乱"为界点，平凉社会药品经济总的发展趋势是向前向上，呈良好的发现认知、发明创造和渐进状态。从鸦片战争到1949年是药品经济艰难而缓慢发展的阶段。1949年后，特别是党的十一届三中全会以来，是平凉药品经济的快速发展和极大富裕期。可以说，平凉历代居民在药品经济领域的发明创造，不仅是看病治病、保障健康的历史必然，也为我国药品经济文化的发展增添了十分绚丽的光彩。

(一)创立了适合平凉自然条件的模式

平凉药品经济起步很早。远在旧石器时代，先民就已经狩猎、采集、耕牧于这块辽阔的土地上。在农业的历史长河中，劳动人民为其生存，世代辛勤开发，从事农业生产劳动，从"刀耕火种"式的原始农业到"屯田牧殖"式的庄园农业，从"男耕女织"的传统农户到"土地兼并"集约经营农业，不断认识、利用、改造自然，发展了生产，养育了自己，建设了家园。药品经济就是在这种采集、狩猎中创造发现，在培植、养殖、种植中发展壮大。秦的兼并六国，汉的统一富强，平凉都是亲历亲见者，都是亲自实践者，也与平凉的经济开发、与农牧兼营和发展必要药品商品的良好经济模式分不开。魏晋南北朝时期,中原地区长期混战,经济凋敝,文化衰废,然而地处陇东地区的平凉在这一时期,相对比较安定,经济得到一定程度的发展,医药经济更是突飞猛进。皇甫谧就是这个历史背景下产生的,他著书立说,采药行医,教育后期,为医药学特别是针灸专科学做出了不可磨灭的贡献。元明时期,医药学迅速发展,名医张好问就是平凉医药经济和药学发展的集大成者。到了清代,平凉药品的生产经营模式进一步明晰出来,医药工作者居家或租房开药铺,前店出售药材药品,后场选拣加工炮制,精制丸丹膏散,为平凉药品精细化发展奠定了坚实的基础。1949年后,平凉人民更是兴医兴药,制药工业兴起,药品商贸、供销发展变化巨大,市场经济活跃,村村有医有药,人民安居乐业、健康状况基本保障。由此可见,经过数十万年的社会生产实践和商业发展,在狩猎、采集的基础上,摸索出了一业为重、兼营他业、亦农亦牧、发展商业、重视药材的经营模式,在有限的社会生产力条件下,最大限度地利用了自然资源,用勤劳智慧的双手创造了举世一流的药品经济奇观。现在,各县(区)都把药材种植作为重要的支柱产业,能够充分利用崆峒山、关山、六盘山等大量的野生药源进行采集培育,能按照适宜种植药材的气候、土壤、雨量及作物布局状况,集中连片种植药材,大力推行无公害标准化示范基地,规模发展育苗基地。药品商贸流通十分活跃,目前,全市拥有30多个药品生产批发企业、5000多个零售使用企业。在漫长的医药文化的产生、发展、使用的过程中,一个规模化、产业化、品牌化、规范化的有地方特色的药品经济模式已经形成。历史证明,在平凉,农牧兼营、亦工亦农、多业并举则经济兴,畸重畸轻、单打一则经济衰,医药经济更是暗合客观经济发展规律,因而至今仍然被平凉人民所遵从。

(二)在全省率先规模种植和生产药品

平凉沿六盘山脉、关山山系,以及草峰塬、朝那塬等山塬地区,气候阴冷潮湿,土壤肥沃,适宜中药材生长,是盛产中药材之宝地,且质量呈优。在药材种植方面,据史志记载,平凉早在晋代就鼓励垅栽家种,开启了人工培植药材和规模种植药材的先河。到了宋代种植面积有所增加,在宋夏药材互市交流中,平凉地产药材在药品市场上占主导地位,为全省最早规模种植药材的地区。明朝时期,平凉中药材引、试种品种增加,药物栽培面积、产量均有大幅度增长,当时平凉各地药材丰富,药行、药栈、药店林立。史料记载,清代的甘肃省按照气候、土壤、雨量及作物布局状况等,将全省划分为7个农业区,以崆峒区、泾川县为中心,包括华亭、崇信、灵台、静宁、庄浪等在内的陇东区,作物种植以小麦为主,形成了有地方色彩的粮、棉、麻、油料、药材、蔬菜、果品等一百多种商品土特产,药材种植成为地方重要特色经济作物。据庄浪县志记载,庄浪县清代连片种植的大黄,因其纯正质优,被列为贡品,年贡29千克,其余除本地使用外,大部分销往内蒙古一带。1949年后,平凉的药材种植更加受到政府和人民的广泛重视。20世纪50年代初期,各县引种、试种药材,后期大面积种植。1965年,中共平凉地委印发《关于大力发展农村副业生产规划(草稿)》,要求大搞种植性的副业,安排部署沿关山地区和崆峒区、静宁、灵台等部分地区适宜广种药材的县(区),人少地多地区要连片种植产量大的药材,如生地、党参、当归、大黄、白芷、秦艽等;人多地少地区,尽量利用田坎地边、地角渠畔、荒沟野洼、房前屋后种植药材,并要求充分把野生资源采集利用起来。70年代中、后期药材种植有了较大发展,如崇信县1975年就建有大队药厂39个,药材产量38.75吨;县革委会于7月在铜城人民公社召开县、公社、大队、生产队四级干部700多人参加的全县药材生产现场会,推广杜家塬生产大队药厂种植药材的经验。崆峒区于1979年9月召开全区药材生产大会,奖励大寨公社雨林大队、崆峒公社韩家沟大队南窑峡生产队、草峰公社草滩大队大庄生产队等药材种植先进户。华亭、静宁、泾川等县也都先后召开了药材种植大会,总结经验,推广先进,掀起了平凉规模种植药材的又一个高潮。近年来,药材种植成了各县(区)的支柱产业。如华亭县把中药材产业作为助农增收的"三大"支柱产业之一,加快药材大县建设步伐,促进药材资源优势向产业优势的转化,县上每年设置55万元中药材产业发展资金,对集中连片种植药材的农户每亩补助 30元~50元;灵台县把药材种植作为"五大"经济支柱产业,在种植规模、质量、品种以及年总产量上均有大的增加;庄浪县把药材种植作为三个区域特色产业(亚麻、药材、蔬菜)之一;静宁自 1964年从河南省引进地黄,在城川、八里、灵芝、司桥等公社的一些地方栽种获得成功,1965 年从华亭县引种党参获得成功以后,药材产量逐年增加,年种植药材 5 万亩(1 亩 ≈667 米^2)以上;平凉山药,年产 50 多万千克,属上品药材保健品。这些简略而又带有普遍性的记载,生动而有力地表明:在党的英明政策的扶持鼓励下,勤劳智慧的平凉人民围绕药材种植建设的一批无公害标准化示范基地、育苗基地蓬勃兴起,带动了全市中药材的广泛种植,形成了小麦为主,药材、果品、油料等经济作物协调发展的产业格局,一个规模化、产业化、科学化、规范化的药材产业效应已经显现出来。药材种植已成为平凉市的拳头产业,为振兴平凉经济做出了贡献。

平凉的药品生产,最早见之于史册的为伏羲氏尝百草,试用几种药草研成粉末为人治疗病痛,或嚼咬、揉搓药草,捏挤药水,用于止血消肿;还有广成仙师在崆峒山炼制丹药,现在崆峒山还有炼丹、洗丹遗址。这些虽是传说,但证明了平凉先民很早就重视药品研制,其生产加工药品的事迹为全国创制了典范。此后药品生产有典籍可查的当属清光绪十六年(1890 年),灵台县西屯乡柳家铺永兴福药店杨正本,用祖传秘方配制而成的中成药杨氏化痞丸,当时就行销西北五省。这一记载说明,杨氏化痞丸的发展至 1890 年,已经研制销售发展几代人了。民国时期,平凉境内中药铺大都是前店后厂,采用蒸、炒、炮、炙、切等方法加工中药材,自制生产药品,自炼梅花点舌丹、自熬龟鹿阿胶、五毒膏药、三品一枪、痧气灵丹、槐角丸、八宝退云散、六味地黄丸、香砂养胃丸、万应定、七珍丹、牛黄千金散、黄连上清丸、十全大补丸、麝香冰硼散、冻疮膏等100多个品种,用于临床,效果较好。1949年后,平凉的药品生产更是发展壮大,1951年,开始大力提倡中西医结合,农村卫生机构培训"赤脚医生"进行药材加工,针对所患疾病处方配制,加工中成药,坚持"三土"、"四自",勤俭办医,缓解了当时缺医少药的现状。1958年"大跃进"运动开始后,制药厂、制剂室、饮片加工厂相继建成投产,规模产量走在全省前列。西药制剂始于20世纪60年代,70年代开始批量生产大输液,80年代能生产清解合剂等40多个品种。2001年,仅平凉地区医院生产西药制剂就有153个规格品种。2002年开始,国家实行新的药品生产质量管理标准,除市人民医院外,其他医院制剂均停产停业,药品生产企业也实行改制改造,如卫生材料厂的医疗器械生产、平凉生化制药厂药品生产等一批技术差、硬件设施严重缺乏的企业纷纷关停,平凉地区制药厂、灵台县制药厂等条件较好的企业进行了改制转型,一批新型制药企业蓬勃兴起。正是在社会稳定、政策英明和广大劳动人民的努力下,平凉药品经济出现了发展的良好势头。

(三)提高了种植技术和品牌意识

中药资源分布具有明显的地区性、层次性及坡度朝向性,不少品种为广布种,不仅综合分布广,而且同一品种水平分布垂直跨度大。平凉的地形地貌和气候特征正好适合药材的生长培育。因此,中药材资源十分丰富,药用植物品种多,产量较大,质量优良。加之广大劳动人民疗疾治病和经济输出,中草药需要量大,所以,平凉人民早在唐宋时期就重视药材种植技术,引进和选用良种,进行规模种植。到了明朝时期,随着农村阶级的分化,城市经济的繁荣,资本主义萌芽的出现,药品经济精耕细作技术进一步得到重视,中药材植物栽培的面积、品种均有所增长。明末清初,外国传教士给平凉带来了西方的医药科技和西药文化,西医西药逐渐为平凉官府和人民所接受,近代医药科学思想发生了重大变化,加之清朝前期(1636–1840年)商品经济十分活跃,中医药学也进入了兴盛时期,各府州县药业兴隆,药店相继开业,药材市场颇多,传统的药学以及种植栽培技术在宋金元时期深厚的基础上有质的飞跃。民国时期(1912–1949年),平凉风云变幻,政局动荡。在这灾难深重的37年中,平凉的医药学发展步履艰难、蜗牛式爬行。1949年后,平凉人民更加注重药材种植技术,各县(区)都把中药材产业作为助农增收的支柱产业之一,加快药材大县建设步伐,促进药材资源优势向产业优势的转化,鼓励集中连片、精细种植药材。2011年,仅华亭县就新建西华、马峡、山寨、河西、策底5个千亩无公害标准化示范基地和5个百亩育苗基地,带动全县种植中药材7.7万亩,产量1.9万吨,实现产值9000万元,药材产业规模化、产业化效应显现。

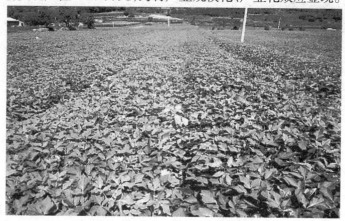

华亭独活育苗　(景长宏提供)

平凉药材自古就以质量优异而闻名于世。在宋夏之时的"茶马互市"时期,平凉各县(区)药材集中到被称为"旱码头"的崆峒区进行出口和运往省外,药材成为重要的经济资源,史书上,平凉的大黄等名贵药材在历朝历代都有被朝廷作为贡品征收的记录。尤其近年来,平凉人民药材种植技术进一步提高,品牌意识明显增强,如华亭县在国家市场监督管理局、商标局成功注册了"华亭大黄"、"华亭独活"地理标志证明商标,制定了《华亭大黄栽培技术》《华亭独活栽培技术》等四项甘肃省地方种植和加工标准,树立了平凉药材的良好品牌形象。各县(区)都建立了优良品种药材育苗基地,种植大户逐年增多,药材收购贩运和加工龙头企业规模发展,药材种植养殖、生产加工技术人员逐渐增多。就药品生产加工来讲,平凉青松、庄浪洛怡、静宁国草、平凉铸康四个中药饮片生产品牌也叫响陇东地区。

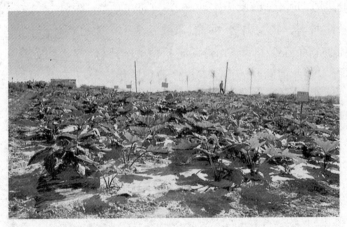

华亭大黄种植基地 (景长宏提供)

(四)较早地开辟了外贸流通渠道

平凉药品经济起步很早。随着药品经济的发展,药品贸易逐步繁荣,加之南北大通道即丝绸古道重要驿站,有"旱码头"之称的平凉,自古就为皮毛、药材、畜产、果类等土特产品的重要产区和集散地,药品商业历史悠久,源远流长。志书记载,平凉商旅往来,未有停绝,药品流通屡见史迹。平凉境内在原始社会的末期和奴隶社会的初期,出现了"以其所有易其所无,以其所工易其所拙"的物物交换,地产药材也零星开始交易。随着商业的兴起和发展,开始有了固定的交易场所和交易,药品集市雏形初见端倪,为药品交易活动提供了便利条件。平凉最早有历史可查的地产药材外贸流通当数殷商时期。那时,随着社会生产力的不断发展,交换的频繁,地产药材的不断丰富,平凉药材开始对外交流。史载,北周的宇文泰到过庄浪县水洛城,当时冬花、杏仁、竹木山货、麻袋是水洛对外交流的四大名优土产。冬花在庄浪遍地生长,立冬前后开始挖冬花,收购冬花的外商和本地搞药材生意的人竞相抢购,集散时驴驮马载,肩挑背负,紫荆山各庙院是他们晾晒冬花的好地方,一旦水分干透就装包发往陕西的三原一带,甚至远销广州、海南。杏仁在庄浪产量不多,但水洛地区的杏仁颗粒大、质地好,很受四川客商赏识。他们常驻水洛城采购,从水洛城去天水的脚户多给四川客商驮运杏仁。物资集散,南北畅通,每年秋末到第二年春,内蒙古、宁夏、武威、民勤等地的骆驼客远道来水洛城经商,形成了南北物资交流集散的重要"码头"。水洛城当时开店经营商业的被称为"蕃客"或"商胡",经营商业各色各样,稀奇古怪,在"商胡"开设的各种店铺中,多有药店,药店里集日收购药材,平时晾晒贩卖,通过"丝绸之路"运往印度、波斯、阿拉伯等国家的药品,数量也比较大。灵台县独店是全县人口最多的一个镇,因东与陕西接界,北与泾川接壤,交通方便,流通活跃,而逐渐形成集市交易点,特别是每年农历"三月三"、"七月七"两次传统的交流大会四方驰名。每逢会期,远道经商者,蜂集云涌,有来自本省本县者,亦有来自山东、山西、河南、河北、陕西、宁夏、内蒙古等地者。上市交易的中药材品种繁多,成交率高,是全县最大的集市。灵台的百里集镇,商、周时期为密须国、密国都城,自秦至南北朝一直为阴密县城,唐朝时期称为百城,明清两代为百里镇,1949 年前为百里乡,1949 年后逐渐发展成为今天的百里镇。华亭县安口镇相传已有千百年的历史,陶瓷业、煤炭业的发展、人口的集中、药品需求量的增大,也带动了药品业的发展。崆峒区的白水镇在明朝万历十三年(公元 1585 年)初设驿站,逐渐得以发展,商铺、旅馆林立,有 9 个药铺,这些商户来自京、津、沪、鲁、晋、豫、皖、黑、陕、宁、青、川等 13 省市。泾川县太平镇、罗汉洞、玉都等,从唐朝以来就有药铺。静宁县红寺、李店集镇,很早前游人客商往来,药铺生意兴隆。

春秋战国以后,平凉的药品商人跟随内地的丝绸和茶叶商人,经过平凉市场成批流向西域销售。秦时,区内民间贸易活动已散见于史书。汉武帝三次西巡平凉,张骞出使西域,开通丝绸之路,贯穿平凉全境。张骞通西域后,罗马的郁金、叙利亚的没食子、安息尔的安息香、波斯的苏合香,其他如荜澄茄、肉豆蔻等药材,都从西域进口而来。隋炀帝时期,商贸迅速发展,沿丝绸古道各重要城镇,店铺林立,商贾云集,货物丰集,购销两旺,药材行销较远,成批出口。隋唐时期,西域胡商常来平凉,至唐中叶,商贸活动盛极一时,各类货物交流十分活跃。宋代农村"草市"萌芽,夏宋边界地方出现"和市"。北宋庆历四年(1044 年),宋和西夏订立和约,在镇戎军(今

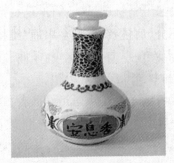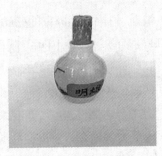

庄浪县王世杰诊所中药粉剂瓶 (文妍菊拍摄)

崆峒区、静宁县一带)设榷场(互市市场),平凉向西夏输出药材。榷场之外,设有"榷卖",即对那些成本低、销路广、得利厚的商品实行专卖,中药材业自由交易。宋和于阗交易的商品,有各种玉器、药材、棉纺织品和玻璃、胡锦等。宋"茶马互市"开展以来,平凉市店肆陈列,商贾云集。渭州、德顺军等地一度成为汉、藏、党项等民族贸易的主要场所,主要输入马匹,输出丝绸、茶叶、药材等。据记载,东汉时,泾阳、临泾、阴密、月氏等城中均已设市,市内分列肆,列肆内设店铺,主要交易粮食、盐、铁器、丝织品、麻织品、皮毛制品、珍贵器材和中药材等。元末明初,欧洲和西亚商人对大黄特别感兴趣。公元1550年,波斯商人哈智摩哈美德从平凉贩卖大量大黄,运至意大利威尼斯出售。明代嘉靖时(1522–1566年),医在官府,平凉药品商业多由韩王府垄断,民间交易甚微。那时,明朝政府以王朝大国自居,商人一入嘉峪关,"一切饮食,道途之资,皆取之有司",即由明朝当地政府供给。明清之际,平凉仍然是陇东商贸集散地,出现了"五方辐辏,商贾竞利"的局面。清代前期平凉集市贸易更加活跃,药材在平凉城集散,运往各地。中西往来多经长安起,经泾川、崆峒区,过萧关(又称金佛峡),向西过六盘山,到静宁北上。乾隆年间,已见市内集市贸易的系统记载。清朝后期,平凉"丝绸之路"路段时通时断,尤其1840年鸦片战争以后,平凉经济社会遭受重大破坏,人民生活陷于极端贫困,商品经济极端贫弱,自产药材产值很低,从业人员以农兼商,产销不分,肩挑贸易,城乡串通,维持小额营生,规模经商受到影响,遇到战事,交通受阻,流通中断,药材运不出去,价格暴跌,货弃于地。到了20世纪20年代,随着西北经济的逐渐开发,商货流量日趋增大,平凉一些稍有积蓄的富户,便办起了以承转运输为业的车马店。他们开始都以毛驴、骡马为客商驮运货物,后来兴起了胶轮大车,承运量急剧增大。平凉的药材业,原来多以汉民经营。30年代后,出现了一批以李志清开办的正兴隆商号为代表的回民药材行店，在当地药材业中逐渐占据了重要地位。其经营范围，主要是大批收购陇南、泾源、华亭等县地产药材，经简单加工打包后，发往中原和南方各地。中日甲午战争以后，外国人在平凉开设洋行，以收购羊毛为主，皮张、肠衣、药材、猪鬃为副。民国以来，商品经营范围逐渐拓开。民国初平凉有60多个集市，至1948年发展到78个。民国二十三年（1934年）以来，随着西兰公路通平凉，商贾又开始云集平凉，药材又开始在平凉城集散，这个"旱码头"焕发新的生机，每年仅来自华亭的药材就有1.5万千克。这些药材大多转销四川、武汉、西安、宝鸡等地。1935年，有国营医院8所，国药商业同业公会有会员35户，西医师公会有会员18户，这些医院诊所也是中药材流通的主要渠道。1940年，国民党卫生部在平凉各地加大开办医疗卫生事业的力度，一些外籍医生也纷纷前来行医售药，掠夺银元，但外籍医生也为平凉带来了大量西药和医疗器械。据中共陇东地委统战部1945年编印的《平凉市初步调查》记载，当时崆峒区有药店10家，主要集中在平凉城的牛市巷。1949年前，地产名贵药材多销往京、津、沪及沿海各埠。1949年后，药品商业规模及药品流通也是经过几起几落，直至1978年后才走上正轨，药品贸易迅速扩大，多种经济成分、多种经营、多条流通渠道并存，商贸出现繁荣。1952年12月12日至21日，"平凉物资交流大会"在平凉城内举办，会期收购药材24种24 565千克。会后，几个较大的集镇或3天一集或5天一集，相沿成习。1956年，在对私营工商业的社会主义改造中，崆峒区于2月底组建成公私合营国药商店1个。1957年，县（区）先后恢复67个农贸市场，提出牛黄、桃仁、杏仁、白芍等中药材由国营商业和供销社统一收购，不准进入市场。1958年，有的县不准农民赶集，1962年对上市商品又作了限制，1965~1975年，城乡集市贸易被视为"产生资本主义的条件和土壤"，集市贸易冷落，改7日或10日一集，有的干脆关闭,取缔自由市场。1966 年 5 月,平凉专区成立药材分公司。1975 年以来,平凉药品出口品种和数量逐年增大,销往 30 多个国家,外贸药材主要有甘草、龙骨等,1975 年外贸收购龙骨 1.9 吨 0.64 万元,1976 年 3.05 吨 4.24 万元,1977 年 1.1 吨 0.29 万元,1978 年 5.77 吨 0.46 万元。至 1978 年,百货、五金、糖业、药材公司分分合合,药品贸易停停走走,发展极其缓慢。十一届三中全会之后,市场逐步放开,多为 3 日一集,药品贸易日渐恢复,1979 年外贸收购龙骨 24.19 吨 4.58 万元,1980 年 75.6 吨 6.05 万元,1981 年 3.9 吨 0.33 万元,1983 年 15.72 吨 3.66 万元,1984 年 6.29 吨 1.68 万元,1985 年 22.44 吨,收购甘草 208.25 吨,共 31.07 万元。1986 年收购龙骨 2.73 吨 4.36 万元。期间,外贸进口也是从无到有,逐步发展,平凉进口的主要有胃镜、十二指肠镜等。

(五)百姓康居乐业和健康长寿的保障

一个朝代、一个地区,要使老百姓安居乐业、健康长寿,既要有硬条件又要有软环境,既要有大趋势又要有小气候,大处说包括政治的、历史的、经济的、文化的、和谐社会的,小处说包括集体的、家庭的、个体的,具体说需要物质较为丰富、生活较为富足、药品供应充足、医疗保障有力等等综合因素。无疑,这些条件中,药品这一物质形态作为治病防病的必需品,其种类、数量、质量、使用手段、用药环境、研发水平、管理水平等等的丰富与否、效果优劣,直接影响着百姓的安居乐业、健康长寿,是保驾护航、减免痛苦灾祸的重要的、硬性的、必不可少的基本条件。药品之于人民健康和百姓富裕方面的重要作用,体现在要有治病救人且比较丰富的药品,药品质量比较可靠,用药环境宽松且保障有力。

首先,平凉具有比较丰富的足以治疗各种疾病的药品。就平凉的药品生产而言,平凉现有西药、中成药生产企业 2 家,持有批准文号药品 142 种,经常生产的品种 38 个,且都是常用的药品;医院制剂生产企业 1 家,持有批准文号药品 20 多种,经常生产的品种 8 个,药品临床效果良好;现有中药饮片生产企业 7 家,目前生产常用中药饮片 496 种。他们以诚做药,生产的药品精益求精,药品似金,年总产值接近 3 亿。这些中药饮片不仅确保了平凉人民的用药,而且行销周边地区,远销省外。就平凉的药品销售而言,现有药品批发企业 22 家、医疗器械批发企业 14 家、药店 930 家、各级各类医疗机构 2830 家,加之 10 户生产企业,全市涉药单位共有 3806 个。他们经营使用着来自国内外近 7000 个品种 20 000 多个品规的中西药品,经营企业年销售药品总值达 15 亿,医疗机构年使用药品 15 亿多元,和平凉现有 243 万总人口计算,平均每 638 人拥有 1 个医院(或诊所或药店或社区服务站)。也就是说,现在的平凉无论是药品品种、数量,还是为老百姓服务的医疗机构,都能够极大地保障广大老百姓基本用药需求,平凉人不缺药、不缺医。

其次,平凉市场流通使用的药品质量可靠,使用安全。经过平凉人民从古至今不懈的努力,特别是《中华人民共和国药品管理法》颁布实施 20 年来,政府部门持续整治市场秩序,打假治劣,严格规范购销使用渠道,假劣药品基本绝迹。从省市药品管理部门近几年对平凉市场流通使用的药品抽查检验的情况看,假药的检出率基本为零,劣药的检出率仅为 0.03%,而且这些不合格药品绝大多数属于中药饮片中水分、杂质、非药用部位超标,不是纯粹的造假造劣。从平凉药品管理部门近几年办理的案件情况看,98% 以上的案件主要是非法渠道购进、非法使用销售、非药品冒充药品的案件,假劣药品案件比例很小。关于一些病患者平常反映的个别药品疗效不好等问题,绝大多数是病人病情、合理用药、准确适量用药等综合因素造成的,并不是由于假劣药品的缘故导致的。可以说,从无到有、从少到多、从采药到产药、从粗到精、从假劣混杂到品种丰富、质量优良,平凉的药品发展为人民群众筑起了一道坚实的健康屏障。

　　第三,经过漫长而曲折的发展,现在平凉人民经济生活基本富裕,用药环境宽松,辅助治疗有效,社会保障有力,药品监管到位,确保了老百姓小病有药用、疗效快,大病有钱看、不致死,病后不返贫,保障了人民健康长寿。形成和保障这个大好局面的原因:一是党和政府高度重视药品管理这一国计民生大事。随着机构改革的深入推进,药品监管体制机制健全完善,乡镇药品监管机构建立并得到加强,监管短腿问题已经解决,药品监管队伍力量达到历史最高规模,监管保障纵向到底,横向到边,管理政策措施规范可行,药品管理工作规范化、法制化管理水平逐年提高。二是社会保障坚强有力。国家实施的农村医保、城市医保普遍推行,大病救助政策和办法逐步完善,为病人全力治疗解决了后顾之忧,病患者真正得到实惠。保险事业推行的大病保险、疾病保险、人身保险等保险业务,解决了部分病人看病无钱的问题。民政、妇联、工会、医院、红十字会等社会福利救助事业,为病患者尤其特殊病人和特殊人群提供了极其有效的服务,这些服务使人有活头、有盼头,大大保障了人民安居乐业、健康长寿。三是平凉人民注重生态环境的建设与保护,社会和谐稳定,注重尊老、爱老、敬老传统美德的传承,民风淳朴忠厚,崇尚孝道人瑞,形成了浓厚的养生文化、生态文化和旅游文化,为百姓健康长寿奠定了丰厚的物质基础和良好的环境基础,为老年人营造健康长寿的良好环境,为百姓健康长寿提供了保障,走出了一条人与自然和谐相处的健康长寿之道。四是医院也充分担当社会责任,保持救死扶伤、济危扶困的优良传统,保佑着百姓安康。近年来,由于种种原因,看病贵、看病难成为百姓和政府极为关注的大事。如何让低收入人群看得起病,国家卫生健康委员会推行的试点惠民医院,平凉推行的惠民医疗,正做着积极地探索。医院方便群众就医,为孤寡老人义务服务,支农、救灾、援外、支边等医疗队次数增多,通过多渠道、多方面下大力气解决百姓"看病贵、看病难"这一焦点问题,解决了部分病人住院难、看病难的实际问题,取得了满意的社会效益及临床疗效。各医院积极开展"合理用药,杜绝回扣,降低医疗费用"活动,避免"大处方"。医院重拳出击,旗帜鲜明地坚决制止药品回扣,杜绝药品销售中的不良促销行为。医院还先后建立并实行了社会监督员制度、投诉奖励制度、抗菌药物用量警示制度、药品不合理销量淘汰制度等十项禁止令。目前药品购销行为令行禁止,心有敬畏,规范药价,规范治疗,已经产生了令人欣慰的成效。

二、药品发展的特点和经验

(一)地处交通要道,区位优势明显

平凉的药品经济从古至今,之所以能够随着时代的推进而不断发展繁荣,得益于平凉的地理位置优越、交通运输四通八达、物产相对丰富、药品文化和人文环境底蕴深厚、有适宜中药材生长的气候和土壤等五大明显的优势。(气候和土壤问题后面有专节论述,这里仅就推动药品经济发展的其他四个方面因素进行分述。)

一是地理位置优越。平凉辖泾川、灵台、崇信、华亭、庄浪、静宁6县和崆峒区、平凉工业园区,总面积 11 148 千米^2,总人口 243.8万人,人口密度每平方千米为 59 人。平凉位于甘肃东部,北纬 34°54′至 35°48′,东经 108°30′至 107°45′度之间,地处陕、甘、宁三省(区)交汇处,是西安、兰州、银川三大省会城市几何中心,东邻陕西咸阳、麟游,西连甘肃定西、白银,南接陕西宝鸡、甘肃天水,北倚宁夏固原、甘肃庆阳,是甘肃东部重要的区域性中心城市和承接中东部省区产业转移与开放开发的"东大门",自古以来就是"丝绸之路"北线东端重镇,为兵家争雄之战略要地和交通要道,是陇东政治、经济、文化的中心,素有"陇上旱码头"之称,区域位置优势明显。六盘山脉、关山山系西南绵延,海拔在 890–2857 米之间。优越的地理位置为药品的大量集散提供了先决条件。

二是交通运输业发达。古代,平凉是商旅北上出入新疆、西藏、

内蒙古,到达俄欧、印度各地,和南下到达东南沿海,出入国外的必经之地,"丝绸之路"沿泾川、崆峒区,翻越六盘山到静宁北上,或沿华亭穿越关山经庄浪到静宁北上。平凉不仅是西北地区重要的公路枢纽,也是欧亚大陆桥第二通道的重要中转站,312国道横穿全境,宝中铁路纵贯南北,初步形成了以国道、省道为主干,县乡道路为支线的公路网络。随着平定高速、银武高速、西平铁路、天平铁路的陆续建设,平凉将成为贯通西兰银三条高速、三条铁路的重要交通枢纽。四通八达的交通运输业带动了药品经济,保证了药品快速集中和销售的渠道畅通。

三是药品文化底蕴深厚。平凉是先民们在黄河中上游繁衍生息、走向文明的摇篮,是中华民族重要的发祥地之一。早在50万-80万年前,人类的祖先就活动在这片土地上。3000多年前,周人的先祖就在泾河流域、葫芦河流域创造了先进的农耕文化,伴随着农业种植养殖业的发展,中药材种植也零星开展,开启了药品业文明的曙光。在漫长的历史长河中,平凉药品文化研究方面,历朝历代,人才辈出。伏羲、岐伯、皇甫谧、张好问以及仙师广成子、名道张三丰,还有今天的许许多多医师药师,他们在平凉这块故土研究药学,探索医理,行医售药,为民治病,不仅是平凉药品文化的创造者、开拓者、先贤圣哲,更是中国乃至世界药品文明的缔造者。地灵人杰的平凉孕育了中国药品文化名人,他们的药学思想,促进着一代又一代药学思想的传承和药学技术的进步。从药品文化交往方面说,形成综合性商埠集镇的平凉,自古为药材的重要产区和集散地,鸡头道、金佛峡、弹筝峡、三关口以及崆峒山、太统山等孔道关隘和名山皆在境内,往来客商歇息转运,不绝于途,商业历史悠久,源远流长。史志记载,平凉的药材大都经各乡镇集市汇集平凉城区或外销邻省区。隋唐至元明各个时期,平凉的地方统治者,设医学机构,管理医药及医药学教育。宋和西夏时期,平凉向西夏输出药材。明代,医药商业多王府垄断。清朝,牛市巷多药材店。平凉民国以来,随着西兰公路通平凉,商贾云集,大宗药材由此集散。1949 年后,集市日渐恢复,药品种植规模逐渐扩大,药品经营空前兴盛,平凉药品经济更加繁荣。可见,历史悠久的平凉,历年来,兴医兴药,虽几经兴衰,历尽沧桑,却也发展了药品文化。真可谓中华文明五千载,药品文化百万年。现在,平凉深厚的药品文化积淀与现代文明的有机结合,使这块土地充满了灵气,充满了魅力,形成了多元、厚重、包容、开放的区域药品文化特色。

四是资源相对富集。①土地植被资源较为丰富。平凉现有农业用地 101 万公顷,其中耕地 38 万公顷、林地 32 万公顷、牧草地 14.7 万公顷,以紫花苜蓿为主的耕地种草面积达 137 万亩,有森林面积 247.69 万亩(天然林 78 万亩),森林覆盖率 11.2%。②矿产资源优势明显。我市东部关山林区山峦起伏,基岩隆起,地上森林茂密,野草丛生,有成片天然次生林和乔灌木林,面积约 59 万亩。地下煤炭资源丰富,横跨华、崇、崆峒区三县(区),总面积为 182 千米^2,蕴藏量约 37 亿吨,煤炭储量居全省首位,市内的华亭煤田是甘肃省第一大煤田、全国 13 个大型煤炭基地之一。此外,还有陶土、石灰岩等非金属矿物,质优量多,陶土藏量约 2000 万吨,石灰石藏量约 30 亿吨。油页岩、铅锌矿、硫铁矿等矿产资源储量可观,开发潜力巨大。③平凉石油储量富集,开发前景广阔。石油分布区域属鄂尔多斯大油田南部的泾镇油田区块,是极佳的含油层段和获得工业流油的主要层位。已探明石油储量 4000 万吨,潜在资源量 4.3 亿吨,远景资源量 5.7 亿吨。④华亭煤田和新窑煤田瓦斯含量最高为 0.47 米^3/吨,一般含量为 0.04 米^3/吨。根据国家"煤层中吨煤瓦斯含量 1 米^3/吨以上可综合开发利用"的规定,对安口煤矿、杨家沟矿遗留的高瓦斯区地下煤气可适时进行开发利用。⑤全市水资源总量 16.7 亿米^3,年径流量为 13.8 亿米^3,地下水资源 2.9 亿米^3,全市理论水能蕴藏量为 11.2 万千瓦,能够较好地满足经济社会发展的需要。⑥劳动力资源丰富,共有劳动力 135.8 万人,其中农村劳动力 103.6 万人,农村富余劳动力 49 万人,具有发展劳动密集型产业和劳务经济的明显优势。⑦旅游资源遍布全市,境内有主要人文、自然景观 100 多处,特别是国家重点风景名胜区、首批 5A 级旅游景区、国家地质公园、道教名山崆峒山,被评为"中国顾客十大满意风景区"和"中国最值得外国人去的 50 个地方"之一。崆峒道源胜地旅游区、泾川西王母朝觐旅游区、古灵台商周文化和皇甫谧针灸文化旅游区、静宁成纪文化及农业观光旅游区、庄浪云崖寺人文自然及梯田建设生态旅游区、华亭莲花台人文自然及关山森林生态旅游区、崇信龙泉寺人文自然民俗旅游区风景绮丽、独具特色,发展步伐加快。⑧平凉药材资源比较丰富(这一问题后面有专节叙述)。⑨植物资源富集。平凉属温和半干旱大陆性气候,适应生长和种植的植物品种繁多,资源较丰富,种植的粮食作物中,夏粮以小麦为主,秋粮以玉米、谷子、糜子、洋芋为主。经济作物以胡麻、葵花、中药材为主。蔬菜瓜果类有西瓜、黄瓜、甜瓜、大麻、大蒜、白瓜籽、黄花等,面积近年来不断扩大,销路很广。天然次生林和人工培育林,主要有杨、柳、松、柏、桦、榆、槐、椿、漆树,经济果树主要有苹果、桃、杏、梨、枣,野生植物主要有山毛桃、山杏、木耳等。⑩特色产业资源。平凉围绕煤电、草畜、果菜、旅游四大产业开发,做大做强了能源煤化工、绿色畜牧、优质果品、人文生态旅游四大基地,培育形成了"平凉煤电""平凉金果""平凉红牛""平凉旅游"四大特色品牌。平凉发展主攻三大目标(小康平凉、和谐平凉、魅力平凉),建设四大基地(全省煤电化运基地、绿色畜牧基地、优质果品基地、西部人文生态旅游基地),推进六个跨越(在统筹城乡发展、做强地方工业、提升城市品位、发展第三产业、发展社会事业、建设和谐社会上推进新跨越),全面加强经济、政治、文化、社会建设,促进经济社会又好又快发展，努力实现总体小康并向全面建设小康社会迈进。至 2012 年生产总值超过 325.4 亿元，农民人均纯收入达到 4215 元，增长 17.7%；城镇居民人均可支配收入达到 1.76 万元，增长 14%。

平凉资源的相对富集，形成大量的人流、车流、物流，从而促进了药品经济的全面发展。

(二)气候阴冷潮湿，适宜种植药材

平凉属温带半干旱、半湿润的大陆性气候。在全省气候区划中，属于泾渭河冷温带亚湿润区。在农业气候区划中，属于陇东温和半湿润农业气候区。大陆性气候，冬春寒冷、干燥少雨、夏秋温暖湿润，雨量集中，时空分布不均，气候日差变化大。四季分明，冬无严寒，夏无酷暑，年平均气温 8.5℃，最高的为东部泾川平均 9.9℃，最低的西部静宁平均为 7.2℃，全年降雨量 500-700 毫米之间，东部雨量较大，西部雨量偏少，雨量最多集中在 7-9 月份，占全年降雨量的 60% 以上。历年平均蒸发量为 1640-1692 毫米，日照总时数 2239 小时，无霜期平均 175 天，东部温暖无霜期在 220 天左右，西部在 150 天左右，静宁县在 120 天左右。历年平均早霜期 10 月上旬开始，晚霜期一般在 4 月下旬结束，元月份气温最低，冻土最深，东部泾川为 48 厘米，西部静宁为 83 厘米，一般为 60-70 厘米。根据物候反映和农事活动划分四季，则把 0℃ 以上至 15℃ 以下定为春季，15℃ 以上定为夏季，15℃ 以下至 0℃ 以上定为秋季，0℃ 以下定为冬季，四季按此标准划分，春季为 3、4、5 月，夏季为 6、7、8 月，秋季为 9、10、11 月，冬季为 12、1、2 月。

平凉生态环境复杂，地形属黄土高原丘陵沟壑区，六盘山、关山把全市分割成东西两部分，西部高而东低，东西宽而中间窄。西部地处渭河流域上游，属黄土丘陵沟壑区，山大沟深、山多川少、沟壑纵横、植被差、水土流失严重，属甘肃省中部干旱地带，总土地面积为 3720.2 千米²，占全市总面积的 32.6%；东部属黄土高原沟壑区，原面支离破碎、河谷狭窄、山坡陡峭、地形复杂，总面积 7421.6

千米²,占全区总面积的 60.4%,较大的原区有 12 块,灵台什字原面最大,面积约 19 万亩,占原面积总数的 22%。全市气候总的特点是南湿、北干、东暖、西凉。由于地形和海拔高度的影响,气候的垂直差异明显。一般规律是:海拔每升高 100 米,生长季缩短 5 天,无霜期减少 3.1 天。

据各县"统计年鉴"记载,崆峒区、灵台、华亭、崇信、庄浪、静宁等县(区)把药材种植作为农村经济支柱产业,药用植物品种多,产地较广,产量大,是中药材主要产地。"华亭大黄"、"华亭独活"享誉海内外。如静宁有黄精、首乌、菊花、薄荷、益母草、芍药、牡丹、枸杞等 76 种以上。崆峒山、太统山、关山林深似海,草茂花繁,松柏苍翠,为天然次生林所覆盖,植被良好,气候阴冷潮湿,被誉为"天然药库",野生药用动植物如山栀、青蒿、车前草、乌药、黄精、玉竹、半夏、白术、茯苓、前胡、忍冬藤、金银花、天仙藤、桑寄生、淡竹叶、乌梢蛇等有 1000 余种,为平凉野生药材的主要生长区域,探明蕴藏量较大的野生中药材资源 176 种;种植的中药材主要有紫苏子、樱桃核等近 300 种,蕴藏量较大的家种药材 60 多种。

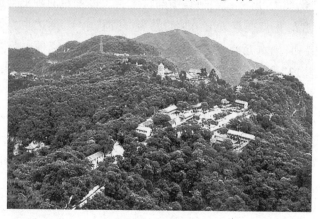

崆峒山天然药库

中药材的生长与气候、土地等自然因素有着密切的关系,可分为东北部川原区和西南部山区两个区域来发展中药材生产。东北部川源区：地域辽阔、土壤地质良好、气候条件温和、劳动力充足，但耕地面积较少，发展方向主要以人工栽培为主，引进试种各类紧缺名贵、生长周期短、产量高和适量生产的木本种药材，如杜仲、山芋等。西南部山区：主要是沿关山一带，包括华亭县的马峡、上关、山寨、麻庵、西华，庄浪县的通边、韩店、郑河，崇信县的新窑、赤城，崆峒区的麻武、麻川，灵台县的百里、新集、龙门、梁原、新开、朝那等 18 个乡。本区荒地面积大、天然次生林分布多、土地有机质含量高、野生药材资源比较丰富，但劳动力少，耕地条件艰苦，发展方向主要以保护和开发野生资源为主，积极发展常用大宗药材的野生家种品种，如大黄、柴胡、冬花、贝母、独活、黄柏、连翘、板蓝根、云木香、山楂等品种，努力建成野生家种兼优的中药材基地。平凉中药材形成各具特色的三个发展区域：华亭县海拔在 2748 米至 1226 米之间，属湿带半湿润大陆气候，全县野生和家种药材量大的 217 种，特别是关山一带，气候、土壤适宜大黄、当归、党参、黄芪等生长，每种种植 6000 亩左右，总产量 500 吨以上。庄浪县平均海拔 1700 米，属大陆性气候，适宜中药材生长。以大黄的种植与加工为拳头产品，重点在靠关山山脉的韩店、郑河、永宁、通边乡。灵台县气候温和，雨水充沛，光照条件好，县境内野生和家种中药材产量大的达 137 种，适宜中药材的种植和生长。需要把柴胡、黄芩、板蓝根等易种好管品种作为拳头产品加以培养种植，主要在南部山区的龙门、新集、百里、新开、蒲窝 5 个乡以采集加工为主，其余川原区 11 个乡镇以人工种植为主。

这些情况充分证明，平凉光照充足，降雨适中，林草茂密，气候温和，适宜药材生长。

（三）药品种类繁多，开发潜力巨大

平凉药材品种之多，自古多有记述。早在汉代，我国第一部药书《神农本草经》中就记载有当归、大黄、甘草等地道药材。南北朝时代的医著中曾记载有平凉甘草、大黄的文字。《新唐书·地理志》记载,平凉府州各县作为上贡的药材计有:酸枣仁、地骨皮、茯苓、细辛、茯神、麝香、甘草、鹿茸、羚羊角、花苁蓉、青虫、野猪黄、赤柽、鹿舌、鹿尾、木瓜、芍药、秦艽、大黄、黄矾、绛矾、雄黄、白蒺藜、生熟地黄、枸杞、荆芥等,品种有几十种之多。

明代《平凉府志》记载,平凉县有野生药材 104 种。韩王府和各县医药管理机构向朝廷进贡的珍贵药材,计有麝香、旱莲、甘遂、泽泻、天南星、鬼针草、千枝柏、细辛、紫菜、茯苓、白蒺藜、芎䓖、无心草、独活、骨碎补、羌活、商陆、降香、乳香、紫河车、羚羊角、鹿茸、熊胆石、石斛、天麻、海金沙、仙灵脾、白胶香、青葙子、枳实、石菖蒲、甘草、苁蓉、款冬花、苦参、当归、防风、雄黄、甘松、菴闾子、金丝草、管草、宁黄、大戟、全蝎、土硫磺、枸杞、青木香、红花、寒水石、天门冬、麦门冬、檀香、锁阳等 56 种。

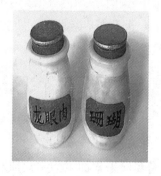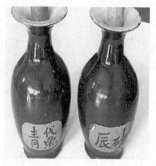

庄浪县王世杰诊所药瓶 （文妍菊摄）

清康熙年间《静宁州志》记载静宁有药之属一百,其中草属八十六:沙参、苦参、尾参(俗名尾茹草)、黄精、秦艽(俗名左扭根)、甘草、柴胡、麻黄、黄芪、防风(甲于天下)、乌药、远志、细辛、石斛、胡连、茜草、知母、贝母、土芎、青黛、刺蒺藜、升麻、茴香、葛根、苍耳、白芷、前胡、紫苑、紫草、香薷、地榆、半夏、大黄、贯众、萹蓄、菖蒲、

黄芩、马兰、蕤仁、紫苏、苍术、荆芥、薄荷、射干(即柴蝴蝶花)、白
芨、大戟(俗名狗须子)、漏芦、牵牛、荨麻(一名口麻)、王瓜、甘菊、
地椒、断肠草(俗名草第)、藜芦、葶苈(俗名辣辣)、百合、青蒿、茵
陈、夏枯草、赤白芍、益母草(紫白二花)、海金沙、透骨草、刘寄奴、
巴戟天(俗名猫眼)、车前子、大风子、草苁蓉、地肤子、天门冬、青木
香、蛇床子、款冬花、蓖麻子、天南星、骨碎补、马兜铃、大小蓟、地骨
皮、蒲公英(即沟耨草)、艾、紫花地丁、黄花地丁、白头翁(俗名野棉
花)、芦拔。木属八:金银花、桑根皮、枸杞、五加皮、丹皮、花椒、桃
仁、杏仁。石属四:空青、石膏、石灰、朴硝。虫属二:蜂房、青羊胆。乾
隆年间,《静宁州志》记载药类有:甘草、柴胡、黄芪、菖蒲、萹蓄、防
风、知母、苦参、麻黄、升麻、葶苈、地丁、大戟、苍耳、黄精、乌药、远
志、细辛、石斛、胡连、茜草、贝母、土芎、青黛、蒺藜、茴香、葛根、白
芷、前胡、紫草、大黄、马兰、紫苏、苍术、薄荷、荆芥、射干、白芨、芦
拔、枸杞、丹皮、花椒、桃仁、杏仁、芍药、天南星、大风子、款冬花、地
骨皮、益母草、车前子、刺蒺藜、巴戟天、蒲公英、金银花、五加皮。民
国三十四年(1945年)《平凉县志》收集崆峒山药材名录76种。

　　1958年,市委、市政府抽调老药工开展药源普查,各县(区)药
源分布极广,崆峒区主要分布在大寨、崆峒、麻武、麻川、草峰等地,
天然生长的植物药材占80%。名优药材有大黄、党参、川芎、柴胡、
麻黄、淫羊藿等。其中大黄年产10万吨,出口海外。

　　1985年开始的中药资源普查着重对事先确定的156种家种、
野生药材资源重点品种进行了调查,平凉市累计普查药物1100多
种,鉴定出药用价值较大、产量较高的药材资源176种。其中发现
新药源6种,澄清混乱药材6种。有野生药材138种,其中,茎类41
种、花草类22种、子实类27种、藤木类8种、藻菌类5种,动物类
14种,资源总蕴藏量331 130千克;家种药材24种,累计种植面积
31 833亩,年产量207 600多千克,年收购864 000千克,蕴藏量

68 万千克。这些品种共来源于 57 科,90% 是植物资源,主要生长于平凉市华亭、灵台、庄浪等邻近山区沿关山一带,海拔 1100–2670 米的林区、山间、草丛、沟壑、川塬等向阳阴湿地带。藏量较大的药材主要有:党参、南沙参、黄芪、甘草、葫芦巴、枸杞、地骨皮、天仙子、苦杏仁、桃仁、郁仁、艾叶、牛蒡子、款冬花、茵陈、蒲公英、青蒿、败酱草、旋复花、苍耳、小蓟、莱菔子、葶苈子、地黄、丹皮、地肤子、北柴胡、秦艽、车前子、麻黄、沙棘、紫花地丁、芦根、透骨草、茜草、萹蓄、狼毒、杜仲等 21 属 38 种。另有白芍、菊花、川芎、牛膝、藿香、木瓜、荆芥、紫苏、知母、黄柏、射干、丹参、大黄、百合、槐角、薄荷、瞿麦、麦芽、细辛、远志、大戟、连翘、赤芍、香附、防风、蒲黄、马勃、地榆、刀豆、薤白、黄芩、羌活、钩藤、白芥子、花椒、核桃、北沙参、板蓝根、云木香、大青叶、金银花、甜杏仁、何首乌、白头翁、寻骨风、银柴胡、伸筋草、老鹳草、覆盆子、椿根皮、桑白皮、柏子仁、猫爪草、益母草、野菊花、淡竹叶、夜交藤、茺蔚子、千金子、仙鹤草、白茅根、小茴香、祖师麻、马齿苋、白扁豆、青葙子、金樱子、王不留行,还有矿物类的石膏、芒硝、寒水石,以及动物类的土鳖虫、鸡内金、驴皮等 70 多种,藏量次之。主要家种药材有大黄、党参、板蓝根、当归、黄芪、伊贝母、白芷、独活、川芎、生地、云木香、丹皮、贝母、山茱萸、荆芥、薏米仁、牛籽、白芍、山楂、杜仲、紫苏、莱菔子、小茴香、白芥子、桃仁、杏仁、李仁、赤小豆、白扁豆、黑芝麻、益母草、仙鹤草、款冬花、槐米、天麻等。家种药材产量特大的主要有党参、地黄、黄芪 3 种,1962 年种植 12 亩,1966 年 494 亩,1973 年 2913 亩,1976 年 6985 亩,面积最大,由于价格降低,1982 年减为 142 亩,1985 年 591 亩,总产 3.1 万千克。野生中药材主要有柴胡、黄芩、秦艽、远志、茵陈、麻黄、地骨皮、酸枣仁、龙骨、龙牙、款冬花、蒲公英、地榆、茜草、芦根、升麻、半夏、苦参、郁李仁、淫羊藿、甘草、前胡、独活、桑寄生、苦参、木贼、猪苓、黄芩、沙棘、刺五加、香加皮、佩兰、翻白草、金钱草、桃儿七、荞麦七、蝎子七、偏头七、红旱莲、豨莶草、黑三棱、泽兰、列当、白术、青牛胆、谷精草、虎杖、银杏等品种。几种伪品如野棉花-伪白头翁,猪娃肚子-伪柴胡,老鹳草根-伪苦参,洋槐树根-伪紫菀,兔儿伞-伪银柴胡等。

《华亭县卫生志》记载:本地中药资源分植物、动物、矿物药三大类,普查结果野生及家种已有237种之多。符合药典命名的有:党参、元参、丹参、苦参、沙参、冬麦、五味子、柴胡、黄芩、黄柏、大黄、地黄、白芍、赤芍、川芎、当归、黄芪、甘草、猪苓、马勃、灵芝、黑木耳、石苇、骨碎补、贯仲、木贼、大青叶、板蓝根、侧柏叶、柏仁、酸枣仁、厚朴、草乌、天雄、乌头、附子、升麻、白头翁、菖蒲、淫羊藿、山豆根、细辛、马兜铃、天仙藤、威灵仙、木香、葶苈子、紫花地丁、黄花地丁、蒲公英、远志、瞿麦、萹蓄、虎杖、地肤子、青葙子、狼毒、大戟、透骨草、郁李仁、杏仁、桃仁、胡桃肉、槐米、地榆、仙鹤草、金樱子、山楂、木瓜、合欢皮、桑皮、桑椹、桑枝、桑叶、寄生、白鲜皮、五倍子、青蒿、五加皮、独活、藁本、羌活、前胡、白芷、茜草、杜仲、金银花、败酱草、紫草、牛蒡子、艾叶、小蓟、大蓟、漏芦、旋覆花、款冬花、苍耳子、金佛草、草红花、紫菀、秦艽、金钱草、车前子、车前草、天仙子、牵牛子、枸杞、地骨皮、冬葵子、龙葵、洋金花、蕤仁、菟丝子、藿香、香薷、益母草、茺蔚子、夏枯草、薄荷、紫苏、荆芥、贝母、山慈菇、野百合、蚤休、玉竹、藜芦、豨白、黄精、天南星、独角莲、半夏、射干、穿地龙、黄药子、白药子、白芨、芦根、白茅根、竹茹、竹叶、谷精草、商陆、鹿茸、鹿胎、鹿血、鹿鞭、鳖甲、豹骨、麝香、刺猬皮、蛇蜕、虻虫、地龙、夜明沙、蝉蜕、水蛭、龙骨、蜂房、蜂蜜、茵陈、小茴香、王不留行、胡麻、马齿苋、首乌、僵蚕、鸡内金、牛黄、天麻、梨、花椒、莱菔子、紫苏子、白芥子、急性子、葱白、大蒜、菊花、蓖麻子、木通、芦荟、丹皮、秦皮、獾油、蜗牛、蟾蜍、分心木、蛴螬、壁虎、浮萍、铁棒锤、野菊花。家种或野生,药源较为丰富,历史上当地群众自采自用,或采集炮制销售。地方习惯用草药主要有：铁线蕨、问荆、鬼臼（桃儿七、鸡素苔）、青羊胆、芸苔子、草麝香（地椒、百里香）、景天（刀剑草）、水蓼、老鹤草、急性子、凤仙透骨草（指甲花叶茎）、祖师麻、西河柳、月季花、点地梅、盘龙参（绶草）、手参、鹅冠草、金丝桃、望月沙、陇马陆、蟋蟀、蝼蛄、韭菜子、秦皮（山核桃树皮）、辣椒、二郎剑、蓍草、三颗针、芫荽、瓦松、马蔺子。地方习惯用品是中草药的一个重要组成部分，当地群众在长期的防病治病实践中，摸索出的草药方剂方便快捷、经济实惠，疗效有待进一步挖掘整理。栽培及养殖中药主要有：党参、黄芪、木香、大黄、白芷、独活、贝母、当归、川芎、地黄、板蓝根、大青叶、羌活、柴胡、半夏、丹参、天麻、大蒜、葱白、黑木耳、山楂、厚朴、菊花、地肤子、荆芥、急性子、透骨草、枸杞、丹皮、黄芩、桃仁、杏仁、李仁、牵牛子、核桃肉、分心木、艾、鸡冠花、桑枝、桑叶、桑椹、桑白皮、芍药、地骨皮、白芥子、莱菔子、韭菜籽、小茴香、槐米、秦皮（白蜡树皮）、花椒、草乌、柏子仁、侧柏叶、牛蒡子、百合、竹叶、麻仁、胡麻仁、杜仲、麦芽、谷芽、芦荟、鹿茸、鹿角、鹿血、鹿鞭、牛黄、人工牛黄、鸡内金、蜂蜜、僵蚕、蝎子、蛇等。

2012 年《平凉地区志》收载天然药用植物 248 种。

上述这些都是药品产量大、药用价值高的品种。实际上，平凉资深植物研究者认为，全省有药用植物、动物、矿物资源 1600 种以上，除个别动物、矿物药源平凉没有外，平凉拥有的中药药品资源超过 1500 种。

1987 年药品普查完成后，根据平凉药材生长喜阳耐旱、生长于阴湿地带的特点，规划建立崆峒区、泾川、灵台、崇信、华亭的甘草、柴胡、款冬花、大黄综合生产区，静宁、庄浪党参、款冬花生产区。生产的重点品种如大黄，仅庄浪、灵台、华亭出产就有 1000 余吨，占全国四分之一，占全省第一，崆峒区、华亭、灵台、庄浪的款冬花、崆峒区的远志等年收购量 50 吨左右，在全省占有主要位置。但历朝历代由于当时的社会制度、生产观念、技术手段和交通、文化条件限制,大量野生、家种药材产销不稳,"药材丰收,药农破产,药苗沤肥,药籽煨炕"的情况时有发生,药材生产处于低水平的自然状态。历史上,平凉生产的中药材曾远销东南亚地区,促进了省内外、海内外的药学交流,在平凉农业史和医药史上占有一席之地。目前中国已上市中西药品 1.6 万余种,平凉市场就有 1.2 万多种,基本满足了人民用药需求。

(四)众多民族聚居,齐心发展药品

平凉的考古证明,早在 50 万至 80 万年前,先民们已形成聚居群落,他们不仅从事畜牧渔猎,而且经营原始农业。由于中药材最初也是从众多植物里被发现的,原始农业的发展过程,便是原始药物逐渐被发现、认知、使用以及作为重要物品进行交换的过程。古代遗物证明,至少在 4000 年前,就已开始了作物栽培,尤其是新石器遗址中,发现的药用植物碳化物,证明那个时期,平凉原始居民已经学会使用药物治疗疾病。夏商周时期平凉生活的少数民族有氐、羌、戎;春秋时期,平凉部分地区为西戎、北狄游牧之所。《史记》记载:"安定山谷间,昆戎旧址。"平凉是一个拥有汉、回、蒙、满、朝鲜族等 16 民族的市,汉族占总人口的 92.7%,以回族为主的少数民族占总人口的 7.3%。由此可见,平凉自古以来就是一个多民族聚居区。他们在这块土地上游牧、渔猎、开荒、种地、繁衍、生息,共同见证着平凉的兴衰更替。探究平凉多民族聚居生存史,历史的经验告诉我们,历朝历代,民族关系的好坏,直接影响着当地的经济发展,统治者若能比较妥善地处理各民族之间的关系,就能够保持社会稳定,从而创造出许多经济成果。否则,各种矛盾突出,经济将停滞不前。这一经验告诉我们,搞好民族关系是经济发展的前提。

除了外族侵略占据外,平凉土著居民和迁移来的各民族,历朝历代绝大多数时候都和睦相处。如历史记载,三国、魏、晋、南北朝

时期,是平凉历史上各族之间交往密切、相互融合的激荡时期,五代、宋、金时期,是平凉境内汉、回鹘、吐蕃、党项、女真等民族政治上接触频繁、经济上交往密切的时期,宋夏订立和约,在镇戎军(今崆峒区、静宁县一带)设置榷场,贸易甘草、苁蓉、红花等中药材,这些都是平凉土著居民汉族与西夏少数民族共同促进药品发展的事实。《静宁县志》记载,清末民国时期,静宁城关的回汉民族亲如一家,互帮互助,尤其当外敌入侵、烧杀抢掠的时候,回族向汉族传递信息、藏匿和保护受追杀的当地汉民。平凉文史资料记载,1840年鸦片战争之后,由于东南沿海被外国列强逐步占领,河南、陕西等地民众大量向北向西迁移,各地迁来的民众尤其回民,在平凉落户后,有的居住农村,和当地汉族一起从事农业,有的居住城镇,进入流通领域,或收购产品,或加工改制,或转卖贩运,行销范围也不断扩大,跨县、跨区,甚至跨省贸易,商号、店铺逐渐增多。这一时期,特别是药品贸易发展更是一度出现繁荣景象,加之当地上市交易的中药材品种繁多,数量大,质量优,集市成交率高,促使当地客商走南闯北,做药材生意,也吸引来自本省、山东、山西、河南、河北、陕西、宁夏、内蒙古等地的经商者,蜂集云涌,甚至来自京、津、沪、鲁、晋、豫、皖、黑、陕、宁、青、川等十三省市的客商,分别在崆峒区白水镇、泾川县太平镇、罗汉洞集镇、玉都集镇,静宁县红寺镇、城关镇、威戎镇,庄浪县紫禁山等集镇设立药铺,看病行医,交易药品。到了民国时期,民营商业成了商业主体,有行商、有坐商,也有行坐相间商,有批发,有零售,也有批零兼营商。据统计,民国三十三年(1944年)就有民营商业国药(中药)、新药(西药)行业,从事药品生意,赚取高额利润,大大推动了平凉药品业的发展。

(五)历代政治影响,现今发展繁荣

平凉药品经济的发展曲曲折折,经历了药品发现、发明创造、缓慢发展和快速增长四个重大阶段,出现了五个发展高峰期。四个重大阶段分别为远古阶段发现药品、古代发明创造药品、近代缓慢

发展药品和现代快速种植生产药品，五个发展高峰时期分别为战国、晋朝、宋朝、明朝和中华人民共和国时期。

战国时期，以推广学习广成子和岐伯的医药思想为代表。上古圣人伏羲的药品思想之光照亮了战国时期平凉药学的发展之路。到了广成子时代，平凉崆峒山植被极好，原始生态达到黄金时期，成为中国草药的大宝库，药用植物、动物、矿物都极大丰富。平凉古人对药品的应用也达到了比较纯熟的境界，广成子不仅擅长利用中草药治病养生，还开始利用药用矿物炼丹，开辟了人类炼制丹药之先河，现今崆峒山上广成洞、浴丹泉、广成炼丹处等遗迹犹存。这与司马迁在《史记·五帝本纪》中记载的公元前约3000年左右，"黄帝西至于崆峒，登鸡头山，问道于广成子"史实相符。《庄子·在宥》记载，被中华民族尊为人文始祖的轩辕黄帝亲自登临崆峒山，向在崆峒山隐居的广成子请教养生之术；当代台湾学者南怀瑾在著作中说："黄帝遍学各种学问，最后西上甘肃的崆峒山，问道于广成子。"这些记载和说法，反映出平凉远古人当时行医、制药、修身、养生、悟道已经达到了一个高度、一定境界。这充分说明那时候平凉先民食物相对富足，文化比较深厚，养生之术颇为娴熟，才出现了广成仙师坐拥平凉，指点江山，引得黄帝西巡问道，求取长生不老丹药。

广成子与黄帝论道，谈论最多的就是养生之道。养生有很多方法，食养、静养、动养、药养、情志养、旅游养、温泉养、避暑养、气候养、休闲养、日光养等等，其他养生法主要是补养，效果较慢，需要时间较长，急病、危重病者则必须用药，因药品养生具有祛寒除湿、驱毒祛病、强身健体的治疗作用，对症了，效果明显快速，所以更受人们的重视。

平凉先民岐伯，是另一位为平凉远古医药学的发展做出重大贡献的人物。岐伯相传生于平凉，活动于平凉庆阳之间，仙化庆阳，为人聪慧精明,精通医术药理,与广成子同为黄帝时代人,初年游医民间,随风顺俗,诊治众疾,每多佳效,在群众中享有极高声誉,后为黄帝之师,公元前约 26 世纪,曾在三年中回答了黄帝提出的 1080 个医药学问题,被黄帝尊为"大天师",后来医药学家们把黄帝与岐伯讨论医药的问答,加以整理补充,编辑成《黄帝内经》流传于世,成为我国现存最早的一部医学经典著作,惠泽后世,是为华夏医药文明和药品文化的传播者和祖师爷,因此说在平凉古代医药发展的历史画卷中,战国时期是光彩夺目、激动人心的一章。

有专著论述:中国传统医药学源于伏羲、神农、黄帝以及上古时之俞跗、岐伯等说,虽有神话色彩,但反映了医药学萌芽时期的状况。把这些传说理解为始于一定时期的群体经验,可能更符合历史实际。

研究药品发展史实,我们可以自豪地说,是平凉先民创造了中华医药学,平凉是中华远古药学的高峰,也肇启着中华现代药学的发展繁荣,所以说平凉是中国药学的发祥地。

晋代,以皇甫谧为代表的这一个历史时期,平凉社会稳定,人民安居乐业,平凉医疗事业、药品经济发展的氛围浓厚。正因为如此,才造就了世界级医药大师皇甫谧的产生。客观看,皇甫谧不是一个独立的个体,而是平凉乃至中国一个时期、一个地域,政治的、经济的,特别是文化繁荣的产物。这一历史事实,充分证明了平凉在当时背景条件下药品经济的发展繁荣。

宋金时期,虽然平凉药品经济发展趋缓,但由于互市中的药品贸易繁荣,宋朝政府的关注与重视,造纸术和印刷术的进步与推广,大批知医儒臣的参与,以及宋以前本草文献亟待整理,药物的新发现和用药新经验亟需总结的客观要求等内外因素,促使本草的研究和编纂工作空前繁荣,先后问世多种本草学著作及药学事业的发达,我国药物学发展到了新的高度,解释药效的主要方式和依据是"性味"和"法象",开始有选择性地使用药物部位,标志着宋代药性理论研究初具规模,为金元再度提高奠定了基础。宋朝各种药物著作收药达1983种,比唐朝《新修本草》增加了1033种,新发现如秋石、樟脑、银杏、炉甘石、胡萝卜、曼陀罗等常用药299种,中药材的采集和栽培技术已有了较大的提高,常用药物栽培品种约70种,种植面积大、产量高,这与宋朝将药物作为重要经济作物进行栽培有关。当时,平凉的中药商业日益兴盛,并出现了官营、民营两种经营体制并存的格局,城市的药市、药店、药铺、药摊、药贩以及药膳供应渐盛。药市进一步繁荣,医药进一步分工,官办和剂局和民间药坊的增多,大大推进了制剂和成药的发展。宋夏时期,官府在渭州(平凉城)、静宁(德顺军)设立"茶马互市",成为汉、藏、党项等民族贸易的主要场所,店肆陈列,商贾云集,定期交易,主要输入马匹,输出丝绸、茶叶、大宗药材等。宋时平凉的中药商业分批发、批零兼营、药铺、药贩几种形式,有山货行、长路行、襄号、药铺4种。山货行专收市内各县药材转售;长路行贩入货物后零拆或批发给省内各埠;襄号则分赴外省采办药材,亦转售于长路行,故俗称襄号为客帮;药铺则为直接与居民交易之零售店铺。平凉、静宁名医增多,静宁籍宋代乡贤聂从志中医医术颇有名气,药店生意红火,销售自制药品方剂。正是平凉医药的发展壮大,引得宋朝皇帝的高度重视,才有北宋庆历三年(1043)正月,宋仁宗"赐德顺军《太平圣惠方》及诸医书各一部"。宋朝时期,陇东发展成为药材交易的主要地方。

明代及清朝前期,以张好问为代表的平凉药学,明朝韩王设置医药管理机构,注意发展药品经济,平凉药业植物栽培的面积、品种均有所增长,药材相对较多,药行、药栈、药店数量不少等;清末传教士的进入带来了西方的西药科技、文化,在传教士身边麇集了一大批文人墨客。这一时期的医药学家学问渊博,文化素养很高,名医荟萃,世医众多,中西方文化在这里初步交融,传统的中医药学在宋金元时期深厚的基础上有质的飞跃。清朝前期(1636-1840年),商品经济十分活跃,中医药学也进入了全盛时期,平凉府各县药业兴隆,药店相继开业,药材市场颇多。这一时期,政府和民间人士从各自的角度出发筹资创办养济院、育婴堂和漏泽园,收养医治贫病者。

清朝后期(1840-1912),统治平凉的官吏和军队十分腐败。在思想上严密控制,继续推行高压统治和蒙昧迷信的愚民政策,提倡维护封建的正统理学和脱离实际的考据学,并以八股取士的科举制度来麻痹和笼络知识分子。平凉少数贫苦儒生为谋生计,开始涉足岐黄,粗通脉理,以中医草药为民除病,但却被斥为"无聊之民",备受摧残、歧视。吏治腐败,给平凉人民造成了深重灾难,重赋苛税和土地兼并,外国列强也从商业到政治各方面进行渗透,激化了社会矛盾和阶级斗争,药品经济极其匮乏。民国时期(1912-1949),平凉风云变幻,政局动荡,虽有一些外地西医人员流入本地,开展简单诊疗业务,方使现代医药传入平凉,但因设备简陋,药械匮乏,医术乏人,诊费昂贵,就诊者寥寥无几。辛亥革命后,平凉引进一些西方的先进医药科技技术,使中西医药学交相辉映,推动着当地医药事业艰难地向前迈进。这一时期,颇具完整意义上的医疗卫生管理机构及中、西医医院开始建立,西医人才不断涌现,中西药店相继出现。但由于政治腐败,在这灾难深重的 37 年中,平凉的医药学发展速度相当缓慢,步履艰难,蜗牛式爬行。究其原因,一是民族冲突、军阀混战,破坏了药品经济发展的安定环境。唐中期"安史之乱"爆发后,唐朝边兵东调入援,吐蕃趁机占领了包括今平凉在内的西北广大地区,唐蕃开展旷日持久的争夺。接着,回鹘西迁,党项北上,蒙古从大漠以北勃兴,南下踏平了西北各民族政权,建立了统一的蒙古大帝国。期间,平凉一带的民族冲突更加剧烈,直到明清时期,这里的民族关系仍很紧张,明后期派重兵驻守平凉,清初数十年经平凉向新疆等地用兵,都表明了这一点。近代以来,在北洋军阀和国民党新军阀的统治下,平凉的民族冲突更加剧烈,造成社会动荡,数百万民众丧生,严重破坏了药品经济发展的社会环境和生产力。二是苛租重税,民不聊生,丧失了药品经济发展的生机。明代征收药物税,有时折银两,有时征物品。官府把药味当作主要支出之一,其中一部分用于医药大夫工资。到了近代,当时平凉的地租制度有定额货币租、实物租和劳役租等形式,其中以定额或分成制实物租最为普遍。定额组每亩交年租数斗粮,分成租一般为对半分,有些县区则更高。晚清平凉农民的田赋大致有三项,即地丁银、本色粮和草束。光绪三十二年(1906 年),平凉试办百货统捐,征收药材输入输出统捐税,其税均以担计,每担为 120 千克。不能成担者,以斤计算,值百抽五,一律改收库平现银。清宣统元年(1909年)静宁州收药味银 1.7 两。清宣统二年(1910 年)平凉县收药味银4.1 两,华亭县收 46.3 两,庄浪县收 2.1 两,泾州收 3.2 两。这一时期,平凉各县由于经济贫困,医药卫生事业发展迟缓,人民群众长期处于缺医少药的困境,只能求神问佛,巫婆神汉趁机作祟,坑骗乡民,迷信活动十分猖獗,加之灾异频繁,战事迭起,而每逢灾荒、战乱之年,瘟疫必起,夺命者无以计数。由于连续受到两次世界大战的严重影响,加之军阀混战,苛捐杂税多如牛毛,物价飞涨,货币贬值,平凉的药品经济极其萧条。如民国四年(1915 年)开始也征收药味银,民国十四年(1925 年)平凉县征药材统捐 7200 银元,民国二十一年(1932 年)3 月药材按担收取特种消费税,民国二十四年(1935 年),废除药味税,征收特种物品产销税,1940 年国民党政府开始实行对药材税一律征收实物,征收不足,又行“征借”,就是提前征收来年以至以后几年的税。加上高利贷、各种宗教费用等,药农药商辛苦一年,入不敷出。据民国三十一年(1942 年)有关资料记载,平凉各县大多数农户辛勤一年,到头来亏欠无剩。在这种情况下,人们救死不暇,根本谈不上发展药品经济的积极性和能力。三是奇灾迭起,为药农药商雪上加霜,进一步延缓了药品经济前进的步伐。平凉历来干旱多灾。近代以来,灾荒连年不断,而且由于战乱不息,药农负担加重,缺乏抗灾能力,因而自然灾害造成的破坏就更加严重。20世纪30~40年代,水、旱、虫、霜、风、沙、地震、流行病、传染病,动辄袭击平凉各县,灾民数十万,饥饿病死不计其数,如此天灾人祸、田地荒芜、经济萧条、商业倒闭,使平凉近代药品经济进展缓慢。

1949年后,党领导人民战天斗地,兴农兴商,振兴各业,特别是1980年以后是平凉药品经济和药学事业发生天翻地覆的时期。这一时期,无论从药品研制、药品种植、药品生产、药品使用、药品销售、药品管理等各方面,成为历史上绝无仅有的高潮,在平凉药品史上立下了丰碑。这一高峰期的来临,是平凉人民在中国共产党的领导下彻底推翻了封建制度,建立了新民主主义政权,1950年到1956年,药品经济每年递增9.2%,并于1957年在对生产资料私有制进行社会主义改造的基础上,把平凉药品经济带上了社会主义的康庄大道。1958年以后,平凉经济虽然迭遭冲击和干扰,药品发展速度相当缓慢,有的年份甚至倒退。1963年到1965年,药品经济每年递增20.9%,"忙里偷闲",着实繁荣了一把。农村集贸市场在极左思潮的冲击下,开开停停,很不景气。特别是到了1975年大批"资产阶级法权","铲除资本主义土壤"时,农村集贸市场大遭破坏,甚至有的地方组织民兵小分队,强行撵人,非法没收群众的东西,扣押做生意的群众,不仅破坏了农村商品经济发展,而且在政治上也造成了恶劣的影响。党的十一届三中全会后,中国共产党作出了把全党工作重点转移到社会主义现代化建设上来的重大决策,我国社会主义经济建设由此翻开了新的一页。1979年4月,中共中央工作会议明确提出：对整个国民经济实行"调整、改革、整顿、提高"的方针，使全国经济摆脱了长期以来"左"的思想干扰，逐步走上了稳定发展的道路。在以经济建设为中心和改革开放两个基本点、发展国民经济总方针指引下，经过经济体制改革，无论农村还是城市，经济发展的速度都很快，从 1983 年到 1992 年，发展势头更好，药品经济连续保持了十年的丰收。1988 年，提前实现了全民生产总值比 1980 年翻一番的奋斗目标，并开始向第二个百年奋斗目标——到本世纪末国民生产总值比 1980 年再翻一番的努力奋斗，取得一年比一年更好的成绩。在全国经济大形势下，平凉药品经济也于 1988 年实现了翻一番的目标，一些特产如当归、党参等在国际市场上深受青睐，经久不衰。随着《中华人民共和国药品管理法》的颁布实施，20 世纪 90 年代，药品管理工作也进一步加强。特别是 21 世纪的头 15 年，即 2001 年以来，随着平凉市县（区）药品监督管理局的成立，政通人和，在建设和谐平凉、小康平凉、文明平凉、生态平凉的社会大形势下，药品经济蓬勃发展，品种数量上大幅增加，药品质量基本得到保障，药品管理已经走上了规范化、科学化和法制化的轨道。

纵观远古至今的漫长岁月，平凉医药学的发展完全由客观历史发展规律所决定。大凡在政治开明、社会稳定、经济腾飞、科技文化成果迭出的历史背景下，平凉医药事业就显得生机盎然，反之则黯然失色。医药发展是曲折迂回前进，有时兴旺发达，有时却颓废枯萎。

三、研究平凉药品发展历史的一些问题

（一）药品监管的历史问题

研究平凉药品监管史，首先需廓清监管、监督管理、药品监管、药品监督管理、平凉药品监管等几个概念。监管，是监督管理一词的简称，监督管理词语，又由古语"监视管理"一词发展演变而来。监视管理，主要强调的是"看"，即看管；监督管理，主要强调的是

"督"，有督促、指导、帮助、服务之意。药品监管，是药品监督管理的简称。药品监督管理是指药品监督管理行政机关依照法律法规的授权，依据相关法律法规的规定，对药品的研制、生产、流通和使用环节进行管理的过程。那么，平凉药品监管，就是平凉药品监督管理。平凉药品监督管理就是平凉药品监督管理行政机关依照国家和甘肃省政府法律法规的授权，依据相关法律法规和市委市政府的政策规定，对平凉药品的研制、生产、流通和使用环节进行管理的过程。平凉的就是地方的，平凉药品监管，就是对平凉本地药品的全程无缝监管。

平凉药品监管的历史究竟能推多远？夏商时期，药品还在懵懂认识和发现之中，周朝时医在皇宫、医在王府，药品由权贵控制使用，春秋战国时期，人们对药品的认识更加明确，药品进入被人们发现、发明和创造时期，人们对药品的用途已经由感性阶段上升到了理性思维阶段，药品有了较大发展，药品的使用也由皇权贵族专控，开始走进百姓生活，最好的例证就是平凉关于广成子炼丹的传说。但从那时至唐朝，遍查平凉文字，都没有管药品的记载。到了宋朝，平凉府和一些县开办了惠民药局和和剂局，王府派遣了监官，监视官药局的运行，察看民间药房的经营质量，才开始有了最初的药品管理。元明时期，钵衣宋制，但药品管理都很脆弱，局限性很大，朝廷对药品的重视只体现在下达地道药材的上贡任务上，疏于对药品整体发展的管理。清朝时，官营药品的体制被打破，出现了私营、官营、官商合营多种成分，政府对药品的管理认识水平大大提高，曾一度制定出台了好多政策，但由于政治腐败、世界战争、军阀战争之祸，药品管理一直松弛，政府根本无暇顾及，药品管理仅靠药品行会行帮，根本无法推动药品生产的发展。民国时期，药品管理进一步得到重视，国民党政府曾颁布《药商管理办法》和《药师管理办法》，当时，在平凉警署设置卫生警察 1 名，兼管药品，但忙于治安警务,药品管理业务基本没有开展。

1949年后,药品的监管才逐渐提上议事日程,1949年底,平凉地、县政府就开始安排登记清查药品和药品经营店铺,1952年,政府明确卫生科股设兼职药政管理干事,1954年,地区专员公署提出药品由厂商保证质量、卫生科股负责抽查的监督机制,1957年后,地、县医药公司先后成立,受政府委托,负责平凉药品的产、供、销综合平衡和行业管理,建立了新的药品生产、经营、科研的完整产业体系。1980年后,地、县医药管理局陆续成立,统一管理中西药、医疗器械的生产、收购、供应与使用,药政管理仍然由卫生部门负责。1981年,平凉地区卫生处转发了国务院下发的《关于加强医药管理的决定》。1984年,第一部《中华人民共和国药品管理法》颁布,1985年实施,进入1990年后,药品监管体制得以明确,但药品的监督主体日益增加,卫生部门、医药公司、医药管理局、商业公司、工商部门、物价部门、商务部门、经贸部门、供销部门、农牧部门,甚至公交公司等皆参与药品的监管,一时间,机构设置重叠、职能交叉、政出多门、责任不清。1994年以来,国务院先后下发了《国务院关于进一步加强药品监督管理工作的紧急通知》等重要文件。为了推动药品市场繁荣,平凉政府一方面加大市场整治力度,先后两次在全区范围整顿药厂以及制售假劣药品和乱开办企业、市场等问题;另一方面,放开购销政策,完善生产流通体制,为药品经济发展创造良好环境。在这样的情况下,新修订的《药品管理法》2001年2月28日颁布,12月1日起实施,平凉药品监管的机构也开始进行改革,将原来各机构的职责收归一处,成立地、县药品监督管理局,从此,药品才走上了由一个部门监督管理的道路。新机构的建立,结束了平凉药品监督管理长期存在的多头分散、政出多门的旧体制,揭开了药品统一监督管理的新篇章。2002年,《药品管理法实施条例》出台。与此同时,药品监管部门建立健全了药品检验检测体系,探索实施了一系列与国际接轨的重要监管制度。2005年,平凉实施新一轮的食品安全监管体制改革,在原平凉药品监督管理局的基础上组建平凉食品药品监督管理局,并赋予了食品、保健品、化妆品"综合监督、组织协调和依法组织开展对重大事故的查处"职能,对药品监督的主体地位得以确立,实行"以监督为中心、监帮促相结合"监管方式,监管效率得以提高,覆盖城乡的药品监管网初步建立,城乡用药质量得到初步保证,农村用药质量得到高度重视,药品公平性得以提高。至1998年,药品监管法律法规体系逐步建立,药品监管逐步向法制化、规范化和专业化方向发展。2013年,平凉的机构再次改革,食品药品监督管理局在继续监管药品的同时,还增加了除种植养殖以外全部食品的监督管理,进一步稳固了监督管理主体地位。现在,多头监管的格局早已成为历史。

(二)药品工业化问题

1949年以前,平凉没有药品工业,中药饮片炮制和丸散膏丹研制都是手工作坊制作。1958年,平凉第一家制药厂——红旗制药厂诞生了。红旗制药厂的建立,标志着平凉药品工业化生产的开始。之后,红旗制药厂扩大改造为平凉专区制药厂,接着生化制药厂、卫生材料厂、平凉地区制药厂灵台县皇甫谧制药厂陆续建立,就是在1966年至1976年之中,制药工业的发展也未有停歇。目前,平凉拥有2个化学药物制药厂、1个医院制剂厂、1个医院制氧厂和6个中药饮片制药厂。

但问题是平凉制药工业发展近60年,不但没有做强做大,而且都濒临在生存的生命线上。问题的根源究竟在哪里?

2001年以前,平凉制药厂数量多,且各乡镇、各职工医院以上都建立了制剂室,总数量有上百家,许多市、县级医院制药规模也不算小,但制药行业长期依靠高投入、高消耗、高污染、高排放带动产业增长,呈现出规模小、数量多、产品重复多、产品技术含量低、新药研发能力低、经济效益低的"一小、二多、三低"发展特点。这些制药企业在国家执行的《药品生产质量管理规范(简称 GMP)》新一轮认证中,除平凉市人民医院改造通过认证,保留制剂车间之外,其他各医院制剂室全部关停,老制药厂除平凉制药厂、灵台县皇甫谧制药厂通过改制后继续保留外,其余如生化制药厂、卫生材料厂等均停产关闭。恍如一夜之间,平凉制药业的魔方突然坍塌。由此,可以肯定地说,药品生产技术标准和质量的提高,给了平凉这些先天不足、后天畸形,低层次、低质量、多重复、仿制烂、创新缺、浪费多、浅认识的制药业一个致命的打击。这应该是根源之一。根源之二,平凉药品生产加工企业生产的药品没有特色,没有自己研制的拳头产品,没有进行技术革新,人才准备不足,技术准备不足,没有名医发明创造的名药,或是医和药没有结合利用起来,产品准备不足。根源之三,原有药品生产加工企业厂房小,与生活区域未分开,距离污染源近,现代化手段低,设施设备差,工艺技术落后,没有形成独立完整的制药工业体系。根源之四,生产的药品没有优势,且药品成本高、效益低、销售不出去,更无出口产品,只在本院或在本地打圈圈。根源之五,思想认识落后,政府重视不够,投入资金严重不足,没有充分利用本地药源做强做大药品产业的想法,这是最大的问题,最大的落后,更是导致药品产业停滞不前的关键根源。根源之六,平凉药品产业的发展与药品教学、药品科研、医院用药、药学研究、药品种植严重脱节。根源之七,过去的医药管理部门药品经营和管理一体,只注重买卖,管也只是为公有制服务,管住市场、管住百姓经营;现在的药品监管部门只注重管,不注重发展,管死了本地生产品种,放活、放进来了外地产品,对如何发展没有一丝想法,但对如何管,却屡出奇招;药品检验单位只注重检验,不注重靠前指导,不深入田间地头进行技术指导,不给农民讲种植什么?如何种?如何产量高、药效好?也不深入厂房车间研究改进措施、想方设法为农民筹措资金和解决药企问题。眼下,技术革新、绿色发展、绿色改造、绿色制造正在成为时尚议题,新一轮科技革命和产业变革已经开始,但平凉制药业似乎还没有意识到,或者还没有精力思考如何应对这一重大历史时期的来临,还没有走出传统的理念与模式、走向绿色制造的企盼和准备,这不能不说是即将到来的新一轮医药制造的悲哀。

如此等等,这些弊端该如何反思和应对呢? 又该如何提升水平,做大做强平凉药品工业呢? 这就是我们对平凉制药工业化的担忧。

(三)对药品监管文化的认知问题

药品监管文化是药品监管事业的根基和灵魂,它不仅决定了药品监管的本质与特色,而且决定了药品监管事业的发展方向。在全球一体化、信息网络化、各种价值观交融与碰撞的今天,药品监管事业遇到的种种问题,究其根本是对文化认知的问题。

何谓药品监管文化? 药品监管文化是药品行政管理价值观念、思维方式、认知水平、管理模式、法律规定、行为规范及体现形式的总和。

众所周知, 药品监管极大地促进了药品生产、经营的市场成效,展示了独特的监管实践的历史、监管制度的凝结、监管体制的演进、监管精神的激发、监管理念的渗透,既勾勒出地方药品监管文化的发展脉络,又呈现出中国特色药品监管文化的职责使命。

药品监管文化源自于药品监管实践的历史积淀。从 1978 年《药政管理条例(试行)》的发布,到 1984 年第一部《药品管理法》实施;从 2001 年筹建药品监督管理局到 2005 年食品药品统一监管的改革试水;从 2001 年省以下垂直管理到 2009 年重新回归属地管理,无不展现了药品监管事业的曲折发展历程。药品行业管理与药品监督管理的彻底分离、药品行政监督与技术监督的科学统一,无不展现了监管人员在安全监管之路上殚精竭虑的执着探索。平凉药品监管形成了诸如"一主三辅""网格化监管""全程监管""社会共治""企业是第一责任人"等众多现代监管思路和理念。这些先进理念形成后，必须通过强大的宣传攻势和文化熏陶将其渗透到社会的各个角落，达到妇孺皆知、人人遵守的效果，才能在"社会共治"的过程中凝聚起广泛的"社会共识"，进一步涵养出共同遵循的药品安全共治文化，全面实现以药品监管文化促进安全监管的共识。可见，只有药品监管文化的不断传播，才能走向共识共治。

要培育药品监管文化，目的就是要通过"文以化之"的社会养成，促进社会共治过程中各层次参与主体的内心修养，最终激发起根植于内心的道德自律和文化自觉，从而为节省监管的行政成本提供优越的社会文化条件。毋庸讳言，平凉现阶段尚未形成有益于药品监管的文化氛围，就拿药学会来说，药学会本来应该是从事药品工作、科研、教学人员交流思想、探讨学术、解决疑问的学术团体，但平凉药学会自成立以来，就基本成了用来合法收取培训费用的工具，从来没有组织开展过学术研讨，对药学的不重视，为政者药品文化意识的淡薄，由此可见一斑，更不用说普通老百姓药品文化知晓程度有多高了。还有，药品监管机构只注重监管，不注重对药品经济的促进发展，对药品监管文化也是很少发掘、很少探讨、很少研究，只图形式，总是停留在写几幅字、做几块牌匾挂在墙上，搞花架子，装扮所谓的文化氛围，对于真正的药品监管文化发掘似乎无从下手，对监管文化自己没有注意，不懂得药品监管文化的内涵、意义和作用，对研究开发工作既不支持，也不反对。"少数人靠觉悟，多数人靠制度"——执政理念的不到位，道德水平的参差不齐，诚信缺失的市场环境，决定了当前仅靠药品经营主体的道德自律是不可行的，唯有依托于法律法规的护航，将外在的制度约束转化为内在的文化遵从，才能在法律的约束中逐渐孕育出普遍的法治信仰和高度的文化自觉。

文化建设是构建社会主义和谐社会的重要组成部分，是促进团结、推动工作发展的强大精神动力。药品监管文化是以先进的理念为核心的制度形态，体现药品监管文明。药品监管文化作为一种精神力量，弘扬药品监管文化有利于形成监管合力，能够促使监管人员焕发出干好本职工作的强大能量。药品监管事关人民生命健康安全，没有监管文化的熏陶、没有精益求精的专业追求，难以胜任繁重的监管工作。当前，药品安全正处于风险高发期和矛盾凸显期，药品安全现状与人民群众日益增长的药品安全需求相比，还存在着不小的差距。因此，我们必须加强药品安全监管文化建设，激发药品执法人员的责任感、使命感、紧迫感，引导监管人员在药品监管事业发展中努力实现自身价值，形成推动药品监管事业科学发展的整体合力。事实证明，重视药品监管文明，通过加强药品监管文化建设，就能够将干部职工的思想意识统一起来，形成强烈的归属感、自豪感、责任感，引导广大干部职工振奋精神、奋发向上，充分发挥主观能动性，更新执法理念，自觉做到为民、务实、廉洁执法，不断提升药品监管工作的能力和水平。这就是搞好药品监管文化的意义所在。

药品监管文化建设不仅能增强广大干部职工的归属感和认同感，还能激发工作热情和建功立业的事业心，进一步明确每一位工作人员的工作价值和目标，激发工作的主动性、自觉性，从而形成巨大的凝聚力。同时，能真正起到先进文化培育人，高尚情操塑造人，优秀文化载体鼓舞人的作用，有利于提升队伍形象。努力打造一支高素质、高效能、能吃苦、能战斗、能奉献，有着良好精神风貌和较高文化素养的药品监管队伍，是赢得人民群众信任与支持的基础，更是做好监管工作的现实需要。这就是药品监管文化的魅力所在。

(四)药品的发展动力问题

研究药品发展问题,必然涉及药品发展的动力问题。药品发展的动力问题,是唯物史观研究的重要问题。药品的发展动力问题就是药品的经济效益、社会效益和政治效益问题。只有药品的经济效益和社会效益最大化,药品的发展才最有动力。

药品发展动力来源于不同层面的因素,药品是人们治病的生活必需品,对病患者来说有高质量、低价钱、大作用且品种齐全、有能治病保命的药用,对国家对政府来说制定出台合理、合法、合规的政策规定,能促使药品发展,能达到市场规范,能获得群众支持,公众拥护,得到社会效益,能达到政治目的,对药品研究生产经营者来说有市场、有需求,能创造经济价值,有丰厚的利润回报等等,这些都是刺激药品发展的动力。药品发展动力具体来源于政策支持、科技创新、转型发展、产学研联盟、良好的社会服务等多个方面。

良好的政策能推动行业快速发展,不断扩大增加的社会需求能带动行业增长。近几年,平凉对药品的发展倾注了大量的精力,制定出台了发展中医药计划,制定了药品管理"十三五"规划,对药材种植进行奖励扶持,对资金需求农户给予无息或贴息贷款,运送中药材免除过境费,规划集中连片搞开发,培育优良品种,倡导药品安全社会共治等,一系列政策措施刺激了药品经济的快速发展。

科技创新是药品发展的动力源。最近,一篇《中医将亡于中药》的文章流传于网络,指出中药饮片市场普遍存在染色、增重、以次充好、掺杂使假、转基因药材等问题,严重影响了中药质量和疗效。一边是极度利好的市场发展趋势,另一边是行业面临危机的严厉警示,这截然相反的观点再度引起人们对中医药生存发展的关注与热议。如果连治病救人的中药都"病了",那中医药产业的未来该如何发展? 我们知道,现代医学(以西医为代表)是建立在以解剖生理系统为研究对象的医学体系,注重数据化及标准化;而中医以整体论的哲学视角重新审视生命,建立了更系统、更具关联性的医学理论体系。体现在用药方面,西医思维更直接,单独提取"有效成分",或通过化学合成的方式进行定量的工业化、标准化、规模化的生产。而中医理论不重数量重现象,中医认为植物营养素的天然配比是亿万年物竞天择形成的和谐均衡状态,是相生相克自然规律的产物,这样的效果比单一营养素提取物要更安全、更可靠、更滋养人体。中医药植根于数千年中国传统文化,其独特理论和确切疗效也已被大量临床实践证实,且"治未病"的理念更吻合平凉人的养生与生活习惯,因此在国内有着最广泛的信任基础,中医药产业在近年来确实呈现出蓬勃发展的态势。虽然中医药产业发展加速,但问题犹存。中草药标准体系不统一、行业监管难度大、中药材质量下降等问题一直阻碍着中医药产业的国际化进程。因此,"中医将亡于中药"争议才会一直不断地出现。中医药之所以出现这些危机,很大一部分原因就是近年来医疗需求的"井喷式"增长。在古代,为了实现中药材的保鲜,药工发明了将药材脱水后做长期存储的炮制技术,炮制技术也有降低毒性或增强药效的作用,经过长期的实践总结,就逐渐形成了今天我们广泛应用的中药饮片。但是这种手工业时代的生产方式难以标准化和规模化,在产能不足以应对市场需求的时候,就会出现偷工减料、以次充好等各种问题,加之中药加工技术的标准缺失和不统一造成行业监管难度比较大,使问题更趋严重。面对各种问题,利用现代科技手段进行鲜药的全成分提取,并在过程中对有毒有害物质进行分离,形成一种既保留中药天然成分又能够标准化的药品产品。这样一方面解决了中药材保鲜的问题,另一方面有效避免加工过程中的二次污染,也解决了"行业痛点"。事实证明,大力推进药物创新,改变药品生产低水平现状,防止和解决产能过剩、高耗能、高污染、长期不能改进升级的药品问题,防止造成低价竞争、资源浪费,把创新驱动作为企业发展的灵魂,压缩企业产能过剩的大宗原料药生产,通过并购提高集中度,鼓励优势企业完善产业链,优化资源配置,推进战略转型,向创新药转型,发展特色原料药,积极进行改造升级,开发原料药新技术,降低成本,增加规模,扩大市场占有率,使之成为可持续营利的产品,增强企业的核心竞争力,药品才会有长足发展。同时,政府要减少行政干预,加强对企业的信息引导和政策上的支持,推动原料药企业发展、化解产能过剩,让企业能够自主地发现问题、寻找商机、自主开发。

加强产学研联盟,让药品产业保持源源不断的创新能力。药品产业科技发展涉及企业、高校、科研院所等多个主体,受体制机制、研发能力和市场需求等多种因素的影响。理论+经验+实验的传统中药研发模式,忽视企业通道,缺乏市场导向,往往会使很多优秀的研究成果束之高阁。药品要持续创新,一定要以市场为导向,以企业为主体,以品种为载体,找出企业、科研、百姓多方都受益的产学研合作机制,走产学研优势互补、资源整合、共同研发之路。我们知道传统中成药一般采用经验组方、天然原料、疗效好、毒副作用小、价格低廉、市场广阔。但传统中药存在剂型落后、工艺水平陈旧、质量控制水平低、适应症或功能雷同者较多、缺少品种临床定位、知识产权缺失、产品科技含量低等问题,制约了产业的进一步发展。中药临床定位不清的,要明确作用机理和临床评价;配伍需要优化的,要优化配伍,突出主效应,兼顾次效应,并建立计算机辅助组方优化系统;工艺落后的,要优化工艺,提高质量;剂型落后的,要改变剂型。一个品种一个解决方案,同时探索共性关键技术,总结二次开发规范。从标准化种植研究、剂型改进、提高质量控制水平、药效物质和作用机制研究、临床定位评价等方面,对选定的药品大品种进行深入的二次开发,对每个品种进行个性化分析。同时,良好的社会服务能够促进药品的更好更快发展,使药品的发展动力更足,能够推动药品发展走得更远。

(五)对药品发展五大高峰的划分问题

平凉药品的使用价值被发现已有上万年的历史,笔者纵论平凉药品发展历程时,在不同时代不同章节中将平凉药品的发展划分为五个高峰期,即战国、晋代、宋朝、明朝和中华人民共和国五大时期。这一理论虽未见前人述及,仅一家之言,但并非空穴来风,源自于五大时期的现实表现,相比之下,这五大时期,药品发现、发明、创造和药学发展速度更快更高,药品更加繁荣,管理更加贴近时代实际和民众需要,在五大朝代大多数年份人民对药品的需求相对满足。具体说:

进入文明史前,平凉人广成子就擅长利用中草药治病养生,还利用药用矿物和植物炼制丹药,春秋战国时期,平凉人热衷总结推广、学习传播岐黄之术,药学思想达到纯熟境界,充分说明那时平凉先民食物相对富足,文化比较深厚,行医、制药、修身、悟道、养生之术颇为娴熟。此为平凉药品发展史上第一个高峰时期,即以学习应用和推广广成子的药学成就和岐伯药学思想为代表的战国时期。

第二个高峰时期在晋代,即以皇甫谧为代表的一个历史时期。这一时期,平凉社会稳定,人民安居乐业,医疗事业发展的氛围浓厚,药品经济发展繁荣,世界级医药学大师皇甫谧所著《黄帝甲乙针灸经》问世,把平凉药学,特别是平凉医疗器械的应用推上了世界峰巅。

第三个高峰是宋朝时期。到宋代,随着夏、金属国逐步强大,为加强边境贸易,宋与西夏、金边关设立互市,贸易药材,需求的增长、市场的扩大,使宋代平凉人更加注重发展药品,开始对药品种植实施精耕细作,宋代平凉医药学教育也发展繁荣,这些作为把平凉推上了又一高峰时期。

第四个高峰是明朝时期，以张好问为代表的平凉药学大发展时期。那时，平凉韩王府设立医药管理机构良医所，注重发展药品经济，平凉药业植物栽培的面积、品种均有所增长，平凉及各县县城药行、药栈、药店数量相对较多，药材相对丰富，药品经济十分活跃，平凉药品在元朝的低谷之后，又迅速崛起，出现了又一繁荣景象。

第五个高峰期是 20 世纪 80 年代以来的时期。这一时期，无论从药品研制、药品种植、药品生产、药品使用、药品销售，还是药品行政管理机构、法律法规和制度规定等方面，成为历史上绝无仅有的高峰，在平凉药品史上立下了丰碑。随着第一部《药品管理法》的颁布实施，药品的极大富裕，人们把特别关注药品品种数量转向特别注重药品质量安全工作，特别是 2001 年以来，随着平凉市、县（区）药品监督管理局的成立，药品经济蓬勃发展，品种数量大幅增加，药品质量基本得到保障，药品管理已经走上了规范化、科学化和法制化的轨道。

（六）百姓期望值与药品现实质量问题

平凉正处于经济飞速发展时期，人们生活更加富裕，质量水平越来越高，老百姓更加关注生活幸福程度和健康指数，要求药品品种齐全、数量多价格低，市场管理更加规范，质量安全更加可靠，这些越来越高的期望值与社会实际现状构成一对矛盾体——就是现实社会，药品还不是极大丰富，技术手段还不是特别高超，一些疾病用药还没有被发明或者数量极少且价格昂贵，个别生产经营者的逐利性价值观念根深蒂固，药品管理有待提高，药品知识有待普及，社会价值观念和共同治理理念有待进一步形成。

浅层次问题在于药品市场鱼龙混杂，热销的保健食品市场虚假夸大宣传，误导消费者现象多发，好医院少、好大夫缺，使老百姓很伤脑筋,看病难、看病贵,让老百姓很悲切又很无奈,药品价格不一、医院药价虚高、药品质量参差不齐、管理规范程度亟待改善,这些问题严重影响全面提高全民健康的水平。

药品质量深层次问题在于,药品生产企业的质量管理保障能力相当缺乏,且没有一致性。药品质量问题多出现在生产源头,而在流通环节较少,体现为原发性特点;药品质量问题往往出现在某一批次,并非整个,具有单一特性;现在质量检验要求对原料、辅料、包材质量和成品质量等全面把关,许多在低层次表现不出来的质量问题,也会在高标准下现形。这些可以说是技术问题和标准问题使然,不会也不能一蹴而就。而且,企业质量意识缺乏也是一大隐患:质量管理流于形式,只是为了迎合法规需求而没有真正领悟GMP 的管理精髓;在处理问题产品时,少数药企仍然存有侥幸心理,甚至直接将其忽略;少数企业不惜触犯法律换取利润,药企利润与社会需求失衡。

不过,客观地讲,跟十几年前相比,平凉药品的整体质量已经有了很明显的提升,虽然其进步的速度还没有跟上社会需求升级的步伐,但至少已经是一个积极的信号。还有,药品监管过于死板,监管部门与企业之间缺少互动,往往是认为企业有问题才监管,属于典型的"为了监管而监管",药品质量监管理念还需要进一步加强。从行业角度看,医药领域必须利用行政手段促进企业整合,将资源集中起来,使企业具备追求高质量的能力;鼓励优质优价,从经济的角度引导企业;加大对假药的处罚力度,形成行业威慑力。药品质量不仅是一个行业问题,更是一个社会问题,需要广泛呼吁药企的社会责任感,让企业将老百姓的利益放在第一位;需要全面提升生产技术水平和研发能力;需要药企摆正心态,坦然面对质量问题及大家的质疑,强化行业自律,促使药企主动曝光质量问题,在问题药品流向社会前,自觉、自发地消除存在的一切隐患。

总之一句话,质量监管"绝非一朝一夕,而要朝夕必争",我们人口这么多,基础那么差,又处在转型时期,因此,要解决药品质量问题需要一个长期的过程,不适宜把老百姓的期望值提得太高,一切仍然任重道远!但必须坚信的是,药品安全状况虽然不能让老百姓百分百放心,但可以离百姓期望值再近些,让老百姓对药品安全越来越放心。

第一章　逐步认知的古代药品

平凉地处黄河流域的西北黄土高原,历史悠久,药品发展源远流长,是中国药学的重要发祥地。在古代,平凉自然条件优越,经济文化繁荣发达。近年,庄浪徐碾寺洼文化墓地的发掘、泾川旧石器时代晚期的智人头盖骨化石的发现、崇信先周时期墓葬文物的发掘和宋初李元谅寝宫的建筑、崆峒区"安国式"寺洼文化的发现、灵台晋代皇甫谧墓考据、泾川武则天时期的舍利金棺的出土、静宁古成纪遗址的发掘、平凉宋代天圣铜钟和灵台金代明昌钟的铸造、平凉大明宝塔以及金辽时期城隍庙大殿的建筑、华亭明代铜矿冶炼遗址以及安口金代大瓷窑和砚峡明代古瓷窑遗址的勘查,这一切,无一不彰显着古代平凉文化的繁荣、经济的发展、政治的强大,昭示着平凉古代璀璨的文明。汉唐盛世,平凉"纱笼菽稷细雨香,牧歌乡音韵味长","林茂草丰","屯田广野,仓廪丰衍","民物富庶","与中州(中原地区)不殊",有较发达的农业和畜牧业,盛产粮食、油料、瓜果和药材作物,从通西域商驼结队,到内外学者相互交流,中药的开发应用也进入了新的发展时期。只是到了唐代中期以后,以"安史之乱"为界点,由于航海事业的发展,政治经济中心的南移,封建统治阶级的日趋腐化和民族冲突的加剧,加之历史上长期割据征战,兵燹人祸,滥伐滥牧,"关陇其宁,年丰寿久"的社会环境遭到严重破坏,造成"千里陇原,一片赤地","泾水一石,其泥数斗",植被稀少,水土流失严重,自然灾害频繁,才使平凉这个丝绸之路上灿若明珠的盛况远远落在沿海地区的后面,逐渐形成东西部经济发展的差距,药品经济发展也随之落后。

第一节　原始先民的药品发现
（远古至公元前2100年）

　　远古时代是平凉药物的蒙昧时期。那时,平凉原始先民在懵懵懂懂中接触着、发现着、认知着、培育着、使用着药品。研究这个时期的药品文明,只能依赖考古研究的印证。在原始社会里,中国境内居住着许多原始人。居住在南方的被统称为蛮族,居住在东方的被统称为夷族,居住在西方的被统称为羌族或戎族,居住在北方的被统称为狄族。平凉处在狄羌戎杂居之地。文物工作者在对泾川县太平乡梅家洼旧石器时代遗址考古时发现,早在约80万年前,平凉就有人类生存。李春茂所著《平凉古代名人小传》记述:文物工作者在泾川县城东白家庄发现一人类头骨,研究证明属于旧石器时代晚期的智人头盖骨化石,为甘肃省第一件旧石器时代人类化石标本,距今约2万年,同时还发现了旧石器时代早期地点和石器。静宁县志记载,在距今7800年前,静宁就有人类采集和农作物种植。《史记》记载"安定山谷间,昆戎旧址",他们或掘穴而居,或以茅屋草舍容身。据统计,平凉境内先后发掘的仰韶、齐家文化遗址130多处,这些遗址均在4000年以前,属于原始社会晚期的新石器时代。可见,很早以前平凉先民已形成聚居群落,他们不仅从事畜牧渔猎,而且开荒、种地、繁衍、生息,经营着农牧相结合的原始农业。恩格斯说过:"农业是全部古代世界的一个决定性的生产部门。"在最原始时期,平凉人一诞生就开始了自然的采集、狩猎活动,从戎狄牧养,到周、秦"屯兵军垦""移民实边"到唐、明设"马监""屯田普天下",清廷组织垦荒种地(广种薄收)。在农业的历史长河中,劳动人民为其生存,世代辛勤开发,从事农业生产劳动,从"刀耕火种"式的原始农业到"屯田牧殖"式的庄园农业,从"男耕女织"的传统农户到"土地兼并"集约经营农业,随着经验的积累,物质的不断富裕,开始了原始的饲养和最早的农耕,农业是人类经济活动的起源和基础。伴随着农牧业的发展,种植养殖业逐渐被人们重视,平凉先民们用勤劳智慧的双手创造了许多举世一流的经济奇观,平凉药品文化就成为了经济奇观的一枝奇葩。我们知道原始人当时的食物,完全依赖于大自然的赐予,在吃各种食物时,不可避免地误食不合适的食物,而引起食物中毒。《韩非子·五蠹》说过:"上古之世……民食果瓜蚌蛤,腥臊恶臭,而伤害腹胃,民多疾病。"《淮南子·修务训》也说:"古者民,茹草饮水,采树木之实,食蠃之肉,时多疾病毒伤之害。"说明了远古时期的先民,曾经常受到有害饮食所致疾病的折磨和困扰。最初并不知道哪些可食哪些有毒,难免遭遇致吐、腹泻、发汗、止痛、止血等情况,也时有中毒死亡的情况发生。当这些现象反复出现时,痛苦的经验和血的教训,使人们发现一些动植物对人体有不同影响,使人们对某种神奇的动植物有初步的认知。经过长期的生活实践,人们逐渐认识到哪些食物有益,可以进食,哪些有害而不宜食用。同时,人们发现有许多种类的食物可以解除疾病所带来的痛苦,有些食物吃后具有强身健体的作用。慢慢地一些既可果腹,又可疗疾的食物被人们所认知、所发现、所开发和利用。换言之:药品起源于人类的出现、食物的获取和医疗活动的产生过程。所以说人们对药品的认识,是在生活劳动中及同疾病的抗争中,不断创造、积累,逐渐丰富起来的。由此可见,药物知识的起源是与猎取食物联系在一起的,是凭着人类的"本能"选择必需的物质充饥和治疗而产生的。那时候药物的应用主要是咬、嚼、手搓、石捣、木舂,药物的交流也只是物物交换。在旧石器时代,人类用尖石作为发溃决脓、捶击筋骨、缓解病痛的医疗工具,后人称为箴石、砭石，即"九针"。用现代的概念说，砭石就是人类最先发明和使用于治疗人们疾病的医疗器械。在泾川发掘的新石器文化遗址中，有磨制精细的尖石器，还有犀牛、象、虎、赤鹿、大角鹿、鸵鸟、羚羊、野马、野驴等动物化石。在新石器遗址中出土过火烧过的陶罐，陶罐内有植物碳化物，这些植物碳化物疑为煎药剩的药渣。这些事实证明，远古时期，智慧的平凉人民不仅发现了植物、动物药品，而且开始开发利用药品，还丰富了药品的种类，即用医疗器械治疗某些疾病。但这是一个漫长的发现、认知和发展过程。

这时候，太昊伏羲氏脱颖而出，他充分发挥自己的聪明才智，总结古人的经验教训，尝百草之滋味，水泉之甘苦，辨别性能，制九针，拯夭枉，推广药学，教化人识别药草，知所避就，用自然之药治疗疾病。这反映出先民们在生产、生活实践中谋求健康，逐步认识人体、气象同疾病之间的关系，总结医学理论、用药原则，创制医疗器械，因而肇启了药品文明，标志着平凉药品的发现和应用已经达到了一定的程度，平凉先民对药品的认知水平由感性认识上升到了理性认识。伏羲氏的这一药品理论，树立了人类药学史上第一个丰碑，产生了平凉最初的药学思想。

第二节　夏商周春秋时期药品创造
（公元前2100至前476年）

夏至春秋是平凉药品的萌芽时期。

[夏　代] 夏代从大禹受封任夏伯开始，到夏桀结束。平凉属"禹贡雍州之域"，当时有许多奴隶制小国，医药拥有、经验和管理均在官府，民间百姓掌握极少。相传，夏代平凉古人已能人工造酒。启迪于一些吃剩的熟食野果经过大自然的作用发酵而成，食用香

醇可口,能激发人的精神。但因夏史渺茫,无文献记载,考古发现也凤毛麟角,故夏代平凉的药品发展历史无从稽考。

[商 代] 商代(公元前 1700 至前 1100 年),平凉境内曾存在过属国,即统辖一地的方国,据文献记载和考古证明,当时今灵台县境有姬姓密须国、泾川县境有共国、阮国,今崆峒区与华亭县交界处有卢国,还有位于华亭县南部的芮国。其中密须是较强大且具有影响的方国,故殷纣王曾"伐密须",未果。今崆峒区境内有崆峒国,在《史记·本纪第三·殷》的记述之后,司马迁以"太史公曰"为形式补叙:"契为子姓,其后分封,以国为姓,有殷氏、来氏、宋氏、空桐氏……"据《世本·姓氏篇》"空桐氏,子姓,盖因空桐山也"的解说,空桐氏曾在"北戴斗极为空桐"的今平凉市境内的崆峒山一带立国,且有泾川县出土的商代文物、铭文为"母乙"的铜爵和铭文为"父丁"的铜觚为佐证。这些大大小小的属国与商朝朝廷有着千丝万缕的联系,各属国按照商朝的规制,均设立了管理疾病的小臣,这种职官既医治疾病,也从事医疗和药品管理工作。初期,他们行医的方式比较原始,往往将迷信、传说及治疗经验结合应用,但由于迷信总是治不好大多疾病,人们慢慢更加重视药品的研究和应用,逐步地把药学推向了前进。上述史实反映在商代甲骨文关于疾病和药品使用的记载中。阅读《甲骨文合集》《甲骨刻辞慕释总集》所收录的医药卫生相关卜辞条文,已有"病首""病目""病耳""病口""病舌""病齿""病音""病身""病足""降病""病骨""病止""病役"等记载,涉及内、外、妇、眼、耳、鼻、喉、牙、传染病等学科。甲骨文《乙》有"心疾"的记载。古代所指的心,与现代医学中所说的大脑功能等同。《内经·素问·灵兰秘典论》中说:"心者,君主之官也,神明出焉。"可以看出,商人在信奉鬼神的同时,对人体的研究已经形成了一套体系,因而对中医药治病除疾的功效有了更高层次的认识。当时,中药汤剂是重要的治病剂型之一。皇甫谧《甲乙经》序文记载,

商王成汤有病,尹伊为其煎煮药汤服之。事实上,平凉先民在长期的食疗中,在尹伊应用汤药之前就发明了汤剂法,在咀嚼、揉搓、捣、碾取汁液的基础上,发明了用药用植物熬制汤液,提取药物,供人服用。还用易制的酒和廉价的热水作药物进行消毒祛肿,用骨针石针和青铜刀作取刺脍脓用具。这与先贤广成子炼制丹药同属药物研制的萌芽和良好开端,平凉的药品创造初见端倪。从这些记述和考古可以推断,商代,人们认识自然、改造自然、预防和治疗疾病的能力较前有所提高。换句话说,商代平凉人在总结前人积累的经验与知识的基础上,发展了医药学,奠定了中医药理论体系基础。

[周　朝]　周朝,平凉辖区居住着羌、戎人,戎族人建立的密、阮、共、卢、芮、太原国、义渠国等小邦国,都是周王朝的封国。据记载,公元前784年,周宣王在太原进行人口普查和登记。周代是中国奴隶社会的极盛时期,医药知识经过长期的积累,已经产生了很大的飞跃。那时,平凉小邦国也按照周朝中央官制设医师之职官,总管医药行政。周文王为其子武王伐纣作前期准备时,先灭密须,随之封同姓姬氏诸侯守土,称为密国。密王宫廷已经开始把巫医分工为食医、疾医、疡医和兽医4种,王宫医师需接受专科培训,药品由训练有素的巫医管理和使用,逐步形成了集医、药、医政、药政为一体的医药管理机构,设有药库和配制药剂的专门工场,发药给患者治病。当时有"掌肿疡、溃疡、金疡、折疡之祝药劀杀之齐;凡疗疡,以五毒攻之,以五气养之,以五药疗之,以五味节之"的疡医。疡医相当于外科医生,专管治疗各种溃疡、金创、骨折等。"医师掌医之政令,聚毒药以供医事"。在医师之下设士和徒,协助医师进行医药卫生行政管理。其中,士管理王宫药物库藏保管和供应,食医负责王宫内饮食调配,疾医相当于内科医生,负责为王室服务,兼施治万民疾病。另设男巫、女巫各数名,男巫负责逐疫除病,女巫负责以草药熏浴,祛疫防病。由于专科巫医的诞生,医和药开始分科,药

学理论萌芽,食医结合,医药相生,医药学开始独立发展。这些邦国受周管辖,与其交往贸易,在植物类药、动物类药和矿物类药的认识、使用和管理等方面积累了一定的经验。可见,随着古代农耕文明的崛起,人们逐渐地打破神化的世界,不断冲淡了对神的信仰,理性思维逐步深入人心,人的价值显示出来,自然知识被人认识和利用。到了周代末,巫、医消长的趋势已有了反差,医、巫分离,医药知识与经验开始逐渐按自身的规律发展。文化价值的取向成为医巫的分水岭,医药的取向是科学文明与精英文化,而巫则基本上转向下层文化和神秘主义。这一重大变化标志着医药科学战胜巫神迷信学而具有医药学史上的划时代意义。

西周时期关于平凉药品的故事传说有四:其一,传西周时,平凉先民开始手工制作陶器,逐渐用砂锅陶罐烹熬食物制作熟食,或熬制补品汤药。因此,我们很难说今天安口生产的耐热保温深受广大人民群众喜爱的砂锅,不正就是由于远古先民的夹砂陶器发展演变而来的?所以有其深厚的历史渊源。其二,密国王宫酿酒手工业作坊已具相当规模,设有专门管理酿酒的“酒正”、“浆人”等官职。酒是最早发现的兴奋剂(少量用之)和麻醉剂(大量用之)。酒的发明和应用,促使用药范围不断扩大。酒有通血脉、养脾气、厚肠胃、润皮肤、祛寒气、制药剂、消毒杀菌的功效。《黄帝内经》指出“酒为百药之长”,古人作“汤液醪醴”,其医疗作用是“邪气时至服之万全”。古代医生治病时常借助于酒力,使药物取效。再从古“醫”字的结构可以看出,“醫”字用病声和酒二者会意组成,说明古代医疗与酒关系甚密,体现了酒在医药发展史上的重要地位。其三,西周时,民间就有药品贸易,方式是以物易药或以药易物或以药易药,即以己所长易己所缺,各取所需而已。史料记载,当时平凉尚处于原始氏族社会阶段,氏族之间经常迁徙不定,与西周王朝素有接触,在戎人与西周王朝通好的过程中,先后有过“来宾”“贡”“献马”等物品交换活动。今天,在崇信发现属于先周时期的文物和墓葬证明,平凉先民以物易物贸易不断扩大。其四,周时,平凉有五味、五谷、五药养其病的理论。五味是醯(xī,味酸)、酒(味苦)、饴(味甘)、姜(味辛)、盐(味咸),五谷是麻、黍、稷、麦、豆,五药是草、木、虫、石、谷。现今,平凉崆峒古镇的五味宫也是依历史传说而设计建造的。可见药物知识与经验的积累,用药实践的发展,带来了药物分类思想理论的升华。

[春秋时期] 春秋时期即前770年至前476年(另一说,前770年至前403年),平凉一带仍为西戎、北狄游牧之所,属义渠戎国。当时,生产的发展,科学文化的进步,朴素唯物论和自发辩证观的产生,有力地促进了医巫的分化,随着巫、医的分流和医药学研究的开展,医药学理论逐渐形成。如春秋时医和的阴、阳、风、雨、晦、明"六气"致病说,扁鹊言论涉及的"五脏"、"肠胃"、"血脉"、"血气"、阴阳等生理概念,在生理、病理、养生、治疗等方面,形成各自的哲理性医药学理论观点,有力地促进了早期医药卫生知识的积累与提高。药学和医疗器械方面已有药敷、药浴、烟熏、蒸气熏、熨法、砭法、灸法、按摩、角法、外科手术等。春秋是中国奴隶社会的末期,各国普遍建立了专为民间服务的官办医疗机构,开始用药物防病治病,具备了药业的雏形。平凉人对疾病和药物的认识更加广泛和深刻,能对药物来源、功能和主治进行释义,认识到苦菜能清热、利尿,可治疗热淋、痈肿等;车前草具有利尿、清热、明目、祛痰功效,用于小便不通、淋浊、带下等症;葛根具有升阳解肌、透疹止泻、除烦止渴等功效,应用温热头痛、项强、烦热消渴、泄泻、斑疹不透等症;木瓜具有舒筋活络,和胃化湿的功效,应用于风湿痹痛、脚气肿痛、筋脉拘挛、腹痛、转筋等症;益母草具有活血调经利尿消肿功效,应用于月经不调、痛经、经闭、恶露不尽、水肿尿少、急性肾炎等症;苦苣菜能清热解毒,治痢疾、黄疸、血淋、疔肿等症;菟丝子具有

清热、凉血、利水、解毒功效，用于吐血、衄血、尿血、血崩、淋浊等症；枸杞具有滋肾、补肝、明目等功效。这些药学思想经过历朝历代的优胜劣汰、大浪淘沙而成为留给后人们的宝贵财富。

第三节 战国秦汉时期的药品发展
（前475年至公元219年）

战国秦汉时期，伴随着商人和商业的发展，药品经济也得到了较大的发展，作为人民大众集体智慧结晶的药学，因对全人类的健康、种族繁衍与发展有着巨大贡献而更加引起人民的重视。这一时期，是平凉药品史的第一次大发展时期，奠定了平凉药学的基础和发展趋向。

[战国时期] 平凉地界分属陇西郡、北地郡，相继建有阴密（今灵台县境原密国）、朝那（今崆峒区西北境内）、泾阳（今崆峒区安国乡油坊庄村）、乌氏（今崆峒区境）、成纪（今静宁县南部治平川）、卤（今崇信县城西）、鹑觚（今灵台县邵寨乡）、临泾（今泾川县水泉寺古城）等县。那时，平凉药品的发展，受社会变动影响较多。首先，平凉先民们注重学习《山海经》等经典著作。《山海经》记载药品有353种，含动物药83种、矿物药4种和植物药材，药品中已经有补药、避孕药、预防药、解毒药、杀虫药等。并记载了用药的方法，食、服、浴、涂等，可治数十种病，有的药物还可用于防病。且对药物的产地、形状、特点及效用等内容有所描述。是我国最早记述药物功效的文献，对后世药学的发展有一定影响，被称为我国本草著作开先河之作。《诗经》记有药用植物80余种和一些卫生知识，如凿井饮水、除虫、灭鼠等方法。药物知识的积累，促进了用药方法的进

步,而服药以何剂型最为方便有效,用药途径如何最好,就提到医药学家的研究课题上了。战国是中国封建社会的开始,文化呈现诸子百家、百花齐放、百家争鸣的繁荣景象,伟大的中医药宝库理论体系逐步创立,经典著作陆续问世。中国医药学已经有较丰富的医疗实践知识,又接纳了自然哲学理论——阴阳学说、五行学说、天人相应等思想。人类在生产实践中对自然的认识有了进展,中医药学随着社会的变革,得到发展,形成了中医药学理论体系,突出体现在名医的医疗活动和中医药理论体系的形成。著名的经典理论医学著作《黄帝内经》、中药学专著《神农本草经》相继问世,伟大的医学家扁鹊、张仲景、华佗相继出现。扁鹊精脉学,著有《八十一难经》;张仲景精于辨证论治,著有《伤寒杂病论》、《金匮要略》;华佗精于外科,著有《中藏经》,发明了麻醉术和"麻沸散"。 公元1世纪,第一部药物学专著《神农本草经》问世,它是世界药物史上的最早纪录。医巫进一步分离,医药学具有更鲜明的科学性、实用性和理性, 占据了医药卫生事业的主导地位。临床医学的分科已现端倪,并趋于专业化。在此期间,中医理论已经基本形成,出现了解剖和医学分科,已经采用"四诊",治疗法有砭石、针刺、汤药、艾灸、导引、布气等。实际上《黄帝内经》的诞生,还有其特定的历史原因,那时各国争相以富国强兵为目标进行变法运动。变法的核心是将劳动者固定到土地上, 以增加国家的赋税收入。社会文明程度的加深,使统治者对物质享受的贪欲急剧膨胀。这样,人们的心理不能平衡,起居饮食得不到保障,身体更得不到健康。最重要的是这个时期战争频繁。据统计,从周元王元年(前475年)至秦王政二十六年(前221年)的255年中,有大小战争230次。所以,在战争频繁的时期,更容易爆发大小瘟疫等疾病。人们长时间生活在这样水深火热的环境中,对于医学来说已经到了一个必须发展的特定时期,于是,一个学习、应用和传播《黄帝内经》的热潮就在平凉掀起。

[秦　朝] 秦是我国历史上具有伟大意义的朝代，它结束了西周以来诸侯割据的分裂局面，建立了我国历史上第一个统一的封建专制主义的国家。当时，平凉属北地郡。这一历史性的转折，对我国医药学的发展起到了一定的促进作用。但是由于秦始皇注重刑法，赋敛无度，滥用民力，做了很多民不堪命的事情，也使秦朝成为一个短促的朝代。秦始皇统一中国以后，为了巩固政权，对战国时期遗留下来的"田畴异亩，车途异轨，律令异法，衣冠异制，言语异声，文字异形"等封建割据的产物进行了彻底的改革。实行了"定疆域""郡县制""书同文""车同轨""行同轮"，以及"通水路""大移民""统一币制器具"等政治、经济、文化方面的改革措施。这些措施的实行，促进了秦政权的巩固和社会生产力的发展。同时统一的秦朝使医药学得到广泛交流和发展。据《史记·秦始皇本纪》记载，秦始皇三十二年(公元前215年)丞相李斯建议，"非秦记皆烧之。非博士官所职，天下敢有藏《诗》《书》百家语者，悉诣守尉杂烧之。……所不去者，医药、卜筮、种树之书。"秦始皇三十三年(公元前214年)采纳丞相李斯的"焚书"建议，只有医药方面的书籍幸免于难。这对于医药学在全国范围内的广泛交流和发展是非常有益的，国家政策迫使社会上的方士儒生们为了谋生，也"改行"从事"医药"行业，壮大了医药队伍的力量，对医药学的发展起到了很大的推动作用。秦始皇为了使自己成为"入水不濡，入火不化，凌云霄气，与天地久长"的"真人"，热衷于寻求长生不死的仙药，因而非常器重鼓吹神仙的方士。方士的本领大致有二：其一是熟悉占卜星相等神奇的方术；其二是收藏了很多秘传药方，并有采药和炼丹的本领。方士虽求不来也炼不成长生不老药，但这些工作对后世方剂学、药物学，以及制药化学的发展都起到了促进作用。秦始皇迷信神仙，继黄帝之后，于秦始皇二十七年(前220年)"慕黄帝事"西巡崆峒，到平凉崆峒山寻求长寿不死之药，足见平凉崆峒山秦时已经是仙

道居住、修身悟性、炼制丹药颇有名气的名山了。秦王朝在其政权建设中，比较注意从其他诸侯国和前代医疗史事中吸取经验教训，形成一套医药制度。虽然秦王朝历史不长，但影响深远。在秦朝的国家机构中，少府为九卿之一，在少府下设六丞。《通典·职官七》记载："秦有太医令丞，亦主医药，属少府。"秦始皇上朝，常有"侍医"捧药囊随行，奉侍于帝侧，以备急需。太医不但负责中央官员的疾病诊治，而且掌管地方郡县的医疗事宜。在秦朝存续的 15 年中，平凉各郡县也都设有医长，医长之下设药长，管理药府储存的药物，主持药物之事，上对医长负责。医长本职工作是遵从郡县职官安排，听命于太医，管理郡县医药卫生。平凉当时民间的药品发展与运用，由于缺乏史料，现在无从稽考。

[汉　代]　汉是平凉药品的兴盛时期，研究之时，收集到比较丰富的药品史料，现列七个问题叙述如下：

第一，汉代朝廷药事发展。汉朝先后存续 437 载，对药学的发展一直比较重视。西汉王朝崇尚黄老之学，实行所谓"无为之治"，使人民"休养生息"，曾一度出现吏安其官，民乐其业，财富积累，人口大增的局面。自从西汉董仲舒提出"罢黜百家，独尊儒术"之后，儒家思想占据了统治地位，影响到东汉乃至整个封建社会。在医药方面，汉代的中央医官中职位最高者为太医令丞，"太医令"类似现代之中央卫生部长。西汉时中央有两个太医令丞，一个是太常太医令丞，史载汉景帝时设太常，属官有太乐、太祝、太宰、太史、太卜、太医令丞。当时的太医令丞，相当于后世太医院使，其内部有分工，负责与管理方药者各司其职，管理方药者又有典领方药和本草待诏之分。典领方药之官侧重于方剂的研制，以供宫廷方药之需，是常设官员。而本草待诏则主要为皇家采集各种药材，这些人不像典领方药官职稳定，用着时被征诏上来，又随时可能被裁减。太常太医主要负责礼官用度和药品司存。另一个是少府太医令丞，史载少府掌山海池泽之税,以给供养,属官有尚书、符节、太医、太官、汤官、导官、乐府、若卢、考工室、左弋居室、甘泉居室、左右司空、东织西织、东园匠等令丞。少府太医主要为宫廷医疗服务,是为皇家私人医生的最高领导。在少府太医令丞下设药丞和方丞各1人,药丞收集、炮制、保管、领用药品,方丞负责开具、管理、使用处方。属官和医药人员有:太医监,多由有权势的医生充任;侍医,主要为帝王皇室和诸侯王诊治疾病,相当于后世的侍御医;女侍医、女医、乳医,在宫中主要为皇后、公主等服务,诊治妇产科疾病;医待诏,由朝廷选拔医术高超、药理知识丰富的人员,国库充盈时养,疫病流行时用,平时则自谋生计。值得一提的是武威居延汉简中药简牍的出土,使汉代药丞管理和运用药品处方的记载得到了实物证实。现存于甘肃省博物馆的汉代医药简牍共92枚,其中的78枚被国家文物局鉴定为国宝级文物。简书不仅有疾病症状的描述和病名、病因、病理的记载,还有许多治病的方剂,这是目前发现的我国最早的医药处方,保存非常完整。在药物学方面,简中列举了约100种药物,包括植物药63种,动物药12种。简书中对这些药物的炮制、剂型以及用药方法、时间都有较详细的记载。这些医药汉简的发现,充分说明不仅汉王朝廷设方丞,而且地方政权组织也极其重视管理和使用医药处方。

统一的汉朝,人为关卡消失,加之汉武帝建元三年(前138年)派张骞率100多人的使团第一次出使西域,打通了与西域各国交往贸易的通道,中西政治、经济、文化交往日益频繁,随着社会经济的发展,不论官方还是民间商贾之间的往来都有了突飞猛进的发展,特别是西汉中期以后,北方经济发展比较快,黄河流域是当时全国经济的重心,长安成为当时经济文化交流和政治中心,全国人口从秦代两千万到西汉达到五千多万。这一时期,中国的丝绸、茶叶不断运往西域,西域的马匹、药材运到中国。汉武帝时,方士异常活跃,方士的活动与医药和保健有着密切的关系。汉武帝痴迷求仙50多年,重用李少君等方士,甚至把自己的女儿嫁给方士,但长生仙药终未得到。汉代不仅广开献书之路,西汉成帝河平三年(公元前26年),还曾令侍医李柱国校订方书。汉代官方重视典籍的整理、注释,形成"经学"。经学的治学方法及思想观点对医药学的发展,产生了深刻影响。成书于汉时的《伤寒杂病论》,张仲景专门论述了多种杂病的辨证诊断、治疗原则,为后世的临床医学奠定了发展的基础。据《三国志》记载,名医华佗已开始使用全身麻醉剂"麻沸散"进行各种外科手术。西汉时期,开始用阴阳五行来解释人体生理,出现了"医工"、金针、铜钥匙等。

东汉的医官制度较西汉完善,撤销了太常系统,只在少府中设立太医令丞1人,六百石,掌诸医,还有药丞、方丞各1人,分别掌握药物和医方,增设了一些医药官职,下属医生293人,员吏19人负责诊疗及有关事项。地方医事不再由中央直接管理,而由地方负责。从东汉章帝、和帝以后,宫中官制设置扩大,增设太医、侍医,主要从事医疗工作,增设尚药监、中宫药长和尝药太官,主要从事药物的修和调试,"宫中药长一人四百石"。尝药太官之职,主要负责尝药,所尝药量要超过该剂药量的十分之二以上。皇帝用药,尝药不仅限于尝药监一职,就所宜药,尝药监、近臣、中常侍、小黄门皆先尝药。宫廷中所需药物,一般从全国各地入贡,各郡国每年要向宫廷贡献地方的名贵药材,对某些欠缺药材,太医令丞要及时派员采购。顺帝时皇太子因病缺药,朝廷即派人"下郡国县出珍药"(《后汉书·延笃列传》)。东汉朝臣也配有医官(相当于保健医生),除大鸿胪五人官医外,廷尉、卫尉、太仆、宗正、大司农、少府也各有一名官(《后汉书·百官志》)。那时中国的道教沿袭了方仙道、黄老道和一些修行的方法,奉黄帝和老子为教主,尊《道德经》为经典,道教修炼方术的守一、行气、服食、房中等方法,与医药发展有着密切联系。

汉时期医药制度的改革完善推动了药品科学技术的较大发展，对自然现象的科学认识，促进了医药学方面的运气学说、病因学说、药理科学的发展。从这些历史事实中我们可以看到，汉代不仅是我国古代医药学发展比较成熟的时期，而且也是医药官吏制度臻于完善的时期。汉代的医药学和医药官吏制度，对后世都有深远的影响。

第二，平凉官吏机构的药事发展。廓清了汉朝廷药品管理和使用脉络，现在我们就从平凉汉代存在的地方政权机构入手，叙说汉时平凉药品的发展。汉时的平凉在中华文明史中影响很大，一代名将李广、安定乌氏人梁氏一门、成纪人隗嚣、朝那皇甫氏、安定临泾人王符等名震朝野。那时平凉之境分属天水郡（庄浪、静宁）、北地郡（灵台、崇信一部）、安定郡，先后建有成纪、乌氏、阿阳、朝那、高平、临泾、泾阳、卤（崇信县）、安定、阴密、鹑阴、鹑觚、爰得（泾川县南）、三水（灵台梁原）、兰干（现庄浪南湖）、安民（今华亭县南部）等县和月氏道。西汉末，王莽自立为帝，建国称新朝，其在位 15 年。今平凉市辖境只有乌氏县改名乌亭，月氏道改名月顺。另有原阿阳县升为阿阳郡（支郡），治成纪。期间，戎、氏、羌与汉族交替聚居，匈奴多次入侵犯边，占据地方多年，农业和畜牧业间替发展，每当战争停歇后，汉朝廷就向遭受重创的平凉一带移民，大量移民先后就有三次之多。从中原和长安等地移来的人民，也将先进的医药思想、医药科学带到了平凉，促进了平凉药品的发展。当时平凉的郡、县、乡、亭四级机构中，在郡府中医政药政仿照中央，诸侯王府设"医工长"，以"主医药"，还有太医、侍医、药丞、方丞，另外，王府中其他人也有喜好药方者，王府一方面培养自己的医生，派人去名医那里请教，或拜名医为师求学深造；另一方面王府的官吏家中，也多有治病用的设施、医药简帛书籍，存有数量不少的药品。在县级政权中有法医检验组织，有主治医疗的医丞，也有管理药品的药丞。乡级行政机构中，也有掌管或兼管医药卫生的官吏。亭一级设专门掌管

"开闭扫除"事务的亭父,兼管药品。那时平凉中药内服剂型已有研末冲服和煎煮汤饮两种,医生便于炮制指导、病人乐意接受服用的"汤剂"就很自然地成为主要中草药剂型。那时,医生的社会地位有所提高,各级政府常召见民间医生,咨询有关医药及疗效等情况,对于为郡守、县丞治愈疾病的医生,往往赐以重金。汉代宫廷平凉籍的"本草待诏",因其往往执秘方偏方,精于治病用药,且采摘有当地名贵特效药材,平时也就成为平凉各郡县官员们的常召之客。特别值得提及的是汉武帝两次越陇山西巡安定,到达平凉,登鸡头(崆峒山),寻求长生不老药品,使平凉古代药品经济得到了长足发展。但是到了东汉中叶,居于陇山东、西侧的羌人被分称为东羌和西羌,他们都是古戎族的遗裔。由于民族歧视,特别是地方官吏的暴虐,从汉安帝永初伊始,羌族起义连绵不绝,此呼彼应,战乱持续60年,安定郡及北地、上郡、陇西、天水诸郡,皆遭空前破坏,赤地千里,人烟稀少,城镇几成废墟,故今平凉辖境建制变化也极大。永初五年(111年),作为东汉地方政权的安定郡,被羌人起义队伍所迫迁寄于美阳(今陕西省武功县境),原安定郡所属政权已失去实质意义,直到顺帝永建四年(129年),安定郡恢复原制。顺帝永和五年(140年),安定郡仅存的8县几乎都集中在今泾川、灵台县境。虽然汉代平凉药品发展达到了历史上第一个高峰,但战争和灾荒时期,下层人民"戍者死于边,输者偾于道","百姓靡敝,孤寡老弱不能相养,道死者相望",缺医少药是显然可见的。

第三,平凉军队中的药事发展。汉武帝武力征服匈奴,匈奴退出关外,汉朝廷就增设郡县,平凉作为护佑长安的第一道屏障,成为当时军事重镇,驻扎着大批戍边军队。戍边边防设有军医,专门掌管医药,略具驻屯医院的雏形。到2世纪中叶,对部队传染病已采取隔离措施。《后汉书·皇甫规传》载:延禧五年(公元162年),皇甫规镇陇右(今甘肃、新疆、青海一带),因军中发生流行病,死亡占十之三四，皇甫规便将传染病患者安置在临时指定的庵庐中，使之与健康的士卒隔离，并亲自巡视，给予医药，设备虽然简陋，却是史书中明确记载在军队设立传染病隔离病院之始，这也就产生了平凉医院雏形，尤其相当于现今医院的发热专科医院。赵充国与羌人作战时，给平凉成军配发一种酒类热性药"发寒散"，服后能使人体温增高以御寒冷。当时，由于炼钢及铁兵器的改进，金创折疡成为战时常见的伤害，止血包扎法随之有所发展，平凉军队普遍使用地黄治内出血和接续断骨，还用王不留行、续断、泽兰、地榆、蓄等10多种药，用于伤科内服或外敷，以药物止血止痛、活血化瘀、生肌收口、消散溃脓。这些史实，足以说明当时平凉药学和药品发展应用已取得了前所未有的成就，达到了历史条件下药品发展应用的高峰。尽管汉时平凉有关军事医药学的史料凤毛麟角，但据推测，当时平凉军队中专业军医应该有一定的编制，不过这一研究还待有关史料记述或出土文物来进一步佐证。

第四，平凉社会药学的认同和炼丹术的发展。汉时，平凉药学迅速发展，在临床用药实践经验积累的基础上，社会药学发展速度较快。史书记载，汉时平凉人已经认识到人参"主补五藏，安精神，定魂魄，止惊悸，除邪气，明目，开心，益智"，菊花"主风头眩肿痛，目欲脱，泪出，皮肤死肌，恶风湿痹，久服利血气"，黄芩"主诸热黄疸，逐水下血闭，恶疮、疽蚀火疡"，黄连"主热气、目痛，明目，利腹肠疼痛，妇人腹中肿痛"，当归"温疟寒热，妇人漏下绝子，诸恶疮疡"，麻黄定喘、黄连止痢，还对地产大黄、地骨皮等有更准确的应用。这些理论与用药经验，被历代医药学家所遵循和传承，至今仍是常用的有效药物。那时，平凉方剂学大发展，能配制柴胡汤、麻黄汤、葛根汤，而且配伍法度严谨，选药精审恰当，在剂型方面，发展有汤剂、散剂、酒剂、洗剂、熏剂等。可见平凉人对植物药品的认识、使用和创造已上升到了理论的高度。

随着道教的传入和发展,平凉道教开始兴起,自成体系。道教产生伊始,修仙养道,强身健体,炼制丹药,寻求长生不老。崆峒山山势奇峻,林草荫密,药材丰富,实为人间仙境,道教人士以此为依托,归隐山林,修仙养性,炼制丹药。平凉炼丹术起源于远古时期,发展于春秋战国时期,传说仙人广成子看准了崆峒山这一仙境,入石室修炼。东汉明帝时期,炼丹士与道教联盟,崆峒山道教炼丹活动进一步发展。道教在长期的发展过程中,对平凉封建社会的政治、经济、哲学、文学、艺术、音乐、化学、药物学、养生学、气功学以及民族关系、民族心理和社会习俗等方面都曾产生过深刻影响。当时炼丹的原料药物有曾青、空青、石胆、朴硝、消石、石硫黄、铅丹、石钟乳等,炼丹还需用汞、铅、硫黄、胡粉、铜、金、云母、丹砂等,以及炼丹器具,均从长安和中原采购而来。在笄头山(今崆峒山)西侧的峰顶高阜上有一平台,据传这里是仙人和方士炼丹之地,原有炼丹亭、炼丹炉,现已不复存在。现在崆峒山有多处炼丹遗址,传说为广成子丹坑,实则为历代平凉仙道炼丹遗存。而这块地方却有着较神秘的色彩,因此地炼过长生不老的药,故这里的土被不少人采回家中治病。崆峒乃仙人聚集之地,如今仙人不在,但仙气犹存,人们经常拜谒旅游,瞻仰这一圣地。炼丹的初衷是为了寻求长生不老药品,但古今未见成功的记载,然炼丹结果所得药品,可作外疮用药,也用作尸体防腐。崆峒山所积存下来的大量经籍文献及宫观建筑、雕塑、石刻等文化遗产对崆峒道教的发展、兴衰与其道教文化有着不可分割的关系。《汉唐地理书钞》所辑的《九州要记》中说:"广成城,广成子为黄帝师,始居此城,后于崆峒山成道,今此城犹有庙像存焉。"这是对广成仙人深居崆峒山的有力佐证。继广成子之后,相传赤松子到过崆峒山修炼。还有仙人容成公、韦震等居崆峒山修炼,今人对诸位神仙传说多有记述。炼丹术包括金丹术和黄白术,后因要与兴起的内丹术相区别,炼丹术又被称为外丹术。所谓"金丹"是指在古代神仙信仰的基础上，企图通过金石药物的炼制而获得的一种"服食成仙"的"长生药"，而制取"长生药"的方技即"金丹术"。所谓"黄白"按《抱朴子·内篇》的解释："黄者，金也；白者，银也；古人秘重其道，不欲指斥，故隐之云尔。"因此，"黄白"就是企图通过药物的点化，使铜、铅、锡等金属能成为金黄色或银白色的能"发财致富"的各种合金，而制取黄金(称药金)、白银(称药银)的方技即"黄白术"。崆峒道士们除了承袭和发展古人的炼丹术外，再就是寻找仙药。平凉人自古就相信茯苓、蟠桃、龟是有长生功效的食品，因为茯苓生于四季常青的松树下，松树油脂据说"精炼后而服食"可"寿考无穷"，松叶按一种摄生术服食，也可以"无寒暑饥渴"。崆峒山上产有大量的茯苓，虽无蟠桃，但当时山下泾河水中却有乌龟，他们将其他草药配制成丸，服用之后可以长生久视，肉身永固。为此，崆峒山的仙人、道士在过去数千年中由于炼丹，也为中国的化学工业和中药学做出了卓著的贡献。

第五，平凉药品商贸流通的较大发展。春秋中期以后，随着社会生产力的提高和农、牧、手工业产品的增加，经济领域里以贩运为特色的商业活动开始活跃。战国前期，在诸侯争雄，互相角逐，刚建立的封建政权对社会经济控制不严的条件下，包括今平凉在内，古代商品经济得到了发展。在药品交流方面，秦统一前，平凉人民在医药上积累了丰富的经验，形成了一定的特色，但由于诸侯国之间的纷争割据，风俗不同，语言文字差异等，医药文化的交流受到一定限制，秦的统一，人为关卡消失，加之社会经济的发展，商品经济发展的势头更猛了，这为医药文化的交流和发展创造了良好的条件。秦始皇时，因经营畜牧和民族贸易而成为巨富者，曾有一个叫作乌氏倮的人。乌氏倮是秦县人，治所在今崆峒区西北。乌氏倮"求奇缯物"，私献给戎王，戎王偿酬给他10倍的价钱，如以牛马作偿，则以山谷作为计量畜牧的单位，可见其贸易之巨。汉代平凉医药商业更加发展，大多是医药一体，中医一面行医，一面采药，自制自卖。西汉初年，为了稳定边界局势，曾在边界地区设立了一些"关市"。当时的榆中（今榆中县以北）、允吾（今永靖县西北）、临洮（今岷县境内）、阿阳（今静宁县）等边塞，均为汉与羌、戎等少数民族的互市之所，交易物品较杂，如铜镜、铜铃、药材。汉武帝在位时，曾与公元前119年派曾到西域作过考察的张骞为使，张骞于汉武帝建元三年（前138年）率100多人的使团，第一次出使西域，开通"丝绸之路"以后，中西政治、经济、文化交往日益频繁，"职贡不绝，商旅相继"，境内商贸活动日渐活跃。就商业而言，不论官方还是民间商贾之间的往来，都有了突飞猛进的发展。除西域各族通过河陇与内地贸易外，河陇地区的少数民族也常与内地进行贸易。如宕昌羌多次向南朝贡甘草、当归等。各民族、国家的贡品中，有名马、骆驼、大尾白羊、牦牛尾、貂鼠、沙狐皮等畜牧及珍兽产品，麝香、苁蓉、牛黄、阿魏、黄矾、乳香、木香、安息香等香药。汉武帝三次西巡平凉，和张骞出使西域和从西域的乌孙回到长安均经过平凉的两条线路，一条是庄浪、静宁（时归陇西郡），一条是泾川县、崆峒区、静宁县。"丝绸之路"开通，商业活动开始活跃。输出西域的中原及平凉药品主要有肉桂、生姜、黄连、大黄、土茯苓等，好多西域的珍贵药品也途经平凉输入长安和中原。从此，在平凉境内，中国与西域诸国"使者相望于道"，"殊方异物，四面而至"。东汉时期，平凉的泾阳、临泾、阴密、月氏等城中均已设市，市内分列肆，列肆内设店铺，主要交易粮食、盐、铁器、丝织品、麻织品、皮毛制品、珍贵器材和中药材等。由此，我们前面说战国秦汉时期是平凉药品的第一次大发展时期，汉朝达到了这个发展时期的顶峰。

第六，平凉官医和民间医生的发展。汉代平凉的医生，可分为官医与民间医生。官医的服务对象重点是官僚统治阶层，从郡到亭形成了一支有组织的医疗药剂系统。汉平帝元始五年（公元5年），"征天下通知逸经、古记、天文、历算、钟律、小学、史篇、方术、本草，及以五经、《论语》《孝经》《尔雅》教授者,一遣诣京师,至者数千人"。据考证,当时从平凉郡县选拔了2人送往京师。官医除了主要为统治者服务外,有些还被指派去为军中士卒、一般平民,甚至为刑徒、囚犯诊病。每当发生大疫或战乱时,郡县派官医"经给医药,所部多全济"。民间医生大多粗识文字,极少数掌握较为丰富的医药经验,个别凭民间治病经验,有的坐家问诊,有的走村串户,有的开设药店坐堂行医,有的兼职阴阳风水,医巫不分,也有不少名望较高者以师带徒,传授医药学,这种教育形式在当时平凉民间发展较快,但官办的医药学教育尚未形成,官医主要从民间口碑好、医术高的医药人士中选用,有的可能为临时延聘,即"本草待诏"。值得一提的是,汉代名医仓公到山东、河南、陕西,慕名登崆峒山,求仙问道,交流医药。还有一些从宫廷中被裁减下来的医药人员分散到地方,不少医药人员终生行医于民间,他们的医事活动也促进了医药交流,如传说中药王过关山撒药子等。一些朝廷官员到平凉任官也带来了医药科学,帮助人们革除了陋俗,传播医药知识,拯救患者,促进了医药经验的交流;医事活动与医药学家的种种努力,是促进医药交流的基本力量。相传汉明帝时印度僧人摄摩腾、竺法兰等人经过平凉,为平凉带来了一些医药经验及方术,后定居洛阳翻译佛经,佛经中的有关医药卫生知识也随之流传。

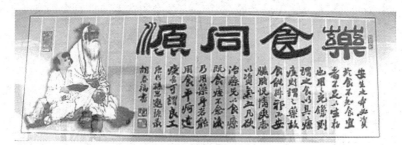

(泾川县中医院 杜志刚提供)

第七,平凉保健养生的发展。食药同源,保健养生在汉朝达到兴盛。经过长期实践所积累的经验,使食疗药膳的知识逐渐向理论阶段过渡。战国是中国封建社会的开始,随着奴隶主阶级所有制逐渐被新兴地主阶级所有制取代,生产关系发生了很大改变,生产力也有了较大提高。由于铁器的普遍使用,水利工程的修建,耕作技术的改进,使农作物的收获量大大增加,收获达到了种子的十倍,甚至上百倍。农业生产的迅速发展,使得药品经济有了相应的发展。东汉时期,不论是天文、历法、地理、数学、农学、医学、药学,还是文学、史学方面都取得了一定的成就。这一时期不同派别的学术思想,对医药学思想和医药学理论产生了不同程度的影响,其中影响较大的是儒家、道家和阴阳家的学说。儒家的天命观是唯心的、消极的,但它所宣扬的"仁义道德"思想中的积极部分,对古代医德的形成有较大影响。道家的关于生命和精、气、神及养生理论,则成为中医药基本理论的重要组成部分。尤其是阴阳学说和五行学说,用来解释各种自然现象和社会现象,对当时正在形成的中医药理论体系影响极大,从而成为中医药学的指导思想和理论基础。这一时期,平凉人认识到饮食营养对人体健康有着重要意义,认识到使用药物治疗疾病,要适可而止,使用药物不可过分,以免身体受损,注重饮食以调治疾病,讲求当用饮食方法调理使之痊愈,充分说明那时期平凉人就认识到药膳食物疗法对治病养生的重要作用。

第四节　三国两晋南北朝时期
的药品发展(220年至581年)

[三国时期]　今平凉辖境系曹魏属地,各县分属安定、广魏、天水三郡。据《太平寰宇记》记载:"安定郡领临泾、朝那、乌氏、鹑

觚、阴密、西川六县,属雍州。"其中新增的西川县位于今庆阳市正宁县境。今平凉市西部,原汉阳郡改为广魏郡,阿阳是其属县。成纪隶属于已恢复的天水郡。这一时期,中原地区长期混战,经济凋敝,文化衰废,而地处陇东地区的平凉相对比较安定,各民族之间交往密切,相互融合,在政治上空前活跃。加之曹魏政府实行屯田制,开展军屯、民屯,使流亡农民有了土地使用权,稳定了社会秩序,缓和了社会矛盾,使生产较快得到恢复和发展,一些地区经济残破凋敝的面貌迅速改观,文化也迅速复苏,药品经济和药品应用迅速发展,与西域一直有药品贸易往来。当时,平凉郡县按照曹魏中央建制,医生的分工更加细化,药长管理药品研制和购销使用,医校尉管理药品发放领用和贮存养护。军队中设立行病帅等官职,管理部队医疗卫生和药品事务。

[西晋时期] 平凉属秦州之地,各县区分属安定、天水、略阳三郡,临泾、朝那、乌氏、都卢、阴密、西川、鹑觚属安定郡,成纪和今庄浪县地属天水郡,原广魏郡改称略阳郡。继曹魏之后,西晋时平凉人口稀少,土地资源丰富,社会相对稳定,经济恢复,中药商业逐渐增多,平凉医药学发展别开生面,人才辈出。平凉郡县政府开始对医官授予品阶,体现了九品中正制原则下医官制度的特点。史书记载,西晋惠帝元康五年(295 年)和惠帝永兴元年(304 年)瘟疫流行时,静宁医生采药医病,这是《静宁县志》中对药品使用情况的最早记载。在这个历史背景下,皇甫谧偏安一隅,著书立说,采药行医,教育后代,一心致力于学术和医药学研究,他以《素问》、《针经》、《明堂孔穴针灸治要》之有关内容为基础,接引《灵枢》,结合历代医药学名家的有关论述和经验,整理总结了针灸学,于晋太康三年(公元 282 年),著成《黄帝三部针灸甲乙经》,全书 12 卷,128 篇,成为祖国医药针灸学的开山鼻祖,为我国针灸学的发展做出巨大

贡献,并在世界上产生了巨大影响。公元701年《针灸甲乙经》,被日本《大宝律令》规定为学习医学必修课。公元1136年,朝鲜医学制度规定为必读课。皇甫谧晚年居住在灵台县独店乡张鳌坡村,传说这个村是皇甫谧种植草药的地方,人称"皇家花园"。还著有《寒石散论》《巢氏病源》等。这几部书中皇甫谧对药品的应用和药物学也有深刻的认识和精辟的论述,反映出当时药学思想的进一步形成。基于此,我们可以说西晋时期是平凉医学和药学理论的形成时期,以皇甫谧的医药学理论为标志的平凉药学和药品发展达到了历史上的第二次发展高峰。

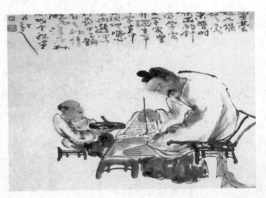

皇甫谧著书图 (兰州大学养生学研究生汪彩琴摄)

[东晋时期] 平凉经历前赵、后赵、前秦、后秦、大夏五个胡国(史称五胡乱华)。东晋大兴二年(319年)分安定与扶风郡置陇东郡,以陇东郡属雍州(时雍州仍治长安),今华亭县和崇信县南境属陇东郡,但时间极短。在这五胡治世的历史大动荡时期,平凉的药学也时有发展,主要是基于对皇甫谧医药学著作的研究、推广和应用。不仅如此,相传著名炼丹家和医药学家葛洪曾来平凉寻求炼丹之道。据《庄浪县志》记载,葛洪曾访问崆峒山,到达庄浪县紫金山居住潜心修行多年,他认为这些名山幽静远俗,"可以精思,合作仙

药"。他勤于著述,他的《金匮药方》一百卷及《肘后备急方》三卷等,
造诣极高。该书选方精良,方中"率多易得之药",即使需买者,"亦
皆贱价草石,所在皆有",具有很强的实用性和群众性。葛洪这些思
想为当时平凉的医药界所推崇,有力推动了平凉药学的发展。在玄
学思想影响下,服石之风大盛,并使炼丹术迅速发展,推动了药物
学的发展,这是本时期医药学另一个显著特点。

[南北朝时期] 平凉基本上受北魏、西魏和北周三朝所治。前秦
永兴二年(357年),"置赵平郡于鹑觚",辖今灵台县部分区域。永兴
三年(公元358年),苻坚欲讨伐前凉(今武威),取平定凉国之意,
于高平镇置平凉郡,平凉地名始见史册。苻坚重视发展经济,勤于
国政,尊老尚贤,振兴儒学,政治比较清明,经济也有了复苏。与东
晋互市, 将南方的金弓竿漆蜡药材奇货引入长安及边镇平凉通关
市。他派官吏巡行郡国,劝课农桑,又开放山泽,让百姓樵采,尤其
奇缺药材,重金收取,贮存备俱。针对少雨易旱,他一面推广汉代的
区种法,精耕细作,保种保收;一面征调王公、富室的奴隶三万人,
开泾水上源,凿山起堤,通渠引渎,灌溉田地。在发展农业的同时,
又注意发展交通事业。长安通往各州的大道都整修一新,路两旁栽
上柳、槐,20里设一亭,40里设一驿,方便行旅和驿使。史书说:苻
坚时,田畴修辟,帑藏充盈,关陇清晏,百姓丰乐。于建元十二年
(376年)灭前凉,随后置平凉郡于今崆峒区境,辖今崆峒区大部分
区域和华亭、崇信北部,陇山西侧,成纪仍沿属秦州天水郡,今庄浪
县境仍属略阳郡。431年所置泾州,州治临泾城。州辖安定、陇东、新
平、赵平、平凉、石塘6郡。市场是定时市,市官朝启市门,日落击鼓
罢市,各地采摘药材均在市内互换或销售。凡在市内交易,无论是
坐商还是行贩,均要征收关市邸店之税:小商贩入市贩卖者,凡入
市门,人交一钱。如开店经商,则分为五等,按等级征收。为了防止
商业诈骗活动,北魏还规定,凡买卖牛等大宗物品,必须亲到物主

家中,查实此商品确为物主所有,才能买卖。西魏时,在今平凉设高平州建制的总府(亦称总管府),治安定,先后辖泾州等 5 个州。这一时期平凉处于大战乱、大破坏之中,也是我国历史上战争最多、经济破坏最甚、人民苦难最深的一个时代。至北周时战乱基本平息,中西贸易又逐渐恢复,西域药材商人来平凉贸易者日渐增多,平凉的甘草、黄芪、大黄等药材也上贡朝廷。平凉地方政权机构医生的隶属关系发生变化,医生设置比较复杂,各政权的做法和时效性都存在一定差异,但都重视药学和药品的发展。史书记载,公元448 年,悦般国使者、商人前往洛阳途经平凉时,带来止血治伤特效草药,受到地方政府的"厚遇"。北周的宇文泰到庄浪县的水洛镇巡边,派士卒收购款冬花、杏仁等药物以供军队使用。充分说明当时平凉社会生产力发展,商贸繁荣。

三国两晋南北朝时期平凉药学和药品经济发展的特点:第一,时人学习研究《内经》、《伤寒杂病论》等书,医药学理论水平不断提高;第二,积极研究探索针灸学,一部《甲乙针灸经》,引领针灸学世界先进水平,并且除了用金属针灸针,还发明了镊子;第三,僧医潜心研究炼丹术,丹药理论不断提高;第四,总结临床经验,丰富药学知识;第五,积极研制止血、止痛、解毒、收敛、镇静等外科手术用药;第六,加强中外医药学交流,西域的中药郁金、苏合香、沉木香,天竺的琥珀、郁金、苏合香、珍珠,波斯的朱砂、水银、熏陆、青木香、胡椒、荜拨、石密、香附、雌黄等与平凉的大黄、黄芪、党参及其他物品等互易;第七,贮存药品的器具从出土文物来看有越窑青瓷研钵、竹木箱框、柜架和麻袋布袋等,因青瓷钵贵重只存藏极其贵重的药品。

三国两晋南北朝药品发展给我们的启示:政治稳定、领导者重视是药学和药品经济发展的必要前提,科学技术是生产力,外贸交流是繁荣富强之路。

第五节　隋唐宋元以民族贸易为特色的
药品繁荣(581年至1368年)

隋唐时期,是平凉有史记载医药官员设置的开始,意义非凡。这一时期,药品和药学理论发展繁荣,是平凉药品的第三次大发展时期。

[**隋　朝**] 全国罢郡为州,逐渐实施省并郡县之策,炀帝大业元年(605年),派出十道使者,全面省改建制,平凉的政权建制据《隋书·地理志》,废泾州而留安定郡,辖县有安定、鹑觚、阴密、朝那(在今镇原县西南,辖泾川县北境部分区域)、临泾(已从今泾川县水泉寺移往镇原县治。其中,鹑觚县于大业初曾析置灵台县,旋即又省灵台并入鹑觚,618年复置灵台县,与鹑觚县同隶属麟州),原辖阴密县的平凉郡亦废。又析安定县与鹑觚县部分区域置良原县(治今灵台县梁原乡),同时置华亭县于今华亭县境;今崇信县境隶属于阴密县与良原县,今静宁县境的阿阳并入成纪,开皇初至大业三年(582–607年)仍属秦州,废州后复隶属于天水郡,今庄浪县境分辖于成纪县和陇城县(原略阳郡属地)。统一后的隋朝各行各业百废待兴,医药方面,隋朝朝廷建立了太医署和尚药局,太医署管理医事,从事医药学教育,是医药学教育机构;尚药局专司医药管理和经营,包括药品种养、培育、采摘、购进、研制和使用销售。实际上,国家医疗机构的建立,并非隋朝首创,早在三千年前的商、周时期已经开其端绪,以后各朝各代也都承续而下,但隋朝的国家医药机构更为完善,标志着一个新阶段的开始。最为典型的是文帝和炀帝时期,隋文帝时,于门下省建立尚药局,设典御(正五品)、直长,典御为尚药局的最高长官,下设侍御医和医师40人。隋炀帝时,尚药

局改为隶属于殿内省,典御改名为奉御,御医和医师增加到200多名。隋朝中央医药机构的完备,为地方政权加强医务和药品建设做出了榜样。一时期,平凉各郡县都参照朝廷的建制,郡府县衙均设立尚药局和医学博士,郡医师及司药人员一般为3-5人,各县为1-3人;医药学教育也开始出现。起初,主要是在文化教育中增加医药学课程,实际上,当时真正的中医药人才培养历程,主要通过师带徒、家族培养传授治病秘诀、配药秘方的模式赓续祖传医术药学。这一时期,随着政治的统一稳定、社会经济和文化的进一步恢复发展,平凉的商贸迅速繁荣,沿丝绸古道的崆峒、泾川、华亭、庄浪、静宁县各重要城镇店铺林立,商贾云集,货物丰集,购销两旺,店铺之内、商贾之中兼营或个别专营药品货多质优、成交量较大。加之在隋朝政府支持鼓励下,"西域商人往来相继,所经郡县,疲于送迎",西域胡商到平凉或经平凉到达陕西关中和河南洛阳从事贸易,本地地道药材成批出口,外地特色药品通过南来北往的客商输入平凉。

[**唐　朝**]　平凉药品发展可以从地方政权、医药机构建制、社会和药品经济贸易、医药学教育五个方面加以叙述。

[**在政权建设方面**]唐初,改郡为州。太宗即位后,重整建制,全国划为10道,今平凉市辖境皆隶属于关内道。陇山以东平凉县属原州,阴密、安定、华亭、良原属泾州,灵台属麟州,今崇信辖境分属阴密和良原。陇山以西今静宁县境的成纪属秦州,北部辟为牧地,今庄浪辖境于贞观之初全辟为牧地。平凉军事上设总管府,不久改为都督府,统领军务。贞观元年(627年),灵台并入麟游,属岐州,麟州废,鹑觚县则划属泾州,朝那县并入临泾(今镇原县)。贞观二年(628年)析新平(今陕西彬县境)、安定、鹑觚3县各一部复置宜禄县,属泾州,华亭改属陇州,武则天垂拱二年(686年)改华亭为亭川县。玄宗天宝元年,作全国范围的政区调整,由原10个道增至15

个道,改州为郡,今平凉市辖境改为安定郡,原州(治高平)改为平凉郡,灵台县从麟游析出复置,废鹑觚县,其境并入灵台县,改阴密县为潘原县,皆隶属于安定郡;乾元元年(758年)改安定郡为保定郡,原属县未变。代宗广德元年(763年),吐蕃趁安史之乱后边防空虚,大举入侵,陇山东、西两侧皆没入吐蕃,但今灵台县境仍属唐管辖,故省潘原县并入良原县。大历三年(768年),唐收复泾州城,由泾原节度使马璘表置行原州于灵台县百里城。德宗贞元四年(788年),恢复平凉建制,十一年(795年)又复置潘原于原治。贞元十九年,将灵台县百里城的行原州移至平凉城。宪宗三年(808年),又将行原州移至临泾(今镇原县),华亭县省并源县(今陕西陇县境)。宪宗元和四年(809年),原治襄武(今陇西县境)的渭州已被吐蕃占领36年,于此时置行渭州于平凉,废省平凉县。僖宗广明元年(880年),吐蕃再次攻占平凉城,行渭州及平凉县中断。中和四年(884年),唐收复平凉,泾原节度使张钧表置渭州于平凉,去掉"行"字。同年,将原治复津(今武都东南)的武州移治潘原。至唐朝末年,今平凉市辖境,作为州以上的一级行政单位长官原泾原军节度改为彰义军节度(昭宗大顺二年,即公元891年改定),辖有泾州、渭州、武州,县制仅剩良原、灵台和保定,皆隶属泾州。陇山西侧的今静宁、庄浪县境,仍为吐蕃占领,未有县制。

[在医药机构建制方面]唐代的尚药局隶属殿中省,负责宫廷的医药事务,设有奉御2名(正五品下)、直长4名(正七品下),总人数增加到300多名;太医署负责政府官员的医药事务,属太常寺,这是朝廷医药官职的设置。史载,平凉各府州县于贞观三年(629年)置医药博士,官秩从九品下,唐开元元年(713年)改医药博士为医学博士,官秩上升为从九品上,主要负责用百药医治民疾;博士之下设医学助教,执掌本草验方的收集、撰写;助教之下为医学生,于学医学药理之余,从事偏远贫困地区的巡回医疗。机构

的不断健全,医药事业不断进步,医在官府的制度日益完善。但从医疗服务的对象看,各级机构各有制度划定的对口单位,凡京师百署官吏、宫廷宦官宫女、南衙卫兵、各边疆民族驻京人员等,看病服药,都找太医署;尚药局除了为皇帝嫔妃、诸王公主服务外,禁军官兵的医疗也归它负责。平凉地方官吏吃药看病,多在州县衙署设医药行政管理的机构,一般州县衙署在大门旁边,或者干脆在衙署大墙"破墙开店",一方面承担州县官吏的公费医疗活动并受理医药行政事务,另一方面也为民看病,乃至出诊,当然这就要收钱了。当时,平凉州县政府创办"养病坊",相当于现在的医院,但规模很小,设施设备极其简陋。随着医药官吏和医生社会地位的提高,行业风气却有所下滑,高官势要们看病,因有特权可以回报,医官们格外尽力悉心,曲意奉承,一般的官吏和平民有病求医,常遇冷眼和漠视。于是公费医疗中人情处方的弊端问题就从唐朝产生了。但唐朝平凉医官、生的设置,促进了药品经济的繁荣发展。唐时,平凉医药工作者用于参考和学生用于学习的经典著作有《新修本草》和《备急千金要方》等。《新修本草》是我国历史上第一部国家颁布的药典,也是世界上最早的药典,收录了9类844种药物,详细记载了对中药的选择、炮制、熬制、服用等。药王孙思邈著的《备急千金要方》是一部临床实用百科全书,他认为"人命至重,有贵千金"。此书载药方5300多个,收集记录了800多种药物的使用方法,并对其中200多种药物的采集和炮制都作了详细论述。这些经典著作对平凉医药工作者有很大的影响。不仅如此,平凉的佛教医药也相当兴盛。史书记载,唐初仁智禅师于崆峒山创建丛林,主持开凿中台至马鬃山蹬道378级(后称上天梯),修建明慧禅院,一方面布禅道宣扬佛教,一方面研究医药施治百姓,唐太宗李世民曾御书赐田于他。

[**在药品经济方面**]唐代,平凉"林茂草丰","仓廪丰衍","民物

富庶"，唐天宝十二年(公元753年)8月《资治通鉴》于是月记事条目中写道"天下称富庶者无如陇右"。唐鼓励商业贸易，发展文化教育，丝绸之路畅通，手工业兴起，农牧业进入了旺盛时期，社会经济飞速发展，这是平凉药品发展的大背景。那时，平凉药品种植多、种类多、数量大，药品经济逐渐走向繁荣，药学研究逐步发展，盛唐时期达到了新的发展高峰。据《新唐书·地理志》所载，平凉各道州县作为土贡的珍贵药材计有：酸枣仁、地骨皮、茯苓、细辛、茯神、麝香、甘草、庵闾、芎䓖、榛实、鹿茸、羚羊角、龙沙、凝水石、地胆、紫苏、花苁蓉、青虫、野猪黄、赤柽、鹿舌、鹿尾、木瓜、拒霜荠、鹿角、芍药、秦艽、犀角、大黄、黄矾、绛矾、胡桐律、阿魏、雄黄等。药品经济的繁荣，使得各利益集团之间为了维护秩序，开始结成药材行帮，至唐中叶改称行会，行会组织渐趋完善。泾州、南使城(今静宁县南)、赤城(今崇信县境)、潘原(今崆峒区境)等城内各行会供奉着统一的行神，出售成品都有定价，以免引起同行间的竞争。药材行会由"行东"推举的"行头"掌管行务，在祭神时担任主祭，对外则任该行业代表，行会控制着当地的市场。行会对产品的质量、价格、原料的分派、产品的销售、劳动时间的长短、帮工的劳动报酬、各个作坊的人数等，都有规定。这种行会组织一直延续到了民国末年。

[**在药品商贸流通方面**] 平凉历来为综合性商埠集镇。唐代，鸡头道、金佛峡、弹筝峡、三关口以及崆峒山、太统山等孔道关隘和名山皆在境内，往来客商歇息转运，"丝路"贸易空前繁荣，不绝于途。被称为"旱码头"的平凉，是皮毛、牛马、药材、茶叶交易重要集散地。特别是唐太宗贞观之治到唐玄宗在位的百余年间，在甘肃设置了统辖西北地区的陇右道，作为陇右道的重要道口道隘的平凉，经济发展很快，东向长安、西向嘉峪关至西域的驿道十分畅通，沿途不足百里即设一驿站，驿站附近皆列店肆以供商旅，一直达到河西节度使驻地凉州。商旅过往实行"过所"制度，经过驿站时，驿站官

员要在过所上详细登记执"过所"者的姓名、年龄、所带货物等,平凉段各个关卡都要在"过所"上签字、查验,无过所者不得通行。对往来商人根据唐朝政府规定收一定的税金,但税金不高,所以各类货物交流十分活跃,商旅沿途贩卖商品,当时开店经营商业的被称为"蕃客"或"商胡",经营商业各色各样,稀奇古怪。在"商胡"开设的各种店铺中,也有药店。交易的商品,有各种玉器、药材、棉纺织品和玻璃、胡锦等。交易的药品达 110 多种,药材出口也相当可观,但笔者未查找出记载当时药材交易具体数量的档案资料予以印证,实属可惜。

[在医药学教育方面] 官府办学始于南北朝时期,盛于隋唐。唐政府建立了中央与地方两级医学教育制度,规模很大,隶属于太常寺的太医署,相当于中央一级的医学院,兼备医学教育和医疗组织两种功能。平凉各州府(含军)一级,都设有地方一级的医学院,既是执掌地方医药行政的医官,又是传教医学生的导师。平凉县一级没有医学院校,但县署设医学博士,相当于现在的机关医院,每一万户配置官医一至五人,遇缺即补,他们必须是太医院或州府医学院的毕业生,除了从事医疗活动外,还需负责收采药物、指导防疫、验发行医和开设药房的执照、处理医疗事故等一切相关事务,其中收采的地产名贵药材还要向朝廷上贡。据《甘肃大辞典》记载,唐代开元二十九年至天宝元年(741-742 年)《沙州都督府图经》记载,敦煌就有医药学校,此为甘肃最早地方志著作中记载的医药学教育机构。平凉当时是唐朝的西大门,军事重镇,物产贸易商埠的重要地位,平凉应该设有规模不小的医药学校。可惜的是,这些事迹档案缺失,平凉地方志并无记载。

[五代时期] 是中国历史上最乱的时期,但战乱重点在内地,朝代虽然更换,平凉边陲方镇却依然如故。汉族和少数民族和平相处,人民生活安定,生产发展,人口增加,各族共同开发陇右,有重

大贡献。当时,平凉地方建制变化情况是:今平凉市辖境原有的泾州、渭州和武州仍延续。后唐庄宗同光元年(923年)置仪州于华亭,以州代县。后唐末清泰二年(935年),以今平凉市境的安国、耀武二镇复置平凉县,初属泾州,5年后即后晋高祖天福五年(940年)改属渭州。今平凉辖境入后汉时,因历时仅4年,建制未变。后周时,太祖显德二年(955年)复置华亭县,与仪州同治一地。显德五年(958年)废武州,复置潘原县,改属渭州。同时,渭州不再直理民赋,转归平凉县,渭州领平凉、潘原2县。五代末,平凉市由彰义军节度使统领,辖泾州、渭州、原州、仪州;平凉境内泾州领保定、灵台,渭州领平凉、潘原,仪州领华亭。陇山西部今静宁、庄浪县境仍为吐蕃军少数民族所居。由于中原一代战事频繁,平凉地方政府医药机构的重要任务就是向朝廷和前线军队运送地产药材,在一定程度上也促进了药品经济和药学理论的发展。

[宋 朝] 平凉药品的发展主要反映在对药学的教育学习应用热潮、药品种植技术的发展、药品生产加工技术的不断成熟以及药品贸易交流几个重要方面。

[在地方军政建制沿革方面]北宋初年,宋太祖厉行中央集权政策,削节度使的实权,州直属中央。宋太宗时,于州之上设路。路设有司机构,无统一行政长官,故州一级长官遇事仍直达中央。沿袭唐时的彰义军节度,至太宗时改为彰化军节度。今平凉市辖境初属秦凤路,仁宗庆历元年(1041年),改属泾原路。境内泾州,初领保定、灵台、良原3县。真宗咸平四年(1001年),设长武县于长武镇(今泾川县泾明乡),第二年又将长武县降为长武砦,徽宗大观二年(1108年)复升为长武县。渭州,初领平凉、潘原2县。神宗熙宁五年(1072年),废仪州,仪州原领华亭、安化、崇信3县划归渭州统辖。仪州,沿五代后周制,初领华亭1县。太祖乾德元年(963年),置崇信县,初隶属于凤翔府,太宗淳化年间(990—994年)改属仪州,时

领华亭、崇信 2 县。北宋中期，为开疆扩境，巩固后方，对散居于西北且互不隶属的少数民族，采取恩威并施方略，对其占据的领地有计划地修筑城砦(寨)、堡，步步扩展。真宗天禧二年(1018 年)于南使城(即唐时南使城)置静边砦(今静宁县城)，仁宗庆历三年(1043年)置德顺军于陇干城(先治今隆德县西部，后移今隆德县城)，位于今庄浪县境的水洛城亦归宋。英宗治平四年(1067 年)，增置治平砦(今静宁县西南部)，哲宗绍圣四年(1097 年)，又筑威戎城(今静宁县南部)，皆隶属于德顺军。北宋末，渭州领有平凉、潘原、华亭、崇信 4 县。泾州领有保定、灵台、良原、长武 4 县。以上 2 州 8 县，皆隶属于徽宗政和七年(1117 年)以渭州升格为平凉军节度。至此，陇山西侧今静宁、庄浪 2 县境与东侧的崆峒、泾川、华亭、崇信、灵台连为一体，形成至今未有大变化的格局。南宋时期，由于连年战争，都城南迁，平凉成为战争的中心地带，处于宋、夏、金互相争夺、交替控制之地，实际上在西夏和金的统治之下，西夏统治陇山以西的庄浪、静宁，其余各县则由金代占领。金太宗天会九年(1131 年)已占有陕西，至哀宗三年灭于元，统辖今平凉辖境整一百年。金代的地方行政组织分路、郡、县三级，郡一级包括府、州、节镇等，而在平凉曾设元帅府和行省。陇山以东由凤翔路和庆原路统辖，陇山以西则属德顺州。平凉府治平凉，属凤翔路，辖县有平凉、潘原、崇信、华亭、化平。泾州初治泾川，元光二年(1222 年)徙治长武(今泾川县泾明乡)，属庆原路，辖有泾川(原为保定县，金世宗大定七年即公元1167 年改名泾川)、长武、良原、灵台。陇山西侧，今静宁县境于金大定年间曾改静边寨为县，不久复改为寨，终金之世，设有治平、威戎 2 县，隶属于德顺州。期间，治平县曾短期内隶属于西宁州。今庄浪县境于金皇统二年(1142 年)以境内水洛城、通化寨分置水洛县和通边县，隶属于德顺州。平凉府曾被视为重要的战略要地，曾于海陵王天德二年(1152 年)置陕西西路转运司和陕西东路及西路提刑司于平凉,金代宣宗兴定三年(1219 年)置陕西西路行省于平凉,这是历史上在平凉设置的最高的行政军事领导机构。

[**在医药机构设置方面**]宋金时期, 平凉各府州县设置惠民药局、官药局,州县置医学,设博士、助教各 1 人,渭州(金改渭州为平凉府)、泾州、德顺军等州县下设医学博士,管理药品制作,掌治药物,为民治病,深受人们欢迎。宋仁宗天圣元年(1023 年)11 月,政府颁布律令,严禁各地巫神扶邪术害人。路、州对官药局很重视,营业时出售汤药、中成药或膏丹丸散,管理制药的地方政权机构日渐成型完善。当时,平凉各州县依据宋朝医药法律《宋刑统》,践行了十三方面的医事律令,规定了医生职业道德和医疗事故责任制,铲除了医药卫生行业的痼疾,规范了民间医药习俗,确保了中成药质量,提高了中成药疗效和经济效益,对发展医药卫生事业和安定民生均有较大意义。

[**在药品种植栽培技术方面**]平凉地方政府将药物作为重要经济作物,鼓励群众进行栽培,群众想方设法引进良种,用肥沃之地精耕细作,药品成熟采集时,讲究节令气候,依时依节按照药草的采摘要求进行采集,不限于时日,根据药用部位、地区、气候、种植条件等不同区别对待,使中药材的采集和栽培技术有了较大提高。史书记载,当时平凉常用药物 70 多种,栽培品种约 10 种,种植面积大、产量高,一些外来药物也开始引种,精细的耕作栽培技术促进了白术、藁本、五味子等中药材的大量增产。可以说,宋朝时期,勤劳智慧的平凉人民开启了人工培植药材的先河。

[**在药品的生产加工方面**]平凉人炮制中药的技术发展较快,宋仁宗"赐德顺军《太平圣惠方》及诸医书各一部"的举动,大大鼓舞了医药卫生落后的平凉官场和民众, 当时出现了学习 "本草"、

"方剂学"的热潮,医药学家们按照《太平圣惠方》《太平惠民和济局方》《圣济总录》等书中记载的炮制方法,不断总结自己的炮制经验,对药物"依法炮制""修制合度"。各个医药店铺对不同药品,按照不同用途进行清炒、炒黄、炒焦、炒炭、土炒、麸炒、米炒、蜜炙、酒炙、醋炙、盐水炙、姜汁炙、煅、煨、蒸、淬、飞等,目的是缓和药物毒性,消除素性,引导药物归经,提高治疗效果。药店制作饮片,主要靠太阳晒干,逢到连绵雨天,才用焙箱,对切片后不能火烘的生晒术片等,只能等候晴天切片晒干。可见当时平凉人加工制作中药饮片的常用传统炮制方法已经比较全面。

[在药品贸易方面] 五代、宋、金时期,是平凉境内汉、回鹘、吐蕃、党项、女真等民族政治上接触频繁、经济上交往密切的时期,商业、手工业的发达,药市进一步繁荣,官方与民间结合的民族贸易特色相互发展,出现了官营、民营两种经营体制并存的格局,城市的药市、药摊、药贩以及药膳供应渐盛。西夏向北宋输出的物品以马为大宗,还向宋廷输出驼、蜜、麝脐、羚羊、柴胡、苁蓉、红花、翎毛等。北宋庆历四年(1044年),宋和西夏订立和约,在民间贸易中,在宋、夏边界德顺军(今静宁和宁夏隆德县)、镇戎军(原平凉县一带)等地设置榷场(规模较小的市场),榷场分为和市、榷市两类,榷市是由国家垄断的,即对那些成本低、销路广、得利厚的商品实行专卖,和市是非垄断性的民族贸易场所,它们只有性质的区别,而无规模上的差异,中药材业实行自由交易。互市在宋、夏间起着互通有无,维护边界稳定,加强民间和官方联系的多种功能,交易货物以食盐、米谷为主,有定期的大宗药物交易市场——药市,平凉向西夏输出贸易,大批中药材甘草、苁蓉、红花等,医药进一步分工,官办和剂局、民间药坊增多,一些药店制售方剂,药品经济较快发展。平凉州县军向朝廷供奉的药材主要有酸枣仁、地骨皮、白蒺藜、

生熟地黄、茯苓、细辛、伏神、甘草、枸杞、荆芥、芎䓖、榛实、鹿茸、羚羊角等 10 多个品种。农村集市还设有"榷卖""草市"由萌芽逐步走向成型，民间药商很活跃，大大推进了制剂和成药的发展，平凉逐渐演变为甘肃东部药品商业上的重镇和重要集散地。医药零售商业的发展，商人之间为了巩固既得利益和维护贸易秩序，联合起来成立药业行会，共同管理日益兴盛的中药商业。继唐朝之后，平凉医药商业行会于南宋时在金代管辖之地进一步发展完善。

[在药学教育方面] 北宋王朝和夏金的统治者，对医学的发展颇为重视，采取了一些积极的措施，如成立整理医著的"校正医书局"以及药学机构"太平惠民和剂局"等。由于政府的关注与重视，造纸术和印刷术的进步与推广，大批知医儒臣的参与，以及宋以前本草文献亟待整理，药物的新发现和用药新经验急需总结的客观要求等内外因素，促使本草的研究和编纂工作空前繁荣，先后问世多种本草学著作及药学事业的发展，是我国药物学发展到新高度的鲜明标志。现在可知宋朝各种药物著作收药达 1983 种，比唐朝《新修本草》增加了 1033 种。宋朝新增加的药品 299 种，大多为常用药，如秋石、樟脑、银杏、炉甘石、胡萝卜、曼陀罗等。药材的鉴别和药物基源的实际调查是宋朝本草著作的重要内容，两宋留存下了 1000 多幅药物写生图。沈括、郑樵、初虞世、陈衍、范成大等都对药物名实问题进行了文献整理或实地考察。宋室迁都临安，政治、经济、科技文化中心随之南移江浙一带，逐渐统治平凉的金代朝廷设立了医局，由它负责医学堂，从事医学教育，为朝廷培养太医。宋朝庆历三年（1043 年）正月置德顺军后，仁宗"赐德顺军《太平圣惠方》及诸医书各一部"，这一事件掀起了平凉当时学习研究医药学的热潮。当时，平凉的医药学教育重视医药学典籍的教学，书院、乡学均开设医药学课程，注意传授临床技术，重视实习训练。发达的

医药学文化事业培育出了颇有中医医术名气的乡贤聂从志（宋代仪州医生，往来于官府和平民之间，医术高超，疾苦平民，因在华亭杨宅行医期间，"拒奔妇李氏"被传为佳话）等，一时为人传诵。平凉医药学教授、学生和药品经营者探索依据"性味"和"法象"解释药效，对药性归经理论的认知研究已上升到了一定的高度。

[在医药学考试制度方面] 宋朝建立了严格的医药学考试制度。太医局在贡院设医药学专科考试场所，与科举考试同时举行，考生进入试场严禁携带经书，禁止"怀挟、传义、代笔"。怀挟是指挟带书本或预先抄录纸条。传义指传递文字或语言。代笔是指由他人代答。医药学生的考试题型有六类，一曰墨义，即默写题，二曰脉义，即理解和发挥题，三曰大义，即考察考生对经文的理解，四曰论方，即考其专科理论，五曰假令，即综合性题，六曰运气，即阴阳客主与人身感应的运气学说。在判卷方面讲求"文之典实有据，其辞简朴"（《太医局诸科程文格》原序），反映了当时的评卷取向。因此，平凉的医药学教育逐渐就为应试教育服务，指导医药学生背诵诸如《伤寒杂病论》《伤寒明理药方论》《素问入式运气论奥》等经典著作，理解词条和经典段句，探究解释医理药理药方和运气学。积极的方面使医药学教育水平普遍有所提高，消极的方面也禁锢了药理思想的发展。

[元　　朝] 平凉市辖境于金哀宗天兴元年（1233年）被元军占领，至1369年入明，历时135年。初期，泾州隶属于都元帅府（曾在泾州设总司），后改属巩昌总帅府（巩昌路），至元末又改属陕西行中书省。泾州辖有泾川县，原长武县并入泾川。世祖至元七年（1270年），并灵台县入泾川县，4年后即至元十一年又析出复置灵台县，同时将良原县并入灵台县。平凉府隶属于巩昌总帅府（巩昌路），到元代末期改属陕西行中书省。平凉府辖县有平凉县（原潘原县并入

平凉)、华亭县(原化平县并入华亭)和崇信县。陇山以西的原通边县和威戎县,纳入1230年设立的庄浪路,隶属于甘肃行中书省(治甘州即今张掖),至元二十六年(1289年)改属陕西省,治于京兆(今西安)。庄浪路不领州、县。成宗大德八年(1304年)庄浪路降为庄浪州。原水洛县、治平县于元初并入陇干县。大德八年又并陇干于德顺州,后又改德顺州为静宁州,隶属于陕西行省巩昌路,静宁由是得名。官办医疗机构承袭宋制,太宗时期开设惠民药局、施药局,官给药值,设提领1名管理局事。平凉府、泾州、德顺州亦设置医学博士。随着商业恢复,店铺林立,各色物品琳琅满目,其中有香药、药材贸易,平凉人卖药,仍沿袭历朝一边行医一边卖药的传统,3日一集,商人来指定的集市进行药物交换。药材贸易市场如枸杞、红花、大黄、甘草、麝香、鹿茸、羚羊角、锁阳、肉苁蓉等地产药品深受外地客商青睐。当时,欧洲和西亚商人对平凉的大黄特别感兴趣,上市大黄售价高,且供不应求。公元1550年,波斯商人哈智摩哈美德大量收购甘肃平凉等地产大黄,贩运至意大利威尼斯出售,交易利润十分丰厚。志书记载,平凉种植药品建有药畦,能保墒增产,加工药材开挖有洗药泉井,足见药品种植生产技术已有长足发展。平凉的医药学教育基本依照两宋旧制,中央设立"医学提举司"专管医学教育,制定了选择医药学教授的标准与条例,朝廷还派太医院副使王安仁悬带金牌到全国各地督查医药学教育,凡未办学的着当即开办,平凉医药学教育的校址设在皇庙内,教学的主要形式是师徒相授。平凉的药王楼就是这时期修建的。这一时期,平凉生意红火的药店药商调剂研制和保管贵细药品的工具主要有唐代越窑黄釉研钵、两宋梅子青药瓶、瓷口药罐、药坛等,保管普通药物也采用瓦罐、瓷瓶、缸、甏、坛、木箱等工具,这是元朝平凉储藏中成药器皿的记载。元朝时平凉人还使用刀、剪、钳、凿、烙等器皿作医疗工具。

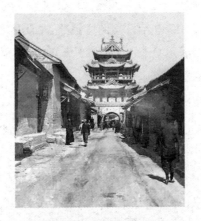

元朝时平凉药王楼

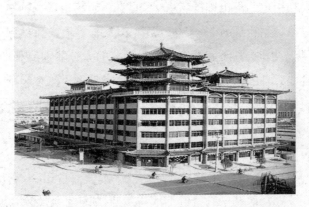

民国时平凉药王楼 （照片来自平凉市委党校教授课件）

第六节　明朝和清朝前期的药品新发展
（1368年至1840年）

　　明朝和清朝前期,平凉药品随经济的发展迅速崛起,医药管理机构进一步健全,药品贸易飞速发展,医药文化繁荣昌盛,名医和资深药品从业人员辈出,药学和药品兴盛进入平凉历史上第四次大发展时期。

　　[**明　　朝**] 平凉韩王政权稳固,政治相对清明,经济发达,文化繁荣,人民安居乐业,药品管理、药品经济、药品文化进入新的发展时期。

　　[**在地方政权建设方面**] 明初,对地方行政机构进行整顿。洪武二年(1369 年)始置陕西行中书省,洪武九年改行中书省为承宣布政使司,平凉府隶属之,同年降原州(今镇原)、开成州(今固原县境)为县,隶属于平凉府。洪武三年省泾川县入泾州。洪武八年降庄浪州为县,隶属于静宁州。明孝宗弘治十五年(1502 年)改升开成县为固原州。此后,平凉府隶属于陕西布政使司,下辖平凉、华亭、崇信、镇原、隆德 5 县和泾州及其所属灵台县,静宁州及其所属庄浪县由固原州管辖。时平凉各府州县为陕西统辖之地,平凉府治今平凉城,城内有韩王府、陕西行太仆寺和陕西苑马寺,县以下设乡里。

　　[**在医药管理方面**] 各府州县均建立了医药管理机构,任命了官员。洪武三年(1370 年)朝廷命令全国各府州县建立惠民药局,每局设官医提领,在医户内选拔,内外各 1 员。各级官府积极响应,平凉惠民药局主要职能是为官员和富商富户服务, 兼有为民服务义务,治疗贫穷患者,这反映平凉各级政权机构和各级官员开始重视医药卫生事业, 关心民疾。《平凉府志》、《泾州志》、《静宁州志》记

载,明嘉靖二十一年(1542年),平凉府、泾州、静宁州官署中设置医学署,署下设医学司,置医学典科,"设阴医二学各1人",设医学训科1人,管理医药行政事务及医药学教育,为最早的比较完善的官方医事和药事机构。《平凉府志》记载,明代的平凉韩王府内设良医所。《崇信县志》记载,明洪武十七年(1384年)起,在县知事公署设置了医学训科1人,"由所辖有司遴选深谙医理者咨部给札",各乡里亦设医训科1人,设官不给禄,专司医药和医疗。乡里医训科的设置等同今天的村卫生所。可见明朝时,平凉的医药机构已由府、州、县、乡四级组成,体系渐趋完善,达到了中国封建社会时期医药政务管理的最高水平。

[**在药学教育方面**] 明朝,平凉社会发展迅猛异常,区域性的社会结构出现了一些显著的变化,诸如农村阶级的分化,城市经济的繁荣,资本主义萌芽的出现,以及人口增多、疾病种数与难度的增加等等,既需求大量的医生为民众防治疾病,又要求医生提高自己的医疗水平,但医官多为世袭子弟。《明史·职官志》中说:"凡医家子弟,择师而教之。"与实际需求杯水车薪,所以弊端很多,政府在中医人才培养方面的作用已大不如前朝,远远不能适应医药学事业的需求。在这种情况下,平凉官府设立医药学教育,培养医官与吏目,为太医院和医政管理部门输送人才,为地方培养医生。地方政权对医药的重视,推动了平凉民间医药学教育的长足发展。当时,平凉各地书院教师注重给学生讲授医药学,产生了医药学教育的新形式,培养了一批理论功底深厚、富有创新精神的医药学专家。随着医学和药学理论的发展提高,医和药分工日趋明显,中医师专事诊病和开具处方,药物则掌握在手工业者、商人或医官手中。医技能力的提升,药理作用的再度认识,促进了医师用药品种的大量增加。随着冶炼技术的进步和医学的发展,治疗外科使用的医疗器具有所增加,逐步出现了以铜、铁、金、银为材料的多种形式

的金属针灸针(统称为金针),开始使用夹板、麻线等医用材料,陆续增加了银篦、喉针、磁烽、火罐、压知钩、通线管、通脉管等30多种。据《崆峒山药王洞碑记》记载,崆峒山药王洞始建于明代,洞口两侧的对联为:望闻问切知轻重形质阴不能平,温热凉寒治内外疾变阳不能秘;洞中药王分表里五行彼消此长,世间神医合内外六腑阴散阳聚。这些在平凉医药学教育、药学宣传和应用史上留下不可磨灭的辉煌一页,传统的中医药学在宋金元时期深厚的基础上有质的飞跃。

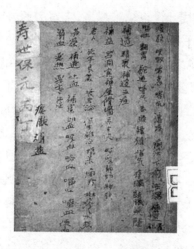

《寿世保元》为明朝御医龚廷贤所著 (赵炳台摄)

[**在药品流通方面**]自古以来,生老病死是人类无法避免之事,而疾病更是人类所极力想要克服的敌人,医与药即是克制疾病的两大途径。在明代社会,病家请医生诊病后,医者通常直接开给药方,其兼开药室者通常也给药,但尔后所用煎剂或丸散,多半直接至生熟药铺置办。除了请医看诊拿药之外,病家自行翻查医书或根据偏方,买药煎煮者亦不乏其例,故药铺乃医疗中不可缺少的环节。而药铺所需的药材,则有赖于各地生产与市场流通。明朝,在中

央政权的统一管理下，为了边境的安宁，一方面设立卫所，经济上开放以茶、马互市为主的边界贸易，政府以王朝大国自居，商人一入嘉峪关，"一切饮食，道途之资，皆取之有司"，即由当地政府供给。当时，平凉的驿站和地方性市场都比前代更有起色，各府州县卫所的地方性集市比前代更加兴盛，茶马互市、集市贸易和以"客帮"为主的长途贩运，是这一时期商业的主流和特色。从太祖洪武到成祖永乐时期，平凉城已有一定规模，曾出现了工商业的暂时繁荣，中医兴盛，由于药材有利可图，药材商业化亦相当明显，城内中药店铺、药行、药栈开设也越来越多，丰富的药材资源成为药材交易的主要场所，平凉这个西北地区重要的商贸集散之地和交换中心，出现了"五方辐辏，商贾竞利"的局面。传统中医所用药材，主要为天然之物，购买药材，当选择佳地所产，产地不同，药材质量好坏各异。万历年间，平凉大药店购进药品，多选择怀庆所产生地黄最有力、熟地黄最优，苍术以茅山所产为良，柴胡以宁夏为佳，泽泻以汉中者为最优，大黄以庄浪出者为优。其他地方所产，服之多无效。各地有名的药材，往往是市场上的抢手货，名贵药材通过商业途径，常往经济繁荣的城市集中，产地所留下的反而不是质量最好的。庄浪大黄以每斤五、六文钱的价格销售，一亩药可卖白银十两。至明中叶，随着全国商品经济的发展，药品贸易在15世纪开始稳定发展，药材市场相对扩大，一些习医家之书、熟谙和剂之法的私人开设商业性药局、药店和药室，精制丸散膏丹成药，使药物在市场上更容易获得，药材的营销与流通兴旺了许多。最盛时期，平凉各州府县卫所向朝廷进贡的珍贵药材，计有麝香、泽泻、细辛、茯苓、无心草、独活、骨碎朴、羌活、商陆、降香、乳香、紫河车、鹿茸、石斛、天麻、青葙子、枳实、甘草、苁蓉、款冬花、苦参、当归、防风、土硫磺、枸杞、青木香、红花、寒水石、天门冬、麦门冬、锁阳等30多种类。史载，崆峒山药材种类颇多，山僧羽客，往往采备，以治乡民沉疴甚效。嘉靖时(1522-1566年),医药商业多由平凉王府垄断,王府征收药物税,有时折银两,有时征物品,官府把药味当作主要支出之一,主要用于医药大夫工资。明末,平凉城内出现药材牙行,无固定资金,仅几个伙计几杆秤,代客买卖,收取佣金,接待市内外贩药客商,生意红火。经销药品,需要懂得药理知识,药品辨伪特别重要,购进药品者,需用眼睛检视,以手指按验,用嘴咀嚼,稍有不慎,辨认未精,差错难免,就会购进假药。那时个别卖药者常将沙参、桔梗、茅苣彼此代充,肉苁蓉多以金莲草、苁蓉、嫩松(稍盐润充之),蒲黄多以姜黄末掺麦面充之,三七也多以定风草充之,卖麝香者以真香些许,杂以荔枝末,或炒鸡蛋黄为末,或炮枣肉,或酒制大黄等物掺入。在价格方面,一般的药材价格不贵,万历年间苍术每斤价银一文,但像人参这种稀罕之物则要价甚高,牛黄每斤要银九十六两,特别是在16世纪末以后,价格日渐攀高,平民根本用不起。必须指出的是,明代平凉药材流通有着地域不均的问题。城镇药材的流通多,而交通不便的山区,人不通医,市无善药,药肆尽缺,价格腾贵,民众病者,多致伤生,疾疫行时,坐以待毙。

[在药品种植方面] 随着农业生产的发展,平凉中药材栽培的面积、品种均有扩大和增多。《平凉府志》记载,当时地产药材有地黄、牛膝、白芷、麦门冬、荆芥、薄荷、紫苏、草乌头、白及、车前子、牵牛、刘寄奴、紫菀、草决明、青葙子、地榆、益母草、良姜、大黄、蛇床子、艾叶、菊花、前胡、附子、续断、蒲公英、夏枯草、谷精草、菟丝子、蓖麻子、茴香、苍耳子、陈皮、桃仁、枸杞、地骨皮、茱萸、枳实、杏仁等46种,大多与现代品种相近。另外还有野生药材104种。但明朝平凉药材种植上,惟史料有限,无法畅论,实为一大遗憾。

[在药品生产加工方面] 明代,平凉中成药生产大都由民间中药店按历代传统的配制方法,手工操作,"石臼石磨、竹编藤萝、铁杵研钵、土灶淘锅"是对炮制设备的概括。当时,平凉各药铺自立门

户,前店后场,炮制药材,各具特色。一些有名望的大药店,在制作中严格做到"原药选择地道,配料严格,遵古炮制",凡处方要求蒸、煮、煅、炒、刮、剔、捣等工艺,均不惜工本,清除杂质,然后水泛、漂净、蒸煮,使药材便于切制,质味佳美,还自制一部分丸散膏丹。中型药店生意比较灵活,多购进原药材自己加工炮制,有的向大药店购进药品。小药店是商品经济的发展、民众疗疾需求和民间医药逐渐兴起的产物,多为民间商人开设,分布在平凉各个角落,药铺售药品种也逐渐增加,多用地产药材加工销售,药品质量较差,但却价格低廉。

[在药品文化方面] 明代,平凉出现了一些医术精湛、医德高尚、备受群众欢迎的中医,医药学家学问渊博,文化素养很高,名医荟萃,世医众多。大名医张好问"始祖以医事韩王,遂徙家平凉",好问常不拘古方,为浚病源,诊视神验,撰有《张氏医精》、《太素集》、《时巢鉴》等医药学专著。永乐年间,平凉中医视诊兴盛,中医张希明、刘聪诊视神明,治疗奇应,擅名一时。据《张三丰避诏碑》记载,真人张三丰也在永乐年间来崆峒仙居五年,太宗文黄帝下诏请其出山,张真人回书:"一页扁舟出离尘,二来江上独称尊,三向蓬莱寻伴侣,四海滩头立姓名,五湖浪里超生死,六渡江边钓锦鳞,七弦琴断无人续,八仙闻我也来迎,九霄自有安身处,十载皇萱不负恩,烧丹炼药归山去,那得闲心捧圣文。"全真龙门派第十代掌门苗清阳任崆峒山主持期间,研究医药,为民治病,还鼓动支持修建了崆峒山药王洞,旨在施方济世,嘉惠成民,拯民疾苦。

[清 代] 政府前期励精图治,人民安居乐业,医药发展比较迅速。在政权机构设置上,清初曾于今平凉辖境置平(平凉)庆(庆阳)兵备道,后移治固原,康熙二年去"兵备"二字,易名为平庆道。康熙三年(1664年),废陕西行太仆寺和陕西苑马寺,设陕西左、右布政使司。康熙六年改名为巩昌布政使司(治今陇西县城),第二年

又更名为甘肃布政使司,改治兰州。康熙八年,平凉改属甘肃。乾隆四十二年(1777年),升泾州为直隶州,除领灵台县外,又将平凉府直辖的崇信、镇原2县隶属于泾州。次年,将庄浪县省入隆德县。至此,平凉府领有固原州、静宁州、平凉县、华亭县和隆德县。

[在医药机构设置上]清初,设医学署,不久即废;废止了官营药局体制,平凉各府州县惠民药局锐减,所剩无几。清代中期,平凉府设医学训科,设置颇为完善。静宁州置医学司,清末改为医学典科,还新设置了治痘局。

清代前期,随着平凉经济的发展,商业经济中已出现雇佣关系,产生了资本主义萌芽。药品经济发展较快,集市贸易比较活跃,各府州县卫所、驿站废止了官营药局体制,调整了市场管理政策,放开了市场交易,私营医药商业随之发展,地方性集市比前代更加兴盛。当时平凉的专业药市酒药行、土药行、药材行、香料行,交易十分红火。平凉人到内地、内地人到平凉贩运药材更加频繁普遍了,中西往来多经长安起,经泾川、平凉、过萧关(又称金佛峡),向西到六盘山,过静宁到定西,丝绸之路输至平凉之物有砂金、皮革、鹿茸、麝香、药材、羊毛、牦牛尾、各种牲畜、木材、盐、硝等,康熙时,允许俄罗斯商人到平凉经商,购买地产大黄、当归等药材。平凉各府州县药店相继开业,药材市场颇多,药业兴隆,药材经各乡镇集市汇集平凉,运往各地外销邻省区。各级政府同样把药材税作为重要的财政收入。清人张澍有"草豆为刍又食盐,……卸到泾阳又肃甘"的句子,反映了当时药品贸易的繁荣景象。这一时期,政府和民间人士从各自的角度出发筹资创办养济院、育婴堂和漏泽园,收养医治贫病者。陕西华阴人杨氏在静宁县城于乾隆年间开设"永和堂",还有万兴堂以及乡间治平汪氏中药铺开设都比较早。《静宁州志》记载,康熙年间,"静宁州境产药之属一百",特别是甘草、柴胡等质优品高,远近闻名,城乡中药店铺行栈、走方郎中,皆以取酬谋生,开歇自由。同时,由于清政府对医药管理工作的弱化,平凉药业同仁为保护本行业利益,自发筹资修缮药王楼、建立药业公所等药业行业组织,共同管理药品种植、贸易、使用事宜。行会定在药王楼每年集会一次,由各大店轮流值年主持,每年农历四月二十八日,备酒演戏酬神,戏台两边贴有周梦溪楹联一副:"名场利场,即是戏场,做得出泼天富贵;寒药热药,无非良药,医不尽遍地炎凉。"原建于今平凉军分区驻地(原建筑已不存)的药王楼,是平凉城行会活动的地方,每年都要开几次大会,唱几次大戏,每次都有大宗药材集中交易。平凉民间中医已能使用针灸针、拔火罐、手术刀、剪、镊、烙铁、通脓管、竹帘、软垫、小夹板等医疗器具,这些医疗器具多出于首饰匠等手工工匠之手。

平凉城药业兴隆,药店如雨后春笋般地开张,民间药铺制售中成药有了进一步发展,大药店购进药材,讲究产地,选料纯正,务精务全,"药出州土"即为药材的精华所在,药性为最佳,平凉地产药材主要有车前子,好生道旁,实入葶苈,色正黑,大利水道;青葙子,花叶似鸡冠,嫩苗似苋;天花粉,即瓜蒌根;大麻子,以华亭县的为最好;茴香,嗅芳美,味甜蜜;大黄,味苦,气大寒,制九遍,方可用;麦冬,又称麦门冬,性微寒,味甘苦,具有滋阴生津、润肺止咳、清心除烦等功效;白术,性温,味甘苦,具健脾益气燥湿利水、止汗安胎之功效;还有菟丝子、苍耳子、益母草、艾叶、续断、蒲公英、羊蹄根、夏枯草、山栀子、枸杞子、地骨皮、吴茱萸、枳实、枳壳、陈皮、青皮、桃仁、杏仁、白术、茯苓等。采摘中药务真,讲求因时因地因气候采摘,该用叶的决不用根秆,该用根的决不用茎叶;配制中药务精,切割、碾磨均按步骤,去芯、刷毛、刮皮、斩根、剔梗各有所依,一丝不苟;炮制饮片按不同药性规范,恰到火候,如炒黄两面黄亮,炒焦不能成炭,炒炭要存性,蜜炙要捏之成团,抛之即散,大黄要九制等,务必保证药材的最佳药性。这些炮制方法,对保证药品的质量起了很大的作用，其中很多炮制方法至今仍被平凉中成药制药人员继承。中药饮片上柜，以货真价实，薄利多销，教育子孙后代，诚信立市，不能以假药冒真。中药饮片贮藏，采用封闭、隔热、通风、晒、烘、焙、灰、封、窖、种等方法，对近期不用饮片，经干燥后，按药性要求分别装入缸、瓿、箱之中，上灰密封，不使透气吸潮，因此中医药器皿也被发扬光大，成为药店贮藏中药的必备工具。大店存放药品的栈房分工更细，设细货房、中货房、粗货房、拣药房、刀房、片子房、胶房、丸散房、酒房等分类保管药材，小店则分设柜架存放。

"不为良吏，当为良医"是流传民间的一句俗语。平凉历史上多良吏，亦多良医，自伏羲、女娲、广成子、皇甫谧、张好问以来，医学传承代不乏人。清朝名医、静宁人王汝番，著有《医治验略》。嘉庆年间崇信县的任延生，道光年间的朱灵椿、朱元英，咸丰年间的裴永寿、梁有光，同治、光绪年间的白居耀等名医，都曾任职于医学训科。同治年间，崇信县高庄阎家湾张汉英，继承其父张步云之业，刻苦攻读中医书籍，钻研医理，提高医术，终身为四方乡邻治病，积累了丰富的行医经验，留下了不少秘方，对后世从医者都有一定的影响。

研究清代药品史，我们认为平凉医药行政机构的设置有两个特点：其一，废止旧机构，建立适应新时期疫病管理和治疗的新机构；其二，在平凉府州县所设的医政药政机构中，未保存下来有关政策、制度、律令资料，史志记载也寥若晨星，各级医官名录和军医机构的状况更无从查考。从上述特点我们可以得出四点启示：第一，在平凉古代漫长的历史长河中，医药工作者不被朝廷达官显贵所重视，在州府县衙正史中往往不被提及；第二，古代平凉官制是平凉奴隶社会和封建社会时期政权机器结构的表现形式之一，它反映了当时政权的性质和施行统治的具体手段，从秦朝建立统一的封建王朝起，三千多年来的设官分职，大体一脉相承，医药学界的职官一经问世,品秩越来越多,执掌逐渐分明;第三,古代平凉官与医的关系十分密切,出现政府官员躬身医药学以及医药学家问津医官的现象,而且州府的一些名医在州府中有一定的权势,影响着政权的政治走势。他们之所以不被各类政府编史者重视,究其主要原因在于历代政府重文轻理,视科技为雕虫小技,不被重视而致;第四,清代以前,群众维靠中医、中药解除病痛,但中医多因家传私教,中药配方多因祖传密授,且受科学技术落后因素影响,发展十分缓慢。

第二章　缓慢发展的近代药品

第一节　近代平凉的社会环境

一、外国资本主义入侵对平凉社会的冲击

平凉晚清和民国时期为甘肃陇东道、泾源行政区之首府,辖平凉、庆阳、固原地市区 17 县。在封建地主阶级的长期统治下,土地高度集中,苛捐杂税繁重,农业和手工业的发展缓慢,封建统治阶级对劳动人民的经济剥削和政治压迫日益残酷,加上连年不断的自然灾害,广大农民和城镇平民长期处于贫困饥饿状态,人民生活长期处于水深火热之中。

1840 年鸦片战争以来,随着外国资本主义入侵,打断了中国社会的正常发展进程。外国侵略势力与中国封建势力相勾结,采用一切军事的、政治的、经济的、文化的压迫手段,实行残酷地统治,使中国逐渐沦为半殖民地半封建社会。在平凉,政治上是封建军阀统治,经济上封建小农经济在广大城乡占据主导地位,思想文化领域,在尊孔读经的文化氛围中,封建反动势力竭力抵制和排斥新思想、新文化,经济社会处于闭塞落后和愚昧境地。近代平凉人民为了反抗封建地主阶级和军阀政客的黑暗统治,进行了前仆后继的英勇斗争。

作为陇东政治、经济、文化中心,素有“旱码头”之称的平凉,煤炭、皮毛、瓷器、纺织、毡毯、造纸、药品、酿酒、火柴等工业和手工业

生产已有初步发展,商业贸易比较繁华,为陇东商品集散地。但随着中国鸦片战争的失败,外国侵略势力通过一系列不平等条约取得了政治上和经济上的种种特权,外国资本不断输入,平凉的经济、文化,特别是皮革、羊毛、药品、瓷器等资源和市场,已经不同程度地遭受到了外国资本势力的入侵和掠夺。鸦片逐渐泛滥于平凉市各县(区),不仅流失了大量白银,而且长期麻醉了人民的精神,摧残了肉体,不少人因吸食鸦片而成为病夫或倾家荡产。

1878 年以来,天主、基督教等先后传入平凉、泾川、灵台、华亭、静宁等县及部分乡镇。天主教在平凉设陇东教区,后改为平凉教区,先后有美国、德国、西班牙等国传教士 30 多人,设大中小教堂 30 多处;基督教有瑞典、丹麦、挪威等国传教士 20 多人,先后在平凉城和各县设教堂 10 多处。外国传教士披着"宗教"外衣,以"旅行"、"游历"为借口,盗取文物,并通过建造教堂、开设医院、销售药品等方式倒贩黄金白银,从事间谍活动,干预地方行政,对人民进行精神欺骗和奴化教育,实施政治、经济、文化侵略。同时,在教堂内收藏枪支弹药,设有电台、收发报机和照相设施等,大量拍摄平凉古建筑物及桥梁等工程建设、民情风俗、气象等图片,刺探搜集政治、军事、经济、文化等各种情报,发往国外。1914 年,日本考古学家江胜涛雄在泾川兰家山盗取隋代墓志铭;1925 年,美国华尔·博爱伦以旅游为幌子,盗取南石窟寺碑首一尊,剥取壁画,并临摹拍照、搞去文物等,致使平凉古代文明遭受了严重破坏,民族危机大大加深。第一次世界大战期间,当欧洲国家忙于战争暂时放松对中国的经济侵略时,日本和美国趁西方列强无暇顾及在华利益之机,加紧对华商品倾销和资本输出,侵略中国。尤其是日本,更是企图独霸中国。大战结束后,英国势力又卷土重来。其后,日本侵略势力日益构成对中国的主要威胁。第二次世界大战中,1931 年"九一八"事变,日本武装侵占中国东北,给中国人民造成了无穷的灾难。

1945 年中国人民抗日战争和世界反法西斯战争胜利结束。战后世界政治形势的一个重大变化，就是近 300 年来以维持欧洲大国均势为中心的传统的国际格局被美、苏两极格局所取代。在此基础上，逐步形成分别以美、苏为首的帝国主义和社会主义两个阵营的对立。美国一手拿着金元，一手拿着原子弹，竭力向全世界扩张。控制中国，成为战后美国全球战略的重要组成部分。为此，美国政府采取了扶蒋反共的政策。这对于中国革命的发展，是一个严重的障碍。正确制定应对美国的政策和策略，成为中国革命胜利发展的一个极为重要的条件。

在西方近代文明冲击下，东方古老文明以儒家思想为内核的思想传统逐渐失范。俄国十月社会主义革命的胜利，新生代的知识分子得以成长，"五四运动"中知识分子的世界观开始了极大的转变，以陈独秀为代表的知识分子实现了思想转型，完成了从民主主义到马克思主义的转变，形成了如毛泽东同志所说的"一批具有初步共产主义觉悟的先进知识分子"，他们"用无产阶级的宇宙观作为观察国家命运的工具，重新考虑自己的问题"。

二、平凉所处的国内政治经济环境

清朝后期（1840-1912 年），统治平凉的官吏和军队十分腐败。在思想上严密控制，继续推行高压统治和蒙昧迷信的愚民政策，提倡维护封建的正统理学和脱离实际的考据学，并以八股取士的科举制度来麻痹和笼络知识分子。吏治腐败，给平凉人民造成了深重灾难，重赋苛税和土地兼并，外国列强也从商业到政治各方面进行渗透，激化了社会矛盾和阶级斗争。民国时期（1912-1949 年），平凉风云变幻，政局动荡。辛亥革命后，平凉也开始先进的思潮，引进先进的技术，西医西药也随之流行。在 1919 年"五四运动"至 1949 年中华人民共和国成立以前，中国人民继续受到外国帝国主义、本国封建主义的压迫，后来又增加了官僚资本主义的压迫。这三者，就是压在中国人民身上的"三座大山"。北洋政府是以外国帝国主义列强为靠山的,为了维护自身的统治,它不惜出卖国家利益,从而使外国侵略势力在中国得到进一步的伸展。国民党政府是在帝国主义的支持下建立的,蒋介石集团上台之后,即宣言"要联合各国共同对付第三国际",公开站到了帝国主义阵线一边,反对帝国主义,打破外国垄断资本的控制,就成为中国新民主主义革命必须实现的首要任务。封建剥削制度是以地主占有大量土地,把土地出租给无地或少地的农民,借以收取地租、剥削农民的剩余劳动为基础的,在地主阶级残酷的封建压迫和剥削下,中国农村的经济日益陷入绝境,由于农业生产水平的低下,农村无法为中国工业的发展提供必要的商品粮、轻工业原料、工业品市场等条件,这就从根本上严重限制了中国工业的发展,反对封建主义,进行土地制度的彻底改革,就成为中国新民主主义革命的一项基本任务。中国人民还受到官僚资产阶级的压迫,依附于外国垄断资本的买办性的大资产阶级(后来形成官僚资产阶级)和中国的民族资产阶级,即中等资产阶级和上层小资产阶级的压迫,它们垄断资本,控制金融业,发行内债,从事商业投机活动,对工业实行垄断性的掠夺,阻碍中国民族资本主义经济发展。

三、平凉药品发展的经济环境

[在经济政策和商贸运行方面] 光绪二十九年(1903年)清政府设立商部之后,同年即颁布《商会简明章程》。陕甘总督升允在兰州成立商务总会,平凉自行组织的行会也纳入兰州商务总会。民国三十年(1941年)6月15日,甘肃省贸易股份有限公司在甘肃省政府中山堂举行成立大会,并选举了首届董事会,下设秘书室、药材部等9个机构,以"调剂物资供需、发展地方经济、执行政府平价政策"为宗旨。在平凉设分驻处,在静宁等县设通讯员,主要收购本地所产的皮毛、药材等产品向外销售,特别是药材,该公司更是操纵

价格,垄断市场。同时,甘肃的官僚资本企业,宋子文也设有扬子公司,收购药材、肠衣等。广大农村,外受帝国主义的经济侵略,内受官僚资本主义的政治压迫和经济剥削,天灾人祸,战乱相继,商业资金单薄,商业网点不足,而且多集中在城镇,广大农村商贩很少,有些山区连"货郎担"也没有,农民购销深感不便。统治者调整了经济策略,允许民营商业的发展,为平凉社会经济的发展创造了一个有利的环境,推动了平凉近代私营商业贸易的发展,民营商业成了民国时期的主体,私营商业数量逐步增多,规模扩大,有行商、有坐商,也有行坐相间商,有批发,有零售,也有批零兼营商。教会的入驻,商业的发展,一时间,西药店开始出现,医院、药店各街都有,贸易范围更进一步扩大,以平凉为中心的地方贸易市场和以泾川、静宁等县为通道的国内贸易发展起来,川、陕的药品等源源而来,本地的贵重药材大量运销全国各地。抗战时期,一些沦陷区的人民为躲避战乱,纷纷涌入平凉,大大促进了商业贸易的发展。民国三十三年(1944 年)就有民营商业国药(中药)、新药(西药)行业,并建立了同业公会组织。当时,地处西兰公路中段,不仅是西安、兰州间的重镇,而且是甘肃东部门户的平凉,有商号 420 余家,分皮毛、布庄、杂货、京货、山货、盐碱、染店、成服、粮食、转运、脚驮店、酒店、饭店、旅栈、药材等行业。商业行会是同业联络、维护本行业的共同利益,调节同行业间各会员之间的矛盾争议的群众性团体。当时,平凉的商税税率不算太高,按京广洋杂货、靴鞋、海菜、药材、瓷器、铁货、山货、纸张、古玩玉器 10 大类,每类分商品等次,按总值抽税,税率有高有低,但基本上为 5%。

[**在医药管理方面**] 以鸦片战争为转折点的近代,平凉也经历了半殖民地半封建社会的坎坷命运,在荆棘丛生的道路上顽强拼搏的平凉医药学发展步履艰难,蜗牛式爬行。晚清时期平凉医药行政机构没有建制,有关管理人员附设在警政机构内;辛亥革命后,

平凉军阀成立军医课,负责部队军医管理;民国伊始,平凉警察署设卫生警察 1 名,管理环境卫生及卫生行政事务。这一时期,从省政府到各县政府也出台了一些医药卫生管理条例,制定了药商管理办法、药商领照程序等,加强了对医生执业和药商售药的管理。进入新民主主义革命时期(1919-1949 年),平凉比较完整意义上的医药卫生行政机构才初具端倪,警政和卫生归辖于民政部门管理,平凉各级政府开始重视医药卫生行业。抗日战争时期,各地纷纷成立了县卫生院、战时医院和诊所,兼管医药卫生工作,中西医院、药店数量有所增加,西医人才不断涌现,药业发展势头强劲。

[在医药人才培养方面] 近代平凉西医药教育模式经历了教会医院收授学徒、青年学子留洋学医、创办多种形式的培训机构,建立完整的西医药院校诸多途径,培养了大批西医药人才。近代以来,西方传教士认为"在一切有助于传教的事业中,最有价值的是医学知识。传教与行医两者应并行不悖,开放中国的美好工作才有效果"。鸦片战争虽然改变了中国的社会性质,但根深蒂固的中国传统文化和对外来入侵者的仇视心理构成了中国社会对外来宗教的强烈排斥,这使得传教士的工作处处碰壁。精明的传教士们很快发现,在缺医少药的平凉,施药与行医能够减少文化上的冲突和隔阂,消除人们对他们的抵触心理,也能减少地方当局和当地绅士的干扰和阻挠。因此,传教士们开始把医药传教作为他们福音传播事业的重要手段,通过提供药品及医疗服务等手段首先在贫民中打开缺口,逐渐消除人们的戒心,"医药传教士"扮演了重要角色,他们集牧师、医生、教师三重身份于一身,并在讲经布道的同时,以传教和掠夺为目的,行迹所至,广开诊所、医院,创办教会医学堂,施医济药,带徒育人,传播西医西药,控制平凉医药卫生事业,攫取大量钱财,但也为平凉培养了一批西医西药人才。

第二节　晚清药品业的新发展

一、晚清西药的出现

　　平凉西药的最早出现是大商人、大官僚、大资本家带到平凉来的,用于自身和自家的极少量药品。1840年鸦片战争后,为了掠夺资源,西方医药学,伴随着教会诊所、医院的创办、商业的发展、经济的繁荣,西药在平凉出现。那是平凉社会药学从传统走向现代的转折点,是东方医药学文化和西方医药学文化的撞击点和交汇点,是平凉药品历史、文化与社会的大转变时期,以中草药为中心的平凉药品文化经历了一次血与火的洗礼。西人进入平凉本不自晚清始。汉代佛教传入,可以叫"西天";明代天主教入华,那是"西教"。天主教,亦称罗马公教,是基督教三大派别之一,源起于罗马帝国,明万历年间(1582年)传入中国,鸦片战争以后逐渐传布平凉各地。基督教是16世纪初叶宗教改革运动中从天主教分离出来的一种"新教",是我国对这种教派的专称,以别于天主教和东正教;在我国信教者以汉族为主,是帝国主义侵略中国的产物,基督教大量传入平凉是19世纪后半期到20世纪初,传播的地区主要是平凉、泾川、灵台、静宁等县。晚清可以称作"西潮",但汉的"西天"和明的"西教",与晚清的"西潮"均不相同。佛教进入中国(西汉末年、东汉初),是静悄悄地进入(通过西域传入),起初是作为黄老方术的一种,后来也引起过争论(沙门不拜王者论)。宋代融佛入儒,进行思想大合流,产生理学,铸造华夏新文明。明代的西教即天主教,一般以明朝万历十年(1582年)意大利人利玛窦来华为标志。西方的传教士带来了天文、历法、数学、火炮制造等西方的科技,也把中国的文化反馈回欧洲,对中西文化交流起到了早期的引领作用。但到了晚清就不同了，道光、咸丰以后，中国的国力日趋衰弱，社会问题严重，统治集团腐败，地方军阀混战割据。西人进入争夺领土，传播文化，销售医药，反客为主，中国文化的主体地位、国家的主权地位，遭到根本动摇，一时之间，平凉的中药文化受到毁灭性冲击。后来西医西药逐步为我所用，慢慢形成了中西药品相互补充、相互发展的现代药品的发展模式。

二、药店是药品发展的最基本元素

晚清药品也是通过诊所、医院、药店、批发商栈供给人们消费使用的。由于药品具有特殊性、时效性，普通家庭无法长久储存药品，个体药店（含诊所）便成为人们赖以治病用药的最基本形式。药店俗称药铺。药店的存在，能够满足人们的防病治病和卫生保健需要，个体药店是药品管理大厦的"基石"，是医药肌体的"细胞"，地位相当重要。但由于各种原因，私人药店大多规模小，医生缺，位置偏，交通不便，在医药管理的整个链条上，私人药店处在最后的环节，是"末梢神经"。管理力度到了农村药店，往往衰减殆尽。加之，市场经济冲击，医药队伍一些人也被落后的文化所同化，染上各种社会恶习，进假药，售假药，拿人民生命当儿戏，坑害病患者。虽然发生问题的是少数，但影响极为恶劣。误治人命，在平凉来说，占比例仅为千分之一，但对一个家庭来说，却是百分之百；销售假药，占比例为平凉药店的千分之一，但对平凉的药店、医药市场声誉来说，损失却是百分之百。可见，一块"基石"动摇，足以撼动"大厦"，少数"细胞"出现问题，足以使"肌体"病变。

三、　中西药学及药品的发展

晚清时期，平凉医药的发展仍然以中药店为主要形式。药店请中医坐堂，凡在本店取药，不收诊疗费。医药学者、医药学教育和医药学理论发展快速。静宁医学训科官医王汝番医术高超，明噪乡里，所著《医治验略》不仅理论功底深厚扎实，医理药理准确到位，而且收集了许多单方验方。清庄浪县城中医刘成家居家行医,五代相传。其子刘国珍,字谨堂,幼从父学医,开"永春堂"中药铺,医术精湛,人誉"妙手回春"。陈怀荣世居庄浪县阳川陈家庙村,师从舅父习医,居家行医终生。何志仁世居庄浪县良邑乡何川村,光绪岁贡士,擅治脾胃病及妇科、儿科病,医术著于时。晚清已有不少中药铺采用蒸、炒、炮、炙、切等方法生产加工中药材,自制丸、散、膏、丹、酒浸剂等成药,应用于疾患。庄浪的款冬花因其质优至晚清仍列为上贡药品。之后,这种维靠中药的格局被西药的进入打破,19世纪初,英国医生皮尔逊把牛痘接种术传到广东,平凉曾派人前往学习。随后西医外科和眼科治疗技术传入中国,近代西医学的成就被相继引入。1842年,清政府和西方列强签订了丧权辱国的《南京条约》,开放了五个通商口岸,西方医学药学随着殖民主义的扩张大摇大摆地走进了中国,并开始对中国医学产生重大影响。外籍传教士就是在这种背景下进入平凉传播医药、麻痹人民意志的,现代医药知识也正是在这种环境下逐步形成和发展变化的。

同治五年(1866年)2月,清廷裁撤庆阳粮台,以西安为总粮台,并在泾州、秦州、庆阳等处设立分局,将制造、采买、转运等局归并粮台办理,粮台兼营药品。平凉的中药业,在清同治二年因兵城毁而断隔数载。至同治八年(1869年),陕甘总督左宗棠驻镇平凉,民生始得安定,军下有杨统领者,延请中医任某为人疗疾,因治疗有方,获赠白银数百两。任某以此为资本,创办首家中药店"保安堂",专以经营中药材的收购、加工炮制和销售,坐堂行医数十年。嗣后,随着经济的复苏,又有庆春堂、泰和堂、荣盛贵、广德堂、庆余堂、泰合堂、祥盛合等中药店铺相继问世。1878年,灵台县郭家庄(即今之万宝川)就有由四川的龙安、山东的曹州等地迁来的基督教信徒,信徒用西药为民治病,劝人入教,为西医传入平凉之始,比光绪十四年(1888年)英国皇家医学博士巴医生在天水开设福音堂诊所要早 10 年。清德宗光绪七年（1881 年）3 月，陕甘总督左宗棠指令平凉府、静宁州及各县设牛痘分局，管理牛痘施种工作。清光绪十六年（1890 年），灵台县西屯乡柳家铺永兴福号主杨正本的祖辈配方调剂杨氏化癖丸，用于临床治疗小儿慢性消化不良、贫血症、痢疾等病造成的脾脏肿大，疗效佳，至杨正本时，祖传秘方杨氏化癖丸，行销西北五省、区，远近知名，是我市内最早有文字记载的中药配方制剂。清光绪十八年（1892 年）陕西汉中天主教会会长杨连开、周盛和等人逃荒至万宝川设立教堂，发展教徒，用西药为人治病。1894 年，中日甲午战争以后，外国人在平凉开设洋行，以收购羊毛为主，皮张、肠衣、药材、猪鬃为副。光绪二十一年（1895 年）基督教在平凉东大街建立基督教福音堂；同年，天主教传入泾川，在县城开办公教诊疗所，之后在玉都也开办公教诊疗所。西方医药学随基督教、天主教正式传入平凉。光绪二十四年（1899 年），张致德在华亭县城悬壶执业，开设中药铺诊病卖药，深受当地群众欢迎，并传艺于其子张之坤，可谓华亭县内行医最早的中医。到了光绪二十五年（1900 年），平凉城已有中药店 10 家，从业人员 17 人。其中庆春堂就拥有资金一百万吊麻钱，是当时最大的中药店。光绪三十年（1904 年），瑞典基督教传教士郭发兰（音译）受协同公会派遣来崇信，在县城西街租赁民房，开设“福音堂”传教，用西药治疗疾病，主要有小苏打、阿司匹林、大圣丹等。当时，崇信县内郭家（今关村）举人李建善和县城梁晋升、梁贵方等人，博览群书，自习医术，为当地群众治病，较有威望。县城有“德成源”号药材批发店，主营中药；另有 8 家小药铺，以收购、销售境内出产的中药材为主，兼营中药配方业务。光绪三十一年（1905 年）11 月成立平凉府巡警局，光绪三十四年（1908 年）改巡警局为巡警道。平凉各州县设巡警局的时间为：静宁州（光绪三十二年 4 月）、平凉县（光绪三十二年 8 月）、崇信县（光绪三十二年 10 月）、泾州（光绪三十三年闰 4 月）、华亭县(光绪三十三年6月)、庄浪县(光绪三十三年10月)、灵台县(光绪三十四年5月)。宣统二年(1910年)5月,实行分科治事,内设卫生科,职责是掌管清洁道路、沟渠等事;掌管考检巡警体格,治疗巡警员伇,诊察人犯,救护疾病及其他公众卫生、公场卫生暨检查市肆药物良否事项;掌管检查病院,检索毒菌及研究戒烟、各种医院事项;掌管预防疾病传染及检索食物、屠宰暨各种妨害卫生事项。这一时期,各县成立商务分会,民国初年改称商会,较大集镇设商务分会,药品业有所规范和发展。

四、晚清药品生产流通

1840年鸦片战争以后,平凉经济社会遭受重大破坏,人民生活陷于极端贫困,商品经济极端贫弱。自产药材产值很低,但行销较远,从业人员以农兼商,产销不分,肩挑贸易,城乡串通,维持小额营生。由于经济落后,规模经商受到影响,遇到战事,交通受阻,流通中断,药材运不出去,价格暴跌,货弃于地。但平凉也有短暂的经济繁荣年份,一旦经济好转,药材经营就较为繁盛,尤其在生产、加工、炮制上有着悠久的传统,一般经营者都具有鉴赏、知药性之技能,虽说经营利润较大,但药材时效性严,风险也大,各地药民普遍流行"药无十倍利,不如闲坐着"的说法。在近代初期,药商多为陕西人,后来河南及本地药商相继介入,成为药行的专家。此后至清末,群众维靠中医、中药解除病痛。但中医多因家传私教,发展缓慢。平凉的药铺采购中药,药源主要有广货、土产和药商肩挑贸易。广货来自四川、陕西、河南等地,集散平凉。土产来自自采,由各乡镇汇集平凉。药商肩挑,在各集市设摊贸易,每年春秋二季,药商兹来推销,药物叫撒货,由药铺开出订货单,带回照单发货,交由运输户转来。夏冬二季,专人收款。丸、散、膏、丹及京广细贵药品,除少数邮购外,大半由售客肩挑贸易,设点摆摊,零售批发,以陕西、河南药客最多。有几代人来往,人地两熟,多为现款,也有赊销。土产药材,散生各地,药人收集,或自采自销,也有专业采药者,大都采自关山、六盘山脉,也有散生田野,俯拾即是者,也有家种药材,药可采挖 70 余种。私营药铺的药品一般由西安大药店购进,有些是从北京同仁堂、天津威士忌大药店函购。经营西药主要品种有磺胺嘧啶片、磺胺噻唑片、阿司匹林、头痛粉等 20 多种,并逐步发展,使平凉医药商业营销中药材、中成药、化学药品、医疗器械、化学试剂和玻璃仪器六大类货物,前两类俗称国药业,后四类又称西药业。随着西方医药学传入平凉,1880 年后才有真正意义上的平凉西药房,西药价格高,但是效果好,利病快,容易被病人接受,一经上市,发展较快。药品商业的发展,使政府把药材税作为重要的财政收入,清末民国初,平凉各府州县开征药材统捐,征税对象为输出、入本地的药材经营者,年征药味折价和解药脚价银 2.10 两。光绪三十二年(1906 年),平凉试办百货统捐,征收药材输入输出统捐税,其税均以担计,每担为 240 斤,不能成担者,以斤计算,值百抽五,一律改收库平现银。清宣统元年(1909 年)静宁州收药味银 1.7 两。清宣统二年(1910 年)出口和入口一等药材每担收统捐税 2 元(银元,下同),出口二等药材收 0.40 元,入口二等药材收 3 元,出口三等药材收 0.40 元,入口三等药材收 9 元。平凉县收药味银 4.1 两,华亭县收 46.3 两,庄浪县收 2.1 两,泾州收 3.2 两。重税抑制了药品商业贸易的发展。

第三节　民国时期药品的艰难发展

民国时期,平凉经济贫困,文化落后,卫生资源薄弱,技术低下,设备简陋,药械相当缺乏,民间医生少,药费高昂,面对疾病,群众只能听天由命,谈病色变,闹得人心惶惶,处处岌岌可危,医药发展举步维艰,人民群众长期处于缺医少药的困境,加之战争频仍,灾害频繁,疫疬猖獗,苛捐杂税繁重,而每逢灾荒、战乱之年,瘟疫必起,得病者只能求神问佛、镇宅安土自慰,死于非命者不计其数,许多人家横遭灭门绝户之灾,惨不忍睹。巫婆神汉趁机作祟,坑骗乡民,迷信活动十分猖獗,人民群众饱受贫病煎熬。后来随着国际国内大气候的发展变化,一些外国和外地医药人员进入平凉,与本地医药工作者一道开设诊所药店,或受聘到私家药铺"坐堂"应诊,或游乡串户充当"游医",使医药流通有一定增加,但由于各方面条件限制,仍然不能满足人民群众防病治病的需要,医药卫生事业仍处于极其落后的状态。各县药品供应全由私营药铺经营,如静宁县城有永和堂、万兴堂、同益堂、福寿堂、德和堂、永和堂及威戎仁和堂、治平汪家药铺、仁达赵建邦永兴堂等 52 家药铺出售自制六味地黄丸、香砂养胃丸、万应定、七珍丹、梅花点舌丹、牛黄千金散等中成药及中药材。较大药铺兼营批发,主售中药材并自制丸、散、膏、丹等成药。但由于国际社会经历了两次世界大战,国内连年军阀混战,地方国民党政府和军阀相互勾结,平凉人民处在水深火热之中,在这样民不聊生的生活状态下,人民健康及医疗水平无从谈起。缺医少药的现状,使一个当今看来微不足道的疾病就能夺取一条鲜活的生命,贫病交加的阴影,长期笼罩着平凉这块苦难的黄土地,药品的艰难发展,难就难在时断时续,天灾人祸,地产中草药有时几乎绝收,外来药材因战争,道路中断运输不进来,而且价格特别昂贵,西药虽有发展,但品种少数量小,城镇居民都不够用,何况身处偏远乡村的广大老百姓呢!加之当时,平凉没有制药工业,西药没有生产,国民党又曾禁止中药、取消中药发展。在这种情况下,无论中药还是西药业,都是忍辱负重,在困惑中求生存,在艰难中求发展。

当然,民国也是一个政府组织形式,虽然制度不健全,机构不完善,处在一个特定时期,但对药品的管理还是有一定要求的,也设置了一些机构,制定出台了一些制度规定。民国时期,平凉管理药政有四种形式:一是由警察管理,即在巡警局或警察局设立 1 至 2 名警察管理公共卫生和药品行政,国民党平凉警察署也曾设卫生警察 1 名,管理环境卫生及医药卫生行政事务;二是由民政部门管理,县政府设民政科,负责发放中西药店许可证,医疗机构许可证由省政府卫生处负责发放,乡镇均配备民政干事管理医药卫生工作;三是由县卫生院和诊所管理医药卫生行政工作,平凉城由西兰公路卫生站管理,各县由卫生院和诊所兼管;四是药材行会的管理。当时,省政府设立卫生处,但平凉督察专员公署和各县政府未设专门的卫生行政机构,甘肃省政府卫生处也曾出台了一些医药卫生管理条例,制定了药商管理办法,药商领照程序,公布管理西药商、中药商、药师、药剂生及成药注册等暂行规定,加强了对医生执业和药商售药的管理。但由于平凉地方政府对医药管理工作重视不够,且无暇顾及这项工作,持证药店和医疗机构极少,监督松弛,管理不规范,游医药贩充斥城乡,制售假药坑害群众的事情屡屡发生。

民国时期平凉药品管理分年度情况是:

1912 年(民国元年),国民党政府仍设官医局、戒烟局管理医药;华亭县仅开设有 2 家中药铺;静宁人李自新、陕西人邵景锡在静宁县城西街合股开办"福寿堂"中药铺,静宁七里人贾兆熊在高家堡开办"永泰恭"中药铺。1915 年(民国四年),平凉各县设土药善后局,也开始征收药味银。1917 年(民国六年),瑞典籍牧师多宝在平凉县城创办西医美华医院,1927 年(民国十六年)改称福音堂医院,设病床 80 张,用阿司匹林、盘尼西林(青霉素)、非那西林、奎宁、新斯的明、606 针剂、大安等西药治病,抗战时期主要为抗日伤员服务,1938 年停办。这是当时平凉市内最早的西医院。1918 年,平凉中药店铺已发展到 15 家,从业人员约 90 人。1919 年(民国八年),平凉基督教派 2 名女牧师到静宁县传教,女牧师挪威人魏荫庇于民国十年修起福音堂,于 1933 年(民国二十二年)建立基督教静宁教会诊所。

20 世纪 20 年代,随着西北经济的逐渐发展,商货流量日趋增大,平凉一些稍有积蓄的富户,便办起了以承转运输为业的车马店,他们开始都以毛驴、骡马为客商驮运货物,后来兴起了胶轮大车,承运量急剧增大。这些都是当时平凉药品购进和销售的主要运输工具。1920 年(民国九年),华亭县城、安口、上关、西华等地有个体诊所 7 家。1921 年(民国十年)5 月,政府在打击假药上,颁发《中华药典》,但并无约束力,假药劣药充斥市场,无人过问。各县商会进行改组,较大集镇设商务分会,下设药材同业公会,负责保护商民利益,调解商业纠纷。1925 年(民国十四年),平凉县征药材统捐7200 银元。1927 年(民国十六年),国民政府实行限制中医中药发展的政策,遭到全国人民的一致反对。天主教平凉牧师在南门巷建立平凉公教诊疗所,初由 3 名西班牙籍修女任医生,于 1932 年(民国二十一年),每月以 200 银元的高薪从上海复旦大学聘请医学博士梅厚传任主治大夫,梅因诊疗所设备简陋离去,后又由西班牙籍祁孔有修士任主治大夫,1933 年迁至东大街, 诊所规模逐渐扩大,成为当时平凉最大的西医机构,1949 年后受到人民政府的保护,1956 年公私合营时,改为西医联合诊疗所,即现今市二院的前身。1928 年(民国十七年)7 月 18 日,国民政府在计量管理上正式确定万国公制为标准制,平凉各地店铺先后启用新戥秤,药材行亦遵用市制钩秤交易。1929 年(民国十八年),各县政府设一科主管民政、医药卫生等工作,始设卫生费支出项目,年支出全市不足 500 元;灵台县朝那镇仅有 2 家药店、邵寨有 1 家药材店,比较重视医药的中华理教会也传入灵台。

平凉的药材业经营范围，主要是大批收购陇南、华亭、泾源等地生药材，经简单加工打包后，发往中原和南方各地。1930年（民国十九年），华亭县个体行医医生增至25人，均为中医。1931年（民国二十年），各县规定传染病由县公安局按月汇总上报；静宁县在国民军中任过军医的吴家堡人裴效先在县城东街行医，用西医治病，但设备简陋，医疗水平低下，西药极少，后改名为陇右医院，此为静宁有西医之始；庄浪县有中药店21家，散布各集镇。11月，西安至平凉公路修成通车，平凉开始利用汽车运销药材。12月，国民党政府教育部令改甘肃大学为省立甘肃学院，设有医学专修科，深受平凉学子的欢迎。1932年（民国二十一年）3月，各县药材按担收取特种消费税。8月，山西闻喜县人孙堤山在泾川创办友爱诊所，能诊治常见病，经营常用西药和中成药，后与地方乡绅合办戒烟所，1949年前夕倒闭。1933年（民国二十二年），平凉天主教堂公教诊所分设静宁天主教堂公教福音堂诊所，西班牙人陶希圣主持，药品单一、量少，器械设备简陋，药品多为酊剂、水药，以德美制造为主，仅限于对一些常见病、极少数患者的施治，百姓患疾仍以中药为主。同时，静宁基督教会刘学义首先到庄浪水洛城传教，教会的经费主要靠行医和贩卖药品所得，药品来源主要是靠外国传教士带入，从西安、固原、凤翔等地购买。1934年（民国二十三年），随着西兰公路通车，平凉商贾云集，素有陇东旱码头之称的平凉一时中药材集散规模大增，每年仅来自华亭的药材就有3万斤，这些药材大多转销四川、武汉、西安、宝鸡等地，平凉城的牛市巷药店竞相开设，繁荣一时。同年，外籍人旧军队退伍医官蒋正海在华亭县城开设了"华美诊所"、西医苏青山在安口开设了"友仁诊所"，开展简单诊疗业务，使现代西医西药开始传入华亭。随之，张诚斋、温尚平、吴耀华、郗肇封（又名东明）等相继在华亭县城和安口开办诊所。1935年（民国二十四年），国民党平凉行政专员督察公署设两个科，其中一科主管民政、文教、医药卫生、司法、社会治安等,废除药味税,征收特种物品产销税。静宁县城共有"道德药房"、"永和堂"、"德和堂"、"天顺生"、"万兴堂"、"天和堂"等 7 家中药铺。10 月,红军北上途径静宁,界石铺水鱼子小湾黄清荣一家,留养骑马摔伤的红一方面军团卫生员巫仰光战士,次年 8 月伤愈归队,1949 年后巫仰光曾担任兰州医学院组织部长。1936 年(民国二十五年),西兰公路通车后,静宁中药铺逐渐遍及各集镇,良医多坐堂看病,有名望大夫颇多,其中裴效先开设的陇右医院,赵顺天开设的惠仁药房,医术高明,声誉良好。8 月,张景堂在平凉城东大街(今北门什字)开设首家同仁堂西药店,经营阿司匹林片、盘尼西林(青霉素)、金鸡纳霜、水杨酸钠、来苏、红汞、碘酒等 30 多个品种。1937 年(民国二十六年),抗日战争开始后,华北及沿海各省相继沦陷,工商业者纷纷内迁西移,北京、天津、山东、河南、山西、陕西等地药商相继迁来,西药进口困难,中药业一时极为兴盛,中药铺猛增到 38 家,从业 180 余人,经营范围也迅速扩大,一些原来只搞零售或小股批发的药店,也发展为大批转运药材的过载商行。如"祥泰和"、"庆春堂"、"荣盛贵"等药店,都做大批贩运生意,进货地点包括兰州、西安、成都、上海、南京、北京、东北、新疆、宁夏、青海等地,批发范围由原来的邻近各县扩展到江浙、东北、华北各地。聚成功货栈成为药材过店行栈,雇用 20 多人搞药材长途转运。城区较大中药店有荣盛堂、庆春堂、祥泰合、广德堂、保安堂、福兴铭、永丰昌等 10 家。大药店在北京、上海、西安、兰州、宁夏、新疆等地有常驻药庄。因此,有西兰、宝平、平宁公路纵横东西南北交通要冲的平凉,便成为陕、甘、宁、青、新西北五省区的药材重要集散基地,岷县的当归、党参,宁夏的枸杞、甘草,青海的大黄、羌活,陕西的五味子、黄芪,新疆的贝母等大宗药材纷纷聚集平凉,又由此分销各地。医师王维勤从河北来平凉开办平民诊疗所,翌年改称红十字会诊所,是甘肃省第一家红十字会。

私人开业的有芦保番的亚东医院,裴子丰、晁云天开设裴晁大夫医院,蒋居敬开办眼科诊疗所,张憩开设西医诊疗所等。1938年(民国二十七年),陕西宝鸡人温尚平自平凉"美华教会医院"学习结业后,到华亭县城创办"福音堂诊疗所"挂牌行医,传教、看病、卖药,以医养教,主要经营进口西药,医疗水平较高,群众影响颇大。同年,国民党政府对甘草等药材开征货物税,税率由10%以上降为5%,另增2%至12%的外产药材边境查验手续费。

　　1939年(民国二十八年),卫生行政机构开始管理西药商、中药商、药师、药剂生产、成药注册与监督检查。平凉红十字会开设"红十字会平凉分会诊疗所",王维勤联合当地上层人士和基督教会人员组成了第一届理事会,成员包括国民党"国大代表"、法院院长等政界人物以及工商界人士,红十字会成立后,除会员缴纳会费外,曾多次演戏募捐,筹措红会活动经费,增设有"育婴堂"、"抚恤院","育婴堂"收养儿童,一般只二三名,"抚恤院"徒有虚名,并未开展工作;5月,陈克让等人发起成立静宁县药材同业公会,为学术团体。在加强药店经营管理方面,每年开展几次价格、质量检查,在对外药材购销、业务联系、内外学术交流方面起主要作用。6月,庄浪成立国药商业同业公会,有会员11人。8月,平凉各县级医院开始分期分批陆续建立。国民党政府内政部卫生署在平凉成立西兰公路卫生队,之后改名西兰公路卫生站,站址在今平凉市医院第一门诊部处,直属中央卫生署领导,由刘家驹任主任,有药剂士12人,11月1日,西兰公路卫生站改组,兼办平凉卫生院业务,形成两个机构并存,接受中央卫生署和省卫生处的双重领导,由公路卫生站主任刘家驹兼任院长,另加护士助理3人,卫生稽查1人。次年2月,刘家驹调至武威,张昱任主任兼院长。根据当时的经济状况和人口的多寡,经省政府核准,平凉卫生院被首批确定为甲种卫生院。经费、药械由卫生署、省卫生部供给。当时有医师、护士、助产士、药剂师、卫生稽查 1 人、事务员 2 人共 15 人。民国三十二年 4 月 16 日,潘秀民任公路卫生站主任兼平凉卫生院院长。此时,平凉公路卫生站附设机构有中央内政部卫生署医疗防疫处第 23 队、甘肃省卫生处驻平凉卫生队、平凉灭虱站、平凉县公路卫生站,以及民国三十五年元月成立的平凉卫生院。平凉卫生院设内科、外科、妇科、儿科。1945 年(民国三十四年)8 月 15 日,吴兴凯任公路卫生站主任兼卫生院院长。12 月,公路卫生站结束,移交平凉县,改为平凉县卫生院,有医务人员 23 人。平凉县卫生院隶属省政府卫生处领导,县政府监督,院长由省卫生处直接选派。民国三十七年章祖鼎担任院长。平凉县卫生院除搞好本县群众医疗、壮丁救护训练、推广新法接生及妇幼卫生、卫生宣传教育等项工作外,还肩负临近县诊疗之任务,是平凉城内比较完善的一所医院。1949 年 5 月,平凉卫生院的药品被国民党马鸿逵部运走,人员失散,卫生院解体。7 至 8 月,平凉、兰州相继解放,原失散人员先后返回,中国共产党平凉分区行政督察专员公署接管,组建平凉专区人民医院。

　　1940 年(民国二十九年),西班牙籍医生潘乐伦以天主教会名义在泾川县城创办了公教诊疗所,有外籍医生 2 人,本籍医生 4 人,简易病床 1 张,多用西药为患者治病,外籍医生带来大量药品和医疗器械。12 月,平凉设立疫苗制造所,但疫苗具体制造情况未找到资料佐证,尚待挖掘研究。1941 年(民国三十年),泾川成立县医院,有医护人员 9 人,低倍显微镜 1 架和做常规治疗所用的刀、剪、镊子等用具,能诊治一般常见病,1949 年后由县人民政府接管。10 月,甘肃省静宁县商会制定《静宁县药材商业同业工会简章》。1942 年(民国三十一年),华亭设立县卫生院,共有工作人员 8 名,但因设备简陋,药械匮乏,医术乏人,诊费昂贵,就诊者寥寥无几。同年,泾川县张亮臣创办了天兴医院。1943 年(民国三十二年)4 月,静宁县卫生院成立。5 月,红十字会平凉分会派医师王世和带领助理人员,携带医药、医疗器械,开设崇信办事处诊疗所,开始种牛痘,预防天花。据当年统计,全省共有私人诊所(院、馆)86家,其中平凉有6家,分别是平凉县裴德福诊疗所、晁荣天诊疗所,泾川县张亮丞开的"青年诊疗所"、"天兴诊疗所"、孙提山开的"友爱诊疗所"(张亮丞兼开),华亭县饶成邦开设的"张民诊所"。1944年(民国三十三年),河南人井长霖在庄浪县水洛开设西医诊疗所,经营西药,但设备简陋,药品奇缺,仅能注射606、914,以口服阿司匹林治疗感冒等常见病。1945年(民国34年),《平凉县志》收集崆峒山药材名录76种。据中共陇东地委统战部编印的《平凉市初步调查》记载,平凉市(今崆峒区,时称平凉县)有药店10家。平凉县政府规定配药处方应有中医师姓名及政府注册字样的药方,方可配发,禁配"仙方"、"神方",但屡禁不止。平凉县成立县参议会中西医师公会,选一人成为参议员;灵台县有个体药店17家,有中医药人员百余人。崇信县个体药店共有17家,乡村有家传、师承或自学的中医药人员百余人。山西省医学专科学校毕业生郗肇封(字东明),在华亭安口开设"郗大夫诊所"。1946年(民国三十五年),灵台成立县卫生院。华亭县卫生院医士苗玉田在县城东关私设"西医诊所"开业行医。1947年(民国三十六年),庄浪、崇信县卫生院成立。至此,平凉7县卫生院全部由政府行政院批准成立。各卫生院设诊室、药房,仅有听诊器、体温计、玻璃注射器等简易诊疗器具,当时药品由省政府卫生处不定期拨发,数量、品种均较少,每个卫生院的药品按当时币值约合现币一千余元,均运用西药防病治病,已能防治白喉、霍乱、天花、妇科难产等症,国民党撤退时,县卫生院被破坏或一起迁走的有华亭、崇信、庄浪、泾川4个。平凉设天主堂公教诊所,由静宁基督教福音堂出资,杨万寿在水洛开设诊所,均为西医西药。1948年(民国三十七年),平凉全市药品集市发展到78个,比"民国"初60个增长了18个,但中药西药价格奇高,当归(中等)每市斤法币 2100 元,大黄 1000 元,复方阿司匹林每片 100 元法币,盘尼西林每瓶 1.6 万元,早发大安、大健黄每瓶 31 万元法币,914 每支 7000 元。泾川县设立天主堂公教诊所,全县有中西医 69 人,县城王子隆以妇科见长。华亭县卫生院院长李洪范将大部分药械交给国民党平凉驻军,致使该院倒闭。静宁县卫生院有司药 1 人。地方名医孙华堂筹款,在平凉城内菜市巷创办私立中医学校,名字为私立平凉华堂国医学校,孙任董事长,聘请曹云龙为校长,6 名中医任教师,学制三年,实习 2 年,教授《国医史略》、《中医诊断学》、《药物学》、《细菌学》及《历史》、《国语》等,1953 年停办,为平凉培养中医 30 余人,该学校是平凉近代史上的第一所私立中医学校。

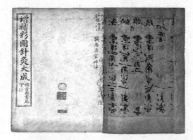

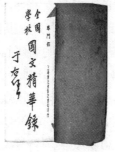 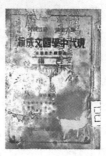

平凉华堂国医学校《针灸大成》、《国文精华》三种课本 (赵炳台摄)

1949 年(民国三十八年),平凉无专门药政管理机构,多由商会、药业公会兼管药政,全市中药店共有 209 家,从业人员 444 人。其中崆峒区 45 家,从业人员 106 人;泾川 25 家,从业人员 31 人;

灵台 10 家,从业人员 15 人;崇信 30 家,从业人员 40 多人;华亭 18 家,从业人员 99 人;庄浪 29 家,从业人员 68 人;静宁 52 家,从业人员 85 人。西医医疗卫生机构(含西医诊所、卫生院)有 25 家,西医医务人员有 100 余人,其中公办卫生院每县 1 家共有 65 人。但由于国民党政府的税捐奇重,各业萧条,并随着国民党的溃逃,大部分倒闭。

除泾川县资料缺乏外,其余各县分县药品情况是:

[平凉县] 平凉城知名的中药店有祥泰和、太和堂、保安堂、庆春堂、广德堂等,知名中医不下 10 人,其中曹云龙开广德堂药铺,擅长伤寒,配制赛金散;史文华开睿德堂药铺,擅长小儿科;麻文华开庆春堂药铺,擅长疑难杂症,人称"曹伤寒、史小儿、麻杂症"。曹云龙创制的赛金散治疗外感内伤很有疗效,麻文华创制的麻氏拾香丸治疗脾胃不和、停滞不化有特殊疗效。在群众中较有影响的还有白友梅、王学谦、靳光斗、王桂堂、传钦、周云峰、马道、李兰亭和骨伤医师赵启芳等人。这些中医中药人员自制藿香正气汤、理中汤、四逆汤、回阳救急汤和中成药雷击散防治霍乱病,采用蒸、炒、泡、炙、切等方法加工炮制中药材,自练梅花点舌丹,自熬龟鹿阿胶、五毒膏药,自制八宝退云散等 50 多个品种,其中庆春堂药铺生产的"痧气灵丹"和"擦药"(专治骆驼皮肤癣),驰名西北地区。7 月后又新开设恒兴、仁和、民生、济生 4 家西药店,与原有的平凉卫生院、美华医院、公教诊疗所、红十字会诊疗所等,均用西医西药为人治病,西医医疗设备有听诊器、体温计、三大常规检验玻璃器皿和简单手术器械,平凉卫生院有 1 台 30 毫安 X 光透视机,西药数量品种极少,药政管理工作由平凉县卫生院负责。

[灵台县] 有 8 个农村集市,中药材除当地产品和参、芪、归、芍等常用者外,一般药源都较紧缺。中医冯心传以内科见长,练克昌对伤寒、妇科治疗应手,郭士泮以小儿疝气、妇科、皮肤外科、内

科皆有建树,李文秀以内科伤寒杂症见长。县城和朝那各有个体经营的西医诊疗所1处,化学药品极少,且药店诊所医院极少,每6000人平均不到1个医药店铺。

[崇信县] 私人药房除县城13户号铺外,连同各乡镇、农村合计不下30家,散居全县各地自习行医的中医40人左右。他们除中医坐堂治疗外,农村个别村庄也设有私营药房,行医治病,或子承父业,或以师带徒,黄土寺的哈有儒及后代哈惠邦,还带了徒弟张幕祥,阎家湾张汉英及子张腾鳌(海山),徒弟张三德和儿子张正丰,关村的李建善,儿子李全质(干文),孙李鸣皋,徒弟张汉相等,均属这类情况。此外,在民间医生中,魏佐堂治沉疴颇有声誉。张继斋医治感冒,药剂虽小,一治就好,人称"感冒先生"。新窑的朱文杰特长外科,王具才等人治疗梅毒,效果颇佳。

[华亭县] 个体行医者计有106人,其中西医诊所有7家7人,其余均为中医人员,有99名,以县城的刘美斋、徐仙台、尚政和、尚政治及回民中医马镒、马凤周父子,安口的崔连山、孙继民、宋廷栋,策底的赵维汉、南川的鲁正曦等人行医较有名气。1949年初,有王志谦、王汉臣、张鸿道、熊学愚、马福瑞、王周敏等西医药人员曾先后在华亭安口地区行医、卖药。

[庄浪县] 西医诊所仅2家,中医较为兴盛,店铺较多,除万春堂、万春茂分店、养元堂、同春茂、永春堂、万顺通、复元堂、复元泰、复元兴等,主要销售中草药,销量无记载外,还有如水洛镇孙家庄著名中医孙悼,临症施治,悉心问切,慎处方药,每多效应;水洛刘氏,自刘成家始,其子刘笃庆、刘笃信、曾孙刘天祥、玄孙刘宝平五代行中医。阳川陈氏,自陈怀荣始,其子陈锡范、孙陈孔修、曾孙陈宝仁四代行医。良邑何氏,自何志仁始,其子何肇、孙何若曾、何若亚、曾孙何经、何作、玄孙何红霞五代行中医。朱店毛氏,自毛鸿翼始,其子毛岭鹤、孙毛小平三代行中医。这四家"中医世家"从清

道光开始,代代相传,酷爱中医,习研中医,医术精湛,医德称著,销售医药数量较大。

[**静宁县**] 据静宁史料记载,民国元年(1912),静宁人李自新、陕西人邵景锡在静宁县城西街合股开办"福寿堂"中药铺,静宁七里人贾兆熊在高家堡开办"永泰恭"中药铺。民国二十年(1931)在国民军中任过军医的静宁吴家庙人裴效先在静宁城东街行医,后改名陇右医院,此为静宁有西医之始。民国二十二年(1933)建立福音堂诊所。后来,商品经营范围逐渐拓开,各地均设立商业同业公会,管理各行业事务。民国二十四年(1935),静宁县国药商业同业公会有会员35户,从业中医药者85人,或开中药铺,或居家看病,或坐堂开方,或走方行医,其中道德药房、永和堂、德和堂、福寿堂、天顺生、万兴堂、天和堂等中药铺较大,各有坐堂名医,药品生意比较活跃。最有名望者如县城南关人李吉五,继承父业,擅长妇科及中医内科,远近闻名;仁当川赵家湾人赵建邦在梨树梁开设的"永兴堂"药店,擅长治疗毒疮;威戎北关人戴瑾琦,见长扁桃腺炎及扁桃腺脓肿的针刺治疗;县城东关人于纯礼,擅长医疗风湿、伤寒等病症;河北人王耀章在威戎行医,擅长中西医结合疗法;陕西人王浩然擅长中医内科;平凉人赵顺天开设惠人药房,医术较高,颇有声誉;西医有县城秦克强诊所(以小手术为主)、谢西平、何映萍诊所和县卫生院;界石铺赵家老汉、李庭栋,仁当刘光祖,古城岳升泰、曹务苏殿甲、原安张广远、四河厍志雄等人的中药铺也较有影响。

纵观民国时期平凉中药店的发展史,我们可以得出时多时少、艰难曲折、无序竞争、缓慢发展的结论。当战争来临时,除个别偏远乡村医生仍然坚持行医售药外,城区或被军队征用,或外出逃难,或呆家躲祸;当战事松懈、瘟疫流行时,医生又出来售药治病,而且由于国民党统治的混乱,平凉中药行业的发展极为缓慢,各药店之间在无序的竞争中促进了平凉药店业和药品业的不断发展。西兰公路通车后，中药铺逐渐遍及各集镇，良医多"坐堂"看病。但卫生资源薄弱，技术低下，设备简陋，药械匮缺，乏术乏人，药费高昂。加之灾害频繁，疫疠猖獗，苛捐杂税繁重，得病者多以求神烧香、镇宅安土自慰。巫医神角乘人之危，骗钱害人，死于非命者不计其数，许多人家横遭灭门绝户之灾，惨不忍睹。平凉药学、药店和药品的发展主要呈现出五个方面的特点：第一，依托家居房屋，开办药店，广设分店，批零兼营。民国时期，平凉先后开办药店 100 多家，发展大、速度快，还有经营有方的开设分店和扩大经营。如平凉最早的药店"保安堂"，在船舱街设了"西保安堂"，在中山街又设"东保安堂"，从业 14 人；"荣盛贵"药店除原来牛市巷 30 间店铺外，又在兰州畅家巷修店铺 30 间，在宝鸡龙泉巷修店铺 50 间，是当时平凉最大的药材商号；"祥泰和"药店也在宝鸡开设了"祥泰生"分店；"聚成功"发展成为药材为主的综合过载商行，资金万元以上，从业 18 人。当时平凉城东关的船舱街、中山街成为中药店铺最集中的地方，各县药店也有一定发展。第二，以医带药、以药养店。当时，百分之九十的药店都有坐堂医生，平凉的四大名医之一曹云龙，1935 年开设"广德堂"药店，既当经理，又当医生，他本人医术高明，加之对药材的炮制要求严格，所以信誉就高人一等；名医史文华，1923 年出师后，先后在"金盛通"、"长泰裕"药店受聘坐堂行医，1932 年又受聘于"庆春堂"药店，坐堂 11 年之久，他基础扎实，知识渊博，开方以"廉、简、验、便"四字为标准，为所在药店赢得了不少好名声。当时，人们对平凉的医药界有这样的顺口溜："进了平凉城，先找曹云龙，中山街有个麻文华，过店街有个史翰臣。"在这些名医的影响下，很多药店都创出了自己的专长。如"广德堂"的妇科，"庆春堂"的脾胃，"荣盛贵"的伤寒，"吉庆堂"的眼科，都有一定的名气。1932年，平凉发生重大的疫病，人称"虎烈拉"，其流行之速，死亡率之高,历史罕见,各家药店在名医的指导下,及时配制防疫草药,并从外地购进大批"雷击散"、"群瘟散",对控制时疫的蔓延起了很大作用。第三,前店后场,工商一体。过去的中药店,绝大部分都自带加工炮制,前店开铺,后院设加工厂,最小的药店起码都有切刀、碾槽、焙锅、晒席等一些简单工具,较大的药店还配制药效良好的丸、散、膏药。"祥泰和"药店曾派人去北京"同仁堂"、天津"达仁堂"以及上海、兰州等地名家药厂学习其加工技术,配制了黄连上清丸、十全大补丸、麝香冰硼散、梅花点舌丹、冻疮膏等10多个品种,为后来平凉中成药的发展奠定了一定的基础。第四,大店赚小店,小店赚客户。大户药店资金雄厚,进货范围广,吞吐量大,有的药店,每年收购药材达10多万斤,他们除少量用作零售外,大部分都运往外地或批发给当地中、小户药店,一般牟利都在百分之百以上,俗话说:"药无百分利,不如当柴烧。"就是大药店高额利润的真实写照。那时中、小药店也是大秤进,小秤出,层层加利,病患者大多倾家荡产,老百姓苦不堪言。第五,遵规守制,诚信经营。当时,平凉药店虽然处于利益之争,但由于医德医风古老风尚影响,也不乏诚信经营药店。如前之所叙"保安堂"、"荣盛贵"等药店,也以其药品炮制规范、质量上乘、价格合理、诚信经营,赢得平凉内外客商赞誉而不断发展壮大。

第四节　近代药品发展的特点及对社会的影响

近代平凉药品虽然有过短期的繁荣,但从总体上讲,发展规模与沿海各大城市相比,还是比较小的。无现代药品工业,药店和诊所规模都不大,中药材生产加工均为手工业操作,采用先进的经营方式者很少见，绝大部分循规蹈矩，保守落后，"父子兄弟相聚一处，农忙则从事田畴，农暇则经营医药"。从发展进程来看，平凉近代药品的发展经历了一个艰难曲折的过程，发展呈现螺旋式上升，有时停滞不前，甚至出现倒退现象，纵观近代平凉药品的发展，有五个方面的特点和影响：一是药政体制不健全，政府管理力不从心。晚清和民国时期，在药政管理方面，既无前车之鉴，又缺乏管理手段，加之技术不完善，连年战争，假劣药品泛滥，得不到规范管理，以致疾病丛生，疫疠流行，人口死亡率极高，天灾人祸横行，巫神马角等迷信活动又趁机兴风作浪，危害人民。另有洋人坚船利炮开道，西医西药以教会名义快速进入平凉，开办诊所、医院、开设洋行、药房，政府不仅一时无暇顾及，而且对药品管理工作和如何管理还没反应过来，导致医药难以发展壮大；二是职责不明确，医院管理形同虚设。国民党时期，无论是警署还是民政机构，均无力管理医药，平凉各县卫生院建立后，就交由卫生院管理，但卫生院无权无责亦无能力，加之本身发展规模相对较小，药品奇缺，医疗设备极其简陋，缺医少药，发展进程步履维艰，所以管理相当松散，基本没有监督，导致社会卫生状况恶劣，药品市场秩序混乱，经营者缺少社会责任，没有诚信意识；三是晚清和民国一直延续行会管理，"资本"或"帮头"垄断药品市场。行会管理，药品经营者为了自身利益，联合起来建立行会，选举"帮头"，行帮保护自己利益，排斥和打击其他，有很多弊端，竞争本身就无公平性可言，加之新兴的资本家囤积居奇，欺行霸市，把持营销物流，垄断奇缺药品，哄抬价格，严重抑制了药品的公平有序竞争；四是经济落后交通不畅，城乡药品发展极不平衡。一方面，近代平凉药品店铺、批发行栈、诊所、医院的分布很不均衡，平凉城集中了全市药品的绝大部分，各县县城尤其是华亭、灵台等县城发展极其缓慢，除华亭安口、静宁威戎等个别外，其余乡镇几乎无药品发展；另一方面，县域发展水平参差不齐,平凉城的药品商业贸易发展较快,水平较高,而一些小城市和边远地区,发展则相对落后,一些偏远村落甚至货郎担也没有,直到1949年中华人民共和国成立前夕,全市有不少县药品营销"仍沿用旧习,对于往来,全凭信用,买卖货物或过款项一言为定,绝无反悔"。这些现象导致广大农村更加缺医少药,生命更加没有保障,农村群众因病致贫、因病返贫成为常事;五是西医西药发展较快,严重冲击中医中药发展。鸦片战争后,西方列强的侵略使我国的政治、经济、文化等发生了根本性的改变,西方药学也是紧随西方列强和传教士而来,作为一门科学技术,客观上为中国人民提供了一种迅速有效的治疗方法,但它的传入及普及,对我国传统的中药学产生了巨大的冲击。平凉医药学者为了学习研究的渴求,人民群众出于治病疗疾的需要,使得鸦片战争后不久西药便以一种势不可挡的气势在平凉传播开来。除了本身就学习西方医药学的学者外,一些中医药界的人士及人民群众对西药的关注也远大于中药,使中医药在平凉一统天下的局面彻底被打破,将传统的中医药推向了生死存亡的边缘,刺激了中医药自身的改革完善,使一直沿袭的传统中医药理论发生了变革,出现了不同的思潮。西方药学的影响及留学归国药学家的共同努力,促成了中药界开始学习效仿西方经验,改革改良中医药,借助科学技术方法探索中医药新理论,对中药开始了实验研究。随着研究领域的不同,中药学的学科分化才有雏形,出现了中药药理学、中药化学、中药鉴定学、中药制剂学、中药炮制学等学科分支。民国后期,平凉一些药店制剂品种多,数量大,效果好就足以证明这一点。

第三章　繁荣发展的现代药品

　　1949年10月后,平凉这一古老的土地获得了新生,滔滔泾渭哺育着平凉人民,在党和人民政府的领导下,发扬自力更生、艰苦奋斗的创业精神,进行了社会主义改造和大规模的经济建设,医治了旧社会遗留下来的创伤,使平凉旧貌一展新颜。国民经济十二个"五年计划"的付诸实施,虽几经曲折,但在坎坷中不断发展前进,取得了今非昔比的辉煌成就。历史是人民创造的。人民在社会主义建设的道路上不断谱新篇、树丰碑。从资料反映,1949年至1957年,在国民经济"恢复"和第一个五年计划时期的八年中,一个百业俱兴、安定而富有生机的大好局面基本形成。在1958年至1965年的第二个五年计划和"调整时期"的八年中,党把工作重点转入新的生产关系,保护和发展生产力,"二五"时期,医药制品轻工业开始出现,平凉制药厂建成并逐步发展成为骨干企业,一些小企业开发了妇女卫生纸、药物卫生纸。三年困难时期,全党坚持"调整、巩固、充实、提高"的方针,以顽强的毅力克服了种种困难,全面地调整和发展了国民经济,取得了很大成绩。1966年至1975年的第三个和第四个五年计划时期的十年,政治动荡,经济损失,但平凉的药品经济却有一定发展。1978年党的十一届三中全会以来,平凉的药品经济才开始进入新的发展阶段。那时,国民经济实行"调整、改革、整顿、提高"的方针,促进了各个行业迅猛发展,药品经济、药品工业、药品商业发生了根本性的变化。20世纪80年代,打破了企业吃国家"大锅饭",工人吃企业"大锅饭"的状况,企业自我发展能力增强，内涵外延不断发展，宏观经济效益得到不断改善，竞争机制中引进开发新技术新产品，生产能力已有相当的规模。生产的大发展、生产力的改变，促使商贸、供销领域也发生了巨大变化，医药科技的发展、药品品种和数量的增多，推动了市场经济活跃发展，形成了一个以平凉制药厂和医院为主体，村卫生所、个体诊所和药店为终端的完整的药品生产经营使用体系，在平凉实现了村村有医有药，能满足群众用药需求、能保证群众健康需要的良好局面。

1949 年后，平凉药品的快速发展经历了三个时期：第一个快速发展时期为 1950 年至 1965 年，国家进行三年国民经济恢复，实行重大革新，开展第一、二个"五年"计划经济建设，实行国民经济"调整时期"，平凉也采取一系列发展药品经济的政策，药品种植上引进优良品种，发展中药材种植，药品生产加工上建立制药厂，开展医院制剂生产，在药品流通方面开放集市，实行公私合营，开展送药下乡活动等多种经营，大大刺激了药品经济发展，盘活了药品存量，基本满足了群众用药需求；第二个快速发展时期是十一届三中全会至 2000 年的 22 年间，随着改革开放号角的吹响，平凉药品经济也进入飞速发展阶段，药品工业产值连续翻番，药品种植、销售均创历史最高水平；第三个快速发展阶段为 2001 年至今，随着新的《药品管理法》颁布实施，以独立的药品行政管理机构开始建立并不断健全为标志，平凉药品生产由规模小、低水平、低产值，到大规模、高水平、高质量发展，经营使用药品由混乱、假劣药品泛滥，到规范化、科学化、法制化发展，无论是药品产量、数量、经营品种，还是产值、质量、人民满足满意程度、经济效益、利税等都达到了前所未有的规模，药品出现极大富裕。

第一节 国民经济恢复和"一、二五"时期的药品成就（1950年至1965年）

医院药房、诊所、药店是药品销售和使用的三个最基本形式，批发公司或批发商栈和生产企业是药品流通的重要源头。

1949年前，平凉的药品事业基础十分薄弱，作为药品种植环节，政府无暇顾及，百姓无力顾及，西药生产更是无水平无技术，流通方面批发量少、品种稀缺，医疗器械极其简陋，中药材除当地产品参、芪、归、芍等常用者外，一般药源都较紧缺，化学药品极少，平凉公立卫生院仅3所，且规模很小，诊所和药店也是寥若晨星，平凉仅有30多家，缺医少药，设备极其简陋，当时平均每5000人不到1家店铺，灵台县平均每6000人不到1个医药店铺，卫生技术人员28人，每千人平均有卫生技术人员0.028名。

1949年后，党和平凉各级人民政府对人民的健康十分关心，医药卫生事业在旧平凉留下的"烂摊子"上开始走向新生，在"面向工农兵，预防为主，团结中西医，卫生工作与群众运动相结合"的方针指导下，医疗防疫、妇幼卫生、医学教育、医药研究、药政管理等各级机构有计划地相继建立。中医、西医、中西医结合，中药、西药、中西药并用三支力量共同发展，长期并存，中西医药科技队伍不断发展壮大，医疗科技水平日益提高，人民的医疗保健有了保障。1949年8月，平凉贸易分公司建立，下设各县支公司，经营药品。县（区）政府先后接管旧卫生院并改为人民卫生院，其中静宁县人民政府接收县卫生院残留医疗器械24种，即手术刀1把、麻醉口罩1个、产科钳1把、止血钳2把、弯止血钳2把、普通镊子1把、导尿洗涤器1具、橡皮导尿管1支、橡皮管1条、脓盘1个、漏斗1个、煮锅1

口、探针 1 支、软膏罐 2 个、受水器 1 个、滴管 3 个、听诊器 1 具、大号针头 8 支、小号针头 7 支、10 毫升铁头注射器 1 具、20 毫升注射器 1 具、2 毫升注射器 1 具。人民政府成立之初,各县(区)医药卫生由县政府民政科管理,监督各医院麻、毒、剧、限药品的使用保管,审批麻醉药品申购卡片,办理药政有关事宜。9 月 3 日,中共平凉地委、平凉分区专员督察公署决定,设立平凉分区专员督察公署卫生科,统一管理医药事务。10 月 1 日起,各县(区)政府扶植私营药店正当经营, 委托县人民卫生院及各级卫生协会对经营药品的个体诊所、药店和药品医疗器械以及从事的医药工作者进行审查登记,实行统一管理。10 月,成立西北区山货皮毛公司平凉分站,兼营药品。至 12 月底,全市中西药铺发展到 146 家,其中平凉城区有中药店堂 38 家,开业者 56 人;静宁有私营中药铺(诊所)52 家,从业人员 85 人,仅静宁县人民政府登记,城关镇就有药材商铺 16 家;庄浪有中药铺(诊所)29 家,西医诊所 2 家,从业人员 71 人;灵台有西医诊所 1 家。

20 世纪 50 年代初,各县(区)药政管理工作的主要任务是:监督检查药政法规、条例的贯彻执行;对药品质量进行监督检查,取缔处理伪劣和不合格药品;麻醉药品、精神药品和医疗用毒性药品,具有两重性,用之得当,可医疗疾病,减少病人痛苦,使之不当,则会中毒或成为瘾癖,危害人体健康。因此,淘汰毒副作用大和疗效不确的药品,实行严格管理,定点供应,限制购买,控制使用。遵照《关于严禁鸦片烟毒的通令》和《管理麻醉药品暂行条例》,责令民政、公安、卫生等部门组织民兵铲除烟草、查封烟馆、没收烟土,管理麻醉药品、毒药、精神药品以及医院制剂工作;监督检查有关单位对价格政策的执行情况;对违犯药政法规的单位或个人执行行政处罚等。同时,各县(区)充实医务人员,成立中西医联合会或联合小组,内设药品监督股,按照由省卫生厅制定颁发《甘肃省药商暂行管理办法》,省商业厅制定的《皮毛、药材、大麻等重要物资的交易市场管理办法》,加强医药管理,对私营商业进行限制和改造。平凉整顿原有药品市场,查处取缔伪劣药品,"如发现出售失效、变性、伪造、掺假之药品,除予没收外并依法处理"。这一举措对保证用药安全、监督取缔不法药商起到积极作用。平凉县、庄浪、静宁等县先后在人民卫生院和专区医院设手术室,设立药房,成立药剂室,鼓励发展中药制剂。当时,名老中医者仲仁配制的黄芪建中加味汤,专区医院汪廷洪配制的五毒烧黑散,王栋卿配制的加减大温经汤,徐仲秋配制的活络效应汤,名气较大,在临床上都有独特的疗效。

1950年1月6日,各地动员个体开业医务人员,组织联合医院或联合诊所,使其成为公立医疗机构的助手,静宁县率先成立中西医药联合会。各县(区)开始进行麻醉药品的管理工作,对麻醉药品如普鲁卡因、巴比通、阿托品、砒石、斑蝥、巴豆、红娘、马前子、土鳖虫、水银等均进行登记;平凉专员公署卫生科及各县(区)人民政府卫生科开始审批麻醉药品申购卡片,监督各医院麻、毒、剧药品的使用保管;对停用、限用、过期失效药品进行检查监督。4月,静宁县人民政府资助县卫生院小麦60石,用于购买药械;平凉分区专员督察公署卫生科配发静宁县卫生院3套手术床(其中三折式手术床1张),逐步有了先进的医疗器械。5月,华亭县人民政府成立新的县人民卫生院,有3名西医人员,接收民国末期卫生院残存物品价值约10万元旧币(折合人民币10元),接纳个体行医人员王笃信药械价值5000万元(折合人民币5000元),即镊子、剪刀、针管、药品等,建成对外门诊,除了开展正常的医疗、预防、保健业务外,兼负全县卫生行政与技术管理职能。6月,静宁成立县药材公司,大集镇设医药门市部。9月,华亭县总工会投资300元在安口镇办起"安口劳工诊疗所"。各县(区)开始筹建乡镇卫生院。12月,甘肃省人民政府颁发《甘肃省药店管理办法》，并先后在兰州市、天水市试行。

1951年3月，崇信成立县卫生工作者协会，时有会员50人。随后，各乡镇成立分会。平凉县卫生工作者协会对麻醉药品摸底造册登记，制止滥用麻醉药品。4月，平凉分区专员督察公署卫生科改称平凉区专员公署卫生科。平凉区专员公署决定，成立平凉专区人民卫生院，地址设在平凉盘旋东路87号，有内、外、妇、儿科及检验室，病床40张，职工49人。5月，开始进行麻醉药品社会存量的登记，医疗单位原存的麻醉药品，登记后仍留原单位使用，私营药商原存的麻醉药品，登记后由市卫生科批售给医疗单位使用，售完为止，不再经营，医疗单位的日常供应，由药材公司负责。8月10日，甘肃省人民政府又以府卫秘字第1600号令重新修正公布了《甘肃省药商管理暂行办法》，其第10条规定："各种药品均应按其性质分别妥为贮藏。……无论任何药品，如发现有失效、变性不得出售，伪造、掺假之药品除予没收外并依法处理"，"药品之性质，应按照中华药典标准，中华药典未记载者，应按一般国际常规。"9月，以平凉军分区人民诊所为基础，组建第一门诊部，地址在平凉市同善巷。各县(区)逐步开始建立区、乡卫生所，大力提倡中西医结合，农村卫生机构充分发动群众种药、采药，培训"赤脚医生"，进行药材加工，针对所患疾病处方配制、加工中成药，坚持勤俭办医，缓解了当时缺医少药的现状。泾川对全县79家中药店和6家西药店逐步进行社会主义改造，首先把农村集镇药店组建为合作小组和联合诊所。

1952年，贯彻"面向工农兵、预防为主、团结中西医、卫生工作与发动群众运动相结合"的四大卫生工作方针。静宁县医院成立制剂室，制剂设施有1台煤热蒸馏水器及玻璃器皿、软膏刀、软膏板等，按照医生处方，自行配制眼药水、软膏剂、散剂等。2月，静宁县设接生站。3月，平凉红十字会进行改组，隶属平凉专署卫生科领导，在会员中进行思想教育，宣传中国红十字会以爱国主义、国际主义和救死扶伤的革命人道主义精神。4月，由温尚平承头成立了"华亭县联合诊疗所"，有西医药人员7人，为华亭县第一个个体联合诊所。7月，华亭县在原安口劳工诊疗所的基础上，成立安口卫生所，成立马峡、高山（今上关）2个卫生所，在所人员全部为西医，静宁县、泾川县政府设卫生科。静宁县卫生科登记全县有中医人员76人，西医人员8人，资本额2.55万元。专区医院将盘旋路住院部附设门诊部迁至平凉中山街，成立第二门诊部。8月1日，静宁县第一个农村卫生所"威戎区卫生所"成立。由卫生科管理，卫生工作协会和医药行业公会监督，检查市场药品质量，禁止游医药贩无证行医卖药。平凉专署成立中医进修学校，学制1年，第一期中医进修学校招收学员48人，还先后选送41人去西安、兰州进修学习。私商原存的麻醉药品已售完。至此，平凉的麻醉药品登记处理工作基本完成，《麻醉药品管理暂行条例》有关规定基本得到贯彻，其供应工作交由医药公司办理，但对采购手续及购用数量的审批仍由卫生科负责。10月，华亭卫生院增设药务组。11月3日，静宁县中西药联合会改为静宁县卫生工作者协会，下设监察股，监督管理药品经营。"三反五反"运动中，平凉取缔、禁售伪劣成药110余种，各县成立了药品检查小组，对药商的存药进行了一次全面检查，发现过期药品仅"606"一种就有1298支，查出有伪劣药品的西药房15户，占当时全区21家西药房总数的71%；中药铺67户，占当时全区125户中药铺总数的53.6%。查处销毁一批伪劣药品，对有问题的药商都进行了教育和处理。当时，全省有中药铺1207户，西药房189户，平凉中药铺占全省总数的10.4%，西药铺占全省总数的近11%，21家西药店主要经营早发大安、奎宁、巴比妥、尼可刹米、新斯的明、非那西林、百浪多西等100余种西药。这次全区范围检查处理伪劣药品较为彻底,在处理伪劣药品大会上,部分药商代表较深刻地认识到出售伪劣药品对人民健康的严重危害性,并作出遵守政府法令、货真价实的保证。祥泰和药店经理张子祥将其药店改造为公私合营新华国药庄,张任私方经理,受到平凉县、专区和省政府表彰。崇信有卫生技术人员51人,其中中医43人,西医5人。12月12至21日,平凉专区组织的"平凉物资交流大会"在平凉城区举办,会期收购药材24种49 130市斤。会后,几个较大的集镇或3天一集,或5天一集,相沿成习。至年底,全区有地区级卫生院1个,县级医院7个,公社卫生院21个,各县医药卫生研究联合会改为卫生工作者协会。

1953年1月,平凉县、灵台县、华亭县、庄浪县人民政府卫生科成立,管理全县卫生行政事务,推进卫生医疗事业的发展。政府不仅投资创办国家医疗机构,支持举办集体医疗机构,而且积极提倡和扶持个体医药事业的发展,使个体医、药业务人员迅速增加,个体诊所、药店遍布城乡各地,缺医少药的状况有了初步改变。2月,平凉红十字会划归人民委员会领导。4月30日,庄浪县医院设立中药房,配司药1名。10月,随着工农业生产的发展,人民群众健康的需要,联合诊所迅速发展,静宁县中医李吉五、戴履中、江孟远、王重卿自发集股筹办成立了全县第一个中医联合诊疗所,年诊病7835人(次)。至此,全区有4家中医私人联合诊所。平凉专区医院举办初级护士训练班,专区医药推销组开展国营中西药批发业务。平凉专署卫生科配发静宁县卫生院显微镜1台,牙科器械1套、换药车1辆、四轮病车1辆。医务人员开始使用统一处方笺。静宁县第一中学医疗室建立,有医务人员1人。至年底,静宁全县有药材业77家,资本额2.5446万元,其中县城有25家,资本额2.0765万元。

1954年3月,平凉红十字会召开第一届理事会,制定了红会

《组织规则》,当年专职干部有17人。4月,原平凉县药材公司成立,有职工27名。各县医药公司按条例规定加强药品管理工作,严格执行麻醉药品管理条例,严格把关审核阿片类制剂的采购手续和数量,严格医疗单位使用巴比妥、氰化钾、水银、马前子等毒剧药品的管理。5月8日,平凉专区妇幼保健所并入专区人民医院,增设中药房。8月,庄浪人民医院成立化验室,主要有显微镜1架、比色计1台、血球计数仪2台,并分配兰州卫校毕业药剂士1名。12月,庄浪县水洛、金锁、卧龙、通化四区组织药店联营,设立4个集体性质的中医联合诊所,参加中医药人员32人。各县医药公司先后成立,供销社开始经营西药批发、零售业务,经营药品达2000多种,逐步建立了国家收购药品、供应药品机制。各医疗单位所需的药品器械由医药公司药品推销组供应,克服了过去各单位到西安远途购药的劳苦;各医疗单位按季度做出采购计划,减少了药械积压。有的县对中西药房重点进行了检查,查处了私人药商。各县卫生行政部门协助供销社训练了成药推销员,开展了成药下乡工作,解决了偏远地区缺医少药的情况。省卫生厅、医药公司批准平凉县药材公司(推销组)成立麻醉药品供销点,统管统销,供应对象为平凉、庆阳、西海固三地区的各大医院。静宁置万能手术床1副,华亭县人民卫生院增添了高压消毒锅、接产箱、手术包等。平凉有中医967人。甘肃药学会平凉分会设药学小组,开展对丸散膏丹处方、药物真伪进行审查研究及医疗事故的讨论等工作。

1955年,庄浪县医院为改善农村卫生条件,设立药械库房,创办卫校。华亭开始设立区乡医疗站。平凉建成甘肃省平凉卫生材料厂。6月,全区国营商业与供销合作社实行分工,由商业部门负责药材经营业务,撤销平凉贸易分公司,成立平凉专区医药公司和专区医药采购供应站,结束了平凉贸易分公司一揽子经营业务的局面,形成了国营商业内部业务分工与行业管理的格局。各县贸易公司开始代购中药材 30 多个品种 2.5 万千克,购销总值 73 万元。全区私营中西药店 173 家,从业 228 人,资金总额 14 万元,有 33 家 67 人参加公私合营商店。其中,泾川县城药店实行公私合营成立泾川县公私合营国药店。平凉县再次对中药铺进行检查,在 21 家中药铺中,查出变质失效的药品 67 种,假冒药 95 种。检查中,按照甘肃省制定的对药品摊贩的管理办法,对情节严重的 8 家药店给予停业整顿处罚,对一些来历不明的且高抬售价、唯利是图、以劣代好、以假充真、扰乱市场、冒充医生、误病骗财,以及私刻公章、假造公函、招摇行骗、牟取暴利等严重危害人民群众身体健康的流动药商,加强了检查取缔和管理教育,对严重违法的药商则给以严厉处罚,促使制售假药现象逐步减少,有效地维护了病患者的用药安全。8 月 20 日,平凉专区人民卫生院改称平凉专区人民医院。9 月,平凉专署卫生科调拨华亭县人民卫生院显微镜 1 台,县卫生院成立院务会,下设药剂室等临床科室。11 月,平凉区专员公署卫生科与文教科合并,成立平凉专员公署文教卫生组。

1956 年 1 月,全面开展社会主义改造。在改造过程中,尽管存在着急于求成、一哄而起、工作方法简单粗疏等缺点,但不失时机地积极引导农民开展互相合作运动,把农民的个体经济改造为社会主义的集体经济,引导农民建设社会主义农业、改造私营工商业的大方向是正确的,极大地鼓舞了全区广大农民的生产积极性。年初,各类专业公司全部撤销,筹备成立了"甘肃省国营商业企业驻平凉专区督导处",作为省厅派出机构,管理全区商业经营活动,各县商业局直接由省厅领导。中国药材公司甘肃省平凉分公司成立,实行统一经营。平凉县对私营工商业的社会主义改造中于 2 月底组建成公私合营国药商店 1 个。庄浪县医院中西药房分开,并设有药品库房,有药剂人员 3 人。4 月 1 日,全区按照中央要求,调整降低了当归、党参、甘草、枸杞等药品收购、批发、零售价格。4 月 6 日至5月6日,平凉组团参加了在兰州举办的全省中医中药展览会,展出平凉出土的石刀、骨针、陶杯等医疗器械和50多种地道药材。5月,中国药材公司甘肃省静宁县公司成立,专营中西药品经营。静宁卫生院改为静宁县人民医院,各公社卫生院所、大队保健室等卫生组织陆续建立,并组建药品推销组,下乡推销中成药。各县采集的中药材主要有大黄、柴胡、甘草、地骨皮、龙骨等5个品种,约7500千克。7月,在全区工商业社会主义改造中,平凉城区75家中药铺合并为公私合营国药商店,各县中西药行业实行全行业公私合营,西药店合并为公私合营新药商店,农村药铺合并到当地供销社或卫生院,逐步过渡为社会主义性质的国营企业。西北区山货皮毛公司平凉分站改称平凉专署农产品采购局。随着国营商业在医药市场中占据主导地位,个体药商过多过乱、制售伪劣药品的情况有了根本好转,麻醉药品、精神药品和医疗用毒性药品等实行严格管理,定点供应,限量购买,控制使用。各县药材公司设医药三级批发部,经营中、西药和麻醉药品。贯彻中央保护中医政策,组建平凉中医联合医院,设4个门诊部,安排中医药人员197名。静宁县全县成立中医联合诊所14个,第一中医联合诊疗所改为静宁县中医院。12月,随安口镇的建立,安口卫生所易名为安口镇卫生所。庄浪县成立县药材公司,全县建立16家联营中药店,86人参加,后有的解散,有的并入公社卫生院。国家卫生部颁发《管理麻黄素暂行办法》,要求作为"限制性剧药"严加管理,控制销售和使用。平凉专区商业干校增设药材专业班。平凉组织对全区药源进行普查,查清了全区重点产药地区的药材资源及发展情况(这部分内容将在专节叙述)。

1957年,经过国家对工业、农业和资本主义工商业的社会主义改造,建立了社会主义经济制度,平凉的社会经济比旧中国有了翻天覆地的变化。中国药材公司甘肃省平凉分公司更名为平凉专区分公司,有编制 54 人(含咸阳二级批发站人员);甘肃省国营商业企业驻平凉专区督导处改为"平凉专员公署商业局",平凉专署农产品采购局称甘肃省供销合作社平凉购销站。崇信成立"五·七"红专学校,培训赤脚医生 28 人。3 月,因一些人将麻黄素、复方樟脑酊、咖啡因、安眠酮、强痛定等精神药品用于非医疗,影响了健康,平凉规定此类药物只供应医疗单位使用,一般零售药店不得经营。8 月 14 日,平凉转发省卫生厅制定对流动药商新的管理办法,规定:"凡从外地来本县(区)的流动药商,必须持有原住县(区)卫生主管部门的证明,向县(区)卫生科(局)进行登记,经批准后,按照当地的零售牌价销售,并得受当地有关部门的询问和检查,凡无上述证明或未经登记批准者,不得销售;对申请登记之外的流动药商,应缜密检查其证件、药品等,发现有霉变的或过期失效的药品时,应予没收销毁,带有其他县(区)准销批件者都一律收存,以免其夸大宣传,欺骗群众;流动药商只能向群众销售成药,不得销售红花、鸡血藤等生药和西药原料药品等,更不准给群众胡乱治病和针灸、电疗等;对不受政府管理,推销药材,抬高售价,夸大宣传,甚至制售假药,胡乱治病者,应予取缔或介绍其回原住地政府处理,对造成人民生命、财产严重损害者,送有关部门严肃处理。"经过多次检查、取缔和管理教育,药摊药贩逐步减少。华亭县成立了中药材市场管理委员会,加强了中药材交易市场的管理和中药质量的监督。各县先后恢复 67 个农贸市场,提出牛黄、桃仁、杏仁、白药等中药材由国营商业和供销社统一收购,不准进入市场。平凉各级卫生部门有中医人员 135 人,有中医联合诊所和中西医联合诊所 69 所,中医院 2 所。在药品研制方面,平凉县医院医师武生玉自制猫儿眼草膏治疗淋巴结核瘘管,平凉卫校杨致远配制的接骨丹和五技膏,平凉专区医院用中药藤黄、生川乌等八九味药兑制的骨劳散、止痛骨劳散治疗结核性瘘管、结核性溃疡,疗效都很理想。庄浪县医院创办卫校,学制半年,第一期招收学员 40 名,并在医院设中药房、西药房。华亭村级医疗站(卫生所)兴起于 1957 年农业合作化时期,为农业合作社集体所办,是社员群众的集体福利组织,初期称为保健站,全县个体行医者减少到 67 人,其中西医 3 人。平凉县文教卫生局成立药品质量检查监督小组,对医疗单位、药品生产、经营部门进行药品质量全面整顿,允许中药门市部经营西药和中成药,禁止出售剧毒和局限药品。至 1957 年底,国民经济恢复和第一个五年计划顺利完成,由于国营药材公司的建立和对药材行业的社会主义改造,药材种植面积、种植规模迅速扩大,生产质量大大提升,收购数量急剧增加。"一五"时期,全区财政投资 43.85 万元发展医疗卫生事业,改善医疗条件,在县、乡建立了医院和卫生院。同时,从培训卫生员、接生员入手,为农村基层培训了一批卫生队伍。平凉专区私营医药商业大部分集中在平凉县、华亭县城和安口以及泾川、静宁西兰公路沿线,如新华国药社等经营者能积极接受社会主义改造,仁如药房经理张金堂愿将自己的 50 间房子作为投资,实行公私合营改造,走上了合作化道路。到 1957 年,平凉专区医药事业基本上是从无到有,逐步发展壮大,医药流通主要靠集市贸易和私人门店经营、设施不足且数量微小而经营分散的面貌大大改善,从原"平凉土特产品贸易公司"中分化而设立平凉专区医药公司(包括医药经营的药材收购),成为平凉专区最早的专业性的医药经营管理机构,药品零售额从 1950 年的 60.5 万元增加到 1957 年的 238.7 万元。专区医院有床位 100 张,卫生技术人员 80 人。县级医院 11 个,有床位 72 张,卫生技术人员 442 人。农村卫生院(所)33 个,有床位数 19 张,卫生技术人员 168 人。以半农半医卫生员为主的生产大队保健站和生产队不脱产卫生员与接生员的基层卫生组织基本建起,全区人民健康初步得到保障。

1958 年,在"大跃进"、"人民公社化"运动中,人民公社全部建起了卫生所,各行政村(大队)建起了合作医疗保健站。8 月 10 日,平凉专员公署文教卫生组分开,成立卫生科。华亭县委决定,将安口镇卫生所改为华亭县人民医院。在药品生产方面,3 月 15 日,历时 14 天的甘肃省地方规划会议结束,会议着重讨论了"地方工业大跃进规划"。国营平凉市红旗制药厂投资建立,建厂初,以中药制剂为主,生产一些酊剂、糖浆剂及头痛散(即复方阿司匹林粉),年底工业总产值 7.81 万元,虽然生产品种少、产量低,但占全省 6 个中西药厂之一,改变了平凉没有药品工业的原始现状,不久改名为甘肃省平凉专区制药厂,平凉药品工业从无到有,开始起步。"大跃进"中,仅有 8 万人的静宁县还曾于 4 月份一度出现了"万厂县",据老年人回忆,有的村一个羊圈门上挂着 10 多块厂牌,不实之风甚嚣尘上。在医院制剂方面,静宁县医院于 5 月建成制剂室,配备药剂人员 1 人,技工 2 人,开始普通制剂和灭菌制剂配制生产,制剂生产产品有 500 毫升 5%葡萄糖注射液、1000 毫升 5%葡萄糖注射液、500 毫升 0.9%氯化钠注射液、1000 毫升 0.9%氯化钠注射液、500 毫升 5%葡萄糖盐水、注射用水、复方樟脑酊、复方豆蔻酊、救急水、碘酊、胎盘组织液、煅石膏、甘草流浸膏、橙皮酊、姜酊等 16 种,所用盐水瓶、胶塞、铝盖等原辅料从上海购进,每 7 天配制 500 毫升液体 60 瓶,后又增置立式煤热高压消毒器和简易手动轧盖机,洗瓶仍由手工完成,配料采用浓配法在铝锅里用柴或煤加热,用滤纸、砂滤棒、滤球真空泵进行减压过滤,稀释过程在玻璃上下口瓶中进行,暴露灌封后灭菌,化学方法测定含量后供临床使用,大炼钢铁期间停产。省地方性病防治工作组自制的中成药"三仙丹"、"清血搜毒丸"、"轻粉合剂"治疗梅毒效果很好。在药品经营方面,年初,市场药品奇缺,价格上下波动,甘草每千克由 1952 年 0.36 元涨到 0.96 元,当归由 1.60 元涨到 3.20 元,党参由 4.80 元涨到 8元。后来曾一度提出"走遍村,串遍乡,所有药材都收光"的口号,造成严重积压,只得销毁。专区药材公司购进580多个品种,经营总值730多万元,药品和医疗器械大面积推广。新药商店与国营商店合并为公私合营药品商店,逐步过渡为国营单位,各乡合作小组、联合诊疗所改为人民公社卫生院(所)。6月,成立中国药材公司甘肃省泾川县公司,组建药材商店。12月,中国药材公司甘肃省静宁县公司撤销,由县商业局城关综合经理部经营中西药。在药品从业人员培训教育方面,全区共有中医药人员1934人、保健员5648人、接生员6886人,采取父带子、亲带亲、自愿学习的办法,共带徒弟1165人。外地陆续选派业务能力较强的医务人员到平凉各地工作,本地选送1名参加北京中医师资班学习,7人到省级医院进修,省中医学校在平凉招生52人,学制四年;在平凉专区护士训练班的基础上建成平凉专区卫生学校,为全日制普通中等专业学校,全校有教职工18人,其中专任教师13人,第一届共招生22人,招收短训学员190人。平凉县、泾川、静宁县办起中医进修班,招生108人。

1959年,医药界开展"采风访贤,求方献方"活动,征集整理秘方验方937例,汇编成《平凉中医秘方验方汇集》上、下编,中医研制的柔肝汤、柴胡汤治疗肝炎,排石汤治疗泌尿道结石,复方三慈姑汤治疗甲状腺肿瘤,黄芪建中汤、三消达圆饮治疗胃溃疡,消肿止疼膏治疗骨伤,大黄栓、三黄栓治疗痔瘘病,长劳散、猫儿眼膏药等药品收录其中,收集了平凉医药学遗产。各公社卫生所改为公社卫生院,有血压计、听诊器之类简单器械。平凉专署调拨静宁县人民医院捷克产100毫安X光机1台。8月,平凉专署卫生局与文教局合并为文教卫生局。10月,甘肃省商业厅医药处、兰州医药站与省卫生厅药政科合并成立甘肃省卫生厅药政管理局,下设兰州、平凉等5个医药供应站及44个县级医药公司,下调西药价格,复方阿司匹林每百片零售价由1952年的0.46元降至1958年的0.32

元。全区种植柴胡、生地各 1000 亩,购进中药总值 173.3 万元,药品零售额 311.8 万元,固定资产投资 3.23 万元,房屋建筑面积 781 平方米。其中庄浪县医药公司中药库投资 0.61 万元,建筑面积 198 平方米,会议室 0.38 万元,167 平方米,职工宿舍 0.44 万元,166 平方米。选送 173 人去西安、兰州学校进修,并通过带徒培训医药人员 784 人。

1960 年,药品种植达到 2600 亩,收益不佳。各级医疗机构有计划地降低中、西药品价格,药品零售额 258.8 万元,部分收购药材出口苏联及香港。综合医院分设中医科。庄浪卫校培训学员 40 名。7 月 15 日,平凉专员公署卫生科改为平凉专员公署卫生局,管理药政事宜。全区有公社卫生所 105 个,农村卫生站、所 575 个。11 月,华亭县文卫局组成药品质量检查组,对县第一人民医院、马峡地区卫生院、华东、华西公社卫生所及 9 个大队保健站、马峡药品门市部等 14 个医疗单位的药品管理、中药材加工、炮制情况进行了全面检查,大部分医药单位存在生药配方、加工粗糙、药品串斗混杂、霉变、虫蛀、杂质大等现象,仅华亭一院就报废各种过期失效、变质药品针剂 1072 支,片剂 300 片。

1961 年,"左"的思想继续兴风作浪,脱离实际的"大跃进"、"共产风"、"浮夸风"、"高指标"、"瞎指挥"、"一平二调",使国民经济遭受严重损失。从 1 月 1 日起,党中央实行"调整、巩固、充实、提高"的八字方针,采取果断措施坚决稳定 18 类生活必需品的销售价格,第十六类为西药:抗菌素类包括金霉素、氯霉素、青霉素、合霉素、土霉素、四环素、链霉素;磺胺类包括磺胺噻唑、磺胺嘧啶、磺胺咪、磺胺甲基嘧啶、精制氨苯磺胺;解热止痛类包括氨基比林、阿司匹林、非那西汀;维生素类包括抗环血酸、盐、硝酸硫胺、核黄素、维生素 D_2;激素类包括可的松、黄体酮、胰岛素、肾上腺素;抗结核类包括异烟肼、胺基水杨酸钠钙;地方病药类包括圜氯胍、海群生、唇哔嗪、驱虫灵、山道年、酒石酸锑钾钠、灭虫宁；其他类包括注射用葡萄糖、尼可刹米、溴化钾（钠、胺）、氨茶碱、麻黄素、咖啡因、碘化钾、氢氧化铝、碳酸氢钠、干酵母、盐酸普鲁卡因、樟脑、硫酸铜等七类 60 多种。这年平凉专区医院制剂室建立，有 3 名技术人员，设备简陋，只能生产大输液和普通制剂。平凉县红旗制药厂与专区医药采购供应站中西药加工厂合并，改称平凉专区制药厂，省卫生厅批准生产 34 种中成药，正式成立了西药车间，生产红汞、碘酒、紫药水。10 月，恢复静宁县药材公司，属县文教卫生局管理，全年药品零售额 256.5 万元。11 月 26 日，平凉专署文教局、卫生局、体委合并，成立平凉专署文教卫生局。12 月 15 日，静宁县文教卫生局批准 2 户个体开业。专区人民医院、专区瑶池疗养院、上庄麻风病疗养院、专署机关卫生所编制 175 人，各医院药品、器械由省卫生厅统一采购拨发。平凉专区医药分公司更名为平凉专区医药公司。中国药材公司甘肃省泾川县公司改为泾川县医药公司，全年药品零售额 310.8 万元。泾川城关、玉都、丰台、汭丰、荔堡、高平、飞云等地开始引种中药材。

1962 年 1 月，华亭成立了县文教卫生局。3 月，平凉专区医药公司归省医药公司直属。华亭卫生院改名华亭县第一人民医院，华亭县人民医院改称县第二人民医院，增添了 X 光机、下腹部手术器械、电动吸引器等医疗器械。华亭全县建成村级医疗站 29 个。静宁主要药材有党参、南沙参、黄芪、甘草、杜仲等 38 种，党参、地黄、黄芪 3 种种植 12 亩，药品供应紧张，国家供应药品价值 90 万元到 120 万元。各医院贯彻中央"调整、巩固、充实、提高"的方针，制定《药品保管领用制度》。8 月，贯彻中央"面向基层，加强农业第一线"的精神，庄浪县医院接收兰州下派的 1 名药剂士。平凉县药材公司配合防疫治病，组织人员开展成药下乡，推销 130 种成药，价值 130 万元，并组织 45 万元的肥儿散 3 万千克，康复散 4 万千克，葡萄糖粉等药品送往重病区。

1963 年,国务院批准实行《管理毒药、限制性剧药的暂行规定》和《管理毒性中药的暂行办法》。医药行业的制药企业由石油化工部门主管,医疗器械企业由卫生部门主管,药品和医疗器械的销售和供应由商业部门主管, 打破了药政管理工作一直由卫生行政部门负责的惯例,形成多头领导、分散经营的管理体制。华亭县一院增添了 30 毫安 X 光机、万能手术床、高倍显微镜、立式高压消毒锅等大型医疗设备。庄浪县检查处理过期失效霉变和伪劣药品 176 种,县医院增加 50 毫安 X 光机、万能手术床、麻醉机、氧气筒、腹部手术包、输卵管结扎器、眼科检查器、牙科器械、产床、石膏床各 1 台(套)。静宁县试种党参成功,全县当年药品零售额 316.7 万元;各医院制定麻醉药品保管、使用、发药、消耗报告制度,其中静宁卫生局确定县医院、威戎、仁当、雷大、高界、红寺、甘沟 6 个地区卫生院和城关联合诊所等 8 个单位具有购用麻醉药品权,具有处方权的医师 32 人。8 月 22 日,平凉专署文教卫生局分设,成立专署卫生局。全区普遍建起了保健站、接生站,大部分公社建立了农村医院和卫生院。平凉卫校与平凉专区医院协作,开展临床教学。根据中央关于加强物资集中统一管理、改进物资供销的精神,成立了平凉专员公署物资管理局,对全区物资供应工作实行集中统一,计划管理。

1964 年 1 月,静宁县药材公司由文教卫生局划归商业局管理,当年药品零售额 340.3 万元。县药材公司从河南省引进地黄,

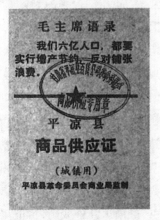

平凉县商品供应证 (赵炳台摄)

在城川、八里、灵芝、司桥等公社的一些地方栽种获得成功,当年收购干地黄 3 万多千克,之后逐年扩大。私商还在县内收购冬花、甘草、柴胡等野生药材。静宁县委批转县文教卫生局《关于加强农村游医管理意见的报告》,严厉打击出售假药、高价买卖、投机倒把、诈骗活动的游医。平凉专区卫生学校收归省上领导,更名为甘肃省平凉卫生学校。平凉卫校有学生 290 人,毕业 91 人,其中医士 71人,助产士 20 人。华亭村级医疗站有 43 个。庄浪县医院住院部设立小药柜。11 月 24 日,静宁县文教卫生局根据《关于处理医疗现存麻醉药品的通知》,县以下医疗单位停止使用麻醉药品,将麻醉药品如数按国家统一批发价格计算, 于 12 月 20 日前全部调配到县人民医院。县人民医院根据毒限剧药品的使用范围,核定西医内科、外科、妇科麻醉药品处方权医生,做到"五专"(专人保管、专柜加锁、专用账册、专用处方、专册登记)管理,对含有水银、砒霜、斑蝥、马钱子、草乌、藤黄等品种毒性药物,遵照传统方法和用药要求炮制,严禁私人制售毒性中药。

1965 年,平凉专区医院制剂室生产 4 种大输液、小针剂及其他普通制剂,开始了西药生化制剂的生产。各公社以生产大队为单位建立完善医疗保健室。华亭药材种植面积 1300 亩。华亭县卫生工作者协会发行刊物《卫协工作》,协助卫生行政部门加强对个体开业的医药人员进行监督管理, 并负责个体开业人员的技术考核和审查工作。静宁全县供应中药 392 种、西药 415 种、医疗器械 35种,销售总额 80 万元。贾河公社侯家山一农民从华亭县引种党参获得成功后,县医药公司逐年从华亭、泾源、渭源、文县等地先后购供党参籽种、苗子,种植发展到全县各地,年收购量达 12 万千克。庄浪县党参 4.81 吨,总销售额 28.34 万元。全区采集冬花、黄芩、远志、杏核等 67.8 万千克,价值 72 万元。全区中西药品购销总值 930万元,仅专区药材公司总收购量 320 万千克,总值 600 万元。6 月

26日，毛泽东主席发出"把医疗卫生工作的重点放到农村去"的号召（即著名的6·26指示）。7月，国家卫生部下发《管理毒性中药的暂行办法》，确定毒性中药管理品种和要求。12月7日，《甘肃日报》发表题为《学习青龙卫生所的革命精神，全心全意为人民服务》的社论及《青龙卫生所——我省卫生战线上的一面红旗》的报道。平凉专区卫生局药检所成立，设中药、化学、生测3个工作室，仅有2名专职人员开展药品检验工作，检验药品150种。平凉卫校设药理实验室，开设药理课程。全区开办半农半医医生训练班8个，招生327人。专区医院附设护校招生20人，静宁县甘沟农业中学招收医士班2个53人，学制半年。平凉共有医疗机构127个1122人。

第二节　"文革"时期药品的曲折发展
（1966年至1977年）

"十年"文化大革命时期，医药行业"既是经济事业，又是社会福利保健事业"，各级医药单位执行计划调拨供应政策，平凉专区医药供应站供应着平凉东五县中药材、中成药的二级批发业务，即平凉、泾川、灵台、崇信、华亭县（庄浪、静宁两个县归天水站供应），医药供应站一直是微利和亏损单位。自由市场被取缔，药品作为特殊商品国家更是严格限制，私营药品经济几乎停顿，个体行医售药者基本消失，药品经济曾两度遭到破坏，发展速度十分缓慢，有的年份甚至倒退，呈螺旋式上升。分年度具体情况是：

1966年5月，专区成立药材分公司。平凉专区文教卫生局管理全区药品，将各县药品商店并入县药材公司，私资方人员全部放弃定息。前半年各县私立诊所药店较少，华亭县有私立个体开业7

人,后半年,个体行医售药者停业,平凉无个体诊所、个体药店及开业人员。当年,西药类执行全国统一批零价格,中药材执行全省统一价,专区药材公司根据上级物价通知单,转达批零单位和医疗卫生单位。麻醉药品在购用的限量上,统一由专署卫生局批准,每10张床以上单位为一级限量,50张床以上为二级限量。各医疗单位填写使用麻醉药品卡,加盖本单位、上级主管部门和专署卫生局印章,然后凭卡购药。并在药材公司建立购药账册,使单位存药数字必须与医药公司对账,存药数量不符者,不给购药。平凉县增设四十里铺、安国、麻武、花所药材收购站。四十里铺中药批发部销售100万元药品,实现利润5万元。华亭全县各级各类医疗卫生机构发展到76所,县第一人民医院转业军医士秦玉山、县第二人民医院药剂士荆复礼,在平凉专区医院学习后,在条件极其简陋的情况下,自己动手规划筹建了两个县医院最早的灭菌制剂室,小批量生产大输液制剂。静宁县卫生局给县医院李店分院配发15毫安X光机、显微镜等各1台。静宁县药材公司中药饮片加工车间,以手工加工、刀切火炒为主生产中药。静宁全县药材种植494亩。静宁威戎中学、治平农中、原安农中各办一期卫生训练班,每班20人,理论学习3个月,实习2个月。静宁县药品监督检查工作停止。张老寺、万宝川、五举农场建有医疗所,规模都比较大,能满足职工就医用药。平凉县成立半工半读卫生学校。平凉专区卫校举办医士班,招生80人,开设两个农村医士进修班,招生60人,开办13个半农半医班,招生593人。

1967年3月,庄浪县医院制剂室建立,有专业技术人员2人,占地面积40平方米,条件简陋,只能小批量生产葡萄糖、糖盐水、生理盐水、普鲁卡因、林格氏等注射液供临床应用。静宁县给县医院配发了救护车,医院首次拥有救护车。

1968年,平凉专区医药公司与商业、供销合并。各县成立革委会生产指挥部,设民卫组,管理药政事宜。冬,复又撤销民卫组,由各县商业局购销服务站统管医药经营。泾川设立玉都医药批发站。贯彻毛泽东主席"把医疗卫生工作的重点放到农村去"的号召,在平凉广大农村大办合作医疗,再次提出"把中医和西医的精华结合起来,创造中国统一的新医学"的口号,推行合作医疗制度,农村医生改称"赤脚医生",在农村普遍推行自采、自种、自制、自用中草药以及"一根针、一把草"的群众运动。公社卫生院医生"叩门不过三声,不分白天黑夜,不管天晴下雨,不计路远与近",经常深入社队出诊,送医送药到田间、到病人炕头,使农村医疗事业得到了较大发展。7月,兰州医学院第二附属医院医疗大队来华亭巡回医疗,分驻策底、西华、上关乡防病治病,帮助培训农村赤脚医生。平凉城区设置了1所盲医按摩诊疗所。

1969年1月,华亭县第一个农村合作医疗站在新安公社(今安

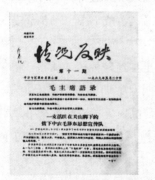

宣传毛泽东主席号召"把医疗卫
生工作的重点放到农村去"
(赵炳台摄)

口镇)三星大队成立,原有大队医疗站改称合作医疗站,县104个大队有103个办起了合作医疗站,医疗站人员自采、自种、自养、自制药材,减轻了农民负担。6月,百货、五金、糖业、药材4公司合并为平凉县贸易公司。静宁县培养"赤脚医生"(指不脱产的乡村医生)260人,雷大公社的兴坪、张渠大队首先办起合作

医疗站。大办"五小"企业后,平凉各类药厂发展到70多家,多数是自产自销的县办厂,生产常用的中成药,规模不大,设备简陋,质量没有保证。庄浪县成立工交制药厂,设"五·七"红专学校。7月,静宁县创建"五·七"红专学校,招收医士班80人,学制1年,至1972年

共培养"赤脚医生"243人，1978年停办。11月，一批医务工作者北京40人、兰州22人响应号召来静宁工作。平凉专区制药厂停产。

20世纪70年代，平凉的中医药人员较有名气的有地区医院汪廷洪（创制"五毒烧黑散"治疗骨结核、"乌贝散"治疗胃溃疡疗效好）、名医王栋卿（创制"加减大温经汤"治疗妇科痛经疗效好）、平凉卫校名老中医刘光金、于九如、贾生杰、张士卿（后任甘肃医学院院长）、陈思平、吴可生、张志杰、华亭县医院剡炳南、灵台县医院周一诚、灵台县中医院李志超、庄浪中医郭炳彝、曹科元、静宁县中医戴履忠、白秀芳、泾川县张志礼、平凉县者仲仁、张志俊、崇信县李鸣皋、秦敬修、丁仁杰（研制"消肿止痛膏"治疗软组织损伤）、专区医院中医徐仲秋（配制"活络效应汤"治疗下肢闭塞性脉管炎）等对中草药都颇有研究和灵活运用。专区医院用民间偏方"吹鼻散"治疗黄疸型肝炎、制成"灵芝注射液"治疗冠心病效果好。

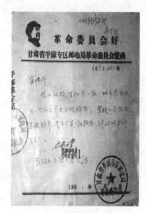

办理送药车牌照便函
（赵志飞收藏）

1970年2月23日，华亭、崇信、平凉3县实现合作医疗一片红。各县民卫组从生产指挥部分出，改称县革命委员会民卫局，不久民政、卫生又分设。崇信卫生局医政干事兼办药政事宜。7月，庄浪县医院派人在关山采中草药，制作标本，参与举办县中草药展览会；县上提倡种植党参、生地、川芎等中药材，年收购63种13.5万千克，价值15.07万元，收购桃仁0.13吨；全县总销售额8.92万元。10月，平凉县贸易公司又分开。12月，静宁县商业局药材公司成立。专区医院、平凉县医院有超声波诊断仪、纤维胃镜、同位素扫描仪、照相显微镜、手术显微镜、牙科综合治疗台和诊断机。全省先后在平凉、天水、庆阳、甘南、嘉峪关、玉门、陇西、兰州、武威等 9 个药厂研制生产生物化学药品,其中平凉就有 2 个厂生产生化药品。平凉专区制药厂恢复生产,增加了液体过滤器、10 万毫升单扉式热压灭菌柜、夹层煎煮锅、小型蒸馏水器等制剂设备,技术人员增加到 8 人, 批量生产的大输液主要有 5%葡萄糖注射液、10%葡萄糖注射液、50%葡萄糖注射液、5%氨基酸注射液、0.9%氯化钠注射液、复方氯化钠注射液、甘露醇注射液、甲硝唑注射液等 10 个品种,日产量 300 瓶;生产的针剂有维生素 C、氯化钾注射液、0.2%利多卡因注射液、0.5%地卡因注射液、6%普鲁卡因注射液等 6 个品种; 采用粒子交换制水技术,应用液体药取代了蒸馏水生产柴胡静脉注射液;生产的片剂有四环素、土霉素片、安乃近、去痛片、大黄苏打片;口服糖浆类有五味子糖浆、百部糖浆、颠茄合剂、胃酶合剂、驱风合剂;外用制剂有复方硫磺洗剂、炉甘石洗剂、松节油搽剂、硫汞搽剂、1%匹罗卡托品眼药水;中药丸散剂开始机械化批量生产,其中二益丹已通过私人渠道流入民主德国,德国曾来函要求进货,时值特殊时期,药厂未能答复。专区医院制剂室增添了大型设备,扩建了制剂楼,生产中药制剂,研制出了五味子糖浆、百部糖浆、灵芝糖浆、脚汗草糖浆、清解合剂、咽炎合剂和秃疮花注射液、苦豆子碱注射液、胎盘注射液、蒲公英注射液、参芪注射液、复方丹参注射液、灵芝注射液、川芎注射液、脑功能注射液、鱼腥草注射液、毛冬青注射液、脑功能恢复口服液等近 20 种;特别是柴胡注射液属全国首创;还生产有白降汞软膏、硫磺软膏、颠茄合剂、甘草合剂、复方薄荷滴鼻剂、三黄栓、野菊花栓、复方硫磺洗剂、炉甘石洗剂、松节油搽剂、硫汞搽剂、红矾溶液、氧化苦参碱注射液和麻醉用药洋金花提取液等 14 种。灵台县医院也办起药厂。华亭县医疗机构 150 个,其中村卫生所 105 个。静宁县赤脚医生 589 人，农村卫生员 1872 人；县上办起县医院药厂、商业局药材公司制药厂，购进简易洗瓶机，采用电带动、电炉加热，配制山楂丸、苏合丸、止咳丸、肥儿丸、八珍丸、补心丸、还少丸、百消丸、归脾丸、调经丸、白带丸、香砂养胃丸、消症解毒丸、消温解毒丸、山楂内消丸、参苏理肺丸、人参归脾丸、黄连上清丸、藿香正气丸、九味羌活丸、参芩白术散、甘积散、妙济丹、七珍丹、二益丹、痧气灵丹、天王补心丹、胃溃疡粉、紫金锭、万应定、痧药、阿胶、娃娃宁、保赤一粒金、204 胃药以及胎盘组织液等 37 种，除在县内销售使用外还销往平凉、天水等地；县药材公司在省内外引种红芪、枸杞、白术、贝母、玄参、山茱萸、瓜蒌、怀牛膝、当归、黄柏、杜仲等在全县试种推广。同时静宁县研制出大戟散、理肺散、消脏散、四季清肺散等兽用中成药。各县医院医疗器械配备执行"使用单位报计划，付三分之一款，省地补助三分之二"的规定，自筹资金购置医疗器械。各县农村以"三土"(土医、土药、土办法)上马，"四自"(自采、自种、自制、自用中草药)创业，实行合作医疗制度。在药品经营方面，全区一价，每千克甘草零售价 1.28 元至 2 元，当归 4.16 元。

1971 年，平凉专区更名为平凉地区，平凉县更名为平凉市(即现在所说的小平凉市)，这个名称直到 2002 年 10 月份，为了方便阅读，笔者按当时名称记事。由于割资本主义尾巴，集市贸易冷落，集市改 7 日或 10 日一集，有的干脆关闭。1 月，平凉地区肉联厂组建生化制药车间，有固定职工 9 人，临时工 6 人，生产成药 3 种，半成品 4 种。随后，改为平凉地区生化制药厂。平凉地区制药厂批量生产西药片剂，有磺胺类、四环素、土霉素、安乃近、去痛片等，年产约 4 吨，药品定量监测，质量控制较为规范。平凉市(原平凉县)药材公司成立饮片加工组，购置切药机、粉碎机，有职工 15 名，加工药材 30 多个品种，3000 多千克，供应 8 个门市部。3 月，平凉卫校附设中医门诊及中药房,对外就诊(2003 年底门诊部撤销)。

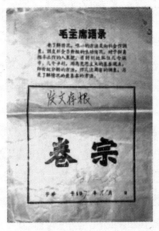

加强药品使用工作的卷宗 （赵炳台摄）

　　4 月 1 日至 5 日,华亭县革委会在西华公社召开全县防治慢性支气管炎现场会,参观了龚阳大队医疗站运用中成药土法制成"百花露"、"前胡注射液"和县医院制成的"复方紫苏注射液"等药物展览,有 10 余位代表献出单、验方 100 多个。华亭县第一人民医院内科医务人员大搞科研活动,在收集到的单、验方基础上,经过整理、提高,研制出治疗慢性支气管炎的新药——"百花露","百花露"的配制及用法是:配方为百部 1500 克、冬花 4000 克、党参 2500 克、前胡 1750 克、蜂蜜 6000 克;制法为将前 4 种中药洗净,加水煎熬 2 次,每次 1-1.5 小时,2 煎合参,再将蜂蜜置锅内烧开倒入煎好的汤剂内搅匀,装瓶备用,每次可制 60 瓶 500 毫升百花露。静宁县高界公社韩岔大队合作医疗站,开办土药房,自制 1 台药丸机,先后制成丸、散、膏、丹剂 53 种,价值 300 多元,试制成功的风湿散,患者使用后,关节变灵活,止痛效果持续时间长。还针对部分妇女放环后出现腰胀、小腹痛、月经量多等症状,用五灵脂、炒蒲黄、焦侧柏、地榆炭、仙鹤草自制成健宫敛血散,治愈 7 例患者。6 月,平凉市中医院成立,中医人员自制霍香正气汤、理中汤、四逆汤、回阳救急汤和中成药雷击散防治霍乱病。6 月 3 日,平凉地区革命委员会通知,平凉专区医院改称平凉地区第一人民医院。各县(市)加大地产、地采药材收购力度。静宁规定,每交 500 千克党参,奖粮 50 千克,布票 10 尺,收购药材除本县留用 7.65% 以外,其余全部调供外地。静宁县治平公社樊家大庄大队林场种植中药材 76 种 32 亩。静宁县 7 大注射液自足有余,品种亦未增加。静宁县卫生局给甘沟中心卫生院配发 15 毫安 X 光机 1 台,使全县 15 毫安 X 光机发展到 4 台、显微镜 6 架、手术床 13 张、高压消毒器 16 台、手术刀包 11 个、无影灯 2 台。10 月,泾川县成立县红专学校,开设赤脚医生(乡村医生)培训班。12 月,平凉地区第二人民医院在安口纪家庄建成。庄浪县卫生局设药政股。在全区药源普查中,平凉查明了 129 种中药材的性能和藏量。全省查明共有中药材 1080 种,并编印成《甘肃省中草药手册》(1—4 册)。平凉地区防疫站设立药品检验室,有专业技术人员 6 人,管理人员 1 人,内设中药、西药、生测 3 个检验组,实验用房 100 平方米。

1972 年,平凉各公社大队保健室自采自种药材,创办大队合作医疗站 276 个。8 月 23 日《甘肃日报》登载了华亭县委《正确认识山区,立志改造山区》的经验材料,孟台大队建立药材基地;9 月 8 日,《甘肃日报》报道了华亭县坚持自力更生,勤俭办医,使合作医疗事业不断巩固和发展的典型。11 月,甘肃省博物馆与武威县文化馆合作,在武威城郊旱滩坡东汉墓中发现医药简牍 92 枚,内容包括临床医学、药物学、针灸学等,是迄今所发现的全国最早医学著作。平凉地区在平凉卫校举办中西医结合培训学习班,各县(市)医院均选派人员参加。经省卫生局批准,平凉地区制药厂引进生产盐酸麻黄素片、氨茶碱片、维生素片、解热止痛片、磺胺甲氧嗪片、磺胺嘧啶片、阿司匹林片、大黄碳酸氢钠片及制药原料淀粉酶。12 月,根据省卫生局及药品检验所的意见,地区商业局、卫生局对平凉地区制药厂因生产的 38 种中成药质量问题,作了停产、停销、停用的决定。地区革命委员会派出工作组对地区医药公司和制药厂进行了检查整顿,同时组织技术人员对 38 种中成药进行了追踪调查和检查审验。全区年均种植药材 3154 亩。华亭县大力发展多种经营生产,药材比 1971 年增长了 1.08 倍。挖药材是庄浪主要家庭副业,各乡都有,以靠近关山的通边、永宁、郑河、韩店、通化等乡为大宗。

1973 年 5 月 9 日至 10 日,在地区革命委员会财贸组的主持下,召集地区卫生局、商业局、医药公司、制药厂、地区第一人民医院、平凉市(原平凉县)人民医院等 9 个单位的负责人和业务技术人员,对平凉地区制药厂生产的 38 种中成药逐个进行了审查,经反复讨论和论证,分类提出处理意见:报废处理 11 种,社会库存价值 46 290.59 元;返工补救处理 6 种,社会库存价值 63 318.15 元;药品有疗效可销售使用的有 21 种。平凉卫校举办了 1 期大专医师班,招生 75 名,学制三年。全区药品国内纯购进 213 万元,纯购进中药材 164 万元,中成药 45 万元,西药品 4 万元。12 月,全区降低141 种西药销售价格。庄浪县医院制剂室恢复,主要生产五种大输液和小批量普鲁卡因。静宁县医院制剂室也恢复生产,主要生产10%葡萄糖氯化钠注射液、0.9%氯化钠注射液、20%甘露醇注射液、1%普鲁卡因注射液、胎盘组织注射液、氯霉素眼药水和斑马眼药水等。静宁县配备计划生育手术器械四大件等 227 件。10 月,静宁将威戎、仁大、李店、甘沟、曹务、高界、红寺、原安 8 个公社卫生院改为中心卫生院。静宁当年种植药材 2913 亩。

1974 年,地区第一人民医院成功研制"柴胡注射液"、"蒲公英注射液"、"丹参注射液"。中国人民解放军第六医院制剂室研制成了"当归注射液"治疗子宫脱垂疗效显著,获全国科技大会奖,研制的"高乌甲素注射液"、"盐酸高乌甲素注射液"治疗晚期癌症疗效好。泾川县设立高平医药批发站,县药材公司成立饮片加工厂,开始利用机械加工生产,机械设备有剁刀切药机、转盘切药机、粉碎机、旋转式炒药机、砂轮机、电筛、电焊机各 1 台,枣仁脱核机 2 台,年加工药材 343 种、10 万余千克。静宁县药材公司药厂撤销,保留饮片加工车间。静宁县医药公司收购生地 3.6 万千克。灵台、崇信县生产大队全部实现合作医疗化,各大队合作医疗站均种植有 3 亩至 5 亩药材,铜城人民公社杜家沟和杜家塬种植药材 70 多种,社员使用医药全部免费。华亭县中医院研制的"三黄栓"治疗痔瘘、"消疣灵"治疗扁平疣、"消斑养颜丸"治疗黄褐斑、"结肠炎丸"治疗结肠炎疗效好。自此,全区研制的药品制剂共有 120 多种。

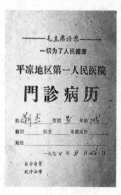

(赵炳台摄)

1975 年,平凉市(原平凉县)药材公司改名平凉市医药公司。泾川县医院制剂室成立,有专业人员 3 人。庄浪县收购冬花 16.17 吨,收购党参 11.50 吨,收购生地 2.4 吨;全县总销售额 50.3 万元。灵台县推行哈尔滨"社会主义大集",各集市统一每旬一集,把集市贸易作为"产生资本主义的温床"进行批判,市场基本关闭,地产、地采药材全部缴到了县乡药材收购站,全县药材产量闯历史最高水平。庄浪县医院开始每年接收一定数量的平凉卫校实习生。全区共有

1401 个大队办起了合作医疗站,占总大队数的 98.8%,加强了采、种中草药,开办药厂。广大赤脚医生发扬不怕苦、不怕累、全心全意为人民服务的精神,送医送药上门,坚持采、种、制中草药,坚持勤俭办医方针,开展"自力更生、中草药、新疗法、群防群治"及"三土四自"(土医、土药、土方,自采、自种、自制、自用)运动,农民看病难的问题得到缓解。静宁县药材公司购进两台切片机,年加工饮片3800 千克,饮片产量进一步提高;全县种植药材 4604 亩,收购量98 吨;供应中药 434 种、西药 578 种、医疗器械 51 种,销售总额145 万元。10 月,平凉地区中西医结合座谈会在静宁召开。在药品出口方面,为了适应日益发展的对外贸易工作需要,大力发展出口创汇工作,在几度分合的基础上,全区正式成立了平凉地区对外贸易公司,统一经营管理全区外贸出口业务,全区药品出口品种和数量增大,销往 30 多个国家(至 1998 年共出口龙骨 118.74 吨,甘草645.79 吨),各县(市)各种医疗器械进一步增加。平凉地区药检所正式成立,为科级事业单位,配备专业人员 6 人,地址在平凉市东大街 6 号,房屋面积 137 平方米。

1976 年,平凉地区医院自制"复方川芎碱注射液"。4 月 9 日,华亭县委批转西华公社党委《关于传达贯彻县卫生工作会议精神的安排意见》,认真落实毛泽东的"六·二六"指示,把医疗卫生工作的重点放到农村去,但村卫生室下降幅度较大。华亭县卫生局贾兆瑞经过长期摸索,用冰片和呋喃西林、酒精制成合剂,滴耳治疗"化脓性中耳炎"取得较好疗效。庄浪县医院有药剂人员 7 人,检验士 3 人,收集整

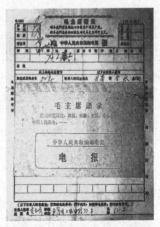

督促加强药材收购的电报
(赵志飞收藏)

理行之有效的中草药及土、单验方。静宁全县 318 个生产大队配齐了妇产包；药材种植 6985 亩，面积最大，但因价格降低，经济收入不及往年。1966 年至 1976 年平凉地区卫校培养毕业生共计 1120 名，培训社来社去医士学员、西医学习中医学员、赤脚医生、护理员、烧伤学员等 1160 人。

1977 年，平凉卫校招收赤脚医生 50 名，招收中西医班 45 名。全区还选派 45 名医药工作者到省、地、县医院进修。华亭有西药师 4 人，中药士 22 人，西药士 32 人，西药剂员 4 人；年收购药材 24.8 万千克，收入 54.6 万元；县二院外妇科和中医院中医科以中医理论为基础，对妇女阴道炎的治疗进行了研究和探讨，研制出中药栓剂，配方为：紫花地丁 30 克、蛇床子 30 克、苦参 15 克、白癣皮 15 克、枯矾 10 克、血竭 10 克、梅片 3 克、川椒 6 克、儿茶 10 克、炙乳香 10 克、炙没药 10 克。静宁县收购药材 24.8 万千克，收入 54.6 万元。

第三节　改革开放后药品的迅速崛起 （1978年至2000年）

1978 年党的十一届三中全会至 2000 年，是平凉药品史上的重大发展时期，是平凉药品发展的又一次高潮。这个时期，中国共产党做出了把全党工作重点转移到社会主义现代化建设上来的重大决策。我国社会主义经济建设由此翻开了新的一页。1979 年 4 月，中共中央工作会议明确提出：对整个国民经济实行"调整、改革、整顿、提高"的方针，使全国经济摆脱了长期以来"左倾"思想的干扰，逐步走上了稳定发展的道路，促进了各个行业迅猛发展，药品经济、药品工业、药品商业发生了根本性的变化，特别是 20 世纪 80

年代以来,打破了企业吃国家"大锅饭",工人吃企业"大锅饭"的状况,企业自我发展能力增强,内涵外延不断扩大,宏观经济效益得到不断改善,竞争机制中引进开发新技术新产品,生产能力已有相当的规模。党的改革开放政策,给平凉药品商业经济注入了新的活力,国营药品商业得到了充实,集体药品商业和个体药品商业开始迅猛发展,商贸、供销变化巨大,市场经济活跃,村村有医有药,全区药品交换领域不断扩大,药品交换品种由解放初的几十种增加到 12 000 多种,呈现出前所未有的繁荣。平凉经济连年增长,工业、交通、商业飞快发展,卫生和医药等部门互相配合,认真贯彻国务院《关于加强医药管理的规定》,积极采取监督、检查、整顿、管理等一系列措施,切实搞好药品质量管理。随着深化改革和开放搞活的新政策,医药商品购销量成倍增长,利润成倍上升。1984 年 10 月,中共十二届三中全会召开,会议做出了《中共中央关于经济体制改革的决定》,放开市场,搞活经济,商品经济充分发展,实现了商品敞开供应,大大地满足了市场需求。对外贸易注入了新的活力,一些地产药材如当归、党参等在国际市场上深受青睐,经久不衰。地、县(市)医药公司也于当年下放当地管理,国营、集体、个体全面发展,个体诊所、药店受到重视,主渠道经营受到冲击,地区医药公司逐步靠提高工作效率,改善服务态度,开展优质服务,制定完善了各项规章制度,出台了《医药商品质量管理细则》,调动了全体职工的积极性,到 1987 年总销售突破了千万元大关,实现利润 73 万元,比 1987 年以前 16 年的总和还多,创历史最高水平,全员劳动生产率达人均 10.68 万元。

这 32 年的具体发展情况是:

1978 年,国家落实中医中药人员的政策,药品市场放开搞活,村镇集市日渐恢复,多为 3 日一集。药材流通出现多成分、多渠道的活跃局面,个体行医、售药又蓬勃兴起,国家、集体、个体经营并存,相互竞争。地、县(市)医药学会恢复运行,3月,市上成立中华医药学会平凉分会。与此同时,药理学、中草药学、制药工艺、药品研制等药学的研究和教育逐渐达到热潮。7月,国务院批准颁发《药政管理条例(试行)》和《关于加强医药管理的决定精神》,9月,国务院颁发《麻醉药品管理条例》,根据这些法律法规规定,平凉地区对药品的管理逐步加强,地区卫生局、商业局统一组织,分两次利用24天时间对全区县(市)社、队45个医药生产、供应、使用单位的药品质量进行了大检查,补办了庄浪县药材公司制药厂生产大输液的审批手续。泾川县制药厂因既无合格的配制间,又无合格的包装材料,原料无来源,达不到合格标准,劝其停止生产。各县(市)卫生局给医疗单位重新换发麻醉药品供应卡片,并规定县级以上医院使用权限、极量。平凉制药厂依据药典和法规重新审核生产品种和质量标准。平凉市药材公司饮片加工组改为药材加工厂,增加炒药机、去皮机、烘烤房等设备。地区医院和陆院生产葡萄糖、柴胡、丹参注射液和胎盘组织液等针剂、流膏、酊水剂供本院临床使用。地区、县(市)医药公司建立健全收购、加工、保管、分装、配方供应的药品检验制度,设专职检验员。当年平凉地区生化制药厂研制生产的"人工牛黄"荣获全省科学大会奖,被评定为全省优质产品,生化药年产量约1吨左右,年产值45万元。朱昌仁等完成的"超声波诊断技术研究"成果获卫生部奖。11月华亭县建成五二职工医院,为科级单位;华亭全县有西药师5人,中药士25人,西药士29人,西药剂员16人。全区从1978年12月1日起执行新的中药剂量,凡中药的批发、零售、收购和中药处方划价、调剂记账等都以"千克"、"克"、"毫克"(kg、g、mg)为单位,取消"斤"、"两"、"钱"、"分"、"厘"等计量单位。庄浪县医院有药剂人员8人,检验人员2人;全县收购甘草13.65吨,黄芪收购1.9吨。9月,静宁全县各医疗卫生单位学习《麻醉药品管理条例》、《关于印发"麻醉药品管理办法"的通知》,完善各项制度。全区全年药品收购总量 432 万千克,收购总值 1124 万元,药品购进总值达到 1620 万元,纯销售中药材 224 万元, 中成药 127 万元,西药类 454 万元,医疗器械类 43 万元,国内纯销 售 853 万元;全区采集中药 134.6 万千克,交售 117.6 万千克,合作 医疗站留 17 万千克,其中甘草收购 13.65 吨,黄芪收购 1.9 吨。

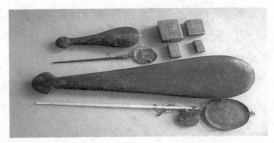

象牙戥子称 (庄浪县食药监管局李喜红收藏)

1979 年,平凉市委市政府向大寨、崆峒、麻武等药厂投资近万 元,搞药材生产基本建设;引种天麻、元胡、贝母试种成功;南窑峡 药场试种贝母时,用筛子将土筛后,上足底肥,拌上农药,成活率 高,结籽快;大庄药场变野生为家种,垅栽知母,种植野冬花成功; 药材公司投资 2673 元,购置药材籽种 850 千克,组织人员投放农 村,落实种植面积 1033 亩;5 月,医药公司举办药品器械展销会,有 183 个医疗单位参加,展出药品器械 1500 多个品种,印发 400 多种 药材可供商品目录,共销售药品器械 1400 多种,总价值 19.87 万 元;9 月,召开平凉市药材大会,奖励大寨公社雨林大队、崆峒公社 韩家沟大队南窑峡生产队、草峰公社草滩大队大庄生产队。国家颁 发《关于医疗用毒药、限制性剧药管理规定》,对西药毒、限剧药和 毒性中药分类管理;颁发的《新药管理办法(试行)》和《药检工作条 例》也开始执行。7 月 1 日起,省上将购用麻醉药品的审批工作下放 给地区,地区卫生处指定专人负责审批工作,刻制"麻醉药品审批 专用章",全面更换了《购用麻醉药品印鉴卡片》,在换卡中,对原批准的单位进行了复查,条件具备的,按规定重新核定限量级别,发给新卡,继续供应,对条件不具备的单位,则停止供应。平凉仅平凉市(原平凉县)医药公司有麻醉药品供应资格。并规定了医务人员使用麻醉药品的审批手续,晚期癌症病人使用麻醉药品的核发条件以及医疗单位撤并或机构变化时剩余麻醉药品的处理办法;对科研、教学单位所需麻醉药品的供应也作了规定;麻醉药品使用单位在管理上做到了"专人管理、专柜加锁、专用账册、专用处方、专册登记",处方保存 3 年,麻醉药品处方按规定剂量开写,不得超过 2 日量,处方权在有主治医师的单位,由主治医师开写;没有主治医师的医疗单位,由领导指定高年资住院医生开写,其他医生一律无麻醉药品处方权;医药公司经营麻醉、毒限剧药品必须按规定供应,禁止非法使用、储存、转让或借用。8 月,静宁县医药公司更名为"甘肃省医药公司静宁县公司",交甘肃省医药公司平凉分公司直管。地区药检所对全区 7 个县药材公司、同级批发站、地区药厂和地区医院药厂的药品质量、管理制度进行了检查。依据国务院颁发的《药政管理条例》,对泾川县药材公司 24 种发霉变质和过期失效的药品作了处理。华亭县一医院增添了 200 毫安 X 光机、A 型超声诊断仪。7 县(市)卫校继续招生,其中平凉、静宁、泾川、华亭 4 县(市)卫校由省上投资建成,当年共招收赤脚医生学员 183 名。全区吸收 7 名名老中医子女当学徒、学习四年后转正。选派 40 名到省、地、县医院进修。全区共评定主治医师 6 名,医师 66 名。华亭有西药师 12 人、中药士 22 人、西药士 24 人、西药剂员 28 人。庄浪县医院药剂师 3 名、药剂士 4 名。

1980 年,成立平凉地区医药管理局和各县(市)医药管理局,成立地区中医学会。平凉地区医院制剂室扩建成制药厂,修建了二层制剂楼,增添了大型输液生产线一条和 40 万毫升蒸馏器 1 台,能生产清解合剂、咽炎合剂、三黄栓、甲硝唑等 40 多个品种,占临床用药的 10%,年产值 14 万元。陆院研制的"腹毛铁棒锤"荣获全国军队科技三等奖,从"腹毛铁棒锤"中提取的消炎新药"三乙酰乌头碱",荣获全国军队科技一等奖,国家发明三等奖。华亭县五二医院建起制剂室。各县(市)实行国家、集体、个体三个层次办医,打破"独家办医",形成多层次办医格局。9 月,静宁县卫生局批准 35 人从事个体行医资格,11 月,静宁县卫生局首次批准刘惠安等 5 人开办个体诊所。

1981 年, 平凉医药系统从国营商业经营管理系统分出自立体系。地区、县(市)卫生局配备了药政管理专职干部。平凉地区生化制药厂生产的人工合成牛黄评被为甘肃省优质产品。

1982 年,地、县(市)医药公司归省医药管理局统一管理。灵台县医院制剂室成立,有专业技术人员 4 人。5 月,甘肃省平凉制药厂由甘肃省医药总公司管理。8 月,静宁县成立县医药卫生分会,下设药学等 6 个组。10 月,省煤炭总公司建成华亭矿务局医院,时有职工 63 人,12 月,改为华亭矿务局职工医院,为县级医疗机构。国营红光电子管厂生产的微波热疗机获国家电子器件总公司科技成果奖(部级)。庄浪县医院设立药剂科。

1983 年,华亭县医院制剂室修建 360 平方米的制剂楼,增加了制剂设备,人员增加到 6 人,制剂品种增加了 4 个,大输液年产量 12 000 瓶。8 月,华亭县卫校承办了平凉地区第一期中药药剂班培训任务,学员 49 名,开设课程有中医基础、中药学、方剂学、中药炮制规范四门。10 月,华亭县卫生学校改为县中医院,有中药师 1 名、药剂员 2 名。省卫生厅给灵台县中医院下拨中医专项经费,用于召开纪念皇甫谧诞辰,9 月 1 日,纪念晋代针灸学家皇甫谧逝世 1701 周年暨学术交流会在兰州开幕,24 个省、市、自治区的专家学者和代表出席。9 月 29 日,地区卫生局与地区计划生育委员会办公室合并,成立平凉地区行政公署卫生计划生育处。10 月,平凉地区医药公司移交省医药总公司,更名为省医药总公司平凉分公司,撤销县(市)医药管理局,并接管平凉地区7个县(市)医药公司。各县(市)医药公司先后引种新疆贝母、安徽茯苓、陕西厚朴、杜仲、宁夏枸杞以及沙参、麦冬、连翘、半夏、天麻、板蓝根、瓜蒌等30多个品种。庄浪县人民医院制剂室小批量生产葡萄糖、糖盐水和生理盐水、普鲁卡因、甘露醇、甲硝唑、碳酸氢钠等注射液。平凉人口普查统计,人口平均寿命已达到66.3岁。

1984年,地区医药管理局归并省医药总公司平凉分公司。4月15日,平凉地区第二期43名中药剂培训班在华亭卫校开学。6月17日,庄浪县医院投资86 729.64元的制剂楼竣工,并购入不锈钢消毒柜、塔式蒸馏器等设备,改进生产流程,完善内部管理,通过省卫生厅验收,取得制剂许可证,医院制剂工艺在全区领先。静宁县卫生行政部门委托县药检所执法。12月,成立泾川县药品监督检验所,配备工作人员4人,专司药物检验与管理工作。泾川县医药公司改为甘肃省医药总公司泾川县公司。崇信县在县医院附设卫生进修学校,开设中药学、方剂学基础课程。地区医院卢贤昭、脱守文发现柴胡有抗变态反应。平凉地区肉联厂生化制药厂生产的人工牛黄在全国药品质量评比中获第四名。从这年开始,药品经营开始承包,生产实行厂长负责制。

1985年4月,甘肃省医药公司静宁县医药有限责任公司改名为静宁县医药公司,归静宁县人民政府管理。贯彻《药品管理法》,开始颁发《药品经营许可证》。地区卫生处设药政科,县(市)卫生局设药政股。全区成立药源普查领导小组,开始药源普查,地区医药公司采集药材标本516份。

1986年,是平凉药品史上较为特殊的年份,这一年,"八五"计划经济建设全面完成,平凉医药事业得到较快发展。平凉地区药材公司投资102万元,建成营业办公楼3040平方米。灵台县投资48

万元新建药检所,泾川县药检所于 11 月被国家卫生部树立为"全国先进县级药检所",获奖金 1 万元。庄浪医药公司投资 4 万元,新建职工住宅 350 平方米。平凉制药厂于 10 月建起灵台皇甫谧分厂,有职工 41 人。平凉地区共有药品使用单位 2934 个,其中市级医院 2 个、县级综合医院 7 个,县级中医医院 7 个、乡镇卫生院 112 个(其中中心卫生院 42 个)、村卫生所 1881 个、个体诊所 925 个,大中型企业都办起了职工医院、小企业都有职工诊疗所,地区、县(市)普遍办起了卫生学校,先进的医疗器械不断增加,新的医疗服务项目不断扩大,自 1949 年至 1986 年医疗卫生系统完成基本建设投资 2276.77 万元,设施设备和诊疗水平有了很大提高,基本上实现了乡乡有卫生院、村村有医疗站,地区、县(市)、乡三级医疗网基本形成,为保障平凉地区人民身体健康,保护劳动力,提高人民健康水平发挥着巨大的作用。全区共有药品生产经营单位 964 个,其中地区级二级批发公司 1 个,县级经营批发公司 6 个,县以下三级经营批发公司 21 个,零售门市部 48 个,收购网点 30 个,从事医药商业职工 655 人,个体药店 856 个;共有药品检验所 2 个,有专职技术人员 10 人。自 1949 年至 1986 年医药系统共完成固定资产投资 284.22 万元。全区药品经营网点的增多、设施建设的发展,初步形成了自成体系的医药流通经营网络。全区主要经营的医药商品有中药材、中成药、西药、医疗器械、药用交叉商品等 1960 多个品种规格,医药商品纯购进总额达 634.5 万元,同十一届三中全会后的 1979 年相比(现存可查最早的具有可比性的年度资料),年均递增 20.66%,其中工业药品购进 205 万元,年均递增 19.16%,药材收购 221.5 万元,年均递增 13.22%;医药商品纯销售额 1598.4 万元,年均递增 7.43%;其中零售额 1410.6 万元,年递增 6.36%。平凉药厂当年总产值 250 万元,中成药主要产品达 35 种,片剂类产品有 30 多种,大黄苏打片和大黄碳酸氢钠被评为全省优质产品。地区医药公司中药饮片加工厂当年共炮制中药209种,24万千克,产值24万元。华亭县一、二医院相继建起制剂楼,生产规模逐步扩大,制剂人员增加,县一医院6人,县二院3人,采用塔式蒸馏器,不锈钢配料桶,板枢式不锈钢加压过滤器,生产大输液,每日可生产500毫升液体500瓶,250毫升液体1000瓶。静宁县医院修建制剂楼,新增1%丁卡因、阿托品眼药水、毛果芸香碱眼药水,年产值2.52万元。全区收购中药材189.06万元,其中外贸药材主要有甘草、龙骨等,当年外贸收购龙骨2.73吨4.36万元。平凉中药材种植以华亭县为主,中药材品种,根据药源普查共有196种,收购量大的品种主要有党参、当归、甘草、大黄等37种。除野生药材之外,1949年至1986年每年人工栽植药材约6000多亩。平凉年收购各类中药材440万千克。其中静宁全县种植党参、地黄、黄芪等118亩。平凉采集品种增加了板蓝根、荆芥、车前子、猪苓、升麻等14个品种,总量为210万千克,价值218.3万元。平凉国内纯购进694.5万元,其中购进中药材类287.58万元,中成药类151.32万元,西药类247.54万元,医疗器械类8.38万元。国内药品纯销售1598.4万元,其中销售中药材类356.04万元,中成药类298.76万元,西药类894.42万元,医疗器械类49.18万元。按照《药品管理法》规定和省卫生厅的要求,对上省年、地已发"许可证"的25个单位(药品生产许可证3个单位,药品经营许可证12个单位,医院制剂许可证10个单位)全部进行了复查,生产设施、经营条件、质量管理和业务素质都有较大的充实和加强,许可证继续有效。同时新检查验收了5个单位,对其中3个符合条件的颁发了"许可证"。静宁县共检查50个单位,查处各类伪劣药品108种标的3872.12元。静宁县有医疗机构456个,有个体行医人员71名,甘肃省卫生厅配发静宁县冷链车1台。国家对药店经营实行国家定价、国家指导价和市场调节价,分别用红、蓝、绿色标价签(由地区物价处监制)。

1987 年，平凉地区药品检验所更名为平凉地区药品监督检验所。平凉有个体诊所 514 个，有中药师 5 人、中药剂士 57 人、中药剂员 166 人。4 月，平凉制药厂灵台皇甫谧分厂建成中草药品提取生产线，年提取五加浸膏 30 吨。投资 2.5 万元建灵台药材公司营业楼 200 平方米，年增营业额 14 万元，利税 1 万元。甘肃省平凉制药厂被省政府授予"甘肃省一级企业"，生产的"元胡止痛片"、"大黄碳酸氢钠片"、"VC 银翘片"、"五加片"、"参苏理肺片"等产品，分获"甘肃省优质产品"。地区医院制药厂经省上批准又增加新产品 44 个，产品累计达 102 种(含中成药)，主要产品有 VC 银翘片、元胡止痛片、复方新诺明片、安乃近片、四环素片、土霉素片、去痛片、强的松片、咳必清片、肝泰乐片、扑尔敏片、肌醇盐酸酯片、灰黄霉素片等。12 月底建成华亭县一院制剂楼 324 平方米、二医院 665 平方米制剂业务用房，县一院购置 B 超、胃镜、心脏监护仪 300 毫安 X 光机各 1 台。崇信木林、赤城、九功三乡卫生院建成门诊药房 1328 平方米。地区医药公司投资 65 万元建成营业办公楼 3040 平方米。平凉市药材公司投资 32 万元建成营业办公仓库楼 1176 平方米。灵台县药材公司建成办公用房 352 平方米，庄浪县医药公司建成库房 443 平方米，泾川建成窑店批发站 294 平方米，改善了城乡药品生产经营条件。地区监督检查 144 个单位的药品质量，其中县以上(含县)16 个单位，查出中西伪劣药品 29 种，价值 9368.91 元；县以下 128 个单位，查出中西伪劣药品 180 种，价值 11 637.01 元。地区药品监督检验所共做各类检品 343 个，其中不合格 144 个，不合格率 41.98%。泾川查处伪劣药材 5158 千克和部分中西药。崇信卫生局抽调专业人员，协同工商局对全县药品开展质量大检查，抽检中药、西药 1000 种，检验不合格 26 种，销毁伪劣药品 26 种，取缔无证行医、售药个体户 1 户。静宁县共检查 111 个单位，查处伪劣药品 177 种，标值 1111.39 元。11 月 28 日，国务院发布《麻醉药品管

理办法》。全区药品购销总值为 1336 万元。庄浪县公司收购 60 种
9.52 万千克,价值 29.34 万元。提出的"七五"药品发展规划目标是:
为充分利用资源,合理发展生产种植,保证日益增长的药用需要,第
一,传统家种药材党参、大黄、贝母、生地、板蓝根等 11 种在 1976 年
7820 亩的基础上,到 1990 年发展到 8900 亩;第二,野变家种药材,
黄芩、柴胡、远志、秦艽等 15 个品种,在 1976 年 340 亩的基础上,到
1990 年发展到 2860 亩;第三,木本药材山茱、杜仲、黄柏、连翘、山
楂、金银花 6 种,在 1976 年 660 亩的基础上,到 1990 年发展到
2950 亩;第四,引试种成功的天麻、黄连、全虫等品种,在 1976 年 18
亩(户)的基础上,到 1990 年达到 115 亩(户);第五,其他药材品种
在 1976 年 270 亩的基础上,到 1990 年发展到 1175 亩,总计发展面
积在 1976 年 9168 亩的基础上,到 1990 年发展到 15 000 亩。

　　1988 年,庄浪设立县药品监督检验所。平凉有村卫生所 2001
个,从业人员 3355 人。灵台县投资 11.72 万元,修建医药公司 2 层
营业楼,建筑面积 651 平方米。华亭县一医院购置了进口食道胃内
窥镜,全县万元以上大型医用设备增加到 8 台(一医院 X 光机 2
台,救护车 1 辆;二医院 X 光机 2 台,救护车 1 辆;防疫站计划免疫
车 1 辆,地方病防疫车 1 辆),千元以上医疗设备 88 台(件),60%以
上安装在县级医院。灵台县投资 32.8 万元修建县医药公司仓库楼
1176 平方米。泾川县医药公司下属单位有批发站、收购零售门市部
各 5 个,零售门市部 8 个,饮片加工厂 1 个,有职工 111 人,全公司
固定资产 39.1 万元,流动资金 124 万元,建筑面积 1900 平方米。华
亭投资 24 万元新建了马峡药材公司,新增产值 40 万元,利税 7 万
元。新建灵台龙门医药组营业室 152 平方米,年增 3 万元,利税 0.5
万元。庄浪县投资 50 万元新建西药库 443 平方米,外贸药材大宗
出口创汇。灵台皇甫谧制药分厂五加片生产线完成投资 40 万元,
实现利税 145 万元。地区先后派出 114 人次,深入到泾川、华亭、平
凉、灵台、静宁5 县(市)的 42 个乡镇 122 个单位,进行药品质量监

督检查,现场查处假药、劣药、淘汰药品及"四无"药品共116种,价值6144.68元。地区药品监督检验所完成检品379件,其中不合格115种,不合格率30.34%。庄浪县查处了县乡医疗机构、村卫生所、个体诊所、药店采购游医药贩上门推销的假劣药品。4月,华亭县卫生局根据《药品管理法》的规定,报请县政府批准任命了5名药品监督员,参与全县各医疗单位及药品经营市场的监督管理工作,并将药品管理工作列入目标管理责任书中进行考核。当年对东华、安口两镇进行了8次检查,共查出伪劣、霉变中药79种,413.2千克,西药50种,当场销毁,取缔游医摊贩9家,对个别经常出售伪劣药品,自制和贩卖假药,坑害患者,群众反映较大的个体户进行了从严处罚。卫生部颁布《药品生产质量管理规范》。在药品种植收购方面,泾川全县种植党参、杜仲、山芋、连翘、生地、白芷、丹皮等20余种,1200亩,收购药材20万千克,其中收购量最大的麻黄18730千克、地榆17975千克、杂寄生15991千克、椿树皮12131千克、苦参7431千克、车前草7245千克等64种,供应中草药486种、中成药267种、西药894种、医疗器械123种,销售总额356万元。当年,华亭县开始进行医药承包经营。在药学培训教育方面,1月,华亭卫生局成立乡村医生刊授学院华亭辅导站,121人参加学习。地区电大委托平凉卫校、平凉地区医院分别开办一期电大医疗班和护理大专班,学制三年,共招收学生110人,改变了护理专业单一的教学层次。同年,兰州医学院在平凉卫校开设了"兰州医学院平凉临床医学大专班"。平凉制药厂生产的元胡止痛片,被评为甘肃省优质产品。华亭县中医医院窦荣卿、王革师徒常年为患者加工丸、散、膏剂,小批量生产三黄拔毒散、山楂丸、黄连素眼药水、药浴液、脓耳液、散剂胶囊等,尤以三黄拔毒散(膏)较为出名,并以此获得地、县奖励。华亭县域有县一、二院、五二医院3家制剂室,县一医院小量生产接骨散、硬肿散、止血粉、烧伤油、百蛇酊、补骨脂酊等供临床自用。基层和民间主要以医患合作自制丸、散、膏、酒浸剂较为普

遍。当年,平凉地区提前实现了全民生产总值比 1980 年翻一番的
奋斗目标,并开始向第二个奋斗目标——到 20 世纪末国民总产值比
1988 年再翻一番的目标奋斗。

平凉地区医药公司历年经营情况各项指标一览表

单位:元(1988 年 8 月统计)

科目 年度	购进 总额	销售 总额	毛利	毛利 率%	费用	费用 水平	销售 税金	利润	利润 总额
1971	1 683 322	2 188 017	196 593	8.98	232.572	10.63		−35.959	−33 624
1972	1 464 770	2 055 316	185 649	9.03	195.173	9.49		−9.524	−9.667
1973	2 105 340	2 269 786	248 078	10.93	226.235	9.97	1 461	20.382	17.498
1974	2 189 900	2 695 772	315 334	11.7	227.885	8.45	161	87 288	69 203
1975	2 290 072	2 484 906	242 151	9.74	225.133	9.05	254	16 763	29 202
1976	2 435 318	2 682 859	292 032	10.89	265.079	9.88	374	26 581	20 927
1977	3 682 147	3 431 707	337 646	9.84	325.489	9.48	352	11 805	21 724
1978	3 407 646	3 352 256	301 768	9	316.082	9.42	331	14 646	5 152
1979	2 999 341	3 357 465	328 995	9.8	300.251	8.94	356	28 388	31 354
1980	4 011 968	4 333 338	411 681	9.5	382.518	8.83	465	28 698	22 052
1981	3 054 516	3 586 328	350 486	9.71	342.434	9.55	372	7 679	2 309
1982	5 347 791	4 960 178	497 051	10.02	406.498	8.2	251	90 300	52 554
1983	6 533 414	6 192 162	624 265	10.08	475.056	7.67	195	149 013	115 242
1984	5 028 000	6 649 018	756 108	11.37	621.165	9.34	345	134 598	82 137
1985	3 700 000	5 068 903	750 696	14.81	566.163	11.17	4 636	179 897	15 354
1986	6 070 000	6 517 327	870 868	13.37	683.561	10.5	93 251	94 056	73 875
1987	9 894 000	1 153 867	210 248	118.22	1 055.256	9.15	218 551	826 628	730 218

1989年，庄浪县投资3万元新建营业房251平方米，全县总销售额147.08万元。平凉卫校《拉汉、汉拉植物词汇及植物学拉丁词典》，获地区科技进步一等奖。地区制药厂生产浓缩丸、大蜜丸、水丸、冲剂、散剂、胶剂等剂型128种。其中，元胡止痛片、大黄苏打片、强力银翘片、参苏理肺丸、VC银翘片等品种，荣获甘肃省优质产品奖，研制开发的五加片荣获甘肃省科技进步二等奖，在上海被评为"汉方世界杯金奖"，安宫牛黄丸、丹炉牌利胆排石片、康尔沁胶囊、六味地黄丸等中药产品其原料地道、工艺精细、质量稳定、疗效显著。地区出动145人次，对全区261个药品生产、经营、使用单位的药品质量，进行了监督检查。从检查情况看，地县好于乡，乡好于村，国营好于集体和个体，西药好于中药。但药品质量，特别是基层的中药材质量存在问题。在检查中查处伪劣药品277种，价值35 713.13元，其中中药伪品42种，2882.6千克，价值26 072.04元；劣质中药材23种，180.69千克，价值1081.87元；西药伪品2种，18盒（瓶），价值45元；劣质西药163种，3553.74盒（瓶），价值5604.98元；劣质中成药49种，3840.1盒（瓶），价值2209.28元。年内共查处贩卖伪劣药品案20起，总金额10万多元，依法惩治了不法药贩。地区药品监督检验所共完成检品430件，新药审批检品61件。其中不合格171件，占491件的34.82%。10月，《华亭县医药卫生人员个体开业暂行管理办法》经县政府讨论通过并印发实施，清理注册、考试考核审查79个村卫生所、10个村卫生室，由卫生局核发了第一批《开业执照》。华亭县中医医院主管中药师窦荣卿集三十年经验，自制三黄拔毒散纯中药制剂（黄连、黄柏、雄黄、花椒、白矾、冰片），由高皑整理撰写的论文《三黄拔毒散治疗疥疮46例》被《辽宁中医》刊登，由陈占雄撰写的论文《三黄散在口腔的应用》被《甘肃中医药情报》刊登。省卫生厅、华亭县政府投资添置教学仪器，建成华亭县卫生职业技术学校，中专建制，学制三年。静宁县靳寺农中招收医药专业学员 45 人。10 月 23 日,静宁县药品监督检验所(股级单位)成立,隶属县卫生局,设专职药品监督员编制 4 名,对辖区药品质量进行监督检验。

1990 年,地区卫生处设立了药政科,7 县(市)卫生局设专职药政干事。地区成立中华预防医学会,皇甫谧医学研究会。庄浪县医院药事委员会进行改选。华亭矿务局成立马蹄沟煤矿职工医院,科级单位。平凉地区制药厂生产的五加片被国家医药管理局评为优质奖。6 月,平凉地区制药厂灵台皇甫谧分厂建成片剂生产线,年生产能力 1 亿片,生产五加片、土霉素片、新诺明片等 8 种产品。地区为 31 所乡镇卫生院装备医疗器械 25 种 319 台(件)。投资 4.9 万元改建泾川县药材公司窑店站 294 平方米。静宁县医院购进蒸馏器、卧式消毒柜、电冰箱、PH 计、自动批示旋光仪等,开始使用微孔过滤系统,变暴露的液体流程为密闭流程,年总产值 12.25 万元,实现利润 5.37 万元。静宁县有个体药店 48 个,县上开放药品市场,改变县内医用中西药品和医疗器械由县医药公司供应的规定,各医疗卫生单位可以在兰州、西安、平凉直接从厂家购进或从二级批发市场采购。静宁种植党参、地黄、黄芪等药材 95 亩。全区有村卫生所 2046 个,从业人员 3371 人,有个体诊所 574 个,从事药品零售的国营、个体药店 463 家,批发企业 16 家,有中药师 67 人、中药剂士 70 人、中药剂员 101 人。其中华亭县有个体开业人员 65 个,中医药 52 人,西医药 13 人,有卫生医疗机构个数及从业人员数(公有)295 个 5407 人。当年全区卫校共培训各类医药卫生技术人员 3120 人,92 人参加函授,参加陕西中医函大的 36 人,光明函大的 8 人。华亭、灵台卫生职业学校开办农医班,学制三年,招生 150 人。按照全省药品监督管理会议精神,地区组织 12 名药政管理和检验人员,对全区 28 个三级药品批发企业进行了检查验收,合格 23 个,占 82.14%;检查验收零售企业 144 个,合格 137 个,占 95.14%。对 7 县

(市)乡以上的 227 个药品生产、经营、使用单位进行了四次监督检查,检查村级集体和个体医药经营使用单位 80 个。共查处假劣药品 482 种,价值 39 145 元。其中中药材 40 种,7668 千克,价值 17 570 元;中成药 59 种 1711 盒,价值 5155 元;西药 380 种 2062 盒(瓶),价值 16 224 元。地区药品监督检验所共完成检品 373 件,检出不合格药品 170 批次,不合格率 45.58%。5 月,静宁县禁毒领导小组成立,县卫生局作为领导小组成员单位参加禁毒专项斗争,组织药剂人员、医疗技术人员普法培训,严管毒品。全区种植药材 2014 亩,收获中药材 52.8 万千克。庄浪县医药公司有 2 个批发部、2 个收购部、1 个饮片加工厂,基层医药站 3 个,零售门市部 2 个,固定资产 20.10 万元,自有流动资金 104.5 万元,经营西药 350 种,中药 370 多种,收购 50 种 7.81 万千克,收购总额 22.29 万元,销售总额 262.27 万元,为 1952 年的 33.78 倍。其中大黄收购 0.49 吨,款冬花 3.8 吨,秦艽 1 吨,党参 0.45 吨,甘草 1.05 吨,黄芪 0.64 吨,生地 1.04 吨,地骨皮 1 吨,桃仁 2.1 吨,柴胡 2 吨,茵陈 8 吨。庄浪县有公立医院、村卫生所和个体诊所 441 家,私人诊所 47 家,经县医药公司核发《营业合格证》的药店 47 家,另有白堡、杨河、刘庙、颉崖、通边、山集梁、永宁、朱店、石桥诊所集体性质的乡卫生所 9 家,设县第一中学、第二中学、水泥厂、化工厂、地毯厂、煤矿、通边林场等 7 个单位医疗所。灵台县青霉素针剂售价 20 万支,每支 0.48 元。平凉卫校建设了中药标本室。各医院根据自身临床需要,可自行添置小型医疗器械设备。县级医疗机构装备有小功率 X 光机,M 型、A 型、B 型超声波诊断仪,单导心电图机,16 频道脑电图机,581、721 光电比色计,生化分析仪等仪器设备,诊断、治疗水平逐步提高。乡镇中心卫生院也配备功率 50 毫安的 X 光机、显微镜、手术刀包、高压消毒器、无影灯等临床设备。

1991 年,平凉地区药品监督检验所人员增至 26 人,其中专业

人员 19 人。村卫生所是农村卫生事业的最基层单位,是农村三级
医疗网的基础,是社会主义医药事业的组成部分,明确村卫生所以
集体办为主,多种形式并存,可由村委会办、集体经济组织办、乡村
医生联办、乡村医生个体办等,因此使全区村卫生所达到 2126 个,
从业人员 3383 人,个体开业 731 人。其中华亭县 117 个村设置医
疗点 153 个。8 月 20 日,华亭县中医院购置日本岛津 B 超。9 月,华
亭县卫生局任命 12 名乡镇药品检查员。华亭县广播电视局朱平等
人采写的《说说人工培育牛黄技术》被全国广播电影电视部、中国
广播电视学会和农村节目研究会分别评为二、三等奖,并颁发了荣
誉证书。全区药品购销总量 38 万千克,总值 1647 万元。崇信药材
公司已成为收购、加工、调配、供应等多功能综合型企业,保证了全
县人民的药物需求。药品开征增值税,基本税率为 17%。地区组织
了两次药品质量大检查,查出假劣药品 15 种,172 540 盒(瓶),总
价值 589 663.43 元,全部予以销毁,取缔游医药贩 213 个,核发药
品经营许可证 524 个,制剂许可证 8 个,对全区 8 所医院的 55 种
制剂进行了检查验收和注册。庄浪县查出有伪劣药品的经营使用
单位 121 家,占检查单位的 40.4%,查出伪劣药品 387 种,折合金额
1.07 万元,全部进行了销毁。

　　1992 年,华亭县政府提出"走强化一个基础,壮大两大支柱,发
展三大行业,狠抓四个龙头"的经济发展路子,把药品作为四个龙
头产业之一。静宁县医院制剂品种增至 27 个,总产值 14.23 万元。4
月,静宁县卫生局内设药政股,药政股对 483 户村卫生室和个体诊
所核发《开业执照》,办理《药品经营许可证》110 户。于建瑞、朱解
璞、董建设设计的"全波整流组合机头 X 线机"(实用新型名称)12
月 23 日获得市级专利,被南京、天津医疗器械厂和北京 X 线机厂
采用,淘汰了传统的自整流 X 线机。崇信的赵效禹研制"感冒立愈
汤"、黄国强研制的"加味消磦汤"、杨军研制的"定坤丹"、梁炳银研

制的"妇灵丹",灵台中医院生产的"胃宝胶囊"、"溃愈散"、"健胃止痛胶囊"等疗效很好。平凉制药厂灵台皇甫谧分厂投资 495 万元,改造扩建片剂、冲剂、胶囊生产线,生产 36 种药品,其中接骨七厘片、保胎灵、乙酰螺旋霉素片等片剂 23 种,脉安、板蓝根颗粒等 5种、利福平、复方氨酚烷胺等胶囊 8 种。华亭县一、二院改造制剂室、增添净化设备,达到了国家药品 GMP 生产标准,取得省颁制剂许可证,制剂品种增加了 0.2%的甲硝唑注射液、0.2%替硝唑注射液、0.2%环丙沙星注射液、0.2%氧氟沙星注射液、复方醋酸钠注射液等,使大液体品种达到 11 种,普通制剂有口服合剂、五官、皮肤外用药等 30 余种。平凉市第二人民医院制剂楼扩建达标后,增加普通制剂 20 余种。平凉市中医医院设立制剂室,主要生产银平胶囊、银平膏、消疣洗剂、消肿止痛膏、痔根除、结肠炎丸 2 号、增视明目丸、通管丸、痛经丸、妇炎灵、痹痛灵、尪痹活络丸、乙肝转阴冲剂、消浊丸、消沙眼水等。泾川县中医医院制剂室制成大黄栓、玉红膏等。崇信县医院制剂室开始筹建。全区药材种植面积增大,采集量 260 万千克。全区有专、兼职药品监督员 54 名,乡级药品检查员 154 名。全区挖窝端点,打击假冒伪劣药品,参加药品监督检查人员 1212 人次,检查涉药单位 1092 个,查处假劣药品 784 种,价值 132 250.86 元。其中,假中草药 174 种,2381.53 千克;中成药 69 种,9522 盒;西药 541种,45 666.77 瓶(盒、支)。共查处假劣药案件 9 起,价值 15 592.85 元;取缔无证游医药贩 137 人次,停业整顿 27 家,罚款 73 家,罚金9426.1 元。7 月,静宁县卫生局医政股将麻醉药品使用情况列为一项重要考核内容,对发现的问题及时处理,并重新确定各乡镇卫生院 39 人具有麻醉药品处方权。庄浪县医药市场进一步放开,庄浪县人民医院开设第二门诊和便民药房,医药分公司在县城设零售药店 5 处,下设南湖门市部,个体诊所、药店既治病,又经营药品;县卫生局、医药公司和工商管理局分别核发《药品经营许可证》、《药品经营合格证》、《个体户营业执照》，医药零售户持"两证一照"经营药品；县药品监督检验所依法对全县国营药店、村卫生所、个体诊所、个体药店实施监督，随机抽查药店，检查经销药品的质量，对假劣药品进行查扣，集中销毁。平凉卫校开办 4 个农医班，招生 230人；各县卫校招生 290 人；各级医院选送进修 139 人；参加自考、函授 452 人。

1993 年，地区医药分公司更名为甘肃医药集团平凉地区医药公司，各县(市)医药公司更名为"甘肃医药集团 XX 县(市)医药公司"。5 月 20 日，华亭县政府批准成立华亭县药品监督检验所，事业编制，有工作人员 5 人，主要职责是贯彻执行《中华人民共和国药品管理法》，受卫生部门的委托，对县境药品质量进行监督检查，确保人民群众用药安全，并随时配合承办卫生局的指令性工作。庄浪县乡村卫生所执行《甘肃省村级卫生暂行管理办法》，县人民政府发出《庄浪县农村卫生组织建设标准和个体开业管理办法》通知，千人以上村的村卫生所业务用房面积 60 平方米，设置 1–2 张病床，配备 2–3 名乡村医生，女性 1 名；千人以下村的村卫生所业务用房面积 50 平方米，配备 2 名乡村医生；配备外伤清创缝合包、产包、体温计、血压计、听诊器、出诊箱、煮沸高压锅、冷藏包等，诊治常见病、多发病、季节性传染病，应急处理常见外伤，进行皮下和肌肉注射、正常接生；承担计划免疫、防疫、地方病防治。省卫生厅《关于进一步加强个体开业医生管理的通知》规定，不承担防疫、妇幼保健的个体医、个体药店，每年向卫生部门缴纳管理费，县城以上200 元，集镇所在地 150 元，其他乡 100 元，村级个体 50 元，还规定对首诊疫情立即上报县防疫站。全区有 1292 人经过考试取得了乡村医士、医师证。全区装备医疗器械 90 台件，包括 B 超、心电图机、30–200 毫安 X 光机。全区种植中药材 960 亩，收获 10 万千克。地区共出动 81 人次参与下基层监督检查计 341 天，共检查 590 个单位。其中生产企业4个,国营经营单位83个,医疗单位76个,集体和个体427个。共查出伪劣药品173种(次),计1457.6千克(瓶盒),价值11 461元。其中中药材107种(次),759.6千克,价值10 162.6元;中成药33种(次),332瓶盒,价值630.70元;西药33种(次),366瓶盒,价值667.70元。地区药检所完成检品553件,不合格131件,不合格率23.68%。庄浪县中医院特设中医专科,县防疫站中医师曹科元,创溃疡散汤治疗胃及十二指肠溃疡,益气通脉汤治疗血栓闭塞性脉管炎,益气化瘀汤治疗过敏性紫癜,均获地区科技进步一等奖;县人民医院中医主治医师苏天存,运用养血活血、温筋逐瘀、活血通络、凉血散结、补血益气理论,研制治疗各种关节病的方剂,论文载于《华夏优秀医论》,研制吴芋温肝汤治疗顽固性头痛、视物昏花;创补肝汤加味治疗慢性支气管炎、肺气肿等症;创补肝安神汤治疗心脏房室阻滞、心肌供血不足等症。庄浪县医院台铸的《利多卡因治过敏反应的研究探讨》获庄浪县科技进步一等奖。

1994年,全区有中药师69人、中药剂士121人、中药剂员144人。平凉地区医院制剂室制药厂技术人员增加到15人,中西药制剂增加到50个品种,年产值达65万元。地区医院杨建都研制的舒经活血止痛酊,治疗跌打损伤,获地区科技进步三等奖。静宁县医院生产制剂46个,总产值28.19万元;且制定了药品质量管理制度,毒、麻、限、剧药品管理制度,医疗器械管理制度,对药品执行国家规定的价格和经营差率、作价办法。痔瘘专科医师刘惠君自筹资金成立平凉首家私人痔瘘医院。泾川县中医院生产的"大黄栓"治疗痔瘘、"脑萎康"治疗中风、"消痛散"治疗痹症、"头痛灵"治疗头痛、"通水灵"治疗输卵管积水疗效明显。崇信县医院制剂室取得制剂许可证,有制剂人员8人,能生产大输液、常用小针剂以及口服外用普通制剂19个品种。华亭县中医医院制剂室主要生产三黄栓、结肠炎丸、外洗1号、外洗2号、消斑养颜散(丸)、消疣扶正胶囊等。静宁县药品监督检验所购置检验设备 8 台件、试剂 300 多种,开展药品检验。全区 1 至 10 月份大规模组织药政、药检、医药等部门进行药品质量检查 25 次,参加人员 2095 人次,检查单位 2096 个(次)。查出假劣药品 694 种次,29 400.99 千克(盒、瓶、支),价值 54 412.48 元,取缔游医药贩 120 人次,查处 5000 元以下案件 356 个,处罚 307 户,收缴罚没款 10 447.45 元;进行了审核、核发《许可证》工作,验收国营药品经营企业 94 个,其中三级批发企业 20 个,四级批发企业 10 个,零售门市部 64 个,检查集体药店 15 个、个体诊所药店 1026 个、灭菌制剂室 13 个、普通制剂室 4 个;取缔不合格药店 5 户。华亭县人大发出《关于进一步贯彻实施药品管理法,加强药品市场管理的通知》,为净化全县医药市场,制止假劣药品的生产和销售,保证人民用药安全有效,起到积极作用,全年检查 257 户,查出 260 种 1320 千克伪劣药品,价值 1.08 万元,罚款 230 元。

1995 年,地区医药管理局与地区医药公司合署办公,受省医药管理局和行署双重领导。9 月,成立静宁县医药管理局,和县医药公司合署办公,对药品市场进行管理,规范药品流通秩序。静宁县种植党参、地黄、黄芪等 255 亩。华亭全县 12 个乡镇 117 个行政村有村卫生所(室)190 个,私人开业 108 人,有万元以上医疗设备 16 台(件),10 月 18 日,华亭县一院购置德国西门子心腹两用 B 超仪。庄浪县医院添置了母婴监护仪、麻醉机、尿九项检测仪、涡轮机、光固化机、超声洁牙机等。全区药品市场供大于求,价格下浮,销售下降,中药材采集量减少,总量为 200 万千克。此后,随着中药保健品的开发利用,市场需求逐步增大。全区村卫生所 2327 个,从业人员 3600 人。蒙文成设计的“多人听诊器”(实用新型名称),于 1 月 8 日获得专利,利用现代电子技术接受转换成电能输入,再用扬声器转换成声能输出,供 2 至 10 人听诊,同步检查,是兼有录音功能的多功能临床检测、教学用听诊器,于次年获得平凉地区科技进步二等奖。以中药紫苏、熟石灰、丹参、黄柏、地榆、当归、香油等经过加工配制而成的复方烧伤膏,治疗烧伤技术,治愈率高,无毒副作用,且该药药源广,价钱低,使用方便。崇信县中医医院黄国强自制小儿佝偻病治疗 1、2、3 号方疗效好。平凉地区药品监督检验所出动 870 人次,累计下基层监督检查 415 天,检查辖区各级单位 764 个。其中生产厂家 4 个,国营经营单位 153 个,医疗单位 144 个,集体和个体单位 467 个。对 4 个药厂、四级以上批发企业和县级以上医院检查两次以上,乡镇卫生院检查覆盖面达到三分之一。共查处伪劣药品 272 种次,计 5301 千克(瓶盒),价值 36 121 元。其中中药 86 种次,485 千克,价值 20 932 元;中成药 49 种次,1293 瓶盒,价值 2654 元;西药 37 种次,3523 瓶盒,价值 12 535 元。华亭县药检所对全县医药市场进行了整顿检查,出动检查人员 50 人次,被检查对象 257 户,查出伪劣违禁药品 150 种 1240 千克,价值 1.52 万元,罚款 240 元,取缔游医药贩 10 户。平凉职教中心开设药学专业班。静宁县电大开设乡村医疗专业班。庄浪县卫生学校五年累计培养医、药、护卫生人员 1575 人。对药品采取制定参考价、毛利率和进销差率控制、调价申报备案制度,把零售价控制在 10% 以内。

　　1991 年至 1995 年的"八五"建设时期,全市医药管理事业,按照培育和建立社会主义市场经济体制的总体要求,以"三项制度"改革为突破口,积极转换经营机制,强化内部管理,在放开经营,搞活零售的同时,牢牢抓住批发环节这一关键,严把货源、质量关,确保了医药市场稳定、健康发展,形成了管放结合,批零统一,活而有序的新型运行机制,促进了全区医药事业的较快发展。"八五"期间,全区医药总销售累计完成 23 985 万元,比"七五"末净增 1000 万元,增长 4.4%。经营规格品种不断增加,由"七五"的 2600 个增加到"八五"的 3600 个,净增 1000 种。全区药品专业技术人员 220

人,占总数的 21.6%。公司下属国有医药批发企业 30 个,其中地区二、三级批发企业各 1 个,县级三级批发 27 个,全区国营医药零售网点 84 个,比"七五"末增加了 50%。药品仓库 50 幢 16 000 平方米,中药饮片加工厂 8 个,各种机具设备 85 台件,晒场 550 平方米。全区医药行业固定资产达到 1600 万元。全区分层组织成立了加强药品管理工作领导小组,下设办公室 16 个,地区、平凉市、静宁县、灵台县先后成立了医药管理局,加大了整顿医药市场的力度,对 1000多户个体药店(诊所)进行了检查、整顿,查处假劣药品 290 种 5.74万元,打击游医药贩 192 人,累计罚没款 11.7 万元,取缔违法经营户150 户。"八五"期间,投资 700 万元,总建筑面积 14 230 平方米,建成商业经营网点 1930 平方米,经营条件有了较大的改善。全区81.7% 的乡卫生院装备了 30-200 毫安 X 光机,39.6% 的乡卫生院装备了心电图机。县级综合医院和中医院全部装备了 B 型超声诊断仪和胃镜,部分县(市)医院还引进了 500 毫安彩色遥控 X 光机。地区医院和平凉市医院还引进装备了具有 20 世纪 90 年代先进水平的电子计算机扫描诊断仪和纤维支气管镜。全区有卫生机构 281个,农村医疗点 2327 个。地产药材开发利用获得省科技进步奖。五年中筹资 1590 万元,购置各种高、新医疗设备 1276 台(件)。五年中执行《药品管理法》,查处假劣药品案件 1754 起,价值 33.6 万元,1995 年卫生处被评为全国执行《药品管理法》先进集体。

1996 年,华亭县注册登记个体医药户达 113 所。华亭卫生局、妇幼站、防疫站、县一医院分别购置安装了电脑微机;县一医院购置了国产北京万东牌 500 毫安双床三管电视遥控 X 线诊断机、半自动生化分析仪、尿八项分析仪、电脑信号处理仪、多参数心肺监护仪、50 千瓦发动机;中医医院装备了进口全自动心电图机和尿11 项分析仪;华亭矿务局医院对外开办门诊,开展心电图、B 超及简单化验项目检查;华亭县二院生产的制剂有 10% 葡萄糖注射液、平衡盐注射液、甲硝唑葡萄糖注射液、替硝唑葡萄糖注射液、环丙沙星葡萄糖注射液、5%葡萄糖注射液、5%葡萄糖氯化钠注射液、0.9%氯化钠注射液、复方氯化钠注射液、0.2%氧氟沙星注射液、0.3%环丙沙星滴眼液、0.3%氯霉素滴眼液、1%阿托品滴眼液、1%匹罗卡托品滴眼液、1%利福定滴眼液、0.3%环丙沙星滴耳液、4%硼酸酒精滴耳液、3%双氧水、5%硼酸氢钠滴耳液、0.3%环丙沙星麻黄素滴鼻液、复方薄荷油滴鼻液、氯麻滴鼻液、酚甘油滴耳液、朵贝尔氏漱口液、碘甘油;华亭县药检所全年组织 20 人次检查药店诊所 247 户,没收销毁各种伪劣药品 50 种,230 千克,价值 1.16 万元,取缔药贩 2 户。平凉各医疗单位开始实行组织实施资格考试和注册管理,发放《医疗机构执业许可证》、《药品经营许可证》。庄浪县卫生局组织评审标准个体经营村卫生所 434 个,颁发《医疗机构执业许可证》,各单位集体诊所发展达 12 个。静宁县卫生局对 1995 年 7 月底以前发证的个体行医机构进行造册清理,全县有 200 个个体诊所,从业人员 200 人;卫生局新办个体诊所 34 个,从业人员 46 名。8 月,静宁县中医院制剂室生产红豆软膏、加味香砂六君丸、盆腔炎丸等 6 个品种;静宁县医院、中医院、医药公司与地区药检所签订送检合同,委托检验药品;静宁县古城乡二堡村零星种黄芪;静宁县人民政府落实省地《整顿和规范药品生产经营秩序加强药品管理工作实施意见报告的通知》,进行药品市场整顿。全区有中药师 58 人、中药剂士 74 人、中药药剂员 70 人。平凉制药厂皇甫谧分厂生产的复方百部止咳颗粒被第八届西部技术交易会评为金奖,新速效感冒胶囊被认定为第八届西部技术交易会指定产品。平凉市中医院制剂室自制的"银平胶囊"、"银平膏"、"消沙灵眼药水"、"通管丸"、"痣根除"等疗效好。平凉市中医院赵启芳自制"消肿止痛膏"有效率 90%,者仲仁配制黄芪建中汤、三消达原饮,静宁中医院马文奇配制奔豚汤、消风散,静宁县中医院自制盆腔炎丸,平凉师范学校杨旭义自制参麻益智胶囊获得平凉地区科技进步二等奖,9 月获得"第八届西交会金奖",12 月获得 1996 年中国科技成果转化与新产品交易会金奖。平凉地区零售药店增加到 864 家,批发企业 19 家,年销售额 1.2 亿元。地区医药公司年总销售突破了千万元,实现利税 80 余万元,全员劳动生产率达人均 13 万元左右。全区地、县(市)药政、药检部门出动 1820 人次,检查 1678 户,占全区总数的 40% 以上。查出不合格药品 1086 种次,1674.49 千克(盒瓶),价值 5.66 万元,罚款 5 万余元。对收缴的不合格药品,地县均在每年的"3·15"消费者权益日或"7·1"《药品管理法》颁布实施纪念日,上街宣传、咨询、公开销毁,并通过电视台曝光。庄浪县人民医院中医主治医师徐集民,创猪肠苏术散治疗胃下垂,方剂收入《甘肃中医》一书,创制糖尿病Ⅰ号、Ⅱ号方剂治疗 1~2 型糖尿病,疗效显著。

1997 年,平凉市、泾川、静宁等县卫生局设立药政股,制定毒麻药品"五令"制度,开展药品大检查。静宁县人民政府任命药品检查员 4 名,县卫生局聘任药品监督员 20 名,承担本辖区药品质量检查。地区卫生局举办药品价格整改培训班,对各卫生院经营的药品进行评价,国营药店、医疗机构药房制作标价牌,向社会公示药品价格。全区村卫生所发展到 2625 个,从业人员 3664 人,个体诊所 180户,从业人员 270 人,整顿恢复村卫生组织 45 个,消除了无医无药村,培训药品经营使用骨干人员 2042 人。地区、县(市)累计有 2386 人次参加了药品质量大检查活动,检查单位 2372 个,占总数 2940 个的80.70%。其中检查药品生产企业 4 个,国营批发企业 24 个,国营零售企业 86 个,县级以上医疗机构 26 个,乡镇卫生院 111 个,个体诊所药店 2121 个。共查处假劣药品 2326 种次,数量 15 763.87 千克、瓶、盒,价值 118 083.87 元。其中中药材 1253 种次,2 449.52 千克,价值49 709.86 元;中西成药 1073 种次,13 287.35 瓶盒,价值 68 374.01

元。地区药检所共检验药品 551 批次,检验不合格 156 批次,不合格率 28.3%。检品类别分:中药材 222 批次、不合格 80 批次,不合格率 36.04%;中成药 60 批次、不合格 34 批次,不合格率 56.67%;化学药品 208 批次、不合格 35 批次,不合格率 16.83%;抗生素 34 批次、不合格 5 批次,不合格率 14.71%;生化药品 25 批次、不合格 2 批次件,不合格率 8%;医用辅料 1 件,合格。全区共审批一类麻醉精神药品购用卡 98 个,对麻醉药品、精神药品的处方书写、限量规定、调剂要求、处方保存等情况均进行了检查,各麻醉精神药品使用单位均达到了"四专、双锁、核对"等规范化管理标准。对二类精神药品进行了专项检查,共查处非法经营安定、氨酚待因、苯巴比 3 种精神药品 158 盒瓶,价值 1638.87 元。甘肃省平凉制药厂生产的"康灵片"经国家卫生部临床验证批准为国家级三类戒毒新药。华亭县卫生局把药品市场和医疗机构监督管理列入全县重点工作,5 月,华亭县政府批准成立县卫生执法监督办公室(简称执法办),与药检所合署办公,负责医药市场执法监督,当年组织 20 多人次对辖区内 257 个药品经营单位进行了 6 次药品大检查,在检查中,对药品经营、使用单位的购进渠道进行了严格审查,对不从国营主渠道订药、药品购进渠道比较混乱的单位和业主进行了处理,共查出假劣药品 471 种,中药 317 千克,西药 512 盒瓶,价值 1.83 万元,对查出的假劣药品全部公开销毁,处罚 23 户,整顿 249 户各级各类医疗机构用药秩序,净化了医药市场环境,保证了群众用药安全有效。11 月,华亭县卫生局对 132 户个体医疗机构从房屋设施、医疗器械、人员职能、监督管理、卫生环境、药品质量、基本技能、医德医风等方面进行了检查考核。地区医院"柴胡注射液制备工艺的研究",获地区科技进步一等奖。庄浪县中医院的"乙肝 1 号、乙肝 2 号——6"、蚂蚁散冲剂、乙肝利泰 3 号冲剂和曹科元研制的"益气化瘀汤"、韩贵周研制的"补肾遗精汤",以及静宁县中医医院制剂室生产的红豆软膏、消肿Ⅱ号等疗效较好。灵台县皇甫谧医院制剂室开始生产，主要有胃宝胶囊、健胃止痛胶囊、眩晕停胶囊、神仙意气固本丸、补阳回春丹、厌食灵、溃愈散等。庄浪县医院杨兰珍论文《微型振荡器代替手搓法检测 HbsAg》获庄浪县科技进步一等奖，水天的论文《板蓝根、木贼治疗扁平疣 100 例疗效观察》发表于《医学动态》。

　　1998 年，平凉地区行政公署卫生处内设中医药政科，继平凉市、泾川县、静宁县卫生局设药政股之后，灵台、崇信、华亭、庄浪县卫生局也设立了药政股，加强了药政管理。药政科股的设立，弥补了医药管理局与医药公司合署办公经营药品、控制和管理医药市场的缺陷，标志着药品行政管理工作才正式得到各级政府的重视，但一个良好药政管理机构的健全完善、法律制度的建设、管理秩序的根本好转、百姓用药的安全，只是刚起了个步，仍然走在路上。3月，华亭县卫生局授权委托县防疫站、县药检所执行药品执法监督职权，委托授权执法办为综合性卫生执法机构，对全县医药行使监督管理。3 月 20 日，平凉制药厂皇甫谧分厂与中外合资陕西利威尔制药有限公司联营，组建陕西利威尔制药有限公司灵台皇甫谧分公司。4 月，华亭县卫生局、医药管理局联合下发《关于整顿和加强医药市场监督管理工作的实施意见》，针对医药市场比较混乱，假冒伪劣药品未得到彻底根治等问题，报经县政府批准，由卫生局、医药管理局牵头，工商、税务、公安、财政等八个部门参加，组成了医药市场清理整顿专业检查小组，历时两月，先后共检查个体诊所、药店、村卫生所、厂矿医务室等医药经营、使用单位 188 户，占应查户的 71.9%，查出假冒伪劣药品累计 204 种 3240 千克（瓶、盒、支），价值 0.94 万元。依法警告，停业整顿无证经营 5 户，取缔游医药贩 3 户，延期校验证照 12 户，依法吊销执业证 3 户，限期补办证照 32 户。有力地制止了无证经营、游医药贩和销售假劣药品的不法行为，净化了医药市场，规范了医药秩序。6 月 30 日，华亭县第一人民医院改扩建的 534 平方米的标准化制剂楼竣工投入生产,生产规模扩大,消毒蒸馏、净化设施全部达到了省颁制剂新标准要求,生产工艺、药品质量大幅度提高,制剂品种增加,有高中级制药工程技术人员 16 人,初级制药工程技术人员 40 余人,能生产西药片剂、胶囊等剂型 42 种,产量增加到每日 1500 瓶,超过了 10 年前的 4 倍。华亭县有各级各类医疗卫生机构 324 所,其中县级综合医院 4 所(厂矿 2 所),中医医院、防疫站、妇幼站、药检所各 1 所,乡镇卫生院 12 所,厂矿医务所(室)29 所,村卫生所(室)120 所,个体医疗机构 155 所。平凉卫生材料厂有职工 372 人,能生产 15 类 45 个品种规格的医用材料,年生产医用橡皮膏 60 万筒,脱脂棉 150 吨,脱脂纱布 450 万米,累计完成工业总产值 10 275 万元,利润、税金 912 万元。甘肃省平凉制药厂加入兰州佛慈制药集团,有固定资产 638.6 万元,净值 493.9 万元,完成工业总产值 918 万元,利润 30.5 万元,税金 23 万元。经参加 1987 年、1993 年、1998 年三次省卫生厅统一组织的乡村医生考试,静宁县有 320 人取得乡村医生职称资格。12 月,甘肃医药集团静宁医药公司退出甘肃医药集团公司,恢复静宁县医药公司。静宁县人民政府安排药材种植基地扶持种植药材,家种药材有较大发展,当年仅种植党参、地黄、黄芪等就有 457 亩。平凉地区人民医院有万元以上医疗器械 79 台件,总价值 1100 万元,其中有德国西门子 ARC、全身 CT、美国阿克苏 128Xp/10 型彩超、钴 60 及配套装置、500 毫安 X 光机及电视透视系统、全自动生化分析仪、三分类血球计数仪、日本产腹腔镜、颈颅彩色多普勒、高压氧舱、全自动十二导联心电图分析仪、B 超机等。华亭矿务局职工医院有万元以上医疗器械 8 台。全区县(市)医院生产西药制剂 121 个品种,全区中医医院审批注册登记的制剂 33 种,其中,平凉市中医医院的银平胶囊、乙肝转阴冲剂、消浊丸、消沙眼水,静宁县中医医院的红豆软膏,被列为省级科研项目,灵台县中医医院的胃宝胶囊、静宁县中医医院的消肿Ⅱ号、庄浪县中医医院制剂室生产乙肝1号、乙肝2号，平凉市中医医院的痣根除等临床疗效显著，方便了医院临床用药。平凉市医院制药厂增加普通制剂20余种，品种达40多个，年产值40万元，其中西药制剂25个品种，年产值38万元，占医院西药用量的6%，产后风痹丸以及其他外用、内服、膏、擦、洗剂，临床效果良好；有副主任药师1人，主管药师4人，药师8人，药士4人，生产各种制剂53个，占临床用药的15%，年产值达173万元。泾川县医院制剂室有工作人员10人，制剂5种，年产值20万元，占医院临床用药的10%。灵台县医院制剂室人员增至7人，生产灭菌制剂和4种大输液，还生产雷夫努尔注射液、呋喃西林注射液，普通制剂有小儿止咳糖浆、驱风合剂、颠茄合剂、炉甘石洗剂、烧伤油、氯麻滴鼻剂等6种，年产值约20万元。崇信县医院制剂室自制制剂占本院临床用药量的7%，年产值为15万元。庄浪县中医院中医科采用中西医结合手段研制成功肝康Ⅰ号、Ⅱ号胶囊，乙肝解毒汤，康毒软坚胶囊，抗汗软肝液，软肝利水汤等中草药制剂，疗效突出。药品批发企业实行登记备案制度，由省、地医药管理局核发《药品经营许可证》，经营规定范围内的药品。庄浪县人民医院率先试行部分药品招标采购，董惠兰《银翘解毒丸中毒一例报告》发表于3月《中国现代临床医学与卫生免疫》；静宁县医院制剂室西药制剂有氯化钠注射液、10%葡萄糖注射液、替硝唑G注射液、甲硝唑G注射液、胃蛋白酶合剂、氟哌酸胶囊、硼酸软膏等13种，占医院西药制剂临床用药的10%。平凉市医院中医科李长春研制的"产后风脾丸防止产后风脾"获地区科技进步三等奖。平凉市中医院"乙肝转阴冲剂研究"，获地区科技进步一等奖。全区审发医疗机构执业许可证3770个，其中地区医院1个，县（市）级综合医院8个，县（市）中医医院7个，乡镇卫生院96个，村卫生所1434个，厂矿企事业单位职工医院（医疗室）1220个，个体医院和诊所 1004 个,增加医疗器械 136 台件;全区有西医医疗机构 182 个,西药师 90 人,西药剂士 95 人,有西药品种 967 个,有医药卫生工作人员 5340 人,本科和大专占 18.23%,中专占 47.9%;全区购销药品总量 793 万千克,总值 3347 万元。每千克甘草、当归、党参各为 20 元;氨苄青霉素针每支 1.40 元,葡萄糖针每盒 3 元,四环素片每瓶 5 元,基本解决了村民看病吃药难问题。全区出动检查 869 人次,查处各类假劣药品 5046 种次,计 23 188.03 千克(瓶、盒),价值 219 000.87 元,查处案件 62 件,罚没款 31 348 元。其中中药材 3350 种次,2003.55 千克,价值 94 331.7 元;中西成药 1696 种次,21 184.48 瓶盒,价值 124 669.17 元;取缔非法经营者 46 户,打击游医药贩 402 人次,打击非法收购药品 2 人次。全区工商行政管理部门查获的违法药品 2776 瓶盒,一次性输液器 12.65 万支,注射器 3942 支。地区药检所共完成检品 640 件,不合格 168 件,不合格率 26.25%。比上年下降两个百分点。检品类别分:中药材 249 件,不合格 80 件,不合格率 32.13%;比上年下降四个百分点;中成药 104 件,不合格 22 件,不合格率 21.15%;化学药品 237 件,不合格 52 件,不合格率 21.94%;抗生素 30 件,不合格 2 件,不合格率 6.67%;生化 19 件,不合格 6 件,不合格率 31.58%;医用辅料 1 件,合格。

至 1998 年,平凉地区药品监督检验所占用土地面积 1867 平方米,总建筑面积 1255 平方米,有工作人员 29 人,其中专业技术人员 22 人。专业技术人员中,有副主任药师 1 人,主管药师 5 人,药师 9 人。内设中药、生测、化学和技术室等。配有气象色谱仪、药物溶出仪、紫外分光光度仪、自动指标旋光仪、电子显微镜、电子天平等各类仪器 59 台件。依据《中华人民共和国药品管理法》,对辖区药品生产、经营及医疗单位的药品质量进行监督检验。自 1979 年至 1998 年 12 月底检品数累计达到 7854 件,抽检数 5199 件,品种达 700 余种。有蜡叶标本 961 种,药材标本 796 种,药材伪品 173

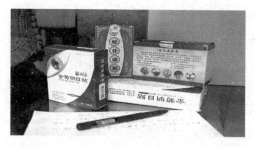

非药品冒充药品 （照片由平凉日报记者姜慧仁摄）

种。药检所先后为《甘肃省药品标准》(试用)起草了"甘肃黄芩"的检验标准,为《中国药典》(1977 年)起草了"红毛七"的检验标准,为《中国药典》(1995 年)起草了"珍珠子"、"麻黄根"的检验标准。

1999 年,平凉有药品经营使用企业 2250 家,批发企业 27 家,销售额 2 亿元。1 月,华亭县卫生局转发了卫生部《关于组织清查过期失效药品的紧急通知》,对各药品经营使用单位已过有效期限药品和五年以上无效期药品,通过单位自查,卫生局抽查,进行了封存,共没收销毁过期失效药品 483 瓶(盒、支、片),价值 0.18 万元,封存五年以上无效期药品 3849 瓶(盒、支、片),价值 0.63 万元,抽验合格率 85%。华亭县卫生职业技术学校与中医院合并。华亭全县有 12 所乡镇卫生院,其中马峡、神峪、策底、上关 4 所为中心卫生院,有个体诊所 129 户, 达标卫生所 194 个, 有厂矿医疗机构 36 所。华亭县医药卫生系统内万元以上大型医疗设备 (器械)62 台(件),总价值达 300 万元,形成了县级医院拥有大型医疗设备,乡镇卫生院拥有中小型医疗设备的分部格局, 基本满足了全县人民防病治病的需要。华亭县第一医院增设煎药室,制剂有 10%葡萄糖注射液、5%葡萄糖氯化钠注射液、0.9%氯化钠注射液、平衡盐注射液、0.2%替硝唑注射液、0.2%氧氟沙星注射液、0.2%甲硝唑注射液、0.2%环丙沙星注射液、颠茄合剂、甘草合剂、胃酶合剂、1%碘化钾溶液、1%红霉素酊、双氧水、3%硼酸溶液、复方苯甲酸酊、止痒药水、细柳酊、多汗搽剂、炉甘石洗剂、75%乙醇、复方苯甲酸软膏、20%硫磺软膏、水杨酸软膏、白降汞软膏、10%尿酸软膏。庄浪县人民医院新制剂楼落成，更新设备，制剂质量提高，可少批量供应县内医疗单位和诊所。静宁县有制剂品种74个，总产值33.26万元。7月，静宁县医药公司改制成立静宁县医药有限责任公司，有股东86名，股本总额93.2万元（其中国有股40万元、职工基本股51万元、风险股2.2万元）。静宁卫生学校并入县职教中心。静宁中药材资源丰富，数量多，品质优，是平凉中药材重点产区之一，当年全省种植面积24.2万亩，仅静宁种植党参、地黄、黄芪等药材就有6551亩，其中古城乡二堡村全村共种植黄芪387亩，户均达1.2亩；司桥乡酸刺村农民徐世斌承包荒山384亩，育苗栽植甘草276亩；静宁县对31个医疗单位抽检，检出29种不合格。华亭县关山乡、马峡乡培育成全区大黄生产基地1000亩，年收获大黄13万千克。灵台县发展冬花、柴胡生产基地260亩，收获500千克。平凉地区药业有限责任公司成立。全市采集总量336万千克，价值372万元。至此，各级医疗机构均设药事委员会，职责是审定药品费用，监督药品采购，评价药品临床疗效，提出新药临床使用意见，指导医师合理用药。华亭县组织编撰了《华亭医学研讨文集》。平凉地区医院"导尿管的改进和临床应用"，平凉市医院"CT定位床边锥颅钻孔穿刺抽血治疗高血压脑出血"，泾川县医院"单侧多平面抗扭转骨外固定器"，静宁县医院"裸眼直视下中耳传音机构修造术研究与应用"均获地区科技进步一等奖。

　　2000年6月，庄浪县医院有主管药师2名，药剂师18名，药剂士5名，药剂员2名；门诊西药房，中药房，住院部药房一、二（1979年以前采取小药柜，以后开始建立住院部药房），西药库，中药库，中药加工房，院外二门诊药房以及两个便民药房（1992年设立）等各药房实现微机化管理，门诊设立电子显示屏，公开院内常用药品规格、产地、价格，接受社会监督；购置的手术显微镜、显微手术包、麻醉机、酶标仪、依维柯救护车、（从美国购进的）全身螺旋CT机等

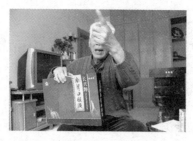

老大爷投诉非药品冒充药品行为 （照片由姜慧仁摄）

投入使用,制剂室自动生产线及净化装置亦投入使用。静宁县医药有限责任公司有职工 110 人,在县城、威戎设立 2 个批发部和 2 个中药材收购门市部,有饮片加工车间、印刷车间各 1 个,在县城东街、中街、文化街、阿阳路、北环路、人民巷、南关十字等处设 8 个大药房,在甘沟、古城、曹务、威戎、界石铺等乡镇设 5 个零售门市部,固定资产 105 万元,实收资本金 93.2 万元,库存中西药品 1953 种,库存药品总值 190.7 万元,加工炮制饮片 5.5 万千克。静宁县药材种植面积由 1986 年的 118 亩、产量 21 吨,达到 1.72 万亩、产量 2100 吨,分别增长了 140 倍和 100 倍,界石铺、三合、原安、灵芝、七里、细巷、红寺、田堡、四河、曹务、古城、石嘴、司桥、城川、双岘、八里等 16 乡镇为种植中药材基地,主要种植党参、地黄、黄芪等。平凉地区医院"CT 导引下介入诊断和治疗"、平凉市中医院"银平胶囊合银平膏治疗银屑病疗效观察"、静宁县医院"改良皮瓣固定法在乳癌根治术中的研究与应用"等取得了进展。庄浪全县个体诊所和药店达到 197 家,其中县城 56 家,乡镇 141 家,集体诊所减为 4 家。9 月,陕西利威尔制药有限公司灵台皇甫谧分公司改制为国家控股、职工参股的甘肃皇甫谧制药有限责任公司。1991 年至 2000 年全区共查处假劣药品 768 种(次),中药材 3800 千克,价值 9.88 万元,取缔非法游医药贩 99 户。"九五"期间,平凉地区医药行业销售药品 6440 万元,每年均递增 10%;利润总额实现 1900 万元,每年均递增 10%。

第四节 21世纪初平凉药品的腾飞
（2001年至2015年）

　　这一时期,是平凉药品发展的关键时期和机遇期,一方面随着药品监管工作的加强,法律法规体系的不断完善,假劣药品基本消失,药品发展走上了规范化、科学化和法制化的轨道;另一方面药品监管机构也从组建成立到目前经历了四次改革。第一次,2001年开始,随着新药品管理法的实施,整合医药公司、医药管理局、卫生局药政科的职能,组建了药品监督管理局,履行药品监管职能;第二次,2005年, 将药品监督管理局职能加扩为食品药品监督管理局,将食品综合协调的职能从卫生局划转,履行药品监管和食品安全综合协调职能;第三次,2010年,按照《平凉市人民政府办公室关于印发平凉市食品药品监督管理局主要职责内设机构和人员编制规定的通知》,将餐饮、保健品、化妆品监管职能划转食品药品监督管理局,将综合协调职能又划归卫生部门,食药监管部门履行药品和餐饮监管职能;第四次,2013年,根据《平凉市人民政府关于改革完善市县(区)食品药品监督管理体制的实施意见》(平政发〔2013〕133号),重新组建平凉市食品药品监督管理局,县级建制,为市政府工作部门,将卫生局承担的食品安全综合协调、组织查处重大食品安全事故的职责, 质量技术监督局承担的食品生产环节监督管理职责、强制检验职责,工商行政管理局承担的食品流通环节监督管理职责, 划入食品药品监督管理局, 整合食品安全检验检测机构,构建行政管理、监管执法、技术支撑和基层监管"四位一体"的监管体系。盛业在今朝,破浪当此时。新一轮机构改革后,新一届领导班子下大力气整治药品市场秩序, 在保障药品安全方面做出了突出成绩。

2001 年,地区药品监督管理局、县(市)药品监督管理分局开始组建,归省药品监督管理局垂直领导,撤销医药管理局、卫生部门内设的药政科和原各县药品监督检验所,地区药品监督检验所改由地区药品监督管理局管理。在药品种植采集方面,全市种植药材量较大的有 24 个品种,主要分布在华亭、庄浪、静宁、灵台 4 县,面积 5.8 万亩,其中静宁建立西北部和北部 19 乡镇中药材生产基地,种植 2.65 万亩,产量 9634.21 吨,其中黄芪 4000 亩、甘草 6000 亩,可产鲜药 2300 吨,产值 1000 万元;野生药材因连年采挖,资源减少,全区采集量仅 260 万千克。在药品生产加工方面,地区医院、静宁县中医院等医院制剂室通过省药品监管局达标验收,取得《医疗机构制剂许可证》,全区审批注册登记的医院中药制剂 112 种;地区制药厂能生产浓缩丸、大蜜丸、水丸、冲剂、散剂等制剂 128 种,其中元胡止痛片、大黄苏打片、参苏理肺丸等品种,荣获甘肃省优质产品奖;地区医院制药厂能生产西药片剂、胶囊等制剂 153 个品种,占临床应用的 15%,能生产中药 117 种。在药品的研制利用方面,平凉地区医院"前列腺切除术中白芨粉止血的临床应用"、平凉卫校"尸体防腐用液中甲醛浓度监测技术"、平凉红会医院"口腔溃疡丸治疗口腔溃疡的临床研究"取得较大进展;庄浪县中医主治医师苏天存主编出版《庄浪医苑》,介绍了 32 位老中医,验方 388 个,单方 26 个;庄浪县冯萍撰写的《百消丹配合乌鸡白凤丸治疗痛经70 例体会》、朱叶的《小剂量硫酸镁中毒的观察与护理》分别在《中国现代临床疾病治疗与控制》和《中国现代理论与实践》发表。在医院药品管理方面,各县(市)卫生局整顿、审核营利性医疗机构,各医院规范药品采购秩序,全面推行药品招标采购,医疗服务价格放开,依法自主经营,遏制医药费用的过快增长。在药品监管方面,全区检查各级各类药品生产经营使用单位 5359 户,整顿非法药品批发 14 户、取缔 8 户,整顿无证零售药店 241 户、取缔 40 户,整顿兽药店经营人用药品 62 户、取缔 1 户;查处假劣药品 8514 种(次),价值 43.37 万元,收缴非法药品广告传单、小报 15 万余份;其中,静宁县共检查涉药单位 9276 个(次),查处伪劣药品 2005 种次,标值 40 243.71 元,累计罚款 33 494.33 元。在药品检验检测方面,地区药品检验所完成检品 1090 件,检出不合格率 21.1%。这年,因国家提高药品生产标准,许多医院无力投资,灭菌制剂停产,仅维持普通制剂配制工作。

2002 年,平凉地区改为平凉市,原平凉市改为崆峒区,由此年开始,平凉市指的是大平凉市即原平凉地区。在药品种植采集方面,全市药材种植面积 7.25 万亩,总产量 22 063.79 吨,产值 10 023.26 万元,商品率 93.4%。其中华亭药源充足,种植中药材 53 种,系陇东最大的药材产地,形成"东果西药整县牛"的产业格局,中药材年产量 9099.5 吨,较为珍贵的中药材有甘肃丹参、玉竹参、南沙参、苦参、关山灵芝、桃儿七等;静宁播种 3 万亩,产量 6490.15 吨,仅甘草、黄芪、板蓝根、柴胡等种植 1.33 万亩,产量 6402.15 吨;灵台县有草畜、林果、药材三大产业,以苦瓜、黄姜、板蓝根、柴胡等为主的中药材,年产量 4167 吨;古今流传"崇信特产三样奇,芹菜辣子五加皮",有枸杞、山茱萸、杜仲、甘草、柴胡等中药材;庄浪有亚麻、药材、蔬菜三个区域特色产业。全市野生药材采集量 871.92 吨,其中泾川县 31.28 吨、灵台县 151 吨、崇信县 325 吨、华亭县有野生中药材 208 种 127.64 吨、庄浪县 237 吨,产值 840.52 万元。在药品研制生产加工方面,全市生产西药 14.5 吨,中成药 13 吨,完成工业总产值 974 万元,工业销售产值 661 万元。静宁县医院研制的中成药有生化丸、橘红丸、逍遥丸、杞脾丸、保和丸、大山楂丸、九味羌和丸、香砂养胃丸、开胸顺气丸、补中益气丸、八珍益母丸、六味地黄丸、参苏理肺丸、龙胆泻肝丸、舒肝健胃丸等 15 种;静宁县中医院研制的"红豆软膏治疗痔疮临床研究"通过省级科学技术成果鉴定,消肿(Ⅱ)号具有活血化瘀、消肿止痛之功效,年销量5020袋,收入3.8万元,加味香砂六君丸年平均销量3200瓶,收入2.4万元,盆腔炎丸年销量3500瓶,收入2.89万元,其他制剂年销量2.1万瓶,创收0.9万元,所用设备有椁荸式糖衣机、YF300型粉碎机、6FYS-25型磨粉机、101-3A型数显电热鼓风干燥箱等;平凉卫校"尼可刹米对呼吸抑制的解救及地西泮的抗惊厥作用药理实验技术革新"、静宁县人民医院"聚肌胞滴鼻液在治疗小儿呼吸道感染中的研究与应用"等分获平凉市科技进步一等奖;平凉卫生材料厂生产脱脂棉、纱布、医用绷带、橡皮膏、通气胶带、棉签、卫生口罩、铁棒锤止痛膏、伤湿止痛膏等16个品种52个规格的卫生敷料及膏药;由兰州佛慈制药股份有限责任公司和平凉市西郊经济开发总公司共同投资3600万元,按GMP标准将原平凉制药厂改建成平凉佛明制药有限责任公司,有丸剂、片剂、胶囊剂4条生产线,生产10多个剂型160多个品种,设计能力为年销售3800万元,完成工业增加值720万元,销售收入1501万元,利税500万元;甘肃皇甫谧制药有限责任公司当年投资2084万元,进行达标技术改造,建成符合GMP认证验收标准的片剂、冲剂、胶囊、提取4条生产线,年生产能力达到片剂2亿片,冲剂2000万袋,胶囊3000万粒,浸膏100吨,远销全国20多个省区,利税达到103.12万元。在药品经营方面,全市通过换证验收,批发企业有11家、医疗器械经营企业10家,有零售药店、诊所3700家,药店诊所多设在县城、乡镇所在地和有集市贸易的地方,年销售2.8亿元,计划销售额年均递增10%,实现利税总额5100万元。原地、县医药公司进行改制,工作人员进行分流,均由私人经营或集资入股经营,集体性质的公司不复存在。其中静宁县医药公司改制为静宁县绿叶医药连锁大药房,法人代表王克孝,注册资金15万元,从业人员24人,固定资产6万元,流动资金 8 万元,经营中西药品 2300 多种,代理产品 200 余种,年销售 90 多万元。当年,省物价局相继调整省管药品价格 1500 多个品种。在药学培养教育方面,泾川卫校在校生 13 人、灵台卫校在校生 96 人、庄浪卫校在校生 68 人,静宁、崇信卫校停办,华亭卫校无学生。从建校至 2002 年,平凉卫校培养 8860 人、泾川培养 1866 人、灵台培养 2253 人、庄浪培养 910 人、华亭培养 816 人。在卫生机构的药品器械发展方面,灵台有卫生技术人员 346 人,每万人拥有卫生技术人员 15 人;崇信有卫生技术人员 204 人,每万人拥有卫生技术人员 21.2 人;华亭有卫生技术人员 489 人,每万人拥有卫生技术人员 28.23 人;庄浪有卫生技术人员 633 人,每万人拥有卫生技术人员 14.9;庄浪县人民医院有主管药师 1 名、药剂师 23 名、药剂士 3 名、药剂员 2 名,制剂室停业,医院购进体外碎石机、美国产彩超、全自动生化分析仪、德国狼牌腹腔镜、日本产血液透析仪、多功能麻醉机、子母灯、多功能遥控手术床、手术摄像系统等一批先进设备;静宁县有医疗机构 576 个,卫生技术人员 612 人,每万人拥有卫生技术人员 12.97 人,拥有千元以上医疗器械 352 台,价值 1322.78 万元,县医院有 CT 机、彩超、录像纤维胃镜、全自动生化分析仪、超声诊断仪等大型器械 50 台件。在药品监管方面,全市共出动执法人员 6798 人次,检查单位 10 911 户次,查处假劣药品 13 179 种次,查处案件 2029 件,行政处罚 1926 户,罚款 51 万多元。

2003 年,突出加强整顿和规范药品市场秩序。培训药品从业人员 843 人,培训从业药师 102 人,培训农村驻店药师 965 人,编印《平凉药监信息》12 期、《平凉药学》4 期;确定具有二类精神药品经营资格的药品零售企业 75 家;抽检药品 486 批次,检出不合格 119 批次,抽验不合格率 24.5%;实施药品"放心工程",制定促进农村药品供应网络建设试点实施方案,确定庄浪、泾川、华亭为试点县,供应网络确定市内外合法批发企业通过竞标为配送主体,向农村各药品零售企业和诊所配送药品,监管网络建设各县共同推进,主要是依靠县乡政府和村级组织,利用卫生网络基础,特邀人大代表、政协委员、社会知名人士和乡村知名人员为县级特邀药品监督员、乡级药品协管员、村级药品管理联络员,形成农村药品监管网络主线,以药学会、药品行业协会与各相关部门建立联查协管的工作机制为两条辅线,形成"一主两辅"的农村药品监管网络;取缔非法批发 9 家,取缔无证经营户 36 户,新办证 204 户;出动执法人员 4829 人次,检查 7916 户次,共查处假劣药品 10 985 种次,查办案件 1490 件,罚款 34.5 万元。

2004 年,市政府批转下发了《平凉市加强农村药品监督促进农村药品供应网络建设的实施方案》,建立起以政府及相关部门监督管理为主线,以县级食品药品监督员、乡级食品药品协管员、村级食品药品信息员挂靠在计生网协助监管,以乡村医疗机构和药品从业人员为主成立乡镇药学会行业自律和群众举报社会监督为辅的"一主三辅"三级药品监管网络体系;组建了由市政府聘请 47 名药品监督员,县区政府聘请 295 名药品协管员,乡镇政府聘请 1713 名药品信息员,共计 2055 名农村药品监管"三员"队伍。药品供应网络统一采用对所有通过 GSP 认证的药品批发企业平等开放,形成良性竞争,保证配送的开放式规范化管理的渠网模式。仅静宁县在 2003 年、2004 年经考试取得驻店药师、农村驻店药师 2000 多人。全市共出动执法检查人员 6777 人次,共检查涉药单位 6478 户次,取缔无证零售经营户 36 户,初步规范以经营兽药为名经营人用药品的 83 户,查处假劣药品 5321 种次,价值 16.94 万元,查处案件 856 件,罚款 37.68 万元;共抽验药品 321 批次,检验不合格 173 批次,抽验准确率 53.89%。

2005 年,药品监管坚持"以监管为中心,监帮促相结合"的工作方针,全年培训药品从业人员 3544 名,统一编印《农村零售药店

GSP 认证告知书》、《贯彻实施〈麻醉药品和精神药品监督管理条例〉告知书》、《贯彻实施〈疫苗流通和预防接种管理条例〉告知书》、《实施处方药和非处方药分类管理告知书》等 4 种告知书和药品辨识鉴别知识、药物合理使用知识问答等宣传材料共 8 万多份；制定下发了《关于申办〈药品经营许可证〉(零售)的管理规定》和《关于零售〈药品经营许可证〉许可事项办理变更手续有关问题的通知》，进一步明确申办条件、时限和办理程序，根据职能权限，将《药品经营许可证》、《医疗器械经营许可证》申办、变更等所有行政许可事项确定专人统一集中受理，尽量简化审批程序，切实落实限时办结、"一门式"审批、"一站式"办结等制度；全市 570 户农村零售药店全部通过了 GSP 认证，在认证过程中对 124 户由于人员资质条件不达标、质量管理不规范等原因达不到认证要求的药店进行了淘汰；在所有涉药单位悬挂了《药品监督明示公约》，公开药监、工商、物价部门的监管职责和举报监督电话，进一步完善了"两网"组织体系，农村乡镇、村社药品的配送率已接近 90%，规范了药品配送购进渠道，基本上把药贩子挤压出了农村医药市场。全市累计出动监督检查执法人员 6591 人次，共查处案件 1781 件，其中属于有意制假售假案件 3 件，属批发企业经营假劣药品案件 16 件，案值在万元以上的案件 5 件，5000 元以上的案件 10 件，罚款 60.1 万元；共查处取缔无证经营户 69 户；共抽检药品 373 批次，完成检验 357 批次，检验不合格 114 批次，抽验准确率达到 31.9%；向外省区相关单位发函核查药品 50 批次，回复 28 批次，核查属假药的 18 批次，不合格率 64.3%。

静宁县全县野生药材采集量 102 吨，全县药材播种面积 20 127 亩，年产量 5203.3 吨，其中党参面积 140 亩，490.25 吨，黄芪面积 5867 亩，1660.6 吨，柴胡 6800 亩，926.45 吨，板蓝根 1120 亩，384 吨，其他药材 6200 亩 1742 吨。其中，城关镇药品种植面积 600

亩,界石铺镇种植面积近1000亩,八里镇种植甘草等2074亩,司桥乡积极发展药材产业,形成了村村种植药材、社社有大户的格局,种植面积达4200亩,主要有黄芪、甘草、柴胡、甘蓝、大黄等8个品种,仅酸刺、上马、杨川村种植500亩以上,创办了金土地中药材开发中心,成为集籽种供应、技术服务、产品购销于一体的中介组织;曹务乡气候相对冷凉,黄土层深厚,为发展药材创造了前提条件,以黄芪、甘草、柴胡、板蓝根为主栽品种,种植面积达到1325亩,所产药材因药用价值高而远销安徽、内蒙古等省区大中城市;古城乡北部山区气候相对冷凉,是黄芪、党参、甘草等药材的适宜栽培区,所产药材因药物含量高、药用价值好而远销安徽亳州、广东等大中城市,建成了二堡、余湾、下梁、丁寺等10个药材重点村,种植面积2500亩,2亩以上种植大户达到100多户,年销售收入800万元;红寺乡甘草、柴胡2300亩;四河乡药材为支柱产业之一,面积1220亩,主要有甘草、柴胡、生地等;三河乡甘草面积1300亩以上,原安乡药材为三大产业之一,甘草集中种植,面积2140多亩,灵芝乡药材为四大产业之一,杨岔、何社等6村规模发展药材产业,种植面积达3110亩。

2006年,全力营造法治医药、诚信医药、服务发展平台,一是强化法治学习培训,全市共举办培训班22期,培训各类药品从业人员3612名;二是层层签订了责任书;三是认真落实《行政执法案卷评查制度》,采取随机抽样的方法,对全市200份行政执法案卷(简易程序123份、一般程序77份)进行了评查,将评查结果进行了通报;四是制定了《平凉市药品安全信用管理实施办法》,对全市乡镇街道以上1677家涉药单位进行了信用等级评定,共评定出守信单位565户、警示单位893户、失信单位163户、严重失信单位56户;五是推行政务公开,将许可事项及许可依据、办理时限、收费标准、投诉电话等全面进行了公示,对零售企业《药品经营许可证》核发、许可事项变更等行政审批事项逐项细化制定了审批程序,全年共办理核发、变更行政审批事项29项,全市864户药品经营企业全部进入电子管理系统,利用电子系统办理许可证13个,办理变更事项16项;六是狠抓药械质量监管,全年共出动执法检查4899人次,检查药(械)生产、经营、使用单位3493户次,共查出"齐二哈药"6个品种42批次12 454支,清查、封存涉及10余家企业生产的2个品种、5种规格、260批次鱼腥草注射液和鱼金注射液120 198支(瓶),价值55 493.34元,全年共查办案件539件,其中听证程序案件1件,一般程序案件77件(结案72件,结案率93.51%),共接到群众举报案件66件,经核实举报属实立案查处23件,罚没款共计35.08万元;七是制订下发了《关于加强假劣药品器械信息交流有关问题的通知》,收集编发《假劣药品信息》41期,涉及假劣药品540批次;八是全市共抽检药品373批次,检验不合格150批次,其中中成药7批次,化学药3批次,中药饮片140批次,抽验准确率41.9%;九是制定了医疗器械监督抽样实施方案,完成计划监督抽样16批次;十是开展中药饮片、疫苗等生物制品、特殊药品、医疗器械及非法药品广告的专项整顿,全市共查处制售假劣中药材及中药饮片违法行为201起,共检查疫苗及生物制品2054户,查处违法违规案件2起,罚款0.62万元;共印发特殊药品管理法规宣传资料4600份,与市禁毒办、市卫生局三部门联合制定了《平凉市特殊管理药品突发事件应急预案》,监督检查全市特殊药品经营企业4户、使用单位2803户,监督检查和宣传覆盖面均达到了100%;制定了《平凉市医疗器械专项整治实施方案》,对全市54家医疗器械经营企业和2803户医疗器械使用单位的监督检查工作,查处违法违规医疗器械事件46起,罚款8.72万元;十一是全市共取缔无证经营药品单位40户,查处非法批发药品案件3件,铲除非法批发药品的"黑窝点"1个,对12户兽药经营单位经营人用药品的违法行为进行了严厉处罚;十二是加大对重点单位的监管,制定了《平凉市医疗机构药品医疗器械质量管理办法》,印发了《进一步加强小型医疗机构药械质量监督管理的通知》,对生产企业以原辅料进购、配料抽查、出厂前检验、药包材管理等环节为重点,开展了查票证台账、查批记录、查检验报告、看生产流程工艺的"三查一看"监管工作,对平凉佛明、灵台皇甫谧2家制药企业和平凉市人民医院1户医疗机构制剂生产单位实施检查;十三是对828户药品零售企业实施了GSP认证后的跟踪检查,制定下发了《关于进一步推进处方药和非处方药分类管理工作实施方案》,全年共上报药品不良反应305例,药物滥用监测报告表90份,医疗器械不良事件报告7件;制定印发了《药品质量规范管理示范单位评定标准》,建成规范化药房206户;十四是制定下发了《关于进一步加强新闻宣传和政务信息工作的通知》,年内市局共编发《平凉食药监信息》74期,全系统在各级新闻媒体刊登各类稿件453篇(条),其中,国家级8条、省级报刊9条、省局网站175条、市级报刊52条,市、县政府网站209条;十五是平凉医专加强建设药学专业实验室4个,平凉医专主办了《平凉医学高等专科学校学报》、中医药系主办了《杏苑》;十六是全市药品种植生产量进一步增加,销售额近10亿多元。但不足的是药品的研制应用率大幅下降。

2007年,一是建立健全了食品药品安全组织领导体系,成立了由市长任主任、分管副市长、副秘书长、食药监管局局长任副主任、各县(区)政府和市直相关部门主要负责人为成员的市食品药品安全委员会;各县(区)也成立了由相应人员组成的县(区)食药安委会;乡镇成立了以政府主要负责人为组长、包括村级组织负责人为成员的食品药品放心工程领导小组并设立了办公室,在现有乡镇干部中确定了食品药品专职协管员并做到专职专干,形成了市、县、乡三级保障食品药品安全的组织领导体系;二是明确落实了各级政府对食品药品安全负总责；三是各监管部门层层落实工作职责，市政府与13个食品药品安全委员会成员单位签订了目标责任书，县、乡政府也与相关部门（单位）签订了责任书，负有监管工作任务的食药监、工商、质监、卫生部门结合各自监管职能，把与政府签订的目标责任书进行细化，将责任分解到科室和具体岗位，与县（区）局、科室、站所分别签订了目标责任书，提出了具体措施，制定了奖惩办法，建立起了各系统内部工作责任体系和责任追究体系，做到了依法监管责任横向到边；四是明确靠实了食品药品生产经营企业是质量安全第一责任人的责任，即负有具体监管职责的部门，分别和所监管的食品药品种养、生产（加工）、流通、餐饮等环节的生产经营使用户签订了第一责任人的食品药品安全责任书，市局与4045户药品生产经营使用单位签订了第一责任人的责任书；五是把药品从业人员的继续教育培训年度化、制度化，共举办各类培训班39期，培训从业人员24 261人，药品从业人员培训率达到了95%；五是取缔无证经营药品单位6户，取缔非法经营药品者15户，查处超范围经营药品37件、以保健品冒充药品经营7件、兽药店经营人用药品6户，协同卫生部门取缔无证诊所非法行医同时非法经营药品的189户，发现违法违规药品广告50件，全部移送工商部门进行了查处；六是提出了生产企业品种质量建档率，药品、器械经营企业持证率，供货单位资质档案和药械购进验收记录健全率，乡镇以上地域非法诊所移交率，对许可在案行政相对单位的监管覆盖率等5个100%，制定印发了《药品整治行动行事历》；七是落实了"三个一"（监管所到之处对所有工作一把抓、明显质量有问题药械一次清、所有违规问题一次彻底解决）的监管工作方法和"1246"（对涉药单位每年必须达到村级1次、乡镇所在地2次、县城以上区域4次、生产及批发企业和大型医疗机构6次以上）的监管频次要求，全市累计出动执法人员4694人次，监督检查药品经营使用单位 6270 户次,监管覆盖面达到了 100%,查办案件 359 件,罚款 14.87 万元;八是全年共监督抽验药品 480 批次,检出不合格药品 174 批次,抽验不合格率 36.25%,并发挥药品检测车的作用,对 7 县(区)102 个乡镇的 191 户药品经营使用单位,重点对近年来出现问题比较多的药品筛查 746 批次,发现质量可疑药品 46 批次。充分利用假劣药品信息,发函核查药械 53 批次,回函查处假劣药械 15 批次,编发假劣药品信息 53 期,涉及假劣药品(械)1888 批次,利用信息快速准确地查处假劣药械 32 种次,有效地打击了制售假劣药械违法行为;九是开展了以植入性医疗器械、体外诊断试剂、口腔义齿等高风险品种为重点的医疗器械专项整治,共备案登记 387 户,检查医疗器械经营使用单位 3865 户次,抽验医疗器械 15 份,查处医疗器械违法违规案件 12 件;十是建立健全了市、县、乡、村四级药品不良反应、医疗器械不良事件监测网络,加强了对重点品种的监测,上报药品不良反应 500 例,医疗器械不良事件 44 例,药物滥用监测 82 例;十一是共接收"三员"报告信息 53 条,受理各类举报 65 起,经核实举报属实立案查处 34 件,兑现举报奖励资金 2165 元;十二是开展创建"无假劣食品药品乡镇"活动,全市 102 个乡(镇)按照有机构、有制度、有责任、有网络、有措施、有投入的"六有"和无非法经营、无假劣产品、无游医药贩的"三无"要求启动创建,有 21 个乡镇达到了平凉市无假劣食品药品乡镇标准并通过了验收。开展"食品药品放心工程"综合评价活动;十三是共举办宣传活动 24 场次,出动宣传车辆 26 辆,制作展出宣传版面 38 块,展出假劣药品样品 210 种(次),发放《饮食用药安全知识手册》等普法宣传资料 9.8 万多份,受教育群众达到 11.1 万多人次;积极配合接受了《中国食品药品监管》杂志社记者专题采访,在市电视台、《平凉日报》开辟了《食品药品话安全专栏》,制作新闻专题片 2 部,刊登食品药品安全动态、科学合理饮食用药常识等 21 篇,编发

《食品药品安全监管动态》56 期,刊登信息 96 条;在各级新闻媒体刊登食品药品安全监管信息 472 篇,其中国家级报刊 6 篇,国家级网站 5 篇,省级报刊 10 篇,省级网站 125 篇,本级各类媒体发布信息 326 条,实现了市局网站访问 10 577 人次;十四是平凉医专药学专业实验室开始使用。

2008 年,一是厘清了全市食品药品监管工作的整体思路和应建立的工作机制,是以确保广大人民群众饮食用药安全为核心目标,以整顿治理、规范管理、服务发展"三管齐下"为职责定位,以健全落实安全责任体系、深度构建食品药品"两网"、全面推进诚信体系建设、重视加强食品药品安全法规和饮食用药常识社会宣传、着力提升队伍科学监管能力等"五位一体"为长效机制和保障体系建设,市食药监管局被市委命名为"科学发展示范单位";二是取缔城区无证诊所、地摊游医 19 户,取缔非法药品经营 63 户,并对监管中发现的 295 户无证诊所按照管理权限及时移交相关责任主体部门;三是全市累计出动执法人员 9493 人次,监督检查药品经营使用单位 5704 户次,监管覆盖面整体达到了 100%,查处各类违法违规案件 700 件,没收假劣药械 3651 种次 70 208 瓶(盒、袋),货值金额 31.2 万元,处以罚款 69.53 万元;四是全年监督抽验药品 570 批次、医疗器械 32 份,检出不合格药品 151 批次,针对性抽验不合格率 26.5%;利用近红外系统快速检测药品 1263 批次,发现质量可疑药品 20 批次,抽验 18 批次,经检验确认假药 11 批次,劣药 1 批次,筛查阳性率达到了 66.7%;积极配合接受国家评价性抽验药品 125 批次,检出不合格药品 8 批次;发函核查药械 9 批次,在回复的 8 批中有 6 批次不合格,协助外省市核查药品 38 批次,对不合格药品全部依法进行了查处;五是及时编发假劣药品信息 38 期,涉及假劣药品 335 批次,充分利用信息快速准确地查处药械 46 批次,办理一般程序案件 138 件,立案查处万元以上违法违规行为 15

起，严厉查处了 3 起无证经营药械案、5 起非法渠道购进药品案等典型违法案件；六是同卫生部门联合下发了《关于加强医疗机构药械管理工作的通知》，全市 53 所乡镇卫生院和 139 所村卫生所建成了规范化药房，对 55 户埠外药品医疗器械生产经营企业实施了备案登记管理，为 521 户经营第一类医疗器械（含第二类不办证部分）的企业发放了《医疗器械备案登记证》；七是累计报告药品不良反应 661 例，医疗器械不良事件 49 例，报告药物滥用检测 295 例，强化了药械不良反应（事件）监测；八是创建药械质量安全示范点 213 个，评定守信单位 1505 户，对失信企业进行公开曝光；九是共受理举报 73 起，经查实处理 47 起，移送其他部门处理 10 起，兑现举报奖励资金 2569 元；十是接受了《中国医药报》社的专题采访，《新华社》、甘肃电视台、《甘肃日报》等中央及省 7 家新闻媒体联合对我市食品药品安全工作进行了实地采访和深度报道；在市电视台、《平凉日报》开辟了《食品药品安全专栏》，制作新闻专题片 1 部，各县区也开设电视专栏，刊登播出食品药品安全动态、科学合理饮食用药常识专题稿件 132 期，编发《食品药品安全监管动态》37 期，刊登信息 128 条；在各级新闻媒体刊登食品药品安全监管信息 466 篇，其中国家级 13 篇，省级 106 篇，市县级各类媒体发布信息 347 条。

2009 年，全市有综合医院 27 个，中医院 12 个，专科医院 8 个，妇产科医院 7 个，精神病医院 1 个，康复医院 1 个，其他专科医院 4 个，社区卫生服务中心 17 个，乡镇卫生院 103 个，中心卫生院 36 个，乡卫生院 67 个，门诊部 4 个，诊所、卫生所医务室 998 个，共有药品生产企业 5 户、批发企业 15 户、零售企业 749 户，共有药师、士 594 人，全年药品销售 12 亿元。一是全市全年出动执法人员 6763 人次，监督检查涉药单位 8584 户次，监管覆盖面总体达到了 99%，依法捣毁非法批发中药饮片窝点 1 处，严厉查处了 9 件无证经营药械案,2件兽药店经营人用药品案,4件批发企业向无证非法经营户销售药品案,64件非药品冒充药品销售行为,对32户无证诊所及时移交有关部门予以处理,共计查处各类违法违规案件770件,处以罚款68.7万元;二是全年监督抽验药品804批次,发现并查处不合格药品186批次,阳性率23.1%;药品快检车行程5200千米,对58户药品经营使用单位的1506批次药品进行快速筛查,发现可疑品种115批次,经实验室检验质量不合格药品44批次;组织开展了中成药非法添加化学成分专项检查,快速筛查中成药48批次,初筛出不合格品种26批次;三是及时收集国家局及周边省市局打假信息,编发假劣药品信息21期,利用信息快速有效查处假劣药品案件18件;四是集中力量对县城以上区域的150户零售药店进行了新一轮认证检查,验收了第三批203户医疗机构规范化药房,使医疗单位各项规范化管理措施落实率达到了90%以上;五是全面加强药品(械)不良反应(事件)监测,启动了医疗器械不良事件网络直报系统,上报药品不良反应928例,医疗器械不良事件115例,药物滥用监测报告83份;六是培训从业人员4039名,药品生产企业质检员12名,培训率达到了95%以上;七是全市49个乡镇动态达到了"无假劣食品药品乡镇"创建标准;八是坚持年度诚信等级评定制度,评定守信单位1097户,占31.86%;警示单位1913户,失信单位329户,严重失信单位104户,占3%,并对连续3年无经营假劣药品行为的91户涉药单位颁发"药品经营诚信单位"牌匾予以表彰;九是编发《食品药品安全监管动态》31期,刊登信息128条,累计发布食品药品安全监管信息498条(国家级9条,省级140条,市级349条);十是全年共对42起群众举报案件进行调查处理,落实举报奖励资金2600元。

2010年,一是全市药材种植面积百万余亩,其中草畜、核桃、药材为华亭县三大支柱产业,药材种植10万亩,仅优质药材种植面积达 6.5 万亩,华亭县在国家工商总局、商标局成功注册了"华亭大黄"、"华亭独活"中药材品牌认证和地理标志证明商标;二是全市累计出动执法人员 6079 人次,监督检查涉药(械)单位 8031 户次,覆盖面平均达到了 98%,其中 5 县达到 100%,共计查处案件 845 件,涉案金额 21.75 万元,罚款 71.26 万元,查办案件数比 2009 年、2008 年分别提高了 9.4% 和 20%;三是卫生部门取缔无证诊所和游医 11 户,没收药品 18 箱、医疗器械 34 台(件);四是共检验药品 840 批次,检出不合格药品 172 批次(假药 162 批次、劣药 10 批次),监督抽验阳性率 32.8%,并对近三年抽检不合格率高的 62 种 482 批次中药饮片进行了清理分析;五是收集发布假劣药品信息 32 期,利用信息和药品质量分析报告查处假劣药品 12 批次;采取异地协查方式,发函协查药品 35 批次,查处假劣药品 7 批次;充分发挥快检车的作用,先后对 7 县区 40 户药品经营使用单位的 550 批次药品进行了快速筛查,发现可疑品种 25 批次,实验室检出 23 批次;六是公安部门发挥各警种职能,开展精神药品检查,查处违法经营户 5 家,办理涉及药品刑事案件 1 起,依法追究刑事责任 3 人;七是开展中药材种植品种基源鉴定和资源调查,采集中药材标本 26 种、蜡叶标本 22 种 132 份、土壤标本 6 份,拍摄原生态图片 100 多张;八是共监测上报药品不良反应 873 例(其中基本药物 333 例,占 38.1%),报告医疗器械不良事件 119 例,药物滥用监测报告 115 份;九是培训从业人员 4239 人,培训率达到了 95% 以上;十是累计开展宣传 86 场次,宣传覆盖全市 96% 的乡镇,共发放《食品安全知识读本》、《安全合理用药》等宣传资料 13.3 万份,接受群众现场咨询 1.8 万人次,制作了《辛勤耕耘结硕果》专题宣传片,《中国医药报》、《平凉日报》、平凉电视台、《阅读与思考》等报刊媒体对我市药品监管工作进行了多方位、多层面报道;累计刊发监管信息 325 条,其中国家级 10 条,省级 168 条,被市委评为"政务信息工作先进单位"；十一是平凉医专设立药学大专班、中药大专班。

2011年，平凉大力推广无公害标准化药品种植，其中华亭县把中药材产业作为助农增收的支柱产业之一，加快药材大县建设步伐，促进药材资源优势向产业优势的转化。县上每年设置55万元中药材产业发展资金，对集中连片种植药材的农户每亩补助30元至50元，年内新建西华、马峡、山寨、河西、策底5个千亩无公害标准化示范基地和5个百亩育苗基地，华亭县掌握了桃儿七、秦艽、金银花、羌活等野生药材育苗与种植技术，建成青松饮片加工厂、建华药业公司、海阳中药材繁育中心等药材龙头企业，种植地膜川芎5000亩，山寨乡峡滩村种药大户岳建宏种植了15亩川芎，马峡镇孟台村村民陈德良种植大黄，侯建华种植地膜川芎，是当地有20年种植经验的技术人员，带动全县种植中药材7.7万亩，产量1.9万吨，实现产值9000万元，药材产业规模化、产业化效应显现，县上还制定了《华亭大黄栽培技术》、《华亭独活》等四项甘肃省种植和加工地方标准。平凉药品监管情况一是严厉查处无证非法经营使用、外地医药代表坐地现货销售、挂靠经营和走票销售药品（医疗器械）等非法经营行为，共查处非法经营案件39起，取缔无证非法经营使用户8户，泾川县共查办非法渠道购进药品案185件；二是全年抽检药品891批次，其中监督抽检513批次、中药饮片评价性抽检378批次，快速检测药品366批次，对检验不合格75批次药品全部进行了查处；三是共查处以食品、保健食品、保健用品、消毒产品、化妆品等非药品冒充药品案件114起，没收违法产品189种次，下架停止销售各类产品430种次；四是查处制售假劣、非法购销、掺假使假、使用无包装标识等各类违法案件106起；五是基本药物生产工艺处方核查和建档率达到100%，抽检和电子监管率达到了100%；六是全市共出动监督检查执法人员5828人次，检查涉药械单位6335户次，查办案件750件，罚没款76.33万元；七是对市内 8 家药品生产企业（5 家中药饮片加工厂）、18 家药品批发企业、965 户药品零售企业全部实施了 GMP、GSP 跟踪检查和再认证工作；换发零售企业《药品经营许可证》763 户，注销零售《药品经营许可证》35 户；八是建成规范化药房 421 户，县级医院、乡镇卫生院、社区医疗机构和标准化村卫生所规范化药房创建率达到了100%；医疗器械经营企业持证率达到了 100%。九是成立了市药品医疗器械安全监测与评价中心，各县区食药监管部门加挂了相应机构牌子，建成县乡村不良反应监测报告点 961 个，不良反应直报的基层医疗单位 513 个，共监测上报药品不良反应 996 例，为每百万人口 415 份，其中严重不良反应 39 例，报告医疗器械不良事件132 例，上报药物滥用监测报告 111 份；十是制定了《平凉市药品医疗器械安全事件应急预案》，组织开展了应急演练活动；十一是推行落实"两书一约谈"制度，向行政相对人发放了 4 种告知书，与行政相对人逐一签订了质量安全第一责任人责任书，各企业向社会公开做出了药品质量安全承诺书，责任书和承诺书签订率达到100%，对严重违法违规的 101 户企业责任人开展了约谈；十二是共受理查实处理投诉举报 23 件，兑现奖励 2350 元；十三是平凉监管一体化工作得到了国家食品药品监管局、省政府研究室、省食品药品监管局予以充分肯定，得到了《人民日报》、《光明日报》、《中国青年报》、《健康报》和《中国医药报》等中央媒体的高度关注，《人民日报》、《光明日报》分别作了专题报道，《中国医药报》连续四期在头版进行了报道，省政府研究室向省委、省人大、省政府、省政协报送了专题调研报告，省食品药品监督管理局在全省食品药品监管系统推广了平凉做法，市政府在全国食品药品监管工作会上做了典型发言。十四是共组织集中宣传 23 场次，发放宣传资料 5 万多份、各类告知书 23 000 多份；共办培训班 25 期，培训药品从业人员4287 人，培训率达到了 95 % 以上；编发工作简报 15 期，在各级各类媒体发布信息 828 条,其中省级 355 条、国家级 7 条;十五是加快国债项目基础设施建设, 平凉市食药监局办公实验楼建设主体封顶,完成投资 499 万元;崆峒、泾川、灵台 3 县区国债建设项目顺利实施,共完成国债投资 110 万元,较好地解决了办公用房问题。

2012 年,全市集中力量对近年来监督抽验不合格率占前 10 位的中药饮片进行了全面清理清查,开展针对性抽检 32 批次,靶向率达到了 78.2%;共监督抽检中药饮片 489 批次,合格率 77%,累计查处掺假使假等各类中药饮片案件 83 起,没收销毁中药饮片 1143 千克;查处批发企业"走票"、"挂靠"行为 1 起,非法渠道购进药品 200 起,注销《药品零售企业许可证》30 户,对 409 户次企业给予警告及责令限期改正的行政处罚;食药监管、邮政、电信、工商等部门查处以非药品冒充药品案件 113 起,没收违法产品 279 种次;共查封召回国家局公布的 15 个厂家 19 个品种 33 批次药品 3840 盒,清理下架、暂控停止销售"9 家"药品生产企业生产的胶囊剂药品 76 个品种、349 批次、51 445 盒,对市内 2 家药品生产企业的 16 批药用空心胶囊和 14 种、23 批次胶囊制剂全部进行了抽检,发文协助 97 家药品生产企业召回了"问题"胶囊药品;对全市 2 家基本药物生产企业的 6 种 45 批次基本药物全部进行抽检,抽检合格率 100%;出动监督检查执法人员 6992 人次,检查涉药械单位 8290 户次,查办案件 609 件,罚没款 66.71 万元,监管覆盖面保持了 100%;乡镇和社区医疗机构创建"规范化药房"117 户,创建合格率达到 82%;全市报告药品不良反应 1311 例,报告医疗器械不良事件 180 例,上报药物滥用 120 例,确定了 2 家医疗机构作为胰岛素泵重点监测单位;全市创建药械质量管理示范单位 152 个;重视加强新闻宣传,在各级各类媒体发布信息 593 条,其中国家级 10 条、省级 283 条。

2013 年,平凉有药械生产经营使用单位 3570 户,其中药品生产企业 8 户,批发企业 23 户,零售企业 846 户,医疗器械专营企业 63 户,各级各类医疗机构 2630 户。一是《平凉市关于改革完善市县(区)食品药品监督管理体制的实施意见》(平政发〔2013〕133 号)和市食品药品监督管理局及其所属单位"三定"方案经市编委会、市政府常务会议、市委常委会议审定通过,于 9 月 9 日印发实施,"三定"方案将分散在食药监、质监、工商、卫生等部门的食品安全监管职责进行整合,重新组建市、县食品药品监督管理局,为同级政府的工作部门。市食药监局及所属的"两局两中心"共核定市级人员编制 108 名,人员编制净增加 36 名,增幅 50%;各县(区)组建县(区)食药监管局,将新组建县(区)稽查局、检验检测中心,各乡镇和有行政权的街道办新组建食品药品监督管理所, 全市县乡级食药监系统核定人员编制 688 人;二是全力加强基本药物质量安全监管,基本药物生产工艺处方核查和建档率、生产过程法定标准执行率、物料平衡率、检查率均达到 100%;基本药物生产品种抽检 6 种 18 批次,抽检率达到了 100%,经检验,合格率 100%;流通使用环节抽检 37 种 74 批次,抽检率、合格率达到了 100%;三是切实加强麻醉药品、精神药品、药品类易制毒化学品、"四大类"药品、疫苗、医用氧等高风险品种和重点品种监管, 麻醉药品和一类精神药品定点经营企业现场检查达到每月 1 次,健全完善电子监管周记录,严格落实含麻黄碱复方制剂专人管理、专册登记、凭身份证销售的管理措施,特殊管理药品、"四大类"药品电子监管入网率、购销上报备案率达到 100%,未发生特殊药品流弊和安全事件;四是各级监管部门坚持"1246"的监管频次和"三个一"的工作要求,对全市药械生产经营使用单位实施拉网式监督检查, 监督覆盖面保持了 100%。生产企业索证索票率、入厂验收检验率、生产环节按批次物料平衡率和跟踪检查率均达到 100%;在流通领域对 25 户药品零售企业实施了 GSP 认证工作, 换发零售企业《药品经营许可证》9

户,注销《药品经营许可证》4 户;今年建成规范化药房 944 户,全市累计建成 1562 户,占总数的 60%,其中县级以上医院、乡镇卫生院、社区医疗机构和标准化村卫生所规范化药房创建率达到了100%;医疗器械经营企业持证率达到 100%;五是共监测上报药品不良反应 1684 例,每百万人口为 732 份,其中严重不良反应 17 份,新的严重不良反应 11 份;报告医疗器械不良事件 276 例,上报药物滥用监测报告 83 份;六是全市共出动执法人员 17 102 人次,监督检查涉药单位 18 174 户次,累计查办各类案件 957 件,收缴罚没款94.37 万元;七是全年共抽检药品 684 批次,其中完成省上下达计划性抽验 268 批次(基本药物 74 批次、中药饮片评价性抽验 194 批次),监督抽检药品 416 批次,对已经检验出的 77 批次不合格药品100%进行了立案查处,公布假劣药品信息 16 期;八是累计悬挂横幅116 条,制作宣传展板 216 块,举办现场咨询 34 次,举办讲座 108 场次,印发各类宣传资料 12.75 万份,参与群众 16 万余人,在平凉市广播电台开办了"食品药品安全大讲堂"栏目,共播放食品药品安全讲座 60 期 240 次,举办食品药品从业人员集中培训班 58 期(次),培训食品从业人员 8900 人,培训药械从业人员 8467 人,培训率占总人数的 95%以上,在各级各类媒体发布食品信息 100 余条,发布药品监管信息 624 条(其中国家级 5 条、省级 173 条,市级 446 条);九是对去年抽检不合格率排在前 20 位的饮片进行了专项抽检和集中清理清查,共抽检中药饮片 121 批次,检出不合格 40 批次,查办案件 31 件。

2014 年,一是下发了《关于加强基层食品药品监督管理所规范化建设实现"十有"标准目标的通知》,召开了全市食品药品安全监管现场观摩推进会,各县(区)千方百计协调解决办公场所、办公设备、办公经费、执法服装等实际困难,建立村社(社区)食品药品安全协管员队伍 1515 名,为监管工作正常开展提供了支撑保障。崆崆峒区为三个街道办食品药品监管所补充了 15 名公益性岗位人员，加强了基层监管力量；二是市食药监管局全面清理行政审批事项，调整行政许可 1 项，取消行政备案 1 项，下放行政许可 1 项，理顺行政许可 2 项，共取消、增加和整合职责 16 项，目前保留行政许可 12 项、备案管理 1 项，将食品药品安全行政审批事项放入政府服务中心集中审批，实现了一个窗口受理、一站式办理，简化了程序，方便了基层群众；三是实行药品驻厂监督员制度，对 2 户企业生产的 6 种 34 批次基本药物实施了全品种抽检；四是开展医疗器械"五整治"专项行动，对高风险医疗器械、装饰性彩色平光隐形眼镜、体外诊断试剂、定制式义齿等专项检查，共检查医疗器械经营使用单位 9310 户次，责令整改 76 户，立案查处违法违规案件 71 起，罚没款 36 万元；五是共抽样送检药械化妆品 635 批次；完成药品检测检验 677 批次；上报药品不良反应报告 1891 份，医疗器械不良事件报告 321 份，药物滥用监测报告 68 份；六是在平凉广播电台播出《食品药品大讲堂》60 期，做客省广播电台《食品药品话安全》节目 2 期，全市食药监管系统 30 个科普宣传站充分发挥科普宣传主阵地作用，累计开展现场宣传 180 场次，宣传覆盖 14.8 万人次；华亭、静宁开展了 4 场全省科普巡讲活动；扩大网络宣传力度，升级改版平凉食品药品安全宣传网站，开通了"平凉 FDA"政务微博和企业手机短信平台，累计发布信息 1243 条；七是研究制订了《平凉市食品药品投诉举报管理办法》和《12331 工作职责》，建立投诉举报奖励制度，实现 12331 投诉举报 24 小时畅通，累计受理投诉举报 365 起，其中食品 287 起、药品 57 起、医疗器械 2 起、保健食品 11 起、化妆品 8 起，共立案查处 78 起；八是办理网站留言 82 条，及时回应群众诉求，接受社会监督；九是充分发挥社会监督作用，从全市志愿者队伍中聘请食品药品安全社会监督员 30 名，定期收集社会各界的意见建议 40 条；十是推行"红黑名单"制度，召开了"诚信平凉"

红黑榜新闻发布会,向社会公示食品药品"黑名单"企业 8 户、"红名单"企业 18 户;十一是全市持续推进医疗机构"规范化药房"创建工作,乡镇和社区以上医疗机构"规范化药房"创建达标率达到96%,华亭县年内创建规范化药房 33 户,乡镇和社区医疗机构规范化药房达标率 100%,村级规范化药房达标率 95%;崇信县乡(镇)卫生院和社区医疗机构规范化药房创建达标率达到 98%以上;十二是选定 404 户药店实施便民电子查询工程,占全市零售药店的47.6%。

2015 年,一是精心安排部署,安全责任全面靠实。落实政府属地管理责任,明确了"336"工作计划任务,即全力抓好三项重点工作,重点加强三项基础建设,全面落实六项保障措施。市政府与各县(区)、平凉工业园区、市食安委 20 个成员单位签订了责任书,全面靠实了责任。各县(区)、各乡镇逐级分解目标责任,形成了市、县、乡三级属地管理责任体系。落实部门监管责任。为确保任务落实,明晰工作责任,专门研究制定了重点工作任务责任分解表,对"336"工作计划确定的目标任务逐条逐项分解细化,建立责任清单,明确责任领导、责任科室和完成时限,实行量化控制、定期调度、台账管理,全力推动落实。同时根据食品药品生产、流通、消费(使用)等环节的监管任务,分环节下发了工作指导意见,分类召开了业务工作培训会议,提出了更为明确具体的工作措施要求。落实企业主体责任。从强化企业自律入手,与全市 27 087 户食品药品监管对象签订了责任书和承诺书,签订率达到 100%。加强从业人员继续教育,全市集中举办食品药品从业人员培训班 179 期,培训人数达 31 023 人,培训覆盖率达 97.9%。严格督查考核推进。研究制定了《全市食品、药品安全目标责任考核办法及评分标准》,采取调度会、座谈会、推进会等形式强化对县(区)工作的督导推进,召开了平凉市中心城区食品安全观摩交流现场会等会议。坚持"飞行检查"常态化,先后组织开展了7次飞行检查,对排名后三位的县(区)基层食药监所负责人进行了约谈。实行督查检查量化排名制度,对督查中发现的问题,坚持"指名道姓"式的亮丑揭短,通报到户,提出整改落实意见,抄送省食药监局、市上四大班子分管联系领导、各县(区)政府和平凉工业园区管委会,并及时跟踪督办。强化督查结果运用,将平时督查考核汇总分值纳入年度综合考核,占到全年综合考核的60%,有效发挥了督查考核的"指挥棒"作用。二是坚持问题导向,安全监管持续加强。全面推行"网格化"监管工作机制。各基层监管机构都按照一户一档的原则,建立起"一图、一档、一账、一库"的"四品一械"数据库,按照单元格—网格区—基本格的模式划分责任区,完成了"定格、定员、定责、定标"等基础工作,划片包干、责任到人,将全市 27 087 户食品药品监管户分解到每一名监管人员身上,严格落实"AB"岗管理责任制,确保不留责任空挡,"网格化"监管责任到位率达到 100%。加大监管频次,严格落实全年"664"的监管频次目标,认真开展了记载巡查痕迹、评定信用等级、实施分类管理等工作,监管覆盖面整体实现了 100%。持续强化药械安全监管。突出药品生产源头监管,强化了生产设备、炮制工艺、产品质量检验等环节的监管,6 户药品生产企业通过了新版 GMP 认证。推进实验室规范化建设,中药饮片生产企业建立了正品标本室,全市共投入资金 1058.3 万元,标准化实验室总面积达到 1788.5 平方米。坚持每季度开展药品质量安全风险评估,承办了全省特殊药品管理暨风险约谈(平凉片区)会议。全面推进落实"十统一"、新版 GSP、特殊药品和高风险品种监管等各种措施,制定出台了促进药品零售连锁企业发展的意见,全面开展新版 GSP 认证和换证工作,目前全市 19 户药品批发企业、309 户零售药店通过新版 GSP 认证,占现有企业总数的 57%,已注销零售药店 292 户,对 5 户药品批发企业实施了认证后跟踪检查。命名第七批医疗机构规范化药房 212 个。加强医疗器械监管，制定下发了《平凉市医疗器械行政许可备案有关事项通知》、《平凉市医疗器械经营环节重点监管目录及现场检查重点内容》，完成医疗器械监督抽检 464 批次，配合省局完成在用心电图机、B 超、X 光机、医用分子筛制氧设备等 7 台设备在线检测，承办了全省第四期医疗器械监管人员法规培训班。整治整改工作扎实有效。突出重点品种，组织开展了隐形眼镜、体外诊断试剂、问题医疗器械、银杏叶药品等专项检查，对安徽联谊药业股份有限公司部分批次胞磷胆碱钠注射液、海安县通报的跨省制售降糖类假劣药品等进行了集中清查，查获不合格食品 4962 千克。查处药械案件 330 件，罚款 52.24 万元；化妆品案件 10 件，罚款 2.02 万元。三是夯实基层基础，保障能力不断提升。开展基层食药监所规范化创建活动。市政府办下发了《关于深入开展食品药品监督管理所规范化创建活动的通知》，并将基层食药监所规范化创建活动列入市委 2015 年重点督查事项予以推进落实。我局结合实际制定了创建活动实施方案和《食品药品监管所建设规范（试行）》，明确了 10 个方面 50 条标准。坚持因地制宜、分类指导，扎实推进规范化创建，市委督查室 6 月份对创建活动进行了专项督查和初评验收，下发了《督查情况通报》，9 月份全市 35 个重点乡镇监管所全面完成了达标建设任务并通过省食药监局考核验收，创建率达到 31.3%，各乡镇落实达标补助资金 5 万元，合计 175 万元。通过规范化创建，极大地改善了基层监管所工作条件，各县（区）共调剂新增办公用房 140 间约 2800 平方米，统一招标配备了日常办公设备，静宁县创建达标的 7 个乡镇食药监所按需分设、功能齐全、建设标准高，泾川县将协管员、信息员报酬以每月 50 元的标准整体纳入了县级财政预算。加强技术支撑能力建设。有针对性地加大对 40 种中药饮片重点监管品种的监督检查和针对性抽检，完成全省药品监督抽检 92 个品种 510 批次，对 2014 年抽检的不合格食品、药品和医疗器械进行跟踪督办,监督销毁皇甫谧制药有限责任公司涉案的假药原药材鸡血藤 143.7 千克、中药饮片 50 千克。全市累计报告药品不良反应 1977 例,报告医疗器械不良事件 450 例,上报药物滥用 226 份。

第四章　药品行政管理机构

第一节　古代药品行政管理机构

古代,药品处在被人们发现、认识、使用、发明创造和开发保护的进程中,药品概念、药品理论走在逐步认识、明确和提升的路上。平凉地方政权之间此消彼长,地域不断变化,根基不牢靠不稳固,政权管理缺乏经验,社会事务、公共管理一大摊子事,药品既无经验管理,亦无能力顾及,起初药品一直被操纵在巫医手中,巫医不分、医药不分,即使医巫分开后,药品一直掌握在医生手中,根本无专门的药品行政管理机构,历朝历代政权对药品的管理只是粗放型管理。

[远古时代]　国家机器尚在摸索建立中,设置的内部机构很少,当时人们对药品的认识还很粗浅,药品管理尚受民间习俗的制约,随意性很大,药品管理机构根本无从谈起。

[夏商时代]　平凉建立了许多夏商的属国,医在官府,"巫兼事采药之术"。

[周　朝]　巫、医开始分家。羌、戎族在平凉建立的太原国、义渠国等小邦国,也按照周朝中央官制设医师之职官,总管医、药行政。

[春秋战国时期]　随着巫、医的进一步分流,平凉人开始总结、整理和推广学习《黄帝内经》,研究医药学,医药学理论体系雏

型形成。

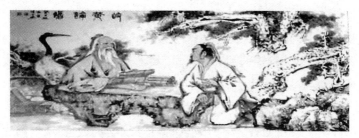

黄帝与岐伯讨论医药学（来自网络）

[秦　朝] 平凉郡县设医长，医长之下设药长，小县医长药长兼于一身，管理王府储存的药物，主持药物之事，上对医长负责，医长本职工作是遵从郡县职官安排，听命于太医，管理郡县医药卫生。

[汉　代] 平凉在郡府中设"医工长"，之下设药丞、方丞，以"主医药"。在县级政权中设医丞、药丞，管理药品。在平凉戍边边防设有军医，专门掌管医药。

[三国时期] 平凉郡县设立太医、药长，管理药品研制和购销使用；设立太医校尉，管理药品发放领用和贮存养护。在军队中设立行病帅等官职，管理部队医疗卫生和药品事务。

[西晋时期] 平凉郡县开始对医官授予品阶。史书记载西晋惠帝元康五年（295年）和惠帝永兴元年（304年）瘟疫流行时，静宁医生采药医病，这是县志中对药品使用情况最早的文字记载。皇甫谧著成《黄帝三部针灸甲乙经》，标志着平凉医药学发展达到了鼎盛时期。

[南北朝时期] 公元448年，悦般国使者、商人前往洛阳途径平凉时，带来"幻人"和止血治伤特效草药。北周的宇文泰到庄浪县的水洛镇巡边，令军士采购当地冬花、杏仁、竹木山货、麻袋名优土产。

[隋　朝] 平凉各郡县均设立尚药局和医学博士，郡设医师

和司药人员各 1 人，县设司药 1 人。

[唐　朝]　贞观三年（629 年），平凉各府州县置医药博士，官秩从九品下，创办"养病坊"，相当于现在的医院。泾州、陇右牧均置医药博士 1 人，管理药品和为官员、兵士兼为百姓治病，陇右牧医药博士兼为马匹治病。唐开元元年（713 年）改医药博士为医学博士，官秩上升为从九品上，医学博士之下设医学助教，执掌本草验方的收集、撰写；助教之下为医学生，于学医学药之余，从事偏远贫困地区的巡回医疗。

[宋　朝]　平凉泾州、德顺军、渭州（金改渭州为平凉府）等州县设医学博士、助教各 1 人，置惠民药局、官药局，掌治药物，出售汤药、中成药或膏丹丸散。平凉地方政府将药物作为重要经济作物，鼓励群众进行栽培。这是平凉地方政府重视药材种植的最早记载。宋朝庆历三年（1043）正月置德顺军后，仁宗"赐德顺军《太平圣惠方》及诸医书各一部"。庆历四年（1044），宋和西夏订立和约，在宋、夏边界德顺军（今静宁和宁夏隆德县）、镇戎军（今崆峒区一带）等地设置榷场（规模较小的市场），中药材业实行自由交易。民间开始出现药材行会，控制着当地的药材市场。

[元　朝]　平凉府、泾州、德顺军均设置医学博士。药材商自发组成药材联合商会，管理药品，平凉城的药材商会还筹资修建药王楼，作为商会管理药品的办公场所。

[明　朝]　平凉韩王府设良医所，设医学正科 1 人，主管王府医疗保健，州设典科 1 人，县设训科 1 人，置惠民药局，负责采集、收购和销售药品，管理医药行政事务及医药学教育。明嘉靖二十一年（1542 年），平凉府及所属州县设医署或医学训。静宁州设医学杂署，为最早的官方卫生机构。苗清阳任崆峒山主持期间，修建了崆峒山药王洞。

[清朝前期]　平凉府设医学训科，静宁州置医学司，各县设医

学典科或医学署。

第二节 近代药品行政管理机构

近代,因外国军事侵略,晚清和民国政府战乱频仍、吏治腐败、无暇顾及药品行政工作,药品市场监督松弛,政府的行政职能严重弱化,时有靠医院管理药品之依赖,但医院人员少、力量弱、无力关注药品市场,于是乎药品经营者自发成立药材行会,结成"行帮"管理药品。但行会式管理有颇多弊端,"帮头"操纵药品价格,垄断药品市场,打压排除异己,根本不利于药品市场秩序的规范发展。

[晚晴时期] 以 1840 年鸦片战争为界点,外国传教士进入平凉,开设教会诊所,兜售西药和鸦片,进行奴化教育,清朝政府在警政机构内设军警管理医药,但管理工作严重弱化。清德宗光绪七年(1881 年)3 月,陕甘总督左宗棠指令平凉府、静宁州及各县设治痘局,管理牛痘施种工作。宣统二年(1910 年)5 月,平凉各府州县巡警道(巡警局)实行分科治事,内设卫生科,掌管各种医院和市肆药物等事项。

[民国时期] 民国元年(1912 年),国民党政府仍设官医局、戒烟局管理医药。民国四年(1915 年),平凉各县设土药善后局。此后,各县相继开设诊所、药店及教会医院,垄断和经营药品。

民国八年(1919 年),平凉警察署设卫生警察 1 名,管理环境卫生及卫生行政事务。

民国十八年(1929 年),各县政府设一科主管民政、医药卫生等工作。民国二十年(1931 年),各县规定传染病由县公安局按月汇总上报。

民国二十四年(1935 年),国民党平凉行政专员督察公署设两个科,一科主管民政、文教、医药卫生、司法、社会治安等。

民国二十八年(1939年),国民党政府内政部卫生署在平凉成立西兰公路卫生队,后改名为西兰公路卫生站,各县也相继成立卫生院,开始由公立医院和行会共同管理药品事宜。6月15日,甘肃省贸易股份有限公司在平凉设分驻处,在静宁等县设通讯员,负责收购本地所产的皮毛、药材等产品向外销售。

民国三十五年(1946年),灵台成立县卫生院。民国三十六年(1947年),庄浪、崇信县卫生院成立,至此,平凉7县卫生院全部由中华民国行政院批准成立。民国三十七年(1948年),地方名医孙华堂筹款创办私立平凉华堂国医学校,学制三年,实习2年,是平凉近代史上的第一所私立中医学校,也是平凉最早的医药学专科学校。

第三节　现代药品行政管理机构

进入现代社会,人们对药品重要性的认识基本明确,药品概念基本清晰,药学理论大幅度提升,平凉的药品行政由中华人民共和国成立初期的民政、警察部门管理,逐渐向卫生行政部门主管,医院、医药学会、医药公司等专业部门参与管理过渡,20世纪80年代医药管理局成立,但行政管理与生产经营混为一体,弊端颇多,随着药品管理法律法规逐步制定出台,直至2001年后,新的药品监督管理局成立,成为纯药品行政管理部门,不再经营药品,与生产经营利益无关,行政管理极大强化,药品行政管理才逐步进入制度化、科学化、规范化、法制化发展阶段。

1949年9月3日,中共平凉地委、平凉分区专员督察公署决定,设立平凉分区专员督察公署卫生科。随后,各县人民政府设民政科管理医药卫生事务,接管旧政权卫生院,建立人民卫生院,成立卫生工作者协会,安排审查登记诊所、药店和药品批发商铺及所有药品,实行统一管理。

1950年4月，平凉分区专员督察公署卫生科配发静宁县卫生院3套手术床；静宁县人民政府资助县卫生院小麦60石，用于购买药械。

1951年4月，平凉分区专员督察公署卫生科改称平凉区专员公署卫生科。

1952年7月，泾川、静宁2县政府设卫生科，并开始成立区(即今乡镇)卫生所。8月1日，静宁县第一个农村卫生所"威戎区卫生所"成立。

1953年1月，平凉、灵台、华亭、庄浪4县人民政府设立卫生科。

1954年，省卫生厅、省医药公司批准平凉县药材公司统管统销麻醉和精神药品，供应平凉、庆阳、西海固三地区医院。

1955年11月，平凉分区专员公署卫生科与文教科合并，成立平凉专员公署文教卫生组。

1956年，西北区山货皮毛公司平凉分站改称平凉专署农产品采购局，兼营药材采购。庄浪县医院中西药房分开，设有药品库房。5月，中国药材公司甘肃省静宁县公司、庄浪县公司分别成立，专营中西药品经营。静宁县人民卫生院改为静宁县人民医院。7月，静宁县中医联合诊疗所改建为静宁县中医院。平凉专区商业干校增设药材专业班。裴巨才、程福琨任中国药材公司甘肃省平凉专区医药分公司副经理。

1957年2月14日，中国药材公司甘肃省平凉专区医药分公司更名为平凉地区医药分公司，张万库任经理。平凉专署农产品采购局称甘肃省供销合作社平凉购销站。崇信成立"五·七"红专学校培训赤脚医生。华亭县成立了中药材市场管理委员会，加强了中药材交易市场的管理和中药质量的监督。庄浪县创办卫校，学制半年。平凉专员公署文教卫生组成立药品质量检查监督小组，对医疗单位、药品生产、经营部门进行药品质量全面整顿,允许中药门市部经营西药和中成药,禁止出售剧毒和剧限药品。

1958年3月15日,平凉提出"走遍村,串遍乡,所有药材都收光"的口号,造成药品严重积压,只得销毁。6月,成立中国药材公司甘肃省泾川县公司,组建药材商店。8月,华亭县将安口镇卫生所改为华亭县人民医院。8月10日,平凉专员公署文教卫生组分开,又成立卫生科。成立平凉红旗制药厂,生产一些酊剂、糖浆剂及头痛散(即复方阿司匹林粉)。新药商店与国营商店合并为公私合营药品商店。9月,在平凉地区护士训练班的基础上建成平凉地区卫生学校,为全日制普通中等专业学校。静宁县办起医药专业学校1所。12月,中国药材公司甘肃省静宁县公司撤销,由县商业局城关综合经理部经营中西药。

1959年3月,静宁将公社卫生所改为公社卫生院。省医药公司归卫生部门领导,成立省卫生厅药政管理局,下设兰州、平凉等五个医药供应站及44个县级医药公司。

1960年7月15日,平凉专员公署卫生科改为平凉专员公署卫生局。各县也先后改成卫生局。

1961年,甘肃省医药公司平凉地区分公司更名为平凉地区医药公司,中国药材公司甘肃省泾川县公司改为泾川县医药公司。平凉市红旗制药厂与专区医药采购供应站中西药加工厂合并,改称平凉地区制药厂,成立了西药车间,经省卫生厅批准生产红汞、碘酒、紫药水等34种中成药,由平凉专员公署卫生局管理。10月,恢复静宁县药材公司,属县文教卫生局管理。11月26日,平凉专署文教局、卫生局、体委合并,成立平凉专署文教卫生局。12月15日,庄浪县卫生院改名庄浪县人民医院。各县人民医院药品、器械均由省卫生厅统一采购拨发。

1962年1月,华亭成立了县文教卫生局。3月,平凉地区医药公司归省医药公司直属。华亭县人民卫生院改名华亭县第一人民医院,华亭县人民医院改称华亭县第二人民医院,门诊开设中、西药房。庄浪县设文教卫生局。

1963 年 8 月 22 日,平凉专署文教卫生局分设,成立专署卫生局。平凉卫校与平凉专区人民医院协作,开展临床教学。王平任平凉地区医药公司经理。

1964 年 1 月,静宁县政府将静宁县文教卫生局管理的县药材公司划归县商业局管理。庄浪县医院住院部设立小药柜。平凉地区卫生学校收归省上领导,更名为甘肃省平凉卫生学校。专区成立半工半读卫生学校。

1965 年,毛泽东发表"六·二六"指示,各公社以生产大队为单位创办保健室。平凉专署卫生局附设药品检验所,有 2 名专职人员开始药品检验工作。平凉卫校设有药理实验室,开设药理课程。

1966 年,平凉县设文教卫生局,成立半工半读卫生学校,药品商店并入县药材公司。5 月,专区成立药材分公司。

1967 年 1 月,庄浪县医院制剂室建立,能生产五种常用液体。

1968 年,平凉地区医药公司与商业、供销合并成立平凉专区贸易公司。各县成立革委会生产指挥部,设民卫组,管理药品;冬,改由县商业局购销服务站统管医药经营。

1969 年 6 月,百货、五金、糖业、药材 4 公司合并为平凉县贸易公司。7 月,静宁县创建"五·七"红专学校,学制 1 年。庄浪县设"五·七"红专学校,成立工交制药厂。

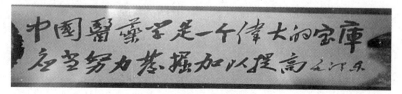

（照片由杜志刚提供）

1970 年,崇信县卫生局医政干事兼办药政事宜。10 月,平凉县贸易公司又分为百货、五金、糖业、药材 4 公司。各县民卫组从生产指挥部分出,改称县革命委员会民卫局,不久民政、卫生又分设。12 月,成立静宁县商业局药材公司。9 月 10 日,王清霄任平凉地区贸易公司主任,牛德清任副主任;11 月 29 日,张丰智任平凉地区贸易公司主任,张德玉任副主任。

1971 年 1 月,平凉地区肉联厂组建生化制药车间,2 月,改为生化制药厂。平凉县药材公司成立饮片加工组。6 月,平凉县中医院成立。6 月 3 日,平凉专区医院改称平凉地区第一人民医院。10 月,泾川设卫生局,成立县红专学校,培训赤脚医生(乡村医生)。12 月,平凉地区第二人民医院在安口纪家庄建成。庄浪县政府设卫生局,内设药政股。将平凉地区卫生局附设的药检所改设在平凉地区防疫站内,有中药、西药、生测 3 个检验组。

1973 年,平凉县设卫生局。10 月,静宁将威戎、仁大、李店、甘沟、曹务、高界、红寺、原安 8 个公社卫生院改为中心卫生院。11 月 4 日,赵信谦任平凉地区医药公司主任。

1974 年,泾川县药材公司成立饮片加工厂。静宁县药材公司药厂撤销,保留饮片加工车间。李喆、史友德任平凉地区医药公司副主任。

1975 年,平凉县药材公司改名县医药公司。泾川县医院制剂室成立,时有专业人员 3 人。

1977 年 2 月 22 日,将平凉地区防疫站药检室单独分出,成立平凉地区药检所,科级单位,内设中药、西药、生测 3 个检验室。

1978 年 11 月,建成华亭县五二职工医院,为科级单位。平凉县药材公司饮片加工组改为药材加工厂。地区恢复成立中华医学会平凉分会。12 月 24 日,齐德胜任平凉地区医药公司经理,左卫(女)、史友德任平凉地区医药公司副经理。

1979年8月,静宁县医药公司更名为"甘肃省医药公司静宁县公司",交甘肃省医药公司平凉分公司直管。平凉县、静宁县、华亭县创办县卫校。12月10日,拓彦昌任平凉地区医药公司第一副经理。

1980年,成立平凉地区医药管理局,8月27日,齐德胜任局长兼医药公司经理,拓彦昌、史友德任副局长兼副经理,11月11日,齐德胜任党组书记。各县成立县医药管理局,地区成立中医学会。华亭县五二医院建起制剂室。崇信县设药政专干。灵台县成立卫生学校。

1981年3月,成立崇信医药管理局。4月,静宁县设医药管理局;县卫生局配备了药政管理专职干部。平凉县卫校撤销。8月,静宁县成立县医药卫生分会,下设药学等6个组。12月,建成华亭矿务局职工医院,为县级医疗机构。

1982年,地、县医药公司归省医药管理局统一管理。平凉地区第二人民医院撤销,并入地区第一人民医院。灵台县医院制剂室成立,有专业技术人员4人。5月,甘肃省平凉制药厂由甘肃省医药总公司管理。庄浪县医院设立药剂科。10月,省煤炭总公司建成华亭矿务局医院。

1983年3月11日,令卫、封占邦任平凉地区医药管理局副局长兼医药公司副经理。6月,地区、县(市)医药公司移交省医药总公司垂直管理,平凉地区医药公司更名为甘肃省医药总公司平凉分公司,9月30日,平凉地区医药管理局撤销并入平凉地区医药公司,李志杰任医药公司经理,拓彦昌、史友德任副经理,齐德胜任巡视员,11月2日,宋恩顺任副经理。11月,撤销县(市)医药管理局,并入县医药公司,由平凉地区医药公司接管。9月29日,地区卫生局与地区计划生育委员会办公室合并,成立平凉地区行政公署卫生计划生育处。10月,华亭县卫生学校并入县中医院。

1984 年 1 月 25 日,李志杰任地区医药公司党委书记,宋恩顺任副书记。6 月 12 日,复又成立平凉地区行政公署卫生处,兼管药品行政工作。泾川县医药公司改为甘肃省医药总公司泾川县公司,将窖店公私合资药店扩建为批发站。静宁县委托县药检所执法。12月,成立泾川县药品监督检验所,配备工作人员 4 人,专司药物检验与管理工作。崇信在县医院附设卫生进修学校,开设中药学、方剂学基础课程。崇信县医院药械科统一管理全院药械。

1985 年 4 月 5 日,李志杰任平凉地区医药公司党委书记,宋恩顺任经理,慕兰皋任副经理,史友德任巡视员。甘肃省医药公司各县医药有限责任公司更名为县医药公司,交由县人民政府管理。地区、县成立药源普查领导小组开始药源普查。华亭县卫生局设药政专干 1 人,负责药品质量监督、检查和审查、发证工作。华亭县第一人民医院药械科设立中药房、西药房、中药保管室、西药保管室、中药炮炙室和制剂室,并开展"信得过药房"活动。华亭县第二人民医院药械科设有中药调剂室、西药调剂室、中药保管室、西药保管室、中药炮制室、制剂室。药械管理机构的细化,标志着药品管理开始走上了规范化、科学化的轨道。

1987 年,平凉地区药品检验所更名为平凉地区药品监督检验所。10 月 9 日,王智华任平凉地区医药公司副书记。

1988 年 8 月 6 日,王智华任平凉地区医药公司副经理。新建马峡药材公司。

1989 年 10 月 23 日,成立静宁县药品监督检验所,股级单位,设专职药品监督员,编制 4 名,隶属县卫生局,对辖区药品质量进行监督检验。

1990 年,地区卫生处设立了药政科,7 县(市)卫生局设有专职药政干事。地区成立中华预防医学会、皇甫谧医学研究会。华亭矿务局成立马蹄沟煤矿职工医院,科级单位。平凉医专建设了中药标本室。

1991年11月23日,封占邦任平凉地区医药公司经理。

1992年1月8日,王书勤任平凉地区医药公司工会主席,2月4日,叶文明任副经理,4月8日,宋恩顺任书记。

1993年,平凉地区医药分公司更名为甘肃医药集团平凉地区医药公司。各县医药公司更名为甘肃医药集团县医药公司。

1994年3月2日,封占邦任甘肃医药集团平凉地区医药公司党委书记。

1995年8月9日,杨猛虎任甘肃医药集团平凉地区医药公司副经理,11月9日,封占邦任地区医药管理局局长,地区医药管理局与地区医药公司合署办公,受省医药管理局和平凉行署双重领导。9月,成立静宁县医药管理局,与县医药公司合署办公,对药品市场进行管理。

1997年,5月,华亭县政府批准成立卫生执法监督办公室(简称执法办),与药检所合署办公。任晓忠任地区医药公司经理兼医药管理局局长,杨猛虎任党委书记。

1998年,平凉地区行政公署卫生处内设中医药政科,各县市设药政股,加强了药政管理。叶文明任医药公司经理。2月,华亭卫生局机关分设两室三股办公(医政药政股)。3月20日,平凉制药厂皇甫谧分厂与中外合资陕西利威尔制药有限公司联营,组建陕西利威尔制药有限公司灵台皇甫谧分公司。12月,甘肃医药集团静宁县医药公司退出甘肃医药集团公司,恢复县医药公司。甘肃省平凉制药厂加入兰州佛慈制药集团。

1999年,平凉地区药业有限责任公司成立。华亭县医院增设煎药室。7月,静宁县医药公司改制成立静宁县医药有限责任公司,有股东86名,股本总额93.2万元。静宁卫生学校并入县职教中心。

2000年9月,陕西利威尔制药有限公司灵台皇甫谧分公司改制为国家控股、职工参股的甘肃皇甫谧制药有限责任公司。

第四节　21世纪初药品行政管理机构

2001年，由尹健飞任局长组建平凉地区药品监督管理局，泾川、灵台、崇信、华亭、庄浪、静宁六县组建药品监督管理分局，归省药品监督管理局垂直领导，撤销地区、县(市)医药管理局、卫生部门内设的药政科和原各县(市)药品监督检验所，地区药品监督检验所划归地区药监局管理。

2002年12月，平凉市药品监督管理局和各县药品监督管理分局正式挂牌成立，全市共68人，市局党组书记、局长尹健飞、党组成员、副局长王勤忠、调研员任晓忠、办公室副主任赵志飞、药品流通监管科科长车文杰、副科长闵雅平、生产使用科副科长邵永军、工作人员陶浩明、王耀玲、张军义、李惠玲、郭华、党小琰、李志远共13人。

2005年，平凉市药品监督管理局变更为平凉市食品药品监督管理局，增加食品安全综合协调和重大食品违法案件组织查处职能。3月，张省会提任庆阳局副局长，车文杰任市局副调研员；10月，郭合社提任市局纪检组长，陈生义任药品检验所所长。

2006年3月，崆峒区食品药品监督管理局组建成立，何炜任局长，赵志飞任支部书记、主任科员、副局长，张军义任副局长。

2007年，成立市、县(区)食品药品安全委员会，乡镇设食品药品专职协管员。

2008年12月8日，成立平凉市食品药品监督管理局药品稽查分局，科级建制，赵志飞任局长。

2010年，按照《平凉市人民政府办公室关于印发平凉市食品药品监督管理局主要职责内设机构和人员编制规定的通知》，将餐饮、保健品、化妆品监管职能划转食品药品监督管理局,将综合协调职能又划归卫生部门,食药监管部门履行药品和餐饮监管职能。

2011年,成立了市药品医疗器械安全监测与评价中心,科级单位,刘鹏任副主任,各县(区)食药监管部门加挂了相应机构牌子。

2013年,将分散在食药监、质监、工商、卫生等部门的食品安全监管职责进行整合,重新组建市、县(区)食品药品监督管理局,为同级政府的工作部门。由赵立雅任市食品药品监督管理局党组书记、局长兼市食安办主任,党组成员、纪检组长黄惠平,党组成员、食品检测中心主任靳建荣,党组成员、副局长张省会、郭合社、柳青,市食安办副主任文妍菊,副调研员车文杰的新一届领导班子受命于新的机构改革,履行新的职责任务,免去尹健飞市食药监局党组书记、局长职务。10月,辛根瑞任市局党组成员、食品稽查局局长。市局直属单位副县级领导有食品稽查局副局长陈生义、姜正华,药品稽查局副局长尚平,药品检验检测中心副主任邵永军、信小龙。本次改革中,原市局餐保化所、药品稽查分局升格为正县级建制,药品检验所改名为检验检测中心,为正县级建制,新设正县级食品检测检验中心。市食药监局及所属的"两局两中心"共核定市级人员编制108名;各县(区)组建县(区)食药监管局,新组建平凉工业园区食品药品监督管理所,新组建各县(区)局食品药品稽查局、食品药品检验检测中心以及各乡镇和有行政权的街道办组建食品药品监督管理所;全市总编制达到798人,占全市总人口的比例为3.42/万人。

2014年,平凉市食品安全委员会办公室和平凉市食品药品监督管理局聘请食品药品安全社会监督员30名。9月,王勤忠任市食药监局党组成员、药品稽查局局长。

2015年2月12日,工商、质监、食药监三部门联合召开全市市场监管工作视频会议。11月,杨金平任食品检验检测中心副主任。

12月底,各县(区)食品药品监督管理局在任局长为崆峒区庞军刚、泾川县蒋金玉、灵台县杨颖、崇信县赵双喜、华亭县苟国英、庄浪县王向荣、静宁县孔昌军、平凉工业园区食品药品监督管理所所长邢永忠。

第五章　药学人物

第一节　古代人物

伏　羲　中国上古神话传说中位居三皇之首、百王之先的人物，相传伏羲人首蛇身，与女娲成婚，生儿育女，成为中华始祖，一作宓羲、庖羲、庖牺、包牺、伏戏等，又称羲皇、戏皇、牺皇、皇羲、伏牺、太昊等，生于成纪（今静宁县南），所处时代约为旧石器时代中晚期。晋代皇甫谧所著《帝王世纪》中记述的三皇首列伏羲，言伏羲功业"继天而王"、"作八卦"、"造书契"、"制九针"、"作瑟三十六弦"、"制嫁娶之礼"、"取牺牲以供庖厨"等。伏羲的主要功绩一是根据天地间阴阳变化之理，创制八卦，即以八种简单却寓意深刻的符号来概括天地之间的万事万物；二是教民作网用于渔猎，大大地提高了当时人类的生产能力，同时教民驯养野兽，这就是家畜的由来；三是变革婚姻习俗，倡导男聘女嫁的婚俗礼节，使血缘婚改为族外婚，结束了长期以来子女只知其母不知其父的原始群婚状态；四是始造书契，用于记事，取代了以往结绳记事的落后形式；五是尝百草，制九针，以为医药，为中国医药鼻祖；六是发明陶埙、琴瑟等乐器，创作乐曲歌谣，将音乐带入人们的生活，帮助人们"修身理性，反其天真"；七是将其统治地域分而治之，而且任命官员进行社会管理，为后代治理社会提供借鉴；八是创制古代历法。

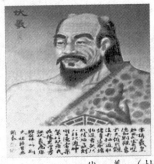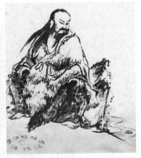

伏 羲 （杜志刚提供）

女 娲 又称女娲氏,娲皇,是中国上古时代的氏族首领,生于成纪(今静宁县南),是伏羲的妻子,和伏羲同是中华民族的人文初祖,相传她抟土造人、炼石补天、教人医药、发明笙簧、建立婚姻制度。

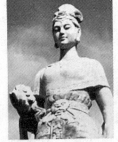

女娲氏 （来自网络）

广成子 广成子为道教"十二金仙"之一,古代传说中的神仙。自称养生得以道法,年一千二百岁而未成衰老。为道家创始人,位居道教"十二金仙"之首。传说广成子活了1200岁后升天,在崆峒山留下了两个升天时的大脚印。《神仙传》称其为轩辕时人,居住在崆峒山的石室之中,是元始天尊的弟子,在我国道教中名声赫赫,据说也确有其人,他的番天印极为厉害。《庄子·在宥》记载:黄帝"闻广成子在于空同之上,故往见之,曰:'闻吾子达于至道,敢问至道之精。吾欲取天地之精,以佐五谷,以养民人,吾又欲官阴阳,以遂群生,为之奈何？'广成子曰:'而所欲问者,物之质也,而所欲官者,物之残也。自而治天下,云气不待族而雨,草木不待黄而落,日月之光益以荒矣。而佞人之心翦翦者,又奚足以语至道哉？'"于是黄帝闲居三月,不问政事,然后再见广成子,问以修身之道。广成子告以"至道",曰:"至道之精,窈窈冥冥;至道之极,昏昏默默。无视无听,抱神以静,形将自正。必静必清,无劳汝形,无摇汝精,乃可以长生。目无所见,耳无所闻,心无所知,汝神将守形,形乃长生。慎汝内,闭汝外,多知为败。我为汝遂于大明之上矣,至彼至阳之原也;为汝入于窈冥之门矣,至彼至阴之原也。天地有官,阴阳有藏,慎守汝身,物将自壮。我守其一以处其和,故我修身千二百年矣,吾形未常衰。"接着,广成子对"至道"作了进一步的发挥:"彼其物无穷,而人皆以为有终,彼其物无测,而人皆以为有极。得吾道者,上为皇而下为王;失吾道者,上见光而下为土。今夫百昌皆生于土而反于土,故余将去汝,入无穷之门,以游无极之野。吾与日月参光,吾与天地为常。……人其尽死,而我独存乎!"黄帝拜访广成子后,广成子授黄帝《道戒经》七十卷,《自然之经》一卷,《阴阳经》一卷。崆峒山一带,汉代辟为皇家猎场"广成苑",修筑重要军事重镇"广成关",均为纪念广成子而命名的。广成子不仅开辟了平凉制药业之先河,而且其炼丹事迹在中国药品历史上具有划时代意义。今崆峒山上广成洞、浴丹泉、广成炼丹处等遗迹犹存。

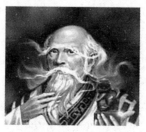

广成子 （来自网络）

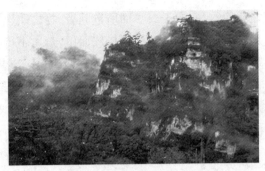

崆峒山玄鹤洞广成子炼丹处

赤松子 传说中之仙人,神农时之雨师,居崆峒山修仙养道,讲炼丹制药之术,服水玉以教神农,能入火自烧,尝至昆仑山上,常至西王母石室中,随风雨上下,相传炎帝之女追之,亦得仙俱去。至高辛时复为雨师,至秦,于圯桥授张良以《阴符经》之黄石公,即此仙也。

容成公 传为黄帝之师,尝栖太姥山炼药,后居崆峒山炼药,年二百岁,善补导之术,守生养元,发白复黑,齿堕更生,《神仙传》作"字子黄,道东人",《列仙传》"亦云老子师",有《容成子》、《容成道》、《容成经》等,均托名之作,早佚。

黄 帝 生于公元前 2697 年,卒于公元前 2599 年,少典之子,本姓公孙,长居姬水,因改姓姬,居轩辕之丘(在今河南新郑西北),故号轩辕氏,出生、创业和建都于有熊(今河南新郑),故亦称有熊氏,因有土德之瑞,故号黄帝。轩辕黄帝为中华民族始祖,人文初祖,中国远古时期部落联盟首领。他播百谷草木,大力发展生产,创造文字,始制衣冠,建造舟车,发明指南车,定算数,制音律,创医学等,是承前启后中华文明的先祖,即传说中远古时代中华民族的共主,五帝之首,曾登临崆峒山向广成子问道,取得治国理政经验和养生至道,还邀请平凉名医岐伯讨论医药之事,被后人整理成《黄帝内经》流传于世,于是始有医药方法。

岐 伯 平凉人,一说庆阳人,上古时代伟大的学者,中医学理论的奠基者,生而神灵,长而博识,精通医术医药,曾与黄帝说医,讨论人体生理、医药诊治之道,三年中,回答了黄帝提出的1080个医药学问题,黄帝尊他为天师,岐黄总结出的医学道理众口相传,战国时期医药学家整理成《黄帝内经》流行于世,成为最早的医学经典著作,后世称中医学为"岐黄之术"。

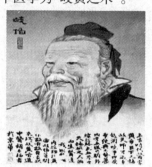

岐伯画像 (国家中医药管理局教授胡春福画)

不窋 不窋(bù zhú,又读 bù kū),姬姓,中国汉族人,后稷之子、夏朝孔甲时期周部族首领、周朝先祖,他袭父职,继任农官,时夏孔甲帝"好鬼神,事淫乱,夏后氏德衰,诸侯叛之",致使朝纲大乱,他遂失官,率部族奔戎狄之地,今平凉、庆阳、固原、天水之间,开始了先周早期的政治、经济和思想文化活动,他教民改地穴式居住为窑洞,重农耕,种庄稼,教民采摘药物,提倡养猪、养牛、养鹅、植树种花,为平凉早期的农业经济和药品的发展做出了杰出贡献。

韦震 号玉子,南郡人,传说中仙人。少好学众经,周幽王徵之不出,叹曰:"人生世间,日失一日,去生转远,去死转近,而但贪富贵,不知养性,命尽气绝则死。位为王侯,金玉如山,何异于灰土乎?独有神仙度日可以无穷耳。"师长桑子(拜道学家桑子为师),具受众术,乃别造一家之法,著道书百余篇。其术以务魁为主而精于五行之意,演其微妙以养性治病,消灾散祸,后入崆峒山炼丹,白日飞升而去。相传他能兴风掀毁房屋折断树木,能兴雷播雨散布云雾,能把木头瓦石作成活生生的龙、虎和牛、马、羊、狗、猪、鸡,能把自己分成千百个人,能在江海上行走,嘴里含着水喷出去就能变成珍珠,珍珠绝不会再变成水珠;有时他一运气,可以不呼不吸,这时就举不起他推不动他,不能使他身子弯曲,弯曲后又不能使他伸直,可以一次闭气几十天至一百多天纹丝不动;有时他和弟子们出行,就把泥团成马,让弟子们闭上眼睛,泥马立刻变成高头大马,而且骑上就能日行千里;能口吐五色云气,云气有几丈高;在深潭里扔进一道神符就能把鱼鳖之类召上岸来;他能让弟子们抬眼看见千里之外的东西,但看的时间不太长。每当他进行藏神养气的修炼时,就用器皿盛上水,放在两肘之间,一吹气,水上立刻发出红色的光,光芒能升起一丈多高,用这施过法术的水治病,内脏的病喝它,外在的病用这水洗,都能马上治好。

王　符　字节信,号潜夫,安定郡临泾人,生于公元85年,卒于167年,享年82岁,东汉著名的政论家、思想家,对医药学理论有较大贡献,曾隐居崆峒著书立说。范晔《后汉书》有王符传,但记述简略,除节录《潜夫论》三十六篇中五篇的部分内容外,有关王符生平事迹,只说了三件事:一是说王符的四位朋友。他们是马融、窦章、张衡、崔瑗。崔瑗是大医药学家,从与他友善的这四位朋友看,我们不难想像,王符出生于与匈奴、羌人邻近的边地,假如不是游学到了东都洛阳,结交上了这些全国第一流的经学家、天文历算学家、文学大家,并受其影响的话,他就不大可能具有写出《潜夫论》这样一部批判当世名著的勇气。甚为遗憾的是史文缺漏,他们怎样进行学术交流的,他们的友谊怎样开始并长期坚持的,我们后世已难于考稽了。二是说王符"无外家"。这在古代,母系来路不清,是要遭人贱视的一个话题。汉代,嫡庶十分严明,庶出无权继承,其外家不被承认。王符既是庶出,就说他"无外家"。宋代黄庭坚曾为此抱不平,他有诗云:"能著潜夫论,何妨无外家?"三是说度辽大将军皇甫规对他很尊重。皇甫规是他的同乡,皇甫规告老回乡,二千石长吏来见他,他都很怠慢,可是王符到门,皇甫规却衣不及带,屣履出迎,同坐极欢。在《本训》通篇中,王符反复讲"气运感动",这种讲法,比董仲舒多了一些唯物的素质,少了一些神学神秘的色彩。王符还在他的《潜夫论》中,使用不少篇幅,展开对社会迷信的批判,并且把迷信行为跟当时权贵们侈靡的生活结合起来加以声讨。从他这些议论中我们可以看出来,东汉社会存在的问题实在太严重了。劳动的人少,游手好闲的人多,其比例几乎是一比一百。社会上诱骗行为十分普遍。人们害了病不找医生,而是找巫婆神汉。妇女本是管蚕桑和织绢工作的,现在受社会风气影响,把蚕桑丢下不管,去当巫婆。当时人们深信,生病是神鬼作祟的结果。

皇甫谧 生于公元215年,卒于公元282年,幼名静,字士安,自号玄晏先生,安定朝那人(今灵台县),是中国历史上的著名学者,在文学、史学、医学诸方面都很有建树。皇甫谧出身于东汉名门世族,皇甫谧生后遂丧生母,家道衰落,过继给叔父,十五岁时随叔父迁居新安(今渑池),在战乱中度过了他的童年和少年。自幼贪玩不习上进,跟村童编荆为盾,执杖为矛,分阵相刺,嬉游习兵。年20(公元234年),仍游荡无度,犹不好学,人以为痴。一次,谧将所得瓜果进献叔母任氏,任氏说:"《孝经》云'三牲之养,犹为不孝'。汝今年余二十,目不存教,心不入道,何以慰我?"因叹曰:"昔孟母三徙成仁,曾父烹豕从教。岂我居不卜邻,教有所阙,何尔鲁纯之甚也!修身笃学,自汝得之,与我何有。"(《晋书·皇甫谧传》)因对之流涕,谧甚感痛,遂拜乡人席坦受书。40岁(公元254年),叔父有子既冠,丧后母,遂还故乡;42岁(即公元256年)前后得风痹症,悉心攻读医药学,开始撰集《针灸甲乙经》;46岁(公元260年)时已为声名鹊起的著名学者,魏相司马昭下诏征聘做官,不仕,作《释劝论》,仍耽玩典籍,忘其寝食,时人谓之书淫;51岁时(公元267年)晋武帝续诏不仕,相传曾到陕西陇县龙门洞、平凉崆峒山避诏,曾隐居崆峒山中多年,采药著述,研习针灸,撰著《针灸甲乙经》;53岁时(公元269年),武帝频下诏敦逼,上疏自称草莽臣,乃不仕;54岁时(公元270年),又举贤良方正,不起,自表就帝借书,武帝送书1车;61

岁时（公元 277 年），帝又诏封为太子中庶、议郎、著作郎等，皆不应，著惊世骇俗的《笃终论》；68 岁时（公元 282 年），《皇帝针灸甲乙经》刊发经世，皇甫谧去世后，其子童灵、方回，尊父笃终遗训，择不毛之地，将其俭礼薄葬于塬边，世人称之为"皇甫冢子"。十二卷的《皇帝针灸甲乙经》在总结、吸收《黄帝内经》、《素问》、《针经》、《明堂纪穴针灸治要》等许多古典医学著作精华的基础上，对针灸穴位进行了科学的归类整理，在医学领域矗起丰碑。该书共收录穴名349 个，比《黄帝内经》多出了 189 个，明确了穴位的归经和部位，统一了穴位名称，区分了正名与别名，介绍了内科、外科、妇科、儿科、五官科等上百种病症用药及针灸治疗经验，并对五脏与五官关系、脏腑与体表器官关系、津液运行、病有标本、虚实补泻、天人相应、脏腑阴阳配合、望色察病、精神状态、音乐对内脏器官的影响等问题都作了探讨和理论上的阐述，奠定了针灸学科理论基础，对针灸学以至整个医药学事业的发展作出了不可磨灭的贡献。现在的针灸医学不但在国内得到飞速发展，并且已经风靡世界，世界卫生组织已经正式批准，把针灸列为治疗专项，到处受到人们的欢迎。正因为如此，皇甫谧不仅是平凉医药史更是中国古代历史上唯一与孔子齐名于世界文化史的历史名人。

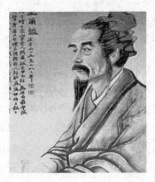

皇甫谧画像　（胡春福画）

葛　洪　生于 283 年,卒于 363 年,字稚川,号抱朴子,丹阳句容(今属江苏)人,为东晋道教学者、著名炼丹家、医药学家。出身江南士族,三国方士葛玄之侄孙,世称小仙翁。少时,家境清贫,他无钱购买书籍笔墨,只好向人家借书阅读,用木炭练习写字;长大了当过官吏,后来辞职回家,专门从事科学研究,从郑隐学炼丹秘术,颇受器重,谓"弟子五十余人,唯余见受金丹之经及《三皇内文》《枕中五行记》,其余人乃有不得一观此书之首题者"。葛洪从小喜欢读有关医药、保健和炼制丹药的书,精晓医学和药物学,主张道士兼修医术,还很留心民间流行的一些简便的治病方法。曾到过崆峒山寻访仙迹,据《庄浪县志》记载,曾居住紫金山著书讲学,他把在广大的农村里搜集到的验方,结合自己学到的医药知识,写成了一本书,取名叫《肘后备急方》。他曾受封为关内侯,后隐居罗浮山炼丹,一生著作宏富,著有《抱朴子》《内篇》二十卷、《外篇》五十卷,《西京杂记》、《碑颂诗赋》百卷,《军书檄移章表笺记》三十卷,《神仙传》十卷,《隐逸传》十卷,《金匮药方》百卷,《肘后备急方》四卷,另抄五经七史百家之言、兵事方技短杂奇要三百一十卷等,惟多亡佚,《正统道藏》和《万历续道藏》共收其著作十三种。其中丹书《抱朴子·内篇》中的《金丹》和《黄白》篇中,系统地总结了晋以前的炼丹成就,具体地介绍了一些炼丹方法,记载了大量的古代丹经和丹法,勾画了中国古代炼丹的历史梗概,也为我们提供了原始实验化学的珍贵资料,对隋唐炼丹术的发展具有重大影响,成为炼丹史上一位承前启后的著名炼丹家。

仁智禅师　隋唐时人,唐初于崆峒山创建丛林,称明慧禅院,唐太宗李世民御书赐田地。主持开凿中台至马鬃山蹬道 378 级(后称上天梯),建殿修寺,宣扬佛教,盛极一时,为后世佛门弟子所效法。修道之余,采药问诊,施药治病,为人称道。

王全真　名道成,河南人,明成化间,居崆峒山问道宫,静修 40 年,研习医药,深知黄白术,年在百岁以上,貌若五六十者,能咽巨豚,饮酒至石不醉,行走如飞,乡人悉宗之。弘治时建修三清殿,正德七年又起玉皇阁。总制张泰以师事之,号为王全真。

　　张好问　字希敬,生卒年不详。从医活动时间在明代弘治初年(1488年)至嘉靖十四年(1535年),祖籍高邮,其祖父张仁为韩王侍医,遂定居平凉。好问承祖业医药术,悉心钻研,医术药理精湛,不拘泥于古方,着重探求病因,辨证施治用药。有人夏病伤寒,状似疟疾,医生多以清暑之剂治疗,无效。好问前往诊视后指出:"南方湿热,应以清解为是,平凉地气寒凉而干燥,经过一冬,人常有积寒潜伏于体内,一遇夏季便发作。"投以附子理中汤,病即愈。有总兵赵文突然剧烈咯血兼鼻衄,好问以黄葵根为引,以犀角、地黄、大小蓟、藕根煎汤,服后立止。有一参将患牙疳,致使大腿青肿,众医束手。好问说:"此病乃青股牙疳。"施以芜青(菁)根,并用药敷,旬日而愈。嘉靖七年(1528年)冬,时为刑部主事的赵时春,从京城护送其父赵玉返平凉。到家后,时春病重畏寒。医者多主附子理中汤治之,并用艾灸。好问诊视后断为减服受寒,透汗可愈,无须投药。时春遵办即愈。好问博览医书,精研医理,结合临床经验,参录诸书精华,辨证舛错,分类集成《张氏医精》。另有《太素集》等专著,惜佚。好问蓄长髯,人称"髯张",喜饮烈酒。韩昭王有疾,召好问诊视。时好问亦体力不支,王府家人以烧酒劝饮致醉,行至王府端礼门竟猝然过世。享年70多岁。

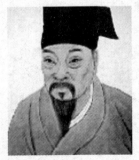

甘肃古代十大名医　张好问

苗清阳 生年不详,卒于 1722 年,明末清初道人,是全真龙门邱祖派第 10 代传人,明嘉靖初年,崆峒山被列为全国道教十二大"十方常住"之一,朱元璋第二十子朱松后裔被封为韩王驻藩平凉,韩王妃崇尚道教,在崆峒山大规模修建了太和宫等道教宫观,聘全真龙门派第十代掌门苗清阳为全山主持,自此,道教在山上代代相传,兴盛时全山道教宫观达 40 多处,道士百余人,现已传至第三十代。道教全真教创始于 1167 年,是王嚞(zhe,字重阳)在山东宁海立全真庵,创立全真教。王重阳说"心中端正莫生邪,三教搜来做一家"、"儒门释户道相通,三教从来一祖风"、"释道以来是一家,两般形貌理无差"。因此,让门徒弟子们诵《孝经》、《心经》、《道德经》。全真教对门徒要求比较严格,不娶妻室,不茹荤腥。出家道士一般多住宫观内,以清修炼养为主要宗教生活内容。1674 年,王辅臣在平凉响应吴三桂,发动了兵变,崆峒山遭到了劫难,道僧逃散,宫观寺宇残败坍塌。战乱过后,乡民李天禄、孙应龙、赵维新等 10 人,于 676 年发愿捐资整修崆峒山隍城,众人各处寻访,访得陕西陇县龙门洞苗清阳道德崇高,前往虔请,苗清阳坚辞不就。后来,平凉知府杨凤起亲笔书信再三敦请,苗清阳顾念官、民之盛情,于是率领门徒范一圣、潘和真、范一祥、杨一光来到崆峒山,主持崆峒道观和法事活动。苗清阳与信徒们经过多方化募,又得到宁夏文武官员、士庶商民助资,做好了修建道观的准备工作。1677 年春,正式动工整修隍城大殿,先后修复了药王殿、青龙白虎殿,创修钟、鼓二楼,整个工程于 1681 年竣工,使隍城各殿宇焕然一新。苗清阳之所以先修药王殿,不仅是他对药王的极大尊崇,也是他在修道之余研习医药,有得有悟,为乡民、为自己祈求长寿健康之举。在随后的 40 年中,经过苗清阳苦心经营,众弟子同心协力,崆峒道教盛极宇内,庙宇殿阁几遍全山。1722 年(康熙六十一年),苗清阳羽化,遗骨由其弟子安葬在崆峒山(古称笄头山)北麓。

时诚法 崆峒山子孙宫住持,生卒年不详,喜读经典,研究医药学问。

映雪山人 名李信和,道号平坦子,世居秦安,少力学,弱冠应童子试未授,遂弃去。闻崆峒多逸人,负笈往游,师事子孙宫住持时诚法,潜心内典。光绪甲辰,云游关中诸名山道观。丙午归来,尝以精深之理为平易之词教人,从不闻有铅汞之说。山人喜读书,精医术,善书法。

王汝蕃 生卒年不详,字价人,庠生,清朝静宁州人。以孝友著,工诗文,善琴,尤精岐黄术,著《医治验略》,另著有《易经数》、《历代史览经略》、《立身说》、《闻见集》等卷册。

程履丰 生卒年不详,安徽婺源县优贡人,清朝曾任静宁州知事。精岐黄术,医民病,善诗工书。

第二节　近代人物(1840-1949年)

于　飞 生于1790年,卒于1860年,字汉州,清乾隆时人,军功出身,是静宁县城东关名医;其子于云霄(1812-1878年),六品军功,清嘉庆时人,神通医道;孙于昶庆,生卒年不详,通医理;曾孙于秀州(1847-1930年),继承祖业;重孙于纯礼(1902-1964年),亦从医,1949年后,纯礼治疗类风湿性关节炎有特效。于氏五代医家,家中有歌颂医德的木匾数面,其造福与地方人民者可见一斑。(注:为保持医药世家几代人完整性,记述时,按第一代生年排序不计其余,下同)

江震乙 字鹤甫,道光末年生,岁贡生出身,静宁县城新街人,终年77岁,地方儒医,闻名遐迩。

水洛刘氏 原居庄浪县水洛镇西关村,迁水洛乡二房李家村,五代行医,刘成家(1837-1899年),居家行医,子刘国珍(1871-1947

年）,开永春堂,孙刘笃庆（1902-1978 年）、刘笃信（1911-1971 年）,曾孙刘天祥,乡村医生,玄孙刘宝平,庄浪县中医院医生。

阳川陈氏 世居庄浪县阳川乡陈家庙村,四代行医,陈怀荣（1854-1924 年）,子陈锡范（1895-1968 年）,孙陈孔修（1919 年-1988 年）,曾孙陈宝仁。

良邑何氏 世居庄浪县良邑何川村,五代行医,何志仁（1865-1954 年）,清光绪岁贡生,自开树德堂中药铺,子何肇,孙何若曾、何若亚,曾孙何经、何作,玄孙何红霞。

孙 倬 生于 1876 年,卒于 1933 年,字莆田,庄浪县水洛镇孙家庄人,幼年家贫,弃书学医,为人沉毅敦厚,好学不倦,钻研岐黄 20 余年,谦不开诊。父亲患病,卧床不起,他调药奉伺,病愈,于是知名,远近争延。性敦厚慈善,人有延请,应声立往,无论晦明。临诊施治,细心切问,每多效应。1926 年（民国十五年）,水洛痢疾流行,徐姓全家传染濒危,他配方投药,霍然回春,救治活人甚多。地方名人孙积善送对联"探五经源,作万化主;抱九仙姑,披一品衣"。1928 年 4 月,饥民抢劫水洛城,多人被伤,他上门一一施治。晚年,家道渐裕,命其子开设同春茂中药铺,遇贫困者免费,人益敬其德行。

王 藤 生卒年不详,字桃山,静宁州人,清高宗乾隆五十四年（1789 年）举人,"秉性严正,制行端方",其文清真雅正,主讲本州书院,境内登科第者,多为藤的学生,当时誉称"文宗",藤亦精医术,诊断准确,下药立效,尤其对精神病患者,诊视后,服药必愈。

戴清时 生于 1853 年,卒于 1899 年,字冰如,静宁威戎人,州学廪生,品学兼优,工书善医,对父及继母,极尽孝道,双亲偶尔不悦,即长跪不起,直至二老欢颜乃罢,乡人有患病者,延请立即往诊,不分贵贱,亦不受酬,病卒于家,埋葬之日,争挽绋者络绎不绝。

马 镒 生于 1856 年,卒于 1918 年,子承父业,在华亭开办

"永益源"药铺,较有名气。其二儿子马凤周,生于1886年,卒于1955年,从小随父学医,医术精湛,对患者态度诚恳,获当地群众好评。

周子著 清朝嘉庆时人,居住静宁县城东关,76岁时,邑人为其祝寿,送木刻寿联一对,木匾一面,文曰"储药物以除脏症具有惊人妙术,续芝歌而绥眉寿菀然角里高风",匾文云"妙手回春";其子周祖康,亦善医,卒于1941年;其孙周振(1883-1953年)里人称之为"大王爷"。周氏三代医家,名垂乡里。

屈四爷(名不详) 贡生出身,静宁县威戎屈家岔人,精通医学,疑难痼疾,诊治辄愈,远近闻名。

慕廷兰 屈四爷弟子,静宁威戎正街人,光绪年间生,行医于清末民国初,用清凉攻下法治伤寒晚期重症辄愈而闻名。

郭 宗 生于1865年,卒于1933年,庄浪县水洛城郭家堡子人,当地群众尊称郭先生,相传为南宋抗金名将郭浩的后裔,他家祖上以农为业,世代清平,父亲是一位忠厚长者,为他的前程,曾有一番深谋远虑:要他勤学苦读,以求取功名,改换门庭。八岁时父亲为他延请水洛北山名师柳荫棠来家教读,他少时天资明敏,数年间学业造诣出众。但他环顾乡里贫病交加者屡,面对现实,他立志潜心学医,用医术济世活人。于是,他精读了诸多医学经典著作,尤其对于《千金要方》产生了极大的兴趣,他花大力气,深钻细研,默记背诵,彻底掌握了这本医书的精华要领。所以,他行医时能得心应手、药到病除。他为人开朗、务实、慈祥、和蔼,弟兄和睦相处,家无后顾之忧。每天身背药箱,走乡串户,送医上门,为乡亲们询诊治病,指导一些农民家中常备"苏合丸"、"千金散"、"六神丸"等适宜小儿病的中药。中年之后,他医道益精,对古人的医疗歌诀背诵如流,顺口而出,临症时细心体察,择善从之。如查看病儿面部的颜色和苗窍来了解发病的机制,预测未来的吉凶;通过病儿虎口三关的指纹,以诊断其属热属寒;闻听病儿的声音,是属于五音中的何音,以诊断其属于何脏所主之病;还对病儿的精神情态和饮食睡眠等情况向管护人详加询问,达到全面了解,才给以投方配药。有时他还取穴针灸,很有独到之处。

刘国珍 生于 1871 年,卒于 1947 年,字谨堂,世居庄浪县水洛城西街,在其祖父时移居水洛城南山二房李家。国珍为独子,自幼聪颖,赋性孝友。因亲老力单,奉养无人,遂绝功名之念,继承父业,博览医学名籍,钻研岐黄之术。他治学严谨,一丝不苟,重视求实精神,取其精要抄录成册;见谬误之处,反复考证,必至去伪存真。并随父临症侍诊抄方,遂得其传,学业大进,深悟医理之妙,尤注重辨证施治。他认为人之疾病,外感居多,且多由外感诱发而增重,如不先治疗外感,其内伤病亦难以奏效。因此,他在治疗方法上重视表药之适当选择,其处方疑似外感,而实治内伤久病。他在医术上精益求精,虚怀若谷,师古而不泥古,创新而恪遵经旨,故在医疗中名声远扬,求医者比肩接踵而至。他对病人热情和蔼,急病人之所急,痛病人之所痛,望、闻、问、切,诊断细致,辨证准确,用药谨慎,配伍灵活,疗效显著,故众口称赞他"妙手回春"。他在水洛城街上开设"永春堂"号药铺,一方面方便穷人求医治病,一方面广收学徒就近施教,传授他数十年积累的医疗经验。1949 年后任职庄浪县医院名中医的郭秉彝,柳梁乡名中医牛仰峰是他培养的徒弟。儿子刘笃庆、刘笃信,孙子刘天祥在他的教导下攻读医学,1949 年后均参加了庄浪县中医联合会继续行医,可谓中医世家。他教导儿孙:"当医生恪遵医德,要有良好的医风,以活人济世、救死扶伤为天职,解除疾病痛苦是医生义不容辞的责任。如果为谋利当医生,则会误入歪门,庸医害人缺德不小。"他还给"永春堂"药铺订立了号规:贫富一样,童叟无欺;遇有穷苦,老弱妇孺,鳏寡孤独皆义诊舍药;赊欠药费两年不交者一律勾销。他的儿孙恪守家训,竭尽绵薄,为水洛附近病人效劳。1947 年(民国三十六年)他去世时,众乡里给他悬挂"德高望重"匾额,给以高度评价。

赵建邦　生于 1883 年 3 月,卒于 1961 年 11 月,字银子,享年 79 岁,静宁县贾河乡山上湾村人,秀才出身,先在秦安县梨树梁集贸市场开百货商店,乐善好施,交友广泛,曾于一次大地震后,从废墟里救出一名外地来做皮毛生意的回民,深受乡人称道,人称"赵商户",开始兼为兽医,凡经诊治,药到病除,后因其父赵禄(字自来,1849 年即咸丰九年 6 月生,1923 年即民国十一年 6 月卒,享年 74 岁,秀才出身,捐官五品)脊背生有毒疮(俗语搭背疮)病逝,遂购买医药书籍,刻苦自学,并求教于秦安莲花城李医生,后于百货永兴商铺旁增开永兴堂药铺,多自采自制野生药物,亦曾到兰州、西安购买药材,终精通医理药理,尤擅长治疗毒疮,十里八乡名声显著,对中药材应用有较深研究。1949 年后,因地主成分不再从医。其生育三子二女,长子赵彦,字东喜,未上过学,育有一子四女(其孙赵文科毕业于平凉卫校,兼开诊所);次子赵俊,字东仓,高小文化,曾在中华民国南京铁路局办公室任文秘、青海地质某队任文员,育有二子四女,二儿子赵志飞,即本书作者;三子赵玉仓,未上过学,育有二子二女。

李卓汉　字云山,生于 1886 年,卒于 1964 年,静宁城关人,善治不孕症,其方药人称"娃娃籽"。

尚政治　生于 1890 年,卒于 1951 年,字子平,华亭县城人。清宣统元年(1909 年)贡生。翌年,授陕西试用直隶州职官,在省候补。1912 年,自陕西归里,当选为华亭县议会副议长。民国四年(1915 年)后,从事教育,历任华亭城关区区长、华亭县立高等小学堂校长、劝学所长、女校校长、陇东随营学校校长等职。后任甘肃督军公署参事、书记官,甘肃省警务处办事员,陇东镇守使署军务参事,陆军第十军军部参议等。民国初,匪患频仍。尚倡办民团并任总团长。

带民团修补县城堞垛,进行防范。民国十五年(1926年)夏,从陕西陇县窜来匪众数百人围攻县城。尚率民团守御,激战一日,土匪难以得逞,退往县城邓家塬。尚即派人报平凉镇守使,派兵三营连夜驱匪出境。县城安全无损,受到县民称赞。尚受父传授,精于医术。民国十九年(1930年),在县城开设中药铺。民国二十一年(1932年)七八月间,霍乱等时疫流行,尚配方治愈百人,并广传其方。晚年,仍行医治病,名重一方。著述有《华亭尚氏族谱》6篇,《陇耕杂集》1部,惜均未付印。现存有清宣统年间编纂的《华亭县志手稿》一本。

强　恕　生于1896年,卒于1935年,庄浪县水洛镇人,庄浪县内第一位西医。民国初在平凉上中学,弃学入南京军医学校学西医,毕业后分配至国民革命军31军,不数年,任该军军医院院长。民国二十一年(1932年)秋,水洛霍乱流行,一月之内死亡百人,人人恐慌万状。强恕闻讯,带一支西医医疗队赶来,设诊所施治,疫情扑灭。此为西医进入庄浪县内之始。民国二十四年(1935年)英年早逝于军。

李干材　生于1897年,卒于1958年,字弼臣,庄浪县盘安乡岔李村人,仅读两年私塾,民国二十年左右,投靠张川王师长,被委以营长,一年后回家,打破"人到三十不学艺"的观念,刻苦自学,成了远近闻名的好郎中,行医看病直至去世。他为人忠厚,没有架子,无论啥人请他看病他从不推辞。乡民李福祥痢疾脱水极为严重,家里人以为没救了,他去抢救治疗,使其起死回生。他尤其对牙科病颇多临床经验,单身汉李风柱由于牙痛,下巴肿到胸膛上,人昏迷不醒,危及性命,其邻居李兴隆请他去诊治,他诊视后到自己药铺抓药煎熬,撬开病人牙齿灌上,没上一个钟头病人就清醒了,坐了起来,还要吃喝。他不只给本地人看病,龙山一带回民找上门来,他也从不推辞,当地人交口称赞。

温彦云　静宁威戎北关人,秀才出身,精通医理,诊断治疗准确,乡里共仰。

柳藏珍　静宁县城西关人,秀才出身,通医理,济世活人。

李文渊　字浦泉,是商会老夫子,静宁南关人,秀才出身,通医理,济世活人。

邓星五　静宁县城新街人,曾任法院书记官,秀才出身,通医理,济世活人。

戴敦礼　字和亭,小学教员,静宁城关人,通医理,兼事医药。

戴瑾瑜　静宁城关人,治扁桃体腺及脓肿,不论怎样危重,一针刺便愈,有口皆碑。

周廷元　生卒年不祥,字定轩,又字定宣,湖北人。民国六年至九年(1917–1920 年)任静宁县知事,勤恳务实,深得人心。在静宁数年,先在县城办起了第一所女子中学,后集资开办罐子峡煤矿。民国九年 12 月 16 日发生了震惊中外的大地震,廷元于“翌晨出粮于县仓,食无食之灾民,购衣于当商,衣无衣之灾民,取帐篷旗寝于县库,搭盖草屋居无居之灾民”。并电请兰州河北医院,派遣医生赴静宁救灾,医疗内伤骨折之灾民,故人心稍安。组织大批医药发放,或派人熬制汤药分发灾民。地震后,廷元升调去办理全省地震疏河工赈事宜。

李文瑶　泾川荔堡人,民国时期曾任荔堡区保卫团团长、区长、县参议员,号称“李皇上”,土改时全家 11 口人占地 1080 亩,雇工耕种 800 亩,其余出租,他在西峰、荔堡、肖金、镇原有铺面 95 间,开设中药铺、白酒作坊、盐店各 1 处。他一贯勾结官宦,鱼肉人民。

孙华堂　灵台县人,经营中药材,总店设在平凉过店街,在固原、西安设有分店,出资设立华堂私立国医学校,培养 30 余名中医药人才。

还有华亭的马骏、马镒父子，静宁城关张伟、杨俊山，威戎吴天章（秀才出身）、柴子正、李盘、马登山，雷大程春华、王棣清，甘沟任南山、王万喜，双岘魏士英、四河雷乾山，李店王中庸等，皆是生于清光绪年间，行医于民国时期，皆专业行医售药，均有名望。另有一些医药人员，因在介绍药店、诊所、医院、药材行栈时已经介绍，故此处不再赘述。

第三节　现代人物

　　戴　嶽　生于 1896 年，卒于 1980 年，男，河北人，1922 年保定医学院毕业后任军医，抗战时期在平凉公路卫生站任内科医师，抗战胜利后在平凉开设私人诊所，1951 年参加工作，任平凉专区医院内科医师，1952 年任院务委员兼医务组长，1953 年任第二门诊部主任。从医 40 余年，医德高尚，医术精湛，擅长内科常见病、多发病的诊断治疗，在平凉医药界有较高知名度，1966 年退休，1980 年病故，终年 84 岁。

　　王学廉　男，汉族，出生年月不详，宝鸡人，1931 年在平凉开中药房，1938 年行医，1943 年至 1949 年任平凉县中医工会理事长，1953 年参加工作，平凉专区医院中医师，是专院唯一最早的中药师，1954 年专署批准专院成立中医科，出任代主任，王学廉中医理论精熟，临床经验丰富，是平凉知名老中医之一，1961 年病故。

　　裴德福　男，汉族，出生年月不详，天水人，出身教会医院，抗战时期在平凉公路卫生站任内、妇科医师，抗战胜利后在平凉开设私人诊所，1952 年参加工作，在平凉专区医院任内、妇科医师，1953 年任专区医院内、儿科主任兼妇产科主任，1969 年病故。裴得福行医 30 年，医德高尚、医术精湛，擅长内科、妇科常见病、多发病的诊断治疗，积极推行新法接生，尤其善于处理妇科难产，在平凉医界影响较大。

史文华 生于1901年，卒于1965年，字玉玺，又名翰臣，出生于平凉城区。10岁入私塾，18岁毕业于平凉县高等小学，后随其叔父秉池学习中医三年，吃苦好学，勤于钻研。民国十二年（1923年），在家挂牌行医。民国十五至三十一年，先后受聘在平凉金盛通、长泰裕、庆春堂药铺及邻县药铺坐堂行医。此后两次入中医专修班精研针灸和中医理论。1953年，他力主联合行医，组织起平凉第一家联合诊所，并兼诊所主任之职。1956年元月加入中国共产党，6月被推荐为中华医学会兰州分会会员，9月受命组建平凉市中医院，任首届院长，带头捐钱捐物，筹资建院。1960年出任平凉市第二人民医院副院长，仍坚持行医。他擅治内、儿、妇科，不拘古方，灵活化裁，辨证施治，从不滥用名贵价昂之药品。遇贫病无钱患者，他不但同样精心治疗，还施舍药物。常说"医德昭昭，救人是本，其术虽微，然可济世活人，功德无量"。他晚年欲总结医案，不幸患脑溢血去世，仅有几个验方入选《平凉中医验方集》和《甘肃省中医验方集锦》中。

传　钦 生于1902年9月，卒于1973年5月，原名石传钦，男，汉族，19岁学医，25岁离家外出独自开业应诊，20世纪40年代至70年代平凉针灸名医，人称"传一针"。

朱店毛氏 世居庄浪县朱店镇毛柳村，三代行医，毛鸿翼（1902-1972年），子毛岭鹤（1937-1980年），孙毛小平。

曹云龙 生于1903年，卒于1969年，出生于山西省万荣县中医世家，中学毕业后跟其父学医，后赴陕西省西安市挂牌行医。民国二十二年（1933年）来平凉行医，定居市区。两年后开设广德堂药庄，治病兼做药材生意。1948年担任平凉华堂国医学校校长，1950年任平凉县首届各界人民代表。1956年，当选为平凉县首届政协委员,为中华医学会兰州分会会员。1957年成立平凉市中医联合医院任第一副院长。1958年,任平凉市第二人民医院住院部中医科主治医师。其后多次给医院中医学徒班授课,讲解《内经》《金匮要略》等。1960年前后,人们饥饿,体质差,多患伤寒感冒病症,他以杭芍、桂枝、麻黄、附子、生石膏、羌活、川芎、炙杏仁、防风、白芷、甘草、黄芩,对症施治,疗效显著。有同院西医李某之子,高烧不退,施用多种西药无效,用当时药效较强的金霉素治疗也无济于事。李某找云龙说:"曹大夫,我把儿子交给你算了,我实在是没办法治了。"云龙用自创药方,仅服两剂即痊愈出院。此后经医院依此方配制成散剂,起名赛金散(取疗效赛过金霉素之意),给体弱患伤寒感冒病人服用,深受群众称赞。云龙用药独到,张某患癔病性瘫痪,在平凉、西安住院求治4年无效,后经中医科云龙婿李方收治,投以云龙治疗小儿麻痹药方,服药3月,张某上下肢可以收拢却萎弱无力,再投它药无效。李方无法,求告云龙,云龙审视病历后,说"你将病治好了一半,可用原方加五分海马"。李方依言投药,3月后张某痊愈出院。1968年秋,云龙患肺气肿,时值"文化大革命"的清理阶级队伍,实行群众专政,云龙病情迅速恶化,于1969年去世。

李吉五 生于1906年,卒于1973年,字少泉,静宁县城南关人。民国十二年(1923年),吉五高小毕业,在经商的同时随父学习中医,后在兰州、平凉、静宁等地经商行医,擅长妇科、内科,远近人慕名,大病久病调养有方。1953年获中央卫生部颁发的中医师证书,同年与戴履中、江孟远等人组建了静宁县城关中医联合诊疗所,任所长。1954年参加了甘肃省第一届中医、西医培训班。1956年,在中医联合诊疗所的基础上,又组建了静宁县中医院,担任院长。1962年,中医院与县医院合并后,任中医科负责人。在1959至1961年之间,爬山跋水,深入农村巡回医疗,高尚的医德,赢得了群众的赞誉。1964年,城川公社中医联合诊疗所恢复后仍为负责人。

1973年病逝。

张慕祥 生于1907年9月,卒于1979年9月,崇信县黄寨乡白家新庄人,民国十八年(1929年)崇信县高级小学校毕业,得名师哈有儒指教,苦学3年,开始行医,擅长内科、妇科、儿科及伤寒等科,对脉经造诣较深,在崇信中医界颇有声望。

张成斋 华亭县人,开设诚斋诊所,民国时期为城关群众点花种痘。

李义祥 镇原县新城乡人,1908年出生。9岁入私塾读书,12岁时因家境衰落而退学。后曾替人放羊,14岁在平凉正兴隆药铺拜师学医,三年后出师在镇原县新城办起药铺。1935年在华亭县上关一带以行医和给小孩点花(种牛痘)为掩护,开展党的地下工作,为华亭县地下党创始人,预防接种始传入华亭。1936年5月,红军西征解放了曲子、环县和镇原、固原一些地方,派工作队到新城一带发动群众,组织抗日救国会。李义祥怀着对国民党的仇恨,积极参加抗日救国活动,不久任抗日救国会组织委员,成为群众运动的出色组织者。1937年初,红军援西军进驻镇原,一面营救西路军失散官兵,一面发动群众抗日,秘密发展党员,建立党组织。李义祥在这时加入了中国共产党,任新城惠沟村党支部书记,后任庞家村阎家湾中心支部书记。由于他对抗日救国表现积极,被国民党镇原县保安队捕押,后经中共镇原中心县委救出,送边区党校学习,毕业后任曲子县委巡视员。李义祥在潘家湾、老爷山以行医为掩护开展党的地下工作。1937年秋,李义祥以镇原中心县委特派员身份到华亭县安口开展工作。他以行医为掩护,边为群众看病,边发展党的组织,很快建立了秘密华亭党支部。1940年(民国二十九年)2月15日,李义祥等人介绍来家湾农民张成甲参加中国共产党,10月,在平凉、崇信、华亭交界处关家垴壑与地下党员张成甲、邓吉成合股开办中药铺,建立党的秘密联络点,以看病、卖药做掩护进行地下活动,发展中共党员。1943年,他任平东工委委员。当时工委急需工作人员,他毅然把大儿子李世清送到工委机关,使之走上了革命道路。这一时期他仍负责以华亭为中心的平凉、华亭、崇信、陇县一带党的工作。一次他在执行任务中被4名国民党乡丁追捕,搏斗中头部受重伤,左手食指被打成粉碎性骨折,幸得地下党员掩护才得以脱险。1945年夏他又被甘工委任命为特派员,回到镇原新城一带整顿和恢复党组织。1946年6月,李义祥任华平工委副书记。他与工委书记兼华平武装大队政委张可夫带领武装大队到华亭关山一带开展武装活动。一次,武装大队遭国民党军队伏击,损失严重,大队长被俘,副政委牺牲。政委张可夫回边区汇报情况走后,干部战士思想波动很大,面对这种情况,李义祥立即召开会议,做耐心细致的思想工作,稳定了大家的情绪。1946年10月,平东工委成立,义祥任副书记,在平凉以东,华亭、泾川、崇信、灵台和镇原西南、固原东南一带活动,建立秘密联络点,以车马站为掩护开展工作。1947年6月,华亭工委成立后,义祥任华亭工委书记,根据甘肃工委环县四合原会议精神,协助张可夫组建了平东游击队。为了壮大游击队,他派地下工作人员以经商为名,多次到宝鸡等地买回枪支弹药、布匹、药品。由于李义祥长期的积极有效的地下工作,平东一带,包括国民党地方武装中都有我党地下党员在活动,加之他多年积累的丰富经验,所以在敌占区活动如鱼得水,多次遇到险情都化险为夷。一天夜里,他去固原召开党组织会议,被驻城阳的马家军发现,城阳守备队长虎志渊受命前去抓捕。虎是我地下党员,他一面集命队伍,一面派另一地下党员给李义祥送信,使李和其他开会人员得以安全转移。1948年,李义祥派地下党员打入镇原麻子沟圈郭继永的土匪队伍搞策反工作,拉出了一批武装人员,参加了游击队。5月的一天,他带领5名游击队员在崇信罗寺湾收缴了国民党保安队31支枪,千余发子弹。在他和张可夫的共同努力下,游击队被扩编为一个连,进入平凉、镇原、固原三角地带开展活动。1949 年2 月,甘工委根据迅猛发展的形势需要,批示平东工委加快组建各地武装力量,为配合解放平凉做准备。李义祥与张可夫周密安排,在当地党组织和游击队小组密切配合下, 先后指挥并成功收缴了平凉眉岘、崇信赤城、灵台梁原等地国民党乡镇公所枪支弹药,处决了与人民为敌、破坏地下党组织、残害地下工作人员的恶霸特务,为平凉地区的解放扫清了道路。1949 年 7 月,平凉地区各县相继解放后,李义祥被任命为华亭县县长。他带领全县人民接收旧政权,组织战勤服务,以极大热情投入到解放大西北的斗争。1950 年起,他先后任甘肃省农会副主席、武都地区副专员、省卫生厅副厅长。1962 年后季,李义祥因身体多病离职回平凉休养。并与四十里铺大队协商,办起了医疗站,带病就诊,带徒授艺。1970 年 11 月,李义祥病情恶化后,才依依不舍地离开了医疗站。1976 年 10 月,这位向党和人民无私奉献了自己的一切,被广大人民群众亲切称为"我们的白求恩医生"的他心脏停止了跳动。终年 68 岁。

秦敬修 生于 1910 年 7 月,名汝泽,崇信县柏树乡秦家庄人,19 岁时考入甘肃省立第七师范学校就读,潜心学业,1942 年(民国三十一年)开始攻读医学经典,经过刻苦钻研,逐渐掌握了一些医学理论,明医理,通医术,尚医德,善治内外各科疾病,尤长针灸、按摩术,对癔病、心痛、胸脾及各种炎症、皮肤科病患者治愈率极高。能自制红升丹、白降丹为患者治疗疮痍,多不收费。1948 年(民国三十七年)任私立平凉华堂国医学校教员,教授《国医史略》、《中医诊断学》、《药物学》、《细菌学》等。1956 年,在柏树乡保健站举办医疗培训班,亲自讲课,培训出秦嘉礼等乡村医生 10 余名。后任教于省中医学校。

孙存弘 生于 1913 年,卒于 1972 年,化名刘仲元,山西闻喜县人。在闻喜中学时,参加了党的外围组织,积极投身革命斗争。

1935年（民国二十四年）6月加入中国共产党，民国二十八年10月，经平泾工委书记吴铁鸣派遣，到泾川县开展党的秘密工作，先由镇原县中原区"抗敌后援会"主任陈天昌介绍到党原镇柴春荣药铺结识柴春荣，民国二十九年经柴介绍与平凉索罗乡中医张昆山相识，拜他为师，开始学医。3月，孙存弘介绍张昆山加入中国共产党。从此，他化名刘仲元与张昆山一起以行医为掩护，往来于平凉、泾川、崇信、镇原4县交界地带，开展秘密工作。民国三十一年经徐子清介绍到泾川县城樊述孔药铺行医，民国三十二年7月与杨致远在清平乡杨家庄开设中药铺，作为党的联络点继续活动，由于孙认真执行党在白区的工作方针，抗战胜利时，党组织不仅站稳了脚跟，而且党员人数已达到180余人，1949年（民国三十八年）3月，孙任泾北工委书记。中华人民共和国成立后，曾任泾川县长、县委书记，1955年1月，调任平凉专署秘书室主任、省中医学校党委书记兼校长、省卫生厅中医处处长等职，1972年12月3日在兰州病逝。

章祖鼎 生于1913年，卒于1971年，男，汉族，安徽省来安县人，1937年毕业于河南大学医学院，1949年先后在尚县、富平、平凉等卫生院任院长。1949年7月平凉解放后，平凉地区行政督察专员公署接管平凉县卫生院，组建专区人民医院，章出任院长。1953年改任外科主任，兼医务主任。章祖鼎是平凉地区医院最早的外科医生，在当时的条件下，能做阑尾切除、疝气修补、剖腹产、外伤急救等手术，堪称平凉地区医院外科奠基人之一。1966年响应"六·二六"指示到崇信县医院工作，1971年3月病故，终年58岁。

李世栋 生于1913年，卒于2001年，静宁城关镇南关村人，自幼酷爱读书，1943年毕业于西北联合大学医学院，1944年任兰州第五空军医院外科医生，1948年任省高级助产学校校长，1949年后在省委医务所工作，1950年调省人民医院，历任外科主治医师、副主任医师、主任医师,1985 年任外科主任。1950 年,在省人民医院尚无静脉注射盐水的情况下,为挽救烧伤病人,他自制蒸馏水,配制注射盐水,给病人及时输液,抢救了第一例大面积烧伤病人。1957 年,他首创省内中西医结合保守治疗胆结石的先例。1960年有一胃溃疡大出血病人,血压、脉搏消失,全身水肿,其他医生放弃治疗时,他打破常规,在病人无麻醉(已无知觉)情况下,果断进行手术,把病人从死亡线上挽救过来。他灵活应用"四妙勇安汤"加减,治愈外科难治的静脉管炎,避免患者截肢致残。李世栋从医数十载,对待病人,不管地位、身份之别,都能一视同仁。他多次被评为省级先进工作者。1985 年,当选第五届省政协委员,担任中华外科学会名誉顾问,2001 年病逝。

郭秉彝 生于 1914 年,卒于 1986 年,字景峰,庄浪县水洛乡郭堡村人,著名中医。父亲为名医,他幼受濡染,小学毕业后潜心学医,父亲逝世后,从师中医刘国珍。1953 年,他联合 10 人,成立中医联合诊所,当选为县卫生协会主席。次年,入甘肃中医学校进修,回县后,在县医院工作。1956 年,加入中国共产党。1979 年晋升为主治医师,省政府授予名老中医荣誉称号。1983 年,出席平凉地区医疗卫生先进工作者代表会,受到地委、行署嘉奖。先后当选县党代会、人民代表、政协委员。他积数十年临床经验,对脾胃病和急腹症有独到见解。认为饮食不节,积劳过度,温寒不适,情绪失常,易使脾胃受伤,元气耗损,会引起多种病变;急腹症他认为是六腑的病变;对阑尾炎后期的包块,认为是久病入络所致。对求医者,无论贫富、妇孺,均尽心诊治,从无倦色。县人民医院鉴于他年老体弱,安排半日上班,仍勉励坐班,随到随诊,直至不起。逝世后,闻者共悼。

任泽民 生于 1915 年,卒于 1974 年,又名靖滋,泾川县城关镇人,自幼敏而好学,酷爱书法。早年毕业于泾川县立第一高级小学和县立师范讲习科,曾任国民党甘肃省党部三青团分团股长、干事长等职,1945年(民国三十四年)任国民党泾川县参议会秘书,后改任县民众教育馆馆长。1949年后,曾经营西药店。1958年因历史问题被捕,1974年服刑期间病故。

郑立生 男,汉族,生于1916年,山东人,1949年前先后在惠东药房济南总店、惠东药房、成都、西安、兰州分店任司药。1950年参加工作,在庆阳县卫生院专修班学习3年,1957年8月,分配到平凉专区医院任外科医师,1960年晋升外科主治医师。1962年被省政府授予"甘肃省劳动模范",1977年任门诊部主任,1981年任医务科科长,1986年退休。郑立生工作勤奋,业务熟练,是平凉地区医院有名望的外科医生。

戴履中 生于1917年,卒于1997年,静宁县威戎镇北关村人,幼承父教,习书学医。1953年3月,组建静宁城关中医联合诊所,1959年他被划为"历史反革命分子",回家务农,1979年平反,1980年任县医院中医师,后任中医科副主任医师。省政府授予他"从事中医事业三十年以上,为发展中医药事业,保障人民身体健康做出了贡献"的先进工作者,当选为县政协第一、二、三、四届委员、常委,他结合临床经验,撰写《活血祛瘀法在临床之应用》、《否定中药堕胎的探讨》等论文。

赵顺天 生于1918年,卒于1982年,平凉市人,1938年(民国二十七年)毕业于西安广仁高级护校,次年在静宁县城开设惠仁诊疗所,信仰基督教,曾任静宁教会执事。1950年12月参加革命工作,1951年任静宁县中西医药联合委员会副主任委员,次年任静宁县卫生委员会副主任委员,同年7月任静宁县卫生科科长、兼任县人民医院院长。他对医术刻苦钻研,精益求精。1953年5月,县人民医院一无设备,二无病床,为了解除患者的痛苦,他大胆成功地作了一例阑尾炎手术,为静宁县外科手术之始,同年,被选为静宁县第七届各界人民代表大会代表、人民委员会委员,次年选为静宁县第一届人民代表大会常务委员。"文化大革命"期间,受到错误批斗,1968年初,调至三合公社卫生院,1972年11月调甘沟中心卫生院,1977年又调城川公社卫生院,他都能从大局出发,任劳任怨,每到一地,不辞劳苦,全心全意为病人着想,深受群众爱戴。1980年8月抱病退休,并出诊到危重病患者的床头。群众称他是"人民的好医生"。

剡炳南 生于1919年2月,卒于1995年10月,原名心宽,男,汉族,中共党员,中医副主任医师,甘肃省平凉市柳湖乡人。少年时曾跟随伯父学医6年,先后拜师2人学医4年,24岁起行医至谢世计52年。为人豁达开朗,热情豪放,乐于助人,吃苦耐劳,医理医术日益成熟,成为当地名医。整理撰写《桃花四物汤加味对几种皮肤病的治疗》被收编在平凉地区《医药卫生资料选编》上,熟悉药品性能,对中草药能灵活应用。

石 果 男,汉族,生卒不详,中共党员,平凉专员督察公署卫生科科长,对药品管理有贡献。

李益清 生于1921年,卒于2004年,静宁县城关镇南关村人,师从宋如璧学医,1949年8月参加工作,1954年入兰州市人民医院内科进修,1956年加入中国共产党,同年获省卫生厅"卫生先进工作者"称号,12月任县医院副院长。1964年,在平凉地区医院儿科进修,取得医士职称。从1967年起,先后在威戎、甘沟中心卫生院、田堡公社卫生院工作,他常身背药箱,走村串户,行医足迹遍及庄浪、会宁、通渭等县,为群众解除病患。如遇夜半求医者,他总能热情接待,当时农村医院条件差,病床少,他常把自己的床铺让给患者,还数次为患者无偿献血。1979年,省政府授予他"先进工作者"称号。1980年因病离休后,9月,义务担任县第二中学校医,他常说:"我是共产党员,党培养了我,就应该为人民服务,不能光图挣钱,不能自己享受。"1983年平凉地委、平凉行政公署、省教育厅、卫生厅嘉奖表彰,1984年获省委、省政府离休老干部先进个人奖。1988年,获全省"老有所为精英奖"。2004年8月29日逝世,县上四大班子及卫生系统的代表,前来吊唁,敬献了"做人行医堪敬仰,为民济世是楷模"、"杏林风范"的挽幛。

于九如 生于1922年,卒于2014年,享年92岁,1949年前在平凉开设中药铺行医售药,1977年调任平凉卫校任中医学科副主任、主任,中医高级讲师,中药应用技术娴熟。

赵启芳 生于1923年,河南洛阳人,为河南洛阳李氏正骨术的嫡传人,后落户平凉,和丈夫李天套开设正骨门诊,所用揉散糊药膏均为祖传秘效方,正骨手术娴熟,使用小夹板固定骨折患处,疗效显著。

刘光金 生于1925年,卒于2000年,湖北武汉人,1949年毕业于上海国防医药科技大学(现第二军医大),卫生部第一届西中班学习后,留任北京中医研究院,1969年下放平凉,任平凉卫校中医科主任,自拟参麻益智汤治疗缺血性心脑疾病疗效显著,后调任省老干部保健院。

赵剑溪 生于1925年,卒于1998年,湖南浏阳人,1948年南开大学化学专业毕业,在国务院化工部工作,期间曾去苏联考察学习,1969年下放平凉,任平凉制药厂化验室技术指导,药学知识极为渊博,当时平凉人称"南化北药"的南化专门人才,(北药即是逯德勋,事迹记述在后),懂英、俄、日三国语言,为人清心寡欲,淡泊名利,在评审技术职称时,数辞申请表,临终无职称,带出数名药品骨干化验员。

佐生堂 男,生于1928年,曾于1956年和1980年先后两次出任华亭县医药公司经理,致力于引进和开发药材新品种,伊贝母就是其中之一。其二儿子佐国林,曾于1989年任华亭县医药公司副经理,后调平凉地区医药公司,企业改制后,不改初衷,仍从事药品经营工作。

金耀彩 生于 1929 年,甘肃兰州市榆中人,中共党员,毕业于兰州医学院,曾任平凉地区医院副院长、普外科主任医师、平凉地区医学会副理事长、甘肃胸外科学会委员、地区科协委员,甘肃省第四、五、六届政协委员,兰州医学院平凉教学班兼职教授,从事外科临床工作 40 多年,在普外、胸外、泌尿、骨科、神经外科等方面有很高的造诣,做过各种大、中型及高难度手术。1984 年以来进行的"穿刺冲洗治疗肺脓肿"、"腹股沟疝修补术改进"获得成功。"用胎盘血管进行显微外科基本技术训练"、"施行早期扩清术和纤维板剥离术治疗小儿急性脓胸"、"大隐静脉套叠代瓣术治疗下肢静脉曲张"获地区科技进步二等奖。其撰写的临床总结和论文有 30 多篇,其中《急性白血病误诊为骨关节病一例报告》及《自发性肠系膜血管破裂》刊登在《中华外科》。

汪廷洪 生于 1930 年 2 月,卒于 1995 年 3 月,中共党员,中医副主任医师,甘肃省成县人,1954 年于兰州卫校毕业后分配至省中医医院,1958 年保送北京中医学院学习,1964 年毕业分配至平凉地区医院,曾任地区医院中医科主任、省中医学会理事、平凉地区中医协会理事长、平凉地区科技学会委员。汪廷洪在中医学方面有较高造诣,是平凉地区名中医之一,擅长中医内外科杂病,尤其对胃溃疡、甲状腺肌瘤、骨结核等有独到见解和研究,他自创的"溃疡散"是治疗上消化道溃疡的良药,"五毒黑烧散"是治疗骨结核及甲状腺机能亢进的良药,均有很好的临床效果,由于他在中医学方面有较深的研究,1982 年参加了在上海举办的全国中医内科急诊经验交流会;1984 年参加了在长沙举办的中医内科研讨会;1986年参加了在兰州举办的全国中医内科痹症经验交流会。他还通过培训、指导进修、师带徒等方式为平凉内外培养中医人才百余人,多已成为中医骨干。1984 年,省政府授予汪廷洪"从事中医药事业三十年以上、为发展中医药事业、保障人民身体健康做出了贡献"的荣誉证书。他撰写的《五毒黑烧散治疗骨结核疗效观察》、《廷寿丹加味治疗神经衰弱的体会》、《溃疡散治疗上消化道病27例小结》、《甲状腺机能亢进的临床探讨》等论文或发表或交流。其事迹编入《平凉科技志》。1995年，汪廷洪因脑溢血治疗无效病逝，终年65岁。

马万庆 生于1931年5月，回族，宁夏回族自治区泾源人，1955年于西安医学院皮肤性病学系毕业后，分配至黑龙江省人民医院工作。1962年调平凉地区医院。先后任地区医院皮肤科主任、皮肤科主任医师、兰州医学院平凉教学班兼职教授、省医学会皮肤科分会委员、崆峒区政协特邀委员等职。他从事皮肤病40多年，在银屑病免疫方面颇有研究，用非特异性抗过敏治疗急性泛发性银屑病取得成果，著有《头癣防治与灰黄霉素合理应用》一书，有7篇具有学术价值的论文在国家级、省级刊物上发表，具有较高威望和知名度。

胡承孝 女，生于1931年11月，陕西西安市人，曾任平凉地区制药厂党支部书记、厂长、平凉地区药检所所长。

尹大光 1932年生，河北省武安县人，1956年毕业于北京医学院，1969年来到静宁县医院工作，1972年，县医院举办麻醉培训班，主讲麻醉术、麻醉药品，并使之广泛使用。

闵 琪 生于1932年5月，卒于1997年5月，中共党员，副主任药师，甘肃兰州市人。1951年于甘肃省卫校药剂班毕业分配至天祝藏族自治县卫生院，先后在民勤、张掖卫生院、省妇幼保健院、引洮工程局医院从事药剂工作，1962年调平凉地区医院药剂科任副主任，曾任省卫生厅药品审评委员会委员，省药学会理事、地区药学会副理事长等职。他从事药剂研究工作30多年，1964年在条件简陋、技术力量薄弱的情况下，在全省首次应用离子交换制水，以后又用此技术纯化 ATP,分离中草药有效成份,1973 年,研制出从兔肌提取 ATP,经卫生部生物制品鉴定所药检合格,应用于临床。20 世纪 70 年代,他和他的同事陆续研制出中草药丹参、灵芝、生脉、柴胡、川芎等针剂及用人工培养的灵芝草制成的针剂和膏剂,治疗冠心病有效率在 80%以上,芫花引产针剂效果达 100%,而且无副作用,吹鼻散治疗急慢性黄疸性肝炎效果良好。80 年代,地区医院建起具有现代化手段生产的制药厂,他利用现有设备手段,带领同事对中草药成份进行提取,先后研制出生物碱、皂苷类及甘草次酸等,研制出黄连素、苦生碱、704、穿山龙、复方独活、柴胡等 20 多种注射液和脑功能恢复液 541 片、苦黄散、五味子糖浆、溃疡散等多种丸、丹、膏、散药剂,治疗心血管、呼吸、消化、泌尿生殖、神经系统疾病,均取得满意效果。他在中草药研制方面撰写的论文、资料多次刊登于国家、省、地医药杂志和资料汇编,得到同行专家的好评。1978 年出席了地区科学大会,作为甘肃省代表参加了全国中草药采种制用先进代表大会。1997 年 5 月因患脑溢血医治无效逝世,终年 65 岁。

包藏珍 生于 1932 年,卒于 1986 年,男,汉族,定西人,1953年甘肃省卫校医师班毕业后分配至东乡县医院任内科医生,后任院长。1954 年调甘肃省人民医院任内科医师,1961 年调平凉专区医院任内科医师,1979 年晋升为内科主治医师,1981 年任内科副主任,是地区医院心内科创建者之一,一生勤奋好学,精通业务,有系统的专业知识和丰富的临床经验,擅长心内科和急救,特别是在"柴胡注射液"的开发研究和临床应用上贡献突出,在地区名望颇高,影响较大。1986 年因患食管癌病故。

朱桂林 生于 1933 年,卒于 1995 年,陕西省旬邑县人,1970年响应毛主席"6·26"指示精神,由兰州市人民医院来静宁县人民医院工作,并带来 1 台丹麦产电测听仪、1 套日本产验光镜片、2 把检查椅,创建了五官科,自带干粮去兰州采购器械,1979年调回兰州工作,曾任兰州市人民医院副院长。

荆复礼 男,汉族,生于1933年,兰州卫校毕业,先后在兰州工人医院、华亭县第二人民医院、第一人民医院、策底卫生院任药士,1975年调地区药检所任中药室主任,1979年聘为药剂师,1981年聘为主管药师,1993年被评为地区优秀党员,聘为主任药师,1994年被卫生部授予"边远地区医学科技工作者"称号。发表药品论文20余篇,获省、市科技奖3次。

逯德勋 生于1934年,吉林省长春市人,1958年毕业于沈阳药学院,平凉地区制药厂首任西药技术员,工程师,曾任平凉地区制药厂厂长。

许才兴 男,江苏武进人,生于1935年10月,大学文化程度,地区药检所副主任药师,1988年11月被卫生部评为我国药品监督管理事业做出贡献的先进个人,1991年3月被甘肃省卫生厅评为贯彻实施《药品管理法》先进个人。

杨培青 男,汉族,生于1936年12月,甘肃平凉人,中专文化程度,1954年1月参加工作,1956年2月加入中国共产党,1966年荣获国家卫生部"卫生先进工作者"称号。长期奋斗在医疗卫生战线,为党的医疗卫生事业做出了突出贡献,特别是在青龙卫生所工作期间,八年如一日,扎根于环境艰苦、条件很差的青龙山区,发扬了艰苦奋斗、自力更生的革命精神,在仅有"两间破屋、七种西药、两背斗中药和一张三条腿的破桌子"的条件下,办起了农村卫生所。以全心全意为人民服务为宗旨,战胜了骗人的游医、巫神,得到了群众的信任;并能勇于接收群众的批评,改掉了"四怕"(怕吃亏、怕白跑路、怕吃苦、怕承担责任),变"四不看"(欠账不看、不先交出诊费不看、坏天夜天不看、危重病人不看)为"五不分"(出诊不分昼夜、不分山高路远、不分节日假日、不分地区界限、不分好坏天气),

树立了热心负责,吃苦耐劳的医疗作风,坚持送医送药到田间病家,进行治病防病。几年来,他用中西医相结合的办法,治疗、抢救过危急、重病人 40 多例,其中治愈了两名大面积烧伤病人,其烧伤面积分别达到 46.7%和 23%,均以 2 度伤为主,还对小儿麻痹均以中医理论及治疗方法治愈,对上呼吸道传染病用中草药预防和治疗起到了很大效果。同时,他还不断向群众宣传卫生知识,积极热心培养不脱产卫生员和接生员,使卫生工作在群众中扎下了根,由于他不怕苦、不怕累、不怕难,以极端负责的革命精神对待工作,以极端热忱的态度对待病人,因而深受群众的赞扬和拥戴。

陈 韬 生于 1939 年 2 月,陕西长武人,共产党员,外科主任医师。1963年兰州医学院医疗系毕业后分配至平凉市第二人民医院,1966年成功地做了一例脑囊切除,1978年任副院长,1980年任甘肃省骨科协会委员,1993年6月后任平凉市第二医院院长兼党委书记,同年,研究的复方烧伤膏治疗烧伤获地区科技进步二等奖。

杨耀忠 1940 年出生,静宁县城关镇后街人。1963 年毕业于兰州医学院,在县医院、李店、雷大、威戎等乡镇卫生院工作期间,他探索出"母血疗法"挽救腺病毒肺炎小儿,用钢笔管暂时代替气管插管挽救喉炎、喉头梗阻患者。1976 年,他率先在威戎中心卫生院开展 B 超诊断和心电图检查,1977 年调县医院,1979 年任副院长,1980 年,他总结心肌梗塞诊治经验,制定出县医院抢救心肌梗塞病人的治疗常规,1984 年任县医院院长,当选为省第七届、第九届人大代表,1999 年获省人事厅、卫生厅"全省卫生系统优秀管理者"、"全省医德医风先进个人"称号。

陈思平 男,1940 年 3 月生于甘肃省平凉市,1965 年毕业于兰州医学院医疗系,1985 年创办成立了医院、医学研究所、皇甫谧事业董事会,任平凉皇甫谧中心医院院长、皇甫谧医学研究理事长、皇甫谧医学研究所副所长,并兼任陕西省老年医学会常务理事,对针灸医疗、中西急诊、糖尿病、冠心病、肺心病、肝胆病、肾病、癫痫、骨结核、骨髓炎、前列腺炎、痔疮、周围血管病及肿瘤等病有独到之处,曾获卫生部"中国当代高级医师荣誉证"、平凉地区科学技术先进工作者、崆峒区"荣誉市民",编有《针灸》、《骨伤》、《外科》、《眼科》等教材,主要的学术论文有《经络实质量子观》《肾气的实质探讨及在保健长寿中的作用》《伤寒三阳病热型实质的探讨》《服玉泉、可延年》《内经眼论》《病机十九条》《阴阳学说的规律及其在临床中的应用》《阿拉伯医学与阿维森纳医学》《戒毒疗法的现状及其临床效验》等,与人合著《临床腧穴学》。

吴可生 生于 1940 年,卒于 2013 年,河北正定人,1967 年毕业于北京中医学院,后在灵台县任中医师,擅长中药生药的应用及炮制,后调任平凉卫校任中药高级讲师。

张子俊 男,汉族,1942 年 5 月出生,甘肃平凉市人,1962 年进平凉市医院拜名老中医曹云龙为师,学徒 4 年,后又受名医汪廷洪、者仲仁亲授。1984 年在甘肃省中医学院"中医经典著作学习班"进修深造,1985 年参加北京中医学院"中医名方临床应用"提高班学习,一生勤奋好学,治学严谨,自学成才。从业 40 余年,发表学术论文 13 篇,获科技进步奖 3 项,1994 年破格晋升为中医内科副主任医师,曾任平凉市第二人民医院中医科主任,平凉市中医院院长、党总支书记,崆峒区卫生系统工会主席,中华医学会甘肃分会会员,甘肃省中医学会理事,平凉地区中医学会常务理事,省定中医药专家,甘肃省第二、第三批名老中医药专家学术经验继承学习班指导老师,甘肃省中医学院兼职副教授。他的名字和主要学术成就多次被收编在《中国医药荟萃丛书·全国专病专科名医选编》、《中华当代名人词典》、《中国当代中西名医大词典》。

张祥裕 生于 1942,河南孟津人,中共党员。毕业于兰州医学院。平凉地区医院院长、心血管内科主任医师。兼任中华医学会甘肃分会常务理事、甘肃超声医学会常务理事、兰州教学医院教授。主编《医药资料汇编》。1992年享受国务院政府特殊津贴。

张士卿 生于1944年，河北保定人，1969年毕业于北京中医学院，任教于平凉卫校。1979年考入北京中医研究院儿科专业研究生，毕业后留任儿科医师，后调任甘肃中医学院，任院长、主任医师、教授、研究生导师。

王 采 生于1945年，平凉白水人，大学毕业后先后在青海军区、平凉地区制药厂工作，后调任平凉卫校任教务主任，平凉医专副校长，策划组织设立了药学专业，曾任甘肃省中西医结合学会会员，平凉医学会副秘书长，《省卫校通讯》、《中等医学》杂志常务副主编，副教授、研究员。

尹健飞 男，汉，甘肃灵台人，生于1955年10月，大学文化，1996年1月被甘肃省干部下农村帮扶办评为全省干部下农村帮扶工作先进队员，1997年12月被甘肃省卫生厅授予实现全省儿童计划免疫"第三个85%"目标先进个人，2001年任平凉市药品监督管理局党组书记、局长，2005年被国家食品药品监督管理局评选为先进个人。2013年8月调出。

曲乐英 女，天津静海人，生于1957年8月，大学文化程度，地区药检所副主任药师。1995年6月被甘肃省卫生厅评为全省卫生系统执行《药品管理法》先进工作者。

杨实奋 男，汉，甘肃静宁人，生于1958年4月，中专文化程度，平凉地区医院药剂科副主任，主管药师。1986年1月被共青团甘肃省授予"甘肃省新长征突击手"称号。

张乔英 女，汉族，甘肃庄浪人，生于1959年9月，1981年8月参加工作，农工民主党党员，大学本科学历，妇女保健主任医师。历任庄浪县妇幼保健站副站长、县妇联主任、平凉地区妇幼保健院副院长、院长、平凉市政协副主席、甘肃省政协委员等职。现任平凉市人大常委会副主任、平凉市妇幼保健院院长。她从医三十年来，一是把"以人为本、救死扶伤"作为事业准则，心系患者，心系医院，视患者为亲人，以院为家，经常加班加点工作，从不计较个人得失，先后诊治病人20多万人次，抢救危重病人5000多人次，带教和培训县、乡、村妇幼人员3万多人次，受到了广大群众的尊敬和称赞。二是想方设法争资金、挤资金，投入100多万元，完成了旧楼改造和扩建，新增业务用房1300平方米，大大缓解了妇幼保健院业务用房紧张局面；三是针对医疗设备陈旧匮乏的现象，投资近500万元，购置GE四维彩超、全自动生化分析仪、乳腺钼靶机、500毫安X光机等中高端医疗设备30多台(件)，为医院的发展奠定了基础；四是在新城区争取到建设用地41.67亩，于2009年5月开始修建建筑面积23 885平方米，总投资6309.66万元，设置床位300张的全框架妇幼医疗保健综合大楼，极大地改善了患者就医环境，满足广大医疗保健对象的需求；五是领导医院开展了新生儿疾病筛查、产前筛查、宫颈癌力普刀环切等二十多项新业务，每年在国家级和省级知名杂志发表论文3-5篇，申报市级科技进步奖2-3项；六是在她的努力下，全市孕产妇住院分娩率由2006年的77.60%上升到2011年的98.97%，孕产妇死亡率由2007年的77.62/10万下降到2011年的15.86/10万，婴儿死亡率由2007年的37‰下降到2011年的8.8‰。她1996年12月被卫生部授予全国妇幼卫生先进工作者。平凉市妇幼保健院也被省纪委、卫生厅、省妇儿工委授予"甘肃省十佳妇幼保健院"、全省医德医风示范单位、全省实施妇女儿童发展规划先进集体等荣誉称号。

还有如崆峒区白友梅、王学谦、靳光斗、王桂堂、周云峰、马道、李兰亭，华亭的王志谦、王汉臣、张鸿道、熊学愚、马福瑞、王周敏，崇信县李建善、梁晋升、梁贵方，静宁县城江孟远、李九安、闫玉珍，威戎马象天、王耀章(河北人，擅长中西医结合)、范士仁、王浩然

（陕西人，擅长中医内科），古城岳升泰，曹务苏殿甲，原安张文远，仁大刘光祖（善用活血祛瘀法，治疗久病大病，卓有成效，远近闻名），四河厍志雄等人，个别人生于清末，其余皆生于民国初期，行医于 1949 年前后，他们有的毕业于师范学校，当过小学教员，有的在民国时期当过公职人员，有的仕途未成，专心自学中医，均为医界名流。

第六章　药品种产检验及税价
　　　　发展与管理

第一节　药品种植

　　平凉是较早开始人工种植中药材的地区。伴随着农业生产的发展,药物这一特殊的植物逐渐被人们所认识、所发现、所使用,开始仅仅是采摘收集利用野生药材,但野生药材往往数量少,不够使用,因此,随着农业生产技术的提高,人们发现一些药材果实可以落地发芽、生根、再生长,一些根茎可以移植再种植,于是人们逐渐开始有意识种植中药材。平凉中药材种植技术发端于春秋战国时期,那时,平凉的贤达之人在学习借鉴《黄帝内经》的同时,也开始了人工培植中药材的尝试,并取得了成功,开启了人工培植中药材之先河。汉朝时,平凉人不仅培育种植野生中药材,而且还引进外地优质品种,取得不少成就。但直至唐朝以前中药材种植规模都很零星,大量药品从野生植物中采集而来。从宋朝开始,平凉规模种植中药材。当时,庄浪、华亭等县农民认识到人工培植药材的可行性,自发开展药品种植,但药品品种不良、栽培种植技术不高、产量普遍低。宋夏两国在平凉静宁之地开设榷场,进行互市贸易,丰厚的药材交易利润,刺激了药材种植面积的扩大,种植技术也逐步提高。元朝,平凉各政权机构已经认识到种植培育药材的重要性,但没有实行有关发展中药材的政策。明朝,平凉各府州县重视药材培育种植,鼓励农民试种药材,取得了一定的效益。清朝繁盛时期,朝廷更加青睐药材,平凉各政权机构把培育种植药用价值高、产量较大、比较容易种植的药品作为农业生产、经济发展的一项措施,注重推广栽培技术,促进了平凉地产中药材的快速发展。《庄浪县志》记载,清代庄浪种植大黄,因大黄品质好、药用价值高而被列为朝廷贡品,年贡 29 千克。民国时期,庄浪县大黄种植增加,除上贡和本地使用外,剩余部分还销往内蒙古一带。

药品的高质量大面积种植是在中华人民共和国成立后,20 世纪 50 年代初政府要求大面积种植中药材,后期开始试种、引种优良品种和本地没有的益种品种,真正发展起来是在 20 世纪 60 年代末,70 年代中、后期有新发展,中国共产党第十一届三中全会后药材种植步入快速发展阶段,2002 年至 2015 年是大发展时期。现代平凉中药材的种植情况是:

1957 年,合作化运动时期,各县大力发展中药材,其中静宁县种植的药材主要有党参、南沙参、地黄、黄芪、甘草、杜仲等 38 种。1958 年,平凉地区各人民公社全部建起了卫生所,中药材种植进一步引起人们的重视,当年全区种植中药材 1190 亩。平凉县药源主要分布在大寨、崆峒、麻武、麻川等地,天然生长的植物药材占80%。名优药材有麝香、牛黄、鹿茸、贝母、党参、山茱萸、大黄、川芎、柴胡、麻黄、淫羊藿等。其中大黄年产 10 万吨,出口海外。南部山塬区主要生长柴胡、大黄、党参、前胡、黄芩、冬花、秦艽、石菖蒲、天南星、白头翁等;北部塬区生长麻黄、甘草、地骨皮、瞿麦、扁蓄、远志、赤芍、白芍、地榆等;泾河川区生长蒲公英、车前子、地肤子、白蒺藜、苍耳子、茵陈等。年产量超万吨的有柴胡、黄芩、冬花、秦艽、麻黄、瞿麦、白芍、蒲公英、茵陈。平凉县政府向大寨、崆峒、麻武等药厂投资近万元,搞药材生产基本建设,药材总种植面积达到 1541亩,其中大黄 1335 亩,产 10.01 万千克;党参 80 亩,产 0.31 万千克;川芎 85 亩,产 0.43 万千克;当归 35 亩,产 0.23 千克;县药材公司引进生地和怀牛膝,指导农民育苗 84 亩,引种成功。崇信县药材公司也引进宁夏枸杞进行种植,取得成功。1959 年,平凉地区下达柴胡、生地种植任务各 1000 亩;灵台县药材种植面积 647 亩。1960年,全区柴胡、生地种植面积达到 2600 亩,但收益不佳。崇信县铜城乡种植山茱萸、天麻、杜仲、贝母、连翘等,面积不足百亩。1961年,泾川县城关、玉都、丰台、汭丰、荔堡、高平、飞云等地先后引种中药材。1962 年,灵台药材总种植面积达到 146 亩;静宁种植面积仅为 12 亩。1963 年,全区家种药材近 20 种,面积 1437 亩,主要品种有:大黄种植华亭 460 亩、庄浪 50 亩;党参种植崆峒区 60 亩、华亭 20 亩、庄浪 10 亩;生地种植灵台、静宁各 10 亩;当归种植华亭70 亩;薏米仁种植泾川 25 亩、灵台 105 亩;小茴香种植崇信 2 亩;马兜铃、怀牛膝种植各 1 亩均产灵台;枸杞 1 亩产于静宁;大黄、党参、当归育苗均在华亭苍沟、玄峰、麻奄一带。同年,静宁县试种党参、崇信县引进山茱萸成功。1964 年,静宁县药材公司从河南引进地黄种苗,在城川、八里、灵芝、司桥等公社的一些地方栽种获得成功,当年收购干地黄 3 万多千克,之后逐年扩大。1965 年,中共平凉地委印发《关于大力发展农村副业生产规划(草稿)》的通知,要求大搞种植性副业,沿六盘山关山山脉的华亭、庄浪、静宁县和平凉县、泾川县、灵台县等适宜种植中药材经济作物的地区,开始大面积广泛种植中药材,主要有生地、党参、当归、大黄、红花、白芷、秦艽等。在具体做法上,人多地少地区,尽量利用田坎、地边、地角、渠畔、荒沟野洼、房前屋后种植。并要求充分把野生资源利用起来。当年,灵台药材种植总面积 95 亩;华亭药材种植面积 1300 亩;静宁县贾河公社侯家山一农民从华亭县引种党参获得成功,之后县医药公司逐年从华亭、泾源、渭源、文县等地先后购供党参籽种、苗子,种植发展到全县各地,年收购量达 12 万千克。1966 年,静宁药材种植面积 494 亩。1967 年,崇信铜城乡药材种植面积 74 亩。1969
年,平凉从文县引进党参新品种。

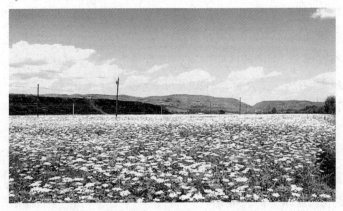

华亭峡潭村千亩地膜药材示范点 (景长宏摄)

20 世纪 70 年代初,静宁县药材公司在省内外引种红芪、枸杞、
白术、贝母、玄参、山茱萸、瓜蒌、怀牛膝、当归、黄柏、杜仲等在全县
试种推广。1970 年,全区药材种植面积 1219 亩,收获 27.7 万千克。
庄浪县提倡种植党参、生地、川芎等中药材,年均种植 261 亩。华亭
五马药场从外地引进云木香种植获得成功。1971 年,华亭、静宁从
新疆引进种植伊贝母(川贝母来源之一)获得成功;静宁县治平公
社樊家大庄大队林场种植中药材 76 种 32 亩。1972 年,平凉县、静
宁县由陕西丹凤引进的山茱萸种植成功。灵台县药材种植面积 238
亩。1973 年, 全区家种药材达 40 余种, 面积 9990 亩。其中当归
2535 亩,产于华亭 181 亩,庄浪 710 亩,静宁 1400 亩,崆峒区 244
亩;大黄 2058 亩,产于华亭 1667 亩,庄浪 117 亩,灵台 147 亩,崆
峒区 66 亩,泾川 41 亩;生地 1022 亩,主产静宁 703 亩,泾川 145
亩,庄浪 90 亩;黄芪 480 亩,主产灵台 264 亩;试种怀牛膝 60 亩,
产于静宁、灵台、泾川、崇信;黄连 15.8 亩,产于华亭苍沟;伊贝母华
亭、庄浪、平凉县试种共 11 亩;木香、菊花、白芷均产于灵台;玄参 1

亩,产于崆峒区;连翘产于泾川15亩、崆峒2亩、灵台1.5亩;枸杞68.8亩,产于崆峒10亩、泾川34亩、灵台4.7亩、崇信20亩;牡丹皮16亩产于泾川;山茱萸26亩产于崆峒9亩、泾川3亩、灵台2.8亩、崇信10亩、华亭1.8亩;杜仲69.2亩,全区各县均种植;薏米仁384.5亩,产于泾川200亩、灵台134亩、崇信35亩;白扁豆275亩,主产泾川、灵台、崇信三县;黑芝麻186亩,主产灵台127亩、泾川50亩;牛蒡子488亩,全区各县均产;荆芥、紫苏均产泾川、灵台县;车前子、半夏、冬花、瓜蒌、白术、山栀、使君子均在灵台种植。当年,静宁县药材种植总面积2913亩。1974年,静宁县医药公司收购干地黄3.6万千克。1975年,平凉加强了采、种草药,大办药厂。崇信县铜城乡有大队药场39个,药材产量38.75吨。7月,崇信县革委会在铜城人民公社召开县、公社、大队、生产队四级干部700多人参加的全县药材生产现场会,推广杜家原生产大队药场种植药材的经验;灵台县种植药材1128亩,静宁县种植药材4604亩,收购量98吨。1976年,灵台药材种植面积2196亩,静宁药材种植面积6985亩,面积大大增加,但价格严重偏低。1977年,全区药材种植16个品种、4700多亩。灵台种植面积扩大到3237亩,崇信种植面积达到861亩。1978年,崇信县药材公司引进杜仲试种成功。1979年,平凉县引种天麻、延胡素、贝母,试种成功;南窑峡药场试种贝母时,用筛子将土筛后,上足底肥,拌上农药,成活率高,结籽快;大庄药场变野生为家种,垅栽知母,种植野冬花成功;平凉县药材公司投资2673元,购药材籽种850千克,组织人员投放农村,落实种植面积1033亩;9月,召开平凉县药材大会,奖励大寨公社雨林大队、崆峒公社韩家沟大队南窑峡生产队、草峰公社草滩大队大庄生产队。1980年,平凉已成为甘肃省大黄、生地、柴胡种植基地,当年种植大黄800亩、生地600亩、柴胡1000亩。灵台种植药材235亩;崇信种植面积下降到百亩左右,产量2吨到10吨;锦屏镇薛家湾药场有山茱萸树 300 多株,占地 5 亩,年产山茱萸 20 多千克;高庄乡木家坡药场有山茱萸树 300 多株,占地 10 亩。1982 年,静宁种植面积减为 142 亩。1983 年,区、县(市)医药公司先后引种新疆贝母、安徽茯苓、陕西厚朴、杜仲、宁夏枸杞以及沙参、麦冬、连翘、半夏、天麻、板蓝根、瓜蒌等 30 多个品种。但由于多年来,平凉中药材生产种植处于"多了砍、少了赶"的状态,一无专业生产机构,二无专职生产技术人员,群众种植是盲目无计划的情况下自由种植的,各县(市)医药公司忙于经营抓效益,无专业人员搞药材生产,加之医药加工市场混乱,竞争激烈,种药不如购药、贩药效益显著,在一定程度上挫伤了药农积极性,再加上种药受地理自然条件制约,有时有种无收,有时收获后无销路等。因此,当年全区种药面积下降到 6637 亩,比 1973 年减少了 3353 亩。主要品种有大黄 2494 亩、板蓝根 157 亩、川芎 20 亩、党参 700 亩、当归 400 亩、贝母 216 亩、云木香 15 亩、独活 53 亩,均主产于华亭;生地 21 亩、杜仲 120 亩,主产于静宁;赤小豆 400 亩、黄芩 24 亩、荆芥等产于灵台。1984 年,全区种植党参发展到 5900 亩;其中灵台种植仅 28 亩。1985 年,平凉市(今崆峒区)种植药材 340 亩,市政府还拨款 1200 元,委托市医药公司举办药材种植培训班,培训药材种植专业户(药农)60 名,并发放山茱萸苗扶持金 800 元,出售药材籽种 304 千克,并配合林业局在太统山飞播造林时,套种党参籽 200 千克;市医药公司发放药材扶植基金 2.8 万余元,与药农签定产销合同书。灵台县栽培药材 26 种,栽培面积 460.7 亩,即:生地、菊花、延胡索、牡丹皮、瓜蒌、天花粉、板蓝根、荆芥、白芥子、皂角、杜仲、黄柏、金银花、山茱萸、百合、山楂、连翘、赤芍、一枝蒿、艾叶、乌药、苦豆、指甲花、天门冬、藁本;冬花以品质好、药用价值高,年收购量 20 000 千克,远销全国各地和国际市场,是灵台外贸出口地道中药材之一。万宝川农场建有林药公司,主要有款冬花年产干品 1 万千克、甘草 2 万千克、黄芩 1.5 万千克、柴胡 2.5 万千克、酸枣仁 1 万千克、山楂 1.5 万千克、桑寄生 1.5 万千克。静宁药材种植面积下降到 341 亩,总产 3.1 万千克。

1986 年,静宁种植药材 591 亩,其中种植党参、地黄、黄芪等 118 亩。1988 年,全区家种药材总面积 10 880 亩,收购总值达 500 万元,主要是华亭的大黄、党参、当归、贝母、独活、白芷和灵台种植的酸枣仁、款冬花以及万宝川改良山楂等品种;伊贝母种植发展到 350 亩;云木香种植发展到 100 亩左右;山茱萸种植发展到 120 亩;还有杜仲(泾川、灵台、崇信、静宁)、黄柏(静宁)、厚朴(灵台)、延胡索(各县)、木瓜(泾川)、杭菊(崇信)、白芷(崇信)、玄参(华亭)、桔梗(崇信)、天麻(崇信)、枸杞(静宁)、山楂(灵台)、黄芪(各县)、半夏(华亭)、连翘(泾川)、瓜蒌(泾川)、生地(灵台)、川芎(华亭、灵台)、牛蒡子(各县)、黄连(灵台)、补骨脂(泾川)共 25 种,全部品种种植面积有很大的发展,已成为平凉拳头品种,为振兴平凉经济做出了贡献。平凉中药材家种资源情况:华亭 165 种, 其中家种 36 种;泾川 160 种,其中家种 22 种;崇信 145 种,其中家种 25 种;灵台 137 种,其中家种 32 种;平凉市(今崆峒区)130 种,其中家种 20 种;庄浪 104 种,其中家种 15 种;静宁 140 种,其中家种 15 种。泾川全县种植党参、杜仲、山茱萸、连翘、生地、白芷、牡丹皮等 20 余种,1200 亩。1990 年,全区种植药材 2014 亩,收获中药材 52.8 万千克。其中静宁种植 950 亩。1993 年,全区种植中药材 960 亩,收获 10 万千克。1995 年,静宁药材种植面积 255 亩。1998 年,静宁县人民政府安排药材种植基地扶持种植药材,家种药材有较大发展,种植面积达到 457 亩。1999 年,灵台县发展款冬花、柴胡生产基地 260 亩,收获 500 千克。华亭中药沿关山一带形成规模栽培种植,以麻庵、马峡、山寨为主,上关、西华、河西、策底有部分栽培,关山乡、马峡乡培育成全区大黄生产基地 1000 亩,年收获大黄 13 万千克。华亭县养殖类药品仅麻庵林场从引进梅花鹿10余头进行繁殖，春季采茸一次。崔玉珍开办的华油养蛇厂养殖蛇类，自产蛇药少量外销，但未有成批蛇药上市。静宁县药材种植面积6551亩，其中古城乡二堡村全村共种植黄芪387亩，户均达1.2亩；司桥乡酸刺村农民徐世斌承包荒山384亩，育苗栽植甘草276亩。

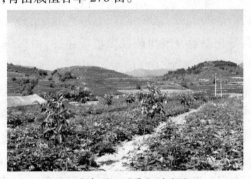

果药套种 （景长宏摄）

2000年，灵台县药材资源比较丰富，主要有款冬花、枣仁、甘草、柴胡、黄芩、茵陈、地龙、车前子和龙骨等86种，人工栽培药材有生地、菊花、元胡、丹皮、瓜蒌、板蓝根等26种，药材栽培面积460亩左右。静宁种植药材面积达1.72万亩，产量2100吨，界石铺、三合、原安、灵芝、七里、细巷、红寺、田堡、四河、曹务、古城、石嘴、司桥、城川、双岘、八里等16乡镇为种植中药材基地。2001年，全区种植量较大的药材有24个品种，主要分布在灵台、华亭、庄浪、静宁4县，面积5.8万亩；静宁县建立西北部和北部19乡镇中药材生产基地，种植2.65万亩，产量9634.21吨，其中黄芪4000亩、甘草6000亩，共产鲜药2300吨，产值1000万元。2002年，全市（地改市）药材种植面积7.25万亩，总产量22 063.79吨，产值10 023.26万元，商品率93.4%。庄浪县形成亚麻、药材、蔬菜三个区域特色产业。静宁县播种药材1.34万亩，产量6490.15吨，其中甘草、黄芪、板蓝根、柴胡等种植1.33万亩，产量6402.15吨。2003年，静宁种植药材3

万亩。2005 年,静宁县药材播种面积 20 127 亩,年产量 5203.3 吨,
其中党参面积 140 亩、年产 490.25 吨, 黄芪面积 5867 亩、年产
1660.6 吨,柴胡 6800 亩、926.45 吨,板蓝根 1120 亩、384 吨,其他药
材 6200 亩、1742 吨;城关镇种植面积 600 亩,界石铺镇种植面积更
多,八里镇甘草等种植 2074 亩;司桥乡积极发展药材产业,形成了
村村种植药材、社社有大户的格局,种植面积达 4200 亩,主要有黄
芪、甘草、柴胡、大黄等 8 个品种,酸刺、上马、杨川村种植 500 亩以
上,还创办了金土地中药材开发中心,成为集籽种供应、技术服务、
产品购销于一体的中介组织;曹务乡气候相对冷凉,黄土层深厚,
为发展药材创造了前提条件,以黄芪、甘草、柴胡、板蓝根为主栽品
种,种植面积达到 1325 亩,所产药材因药用价值高而远销安徽、内
蒙古等省区大中城市;古城乡北部山区气候相对冷凉,是黄芪、党
参、甘草等药材的适宜栽培区,所产药材因药物含量高、药用价值
好而远销安徽、内蒙古、广东等大中城市,建成了二堡、余湾、下梁、
丁寺等 10 个药材重点村, 种植面积 4500 亩,2 亩以上种植大户达
到 100 多户,年销售收入 800 万元;红寺乡甘草、柴胡 3500 亩;四
河乡药材为支柱产业之一,面积 3220 亩,主要有甘草、柴胡、生地
等;三河乡甘草面积 2300 亩以上;原安乡药材为三大产业之一,甘
草集中种植,面积 4140 多亩;灵芝乡药材为四大产业之一,杨岔、

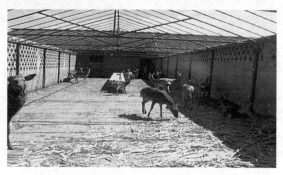

梅花鹿养殖 (照片由张洁提供)

何社等6村规模发展药材产业,种植面积达3110亩。2010年,华亭在国家工商总局、商标局成功注册了"华亭大黄"、"华亭独活"地理标志证明商标,通过中药材品牌认证和商标注册。华亭全县药源充足,有野生中药材208种,种植中药材53种,系陇东最大的药材产地,形成"东果西药整县牛"的产业格局,中药材年产量9099.5吨,较为珍贵的中药材有甘肃丹参、玉竹、南沙参、苦参、灵芝、桃儿七等。共种植中药材10万亩,其中优质药材种植面积达6.5万亩,药材与草畜、核桃发展成为华亭三大支柱产业。灵台以苦瓜、黄姜、板蓝根、柴胡等为主的中药材年产量4167吨,药材种植销售成为农民增收的三大支柱产业之一。崇信主要生产枸杞、山茱萸、杜仲、甘草、柴胡等中药材。2011年,华亭县把中药材产业作为助农增收的支柱产业之一,加快药材大县建设步伐,促进药材资源优势向产业优势的转化,县上每年设置55万元中药材产业发展资金,对集中连片种植药材的农户每亩补助30元至50元;新建西华、马峡、山寨、河西、策底5个千亩无公害标准化示范基地和5个百亩育苗基地,带动全县种植中药材7.7万亩,产量1.9万吨,实现产值9000万元,药材产业规模化、产业化效应显现。华亭县制定了《华亭大黄

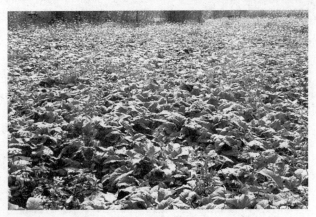

长势喜人的中药材 (景长宏摄)

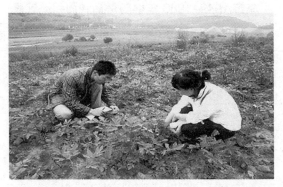

技术人员在研究药品规模生产基地 （景长宏摄）

栽培技术》、《华亭独活》等四项甘肃省地方标准进行种植和加工，树立了华亭药材的良好品牌形象。山寨乡峡滩村种药大户岳建宏当年种植川芎15亩，马峡镇孟台村村民陈德良种植大黄，侯建华种植地膜川芎，三人都是当地有20年种植经验的技术人员。华亭县掌握了桃儿七、秦艽、金银花、羌活等野生药材育苗与种植技术。当年共种植地膜川芎5000亩，建成青松中药饮片加工厂、建华药业公司、海阳中药材繁育中心等药材龙头企业。2013年，华亭县栽植独活、川芎、大黄等中药材8.5万亩。2014年，平凉山药产50多万千克，属上品药材保健品。2015年5月5日《平凉日报》何义文、刘文娟报道：今年，华亭县砚峡乡在去年种植的基础上，继续栽植白芍600亩，同时流转土地2000亩于秋季进行栽植，使药材种植面积达到4000亩。还计划在两年内建成1万亩高标准油用牡丹和白芍种植基地。万亩牡丹、白芍种植及深加工项目由甘肃省中兴堂生物工程有限公司投资，于2014年在"兰洽会"签约，总投资1亿元。牡丹、芍药是观赏与药用价值兼备的植物，项目的建设将同时发挥治理土地、美化山川、打造旅游景观区、增加农民收入等多项功效。目前，华亭县已拥有通过国家地理商标认证的"华亭大黄"、"华亭独活"和中国果业协会命名的"中国核桃之乡"三项国家级地理名片。

平凉市 1949-1988 年中药材播种面积统计表

年代	面积	年代	面积	年代	面积(亩)
1949	100	1964	1313	1979	8132
1950	763	1965	1295	1980	4901
1951	834	1966	3500	1981	5314
1952	637	1967		1982	5153
1953	848	1968	1159	1983	6637
1954	1435	1969	2362	1984	9937
1955	1468	1970	2518	1985	7000
1956	1063	1971	5779	1986	7500
1957	1221	1972	9110	1987	8443
1958	1464	1973	9990	1988	10880
1959	2328	1974	10842	注:1970 年以前是根据计委经济作物播种面积数统计登记的;71 年以后是根据平凉地区医药公司中药材生产年报统计数。	
1960	2365	1975	14697		
1961	2144	1976	26226		
1962	807	1977	16706		
1963	1437	1978	21275		

平凉市 1969-1978 年引种药材登记表

时间	品名	产地	检 验 结 果
1969 年	人参	华亭苍沟	本品经鉴定不能作人参供药用
1972 年	板蓝根	泾川	本品经鉴定是板蓝根,可以入药
1972 年	大青叶	泾川	本品经鉴定为常用大青叶可以入药

续表

时间	品名	产地	检 验结果
1973 年	玄参		本品经鉴定是玄参可以入药
1973 年	白芷	崇信	本品经鉴定是白芷的一种可药用
1973 年	杭菊	灵台	本品经鉴定是菊花的一种可药用
1973 年	元胡		本品经鉴定是元胡的一种可药用
1974 年	独活	华亭	本品经鉴定是独活的一种可药用
1974 年	云木香	华亭苍沟	本品经鉴定是云木香的一种可药用
1974 年	伊贝母	静宁	本品经鉴定是新疆贝母,可药用
1974 年	伊贝母	华亭	本品测得总生物碱为 1.1489%可药用
1974 年	伊贝母	华亭	本品测得总生物碱为 1.189%可药用
1974 年	新疆贝母	华亭	本品测得总生物碱为 1.30%可药用
1975 年	一年生党参	华亭	本品经鉴定不能做党参供药用
1975 年	木瓜		本品经鉴定是木瓜可供药用
1977 年	桔梗	崇信	本品经鉴定是桔梗可供药用
1978 年	天麻	崇信	本品经鉴定是天麻质量尚好可以药用

第二节 药品收购

平凉药品收购有五种形式,一是药店诊所医院和批发单位收购,用于本店铺本诊所本医院和本批发单位经营使用;二是本地客商收购,所收药品大多销售本地药铺诊所医院和批发单位,部分药品对外贸易;三是政府部门收购,主要用于政权机构人员使用,部分向本地店铺诊所医院和批发单位销售,也有少量出口创汇;四是外地客商收购,主要贩运市外;五是病患者家庭收购,但品种数量极少,不成气候。

纵览史书资料,现在能查找到平凉最早有文字记载收购中药材的事例当属北朝时期,《庄浪县志》记载,北魏时,款冬花、杏仁、竹木山货、麻袋是水洛对外交流的四大名优土产(这部分内容绪论中已详细叙述)。宋夏互市时期,平凉各地的中药材向平凉城、静宁县城汇集,发往宁夏、内蒙古及东北三省。1894年中日甲午战争以后,外国人在平凉开设洋行,以收购羊毛为主,皮张、肠衣、药材、猪鬃为副。民国时期,平凉仅大黄、款冬花销量较大,其余销量相对较小。据《静宁县志》记载,民国时私商在县内收购款冬花、甘草、柴胡等野生药材。近几年全市药品普查查明,平凉药材品种较多,藏量较大,可供采集的药材有380余种,其中地产家种中药材资源160余种,80%是植物药材,分布各县(区),尤以华亭最为集中,是全市的药材资源主要基地。藏量最大的地产家种中药材主要有党参、当归、白芷、独活、川芎、生地、云木香、牡丹皮、贝母、山茱萸、黄芪、荆芥、薏米仁、板蓝根、牛蒡子、白芍、山楂、杜仲、紫苏、莱菔子、小茴香、白芥子、桃仁、杏仁、郁李仁、赤小豆、白扁豆、黑芝麻、益母草、仙鹤草、甘草、麻黄等品种;藏量最大的野生资源药材主要有柴胡、黄芩、秦艽、远志、茵陈、麻黄、地骨皮、香加皮、酸枣仁、桑寄生、龙骨、龙牙、款冬花、蒲公英、地榆、茜草、芦根、升麻、半夏、苦参等品种。这些家种和野生天然药材资源为平凉历代人民防病治病、保健康复以及振兴经济、脱贫致富发挥了重要作用。

中华人民共和国成立后,随着平凉国民经济恢复和第一个五年计划的实施,对药材行业实行社会主义改造,国营药材公司建立,药材采集、收购量和规模迅速扩大。如庄浪县1952年收购药材

5 种,其中大黄 750 吨、款冬花 9.9 吨、秦艽 5 吨、党参 1.55 吨、甘草 1.5 吨。1956 年,平凉商业外贸业务对部分中药材和中成药实行统一收购,各县采集的中药材主要有大黄、柴胡、甘草、地骨皮、龙骨等 5 个品种,约采集 7500 千克,收购量大的有大黄、甘草、柴胡、麻黄、茵陈、蒲公英等。其中庄浪收购药材 30 种。1957 年,各县先后恢复 67 个农贸市场,但提出牛黄、桃仁、杏仁、白芍等中药材由国营商业和供销社统一收购,不准进入市场的政策。1958 年,有的县不准农民赶集,采集药材只能按定价上缴政府,各乡供销社、卫生院代收药材 30 多个品种,供销社和卫生院曾一度提出"走遍村,串遍乡,所有药材都收光"的口号,仅平凉县药材公司收购药材 11.35 万千克,结果造成各县药材严重积压,只得销毁。1959 年,平凉县城关药材收购站成立,收购药材 25.93 万千克。1962 年,对上市商品又作了限制,严禁私人倒卖倒买药材,平凉县药材公司为防止私人买卖药材和鼓励药农采集上缴药材,采取现金加奖售粮食的办法,收购药材 2.5 万千克。1963 年,平凉县在乡镇卫生院、农村卫生站设 110 个收购点,全年收购药材 2.08 万千克。1965 年,各县采集品种主要增加了款冬花、黄芩、远志、杏仁等品种,采集量 67.8 万千克,价值 72 万元。其中庄浪收购党参 4810 千克、静宁县收购党参 12 万千克。

"文革"期间,城乡集市贸易被视为"产生资本主义的条件和土壤",取缔自由市场。但因药材为防病治病的特殊商品,仍有一定发展。1966 年,平凉县增设四十里铺、安国、麻武、华所药材收购站。1970 年,大办合作医疗,全地区收购中药材 4550 万千克,其中采集中药材增加到 118 个品种,采集量 119 万千克,价值 121.5 万元。庄浪县农民把挖药材作为主要家庭副业,各乡都有,以靠近关山的通边、永宁、郑河、韩店、通化等乡为大宗,收购 63 种 13.5 万千克,价值 15.07 万元, 收购桃仁130 千克。1971 年, 华亭县东华、西华、上关、马峡等公社卫生院组织采药队 80 人, 到关山一带采药 1.8 万千克。静宁县规定每交 500 千克党参, 奖粮 50 千克、布票 10 尺。另据记载, 静宁县从 1971 年至 1985 年 15 年间, 共收购中药材 182 万千克, 除本县留用 7.65% 以外, 其余全部调供外地。1973 年, 全区纯购进药品价值 213 万元, 其中纯购进中药材 164 万元、中成药 45 万元、西药 4 万元; 收购中药材 49 600 千克。1974 年, 静宁县医药公司收购生地 3.6 万千克。1975 年, 外贸药材主要有甘草、龙骨等, 外贸出口龙骨 1.9 吨 0.64 万元; 外汇进口从无到有, 逐步发展, 当年进口胃镜、十二指肠镜等; 全区收购中药材 222 400 千克, 其中庄浪收购党参 11 500 千克、款冬花 16 170 千克、生地 2400 千克。1976 年, 全区外贸收购龙骨 3.05 吨 4.24 万元。1977 年, 全区外贸收购龙骨 1.1 吨 0.29 万元; 静宁县收购药材 24.8 万千克, 收入 54.6 万元。

十一届三中全会以来, 市场逐步放开, 国家对中药材收购进行了一系列调整改革, 除麝香、甘草、杜仲、厚朴四种实行计划收购外, 其余全部放开, 多渠道经营。1978 年, 全区采集中药 134.6 万千克, 交售 117.6 万千克, 合作医疗站留 17 万千克; 收购中药材 6430 千克, 价值达 237.79 万元; 纯销售中药材 224 万元, 中成药 127 万元, 药品类 454 万元, 医疗器械类 43 万元, 总价值达 853 万元; 外贸收购龙骨 5770 千克 0.46 万元。

庄浪收购甘草 13 650 千克、黄芪 1900 千克。1979 年, 外贸收购龙骨 24.19 吨 4.58 万元。1980 年, 全区外贸收购龙骨 75 600 千克 6.05 万元, 平凉市(今崆峒区)收购中药材 9080 千克, 庄浪收购中药材 52 种 6.13 万千克, 价值 7.64 万元, 其中收购甘草 5470 千克、地骨皮 11 400 千克、款冬花 10 400 千克。1981 年, 外贸收购龙骨 3900 千克 0.33 万元。1983 年,全区收购中药材 72 400 千克,外贸收购龙骨 15 720 千克 3.66 万元。1984 年,平凉中药材收购重点品种有庄浪、灵台、华亭产的大黄近 1000 吨,占全国四分之一,占全省第一,平凉、华亭、灵台、庄浪的款冬花、平凉市(今崆峒区)的远志等年收购量 5 万千克左右;平凉市(今崆峒区)收购贝母 1.59 万千克、枸杞 1.83 万千克、甘草 4 万千克、麻黄 2.4 万千克、黄芩 2.7 万千克、铁棒槌 2.2 万千克、党参 3000 千克、牛蒡子 4000 千克、柴胡 1.2 万千克、前胡 2000 千克、赤芍 1000 千克、杏仁 2000 千克。外贸收购龙骨 6290 千克 1.68 万元。1985 年,全区收购中药材 85.10 吨价值达 192 万元;纯购进 550 万元,其中中药材 335 万元,中成药 101 万元,药品类 110 万元,医疗器械 4 万元;纯销售 1337 万元,其中中药材 383 万元,中成药 253 万元,药品类 650 万元,医疗器械 51 万元;城乡卫生面貌大为改观,缺医少药的状况有所改变。平凉市(今崆峒区)收购各类药材总值 129.05 万元,占年计划的 161.5%。外贸收购龙骨 22.44 吨,甘草 208.25 吨共 31.07 万元,1986 年,全区开发利用的中药材品种有 196 种,列入收购的品种主要有党参、当归、甘草、大黄等 37 种,收购中药材 440 万千克,价值达 189.06 万元,收购龙骨 2.73 吨 4.36 万元;纯购进中药材 287.58 万元,中成药 151.32 万元,西药 247.54 万元,医疗器械 8.38 万元,纯销售中药材 316.04 万元,中成药 297.97 万元,西药 794.42 万元,医疗器械 48.18 万元;中成药主要产品已达 30 多个品种;全区采集品种增加了板蓝根、荆芥、车前子、猪苓、升麻等 14 个品种,总量为 210 万千克,价值 218.3 万元。1987 年,庄浪收购中药材 60 种 9.52 万千克,价值 29.34 万元。1988 年,全区收购中药材 111 910 千克。其中泾川药材收购 20 万千克,收购量最大的麻黄 18 730 千克、地榆 17 975 千克、桑寄生 15 991 千克、椿根皮 12 131 千克、苦参

7431 千克、车前草 7245 千克等 64 种。

1990 年,全区收购中药材 12.40 万吨。庄浪收购 50 种 7.81 万千克,价值 22.29 万元,收购额 25 万元,为 1952 年的 33.78 倍,其中收购大黄 0.49 吨、款冬花 3.8 吨、秦艽 1 吨、党参 0.45 吨、甘草 1.05 吨、黄芪 0.64 吨、生地 1.04 吨、桃仁 2.1 吨、柴胡 2 吨、茵陈 8 吨;庄浪县 1970–1990 年累计收购药材 346.7 万元。灵台有草畜、林果、药材三大产业,以苦瓜、板蓝根、柴胡等为主的中药材年产量 4167 吨。1991 年,全区野生资源主要品种收购情况:酸枣仁,主要分布在泾川、灵台、崇信山区,面积约 1000 亩,年收购 1 万千克。秦艽,全区川区、山区均有分布,面积约 500~1000 亩,年收购 1 万千克。淫羊藿,主要在华亭、庄浪、平凉市(今崆峒区),面积 500~1000 亩,年收购 5000 千克。远志,主要在泾川、灵台、华亭、庄浪等县山区、面积 800 亩,年收购 5000 千克。甘草,全区均有分布,面积约 3000 亩,年收购 20000 千克。前胡,主要分布在华亭、庄浪、灵台、约 100—200 亩,年收购 1000 余千克。独活,主要分布在华亭、庄浪、灵台、(家种 200 亩)面积约 500~700 亩,年收购 25 000 千克。香加皮,分布在灵台、泾川、平凉山沟坡,年收购 10 000 千克。桑寄生,分布在灵台、华亭林区,面积 1000 亩,年收购 10 000 千克。苦参,全区各县(市)均有分布,面积 5000 亩,年收购 100 000 千克。麻黄,分布在泾川、灵台、平凉市(今崆峒区)、崇信面积 2000 亩年收购 15 000 千克。茜草,分布全区山坡处,面积约 200 亩,年收购 6000 千克。木贼,分布在华亭、庄浪、泾川等县,面积约 2000 亩,年收购 20 000 千克。猪苓,分布在华亭、庄浪林区内,面积约 500 亩,年收购 3000 千克。黄芩,分布在灵台、平凉市(今崆峒区)、庄浪,面积约 1000 亩左右,年收购 15 000 千克。柴胡,分布全区,面积 4000 亩,年收购 40 000 千克。茵陈,分布全区,面积 8000~10000 亩,年收购 130 000 千克。地骨皮,分布全区,面积约 2000 亩,年收购 15 000 千克。蒲公英,分布全区,年收购 30 000 千克。龙骨,分布在灵台、崇信县,年收40 000 千克。升麻,主要分布在华亭、庄浪县、平凉市(今崆峒区),年收购 10 000 千克。穿地龙,主要分布在平凉市(今崆峒区)、泾川、灵台、华亭县,年收购 60 000 千克。车前子,分布全区,年收购 10 000 千克。郁李仁,分布全区山川,年收购 10 000 千克。羌活,分布在华亭,年收购 1000 千克。知母,分布在泾川、平凉市(今崆峒区),年收购 500 千克。槐米,分布全区,年收购 5000 千克。紫菀,分布华亭、平凉市(今崆峒区),年收购 10 000 千克。1992 年,药材种植面积增大,全区采集量 260 万千克。1995 年,市场供大于求,价格下浮,销售下降,中药材采集量减少,全区总量为 200 万千克。此后,随着中药保健品的开发利用,市场需求逐步增大。1999 年,全区药材采集总量 336 万千克,价值 372 万元。1986 年至 2000 年,静宁县医药有限责任公司共收购中药材 77 万千克。2001 年,因连年采挖,资源减少,全区采集量 260 万千克。

　　2002 年,全市(地改市,原平凉市改为今崆峒区)野生药材采集量 871.92 吨,其中泾川县 31.28 吨,灵台县 151 吨,崇信县 325 吨,华亭县 127.64 吨,庄浪县 237 吨。产值 840.52 万元。2005 年静宁县野生药材采集量 102 吨。2010 年探明,静宁散生全县各地的野生药材,且随时可采的常用中药材 300 多种,有量可采的有 180 余种,产量最大的药材主要有党参、南沙参、黄芪、甘草、杜仲等 38 种。庄浪县有中药材 4 类 360 余种, 泾川县内野生药材资源有甘草、麻黄、远志、芦根、二丑、车前子、地肤子、茵陈、槐米、五加皮、地骨皮、冬花、柴胡、南沙参、黄芩等 120 种,崆峒山药用植物产量大约有 105 种,民间自采自用,或销往外地。

平凉地区中药材收购总量、总值(1988 年)汇总统计表

年度	总量 (公担)	总值 (万元)	年度	总量 (公担)	总值 (万元)	年度	总量 (公担)	总值 (万元)
1956	1600		1967	4725	51.1	1978	13250	174.2
1957	2960		1968	5125	75.9	1979	9638	154.4
1958	1605		1969	6430	63.8	1980	7079	168.6
1959	5700		1970	5180	77.1	1981	7888	124.4
1960	915		1971	5900	89.1	1982	14140	244.7
1961	850		1972	9180	94.7	1983	11991	294.5
1962	756		1973	12300	119.4	1984	9043	247.1
1963	2250		1974	12100	99.1	1985	13377	393.66
1964	1158	20.5	1975	9800	115.4	1986	15.584	254.39
1965	2935	39.0	1976	12600	162.1	1987	28138.7	459
1966	4610	61.1	1977	15200	184.3			

第三节　药品生产加工

　　平凉药品生产历史悠久,相传伏羲氏、女娲氏就教人种植中药材、捏挤中草药水止血、止痛,将草药捣碎研末贴敷患处治病,夏朝平凉人已能熬制草药汤液服用治病,还发现了酒的药用作用。这是人类社会最早也是最常用的药品生产加工的方式方法,即使现在这些方法人们还在使用。后来广成子居住崆峒山修仙养道、炼制丹药,现在崆峒山的几处炼丹遗址,以及秦皇汉武登临平凉求取长生

不老之术的记载，足以证明那个时代平凉药品生产加工的方式方法已经大大前进了。事实上，药品的生产是随着社会的前进、经济的发展、科技的进步以及丰富的自然资源而不断发展的，与中药材资源的保护、开发利用和扩大再生产有着直接的关系，生产经营的历史现状又为中药材生产的商品化、社会化、区域化提供了经验，平凉药品生产的发展由最初的捏挤研捣、熬制中药汤液，到加工炮制中药饮片、研制中药制剂，再到现在化学药品的生产，经过了上万年的发展历程，换言之，今天我们药品生产经验的取得、药品生产加工技术的积累、药品生产的发展，实属来之不易，值得我们珍惜和不断发展壮大。

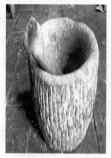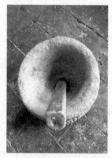

研药钵 （庄浪县食药监局李喜红摄）

近代，平凉药品生产历尽艰难曲折，尽管世界战争和国内军阀混战不断，天灾人祸频生，药品生产加工时断时续，但药品文化没有绝灭，其无论生产加工技术还是药品品种都较前代有一定的发展，主要体现在三个方面：一是饮片切制工艺走向成熟。中药饮片上柜均需严格挑选，切制加工，还要达到外形美观。切片全是手工操作，切制饮片的药房称作"刀房"，主刀师傅根据手艺技术娴熟切制加工不同价值和不同讲究的药材，技术高的切制贵细和有考究要求的药材，技术低的切制一般药材，学徒切制廉价药材；二是药品炮制技术基本成熟。中药铺大都是前店后场，工商一体，最小的药店起码都有切刀、碾槽、焙锅、晒席等一些简单工具，炮制饮片采用蒸、炒、炮、炙、切等方法，讲求质量，严格加工，制成丸、散、膏、丹、酒浸、蜜制、醋泡剂等成药，备疾患使用。炮制药品极其考究，讲"凡药制造，贵在适中，不及功效难求，太过则气味反失"，切割、碾磨每一个步骤制作过程细密，拿捏得当，每一项操作都要求恰到火候，配以百年秘制工艺，确保每味药效达到最佳药性，各种饮片亦细心挑拣，分档净选，去芯、刷毛、刮皮、斩根、剔梗一丝不苟，对切片大小厚薄都有严格的制作规范，均遵守古法炮制。中药饮片贮藏，采用封闭、隔热、通风方法，对近期不用饮片，经干燥后，按药性要求分别装入缸、瓷、箱之中，上灰密封，不使透气吸潮；三是药品品种较前代有所增加。灵台秘方杨氏化癖丸、平凉庆春堂药铺生产的痧气灵丹和擦药(专治骆驼皮肤癣)、平凉"祥泰和"药店配制黄连上清丸、十全大补丸、麝香冰硼散、梅花点舌丹、冻疮膏等 10 多个品种，静宁几家药铺自制六味地黄丸、香砂养胃丸、万应定、七珍丹、牛黄千金散，以及平凉名老中医配制的五毒烧黑散、加减大温经汤、活络效应汤、五虎汤、败毒散、生化汤、十二官方、五毒膏药、"三品一枪"、槐角丸、八宝退云散、自熬龟鹿阿胶等 50 多个品种，大多为古代所无，为后来平凉中成药制剂发展奠定了基础。1940 年(民国二十九年)12 月，平凉设立疫苗制造所，但无疫苗制造和使用记载。

现代，平凉药品的生产逐年大幅上升，品种急剧增多，质量逐步提高，生产的各类药品虽仅占临床用药的 10%，但这些重要的常用药品的生产基本满足了防病治病和养生保健需要，出现了繁荣发展景象。1950 年，静宁县医院建立简易制剂室，药房人员按照医生处方，自行配制眼药水、软膏剂、散剂等，制剂设施仅有 1 台煤热蒸馏水器及玻璃器皿、软膏刀、软膏板等。1951 年，平凉大力提倡中西医结合，充分发动群众种药、采药，培训"赤脚医生"进行药材加工,针对所患疾病配制处方、加工中成药,坚持勤俭办医,缓解了当时缺医少药的现状。1955 年,甘肃省平凉地区卫生材料厂建成投产。1957 年,平凉地区医院用中药藤黄、生川乌等八九味药配成了骨痨散、止痛骨痨散,平凉县医院武生钰配制成了猫儿眼草膏,平凉卫校杨致远配制成了接骨丹和五枝草,疗效都很理想。1958 年,平凉红旗药厂建立,是省医药集团公司驻平凉地区唯一的直属制药企业,固定资产 400 万元,能生产五加片、酊剂、糖浆剂及头痛散(即复方阿司匹林粉)等 12 个剂型 170 余种中西药产品。标志着平凉药品制造业由手工加工制作开始转向工业生产。静宁县医院制剂室生产普通制剂和灭菌制剂,制剂产品有 500 毫升 10%葡萄糖注射液、1000 毫升 10%葡萄糖注射液、500 毫升 0.9%氯化钠注射液、1000 毫升 0.9%氯化钠注射液、注射用水、复方樟脑酊、复方豆蔻酊、救急水、碘酊、胎盘组织液、煅石膏、甘草流浸膏、橙皮酊、姜酊等 16 种,设备依旧,所用盐水瓶、胶塞、铝盖等原辅料从上海购进,每 7 天配制 500 毫升液体 60 瓶,后又增置立式煤热高压消毒器和简易手动轧盖机,洗瓶仍由手工完成,配料采用浓配法在铝锅里用柴或煤加热,用滤纸、砂滤棒、滤球真空泵进行减压过滤,稀释过程在玻璃上下口瓶中进行,暴露灌封后灭菌,化学方法测定含量后供临床使用。1959 年,《平凉市中医秘方验方汇集》刊印发行,汇编记述了中医研制的柔肝汤、柴胡汤治疗肝炎,排石汤治疗泌尿道结石,复方山慈菇汤治疗甲状腺肿瘤,黄芪建中汤、三消达圆饮治疗胃溃疡,消肿止疼膏治疗骨伤,大黄栓、三黄栓治疗痔瘘病以及藿香正气汤、理中汤、四逆汤、回阳救急汤和中成药雷击散防治霍乱病等药品的加工炮制、用法用量、治疗何种疾病和疗程疗效等。1960 年前后,平凉医专药理学教师武正邦、生物化学教师王采进行药检和动物实验,通过大量实验,摸索出灭蛲栓工艺流程、配方,共同研制出"灭蛲栓",黎好学老师长期致力于药物的研究和开发,研发出了治疗各种风湿、肿痛、跌打损伤的膏药等,深受广大患者好评。1961年,平凉专区制药厂建成西药车间,能生产红汞、碘酒、紫药水3种西药和34种中成药。平凉专区医院制剂室能生产大输液和普通制剂。1963年,静宁县医院建立健全中药加工炮制、煎药制度和中药保护制度、药房调剂室工作制度、处方制度。1964年,平凉县医院制剂室筹建,1965年投入使用,当时只能生产4种大输液、小针剂及其他普通制剂。1966年,华亭县第一、二医院制剂室生产少量5%葡萄糖注射液、0.9%氯化钠注射液、注射用水、颠茄合剂、甘草合剂、膨胀合剂等。静宁县药材公司中药饮片加工车间,仍以刀切、火炒等手工加工中药饮片。1967年,华亭县一、二医院制剂室生产20毫升50%葡萄糖注射液、10毫升5%氯化钙注射液、碘化钾注射液(防治地方病)、黄连素。1968年,庄浪县医院制剂室小批量生产葡萄糖、糖盐水、生理盐水、普鲁卡因、林格氏液等五种常用注射液。1969年,庄浪县工交制药厂小批量生产普鲁卡因注射液。

20世纪70年代是平凉制药工业快速发展时期,能生产制剂120余种。平凉专区医院制剂室增加了液体过滤器,10万毫升单扉式热压灭菌柜、夹层煎煮锅、小型蒸馏水器等制剂设备,技术人员增加到8人,开始批量生产大输液,有5%葡萄糖注射液、10%葡萄糖注射液、50%葡萄糖注射液、0.9%氯化钠注射液、复方氯化钠注射液、甘露醇注射液、甲硝唑G注射液等10个品种,日产量300瓶;生产的针剂有维生素C注射液、氯化钾注射液、0.2%利多卡因注射液、0.5%可卡因注射液、6%普鲁卡因注射液等6个品种;采用粒子交换制水技术,应用液体药取代了蒸馏水生产柴胡静脉注射液;生产的片剂有四环素、土霉素片、安乃近、去痛片,口服糖浆类有五味子糖浆、百部糖浆、颠茄合剂、胃酶合剂、驱风合剂,外用制剂有复方硫磺洗剂、炉甘石洗剂、松节油搽剂、硫汞搽剂、1%匹罗卡品眼药水。专区医院汪廷洪创制"五毒烧黑散"治疗骨结核,"乌贝散"治疗胃溃疡,徐仲秋配制"活络效应汤"治疗下肢闭塞性脉管炎,名医王栋卿创制"加减大温经汤"治疗妇科痛经,丁仁杰研制"消肿止痛膏"治疗软组织损伤等,对中草药都颇有研究和灵活运用。

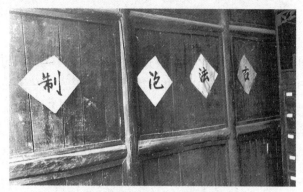

民国时期药铺中药柜 (赵志飞翻拍)

1970年,平凉农村以"三土"(土医、土药、土办法)上马,"四自"(自采、自种、自制、自用中草药)创业,实行合作医疗制度。专区医院增添了大型设备,修建了制剂楼,扩建成立了医院制药厂,研制出了五味子糖浆、百部糖浆、灵芝糖浆、脚汗草糖浆、清解合剂、咽炎合剂和秃疮花注射液、苦豆子碱注射液、胎盘注射液、蒲公英注射液、参芪注射液、复方丹参注射液、灵芝注射液、川芎注射液、脑功能注射液、鱼腥草注射液、毛冬青注射液、脑功能恢复口服液、白降汞软膏、硫磺软膏、颠茄合剂、甘草合剂、复方薄荷滴鼻剂、三黄栓、野菊花栓、复方硫磺洗剂、炉甘石洗剂、松节油搽剂、硫汞搽剂、红矾溶液、氧化苦参碱注射液和麻醉用药洋金花提取液等34种,特别是柴胡静脉注射液属全国首创,在治疗肝炎、流感等疾病中发挥了重要作用。庄浪县医院派人在关山采中草药,制作标本,参与举办县中草药展览会。静宁县医院药厂除生产液体外又增加胎盘组织液制剂生产,购进简易洗瓶机,改装采用电带动、电炉加热。静宁县商业局药材公司制药厂配制山楂丸、苏合丸、止咳丸、肥儿丸、八珍丸、补心丸、还少丸、百消丸、归脾丸、调经丸、白带丸、香砂养胃丸、消症解毒丸、消温解毒丸、山楂内消丸、参苏理肺丸、人参归脾丸、黄连上清丸、藿香正气丸、九味羌活丸、参苓白术散、甘积散、妙济丹、七珍丹、二益丹、痧气灵丹、天王补心丹、胃溃疡粉、紫金锭、万应定、痧药、阿胶、娃娃宁、保赤一粒金、204胃药等37种药品,还研制出大戟散、理肺散、消脏散、四季清肺散等兽用中成药。大夫李世栋自制蒸馏水,配制0.9%氯化钠注射液。这些药品除在静宁县内销售使用外,还销往平凉、天水、定西、固原等地。1971年,甘肃省平凉地区肉食品联合加工厂(1958年筹建,1965年建成)组建生化制药车间,有固定职工9人,临时工6人,生产成药3种,半成品4种。随后,改为平凉地区生化制药厂,生产人工牛黄、胸腺肽、凝血酶、细胞色素丙、糜蛋白酶、玻璃酸酶、糜源、复糜A柴胡、板蓝根以及各种片剂和胶囊制剂等生化冻干针、水针、半成品制剂等中西药38个品种,产品多次获省优质产品奖。同年,平凉县药材公司成立饮片加工组,购置切药机、粉碎机,有职工15名,加工药材30多个品种,3000多千克,供应8个门市部。静宁县医院生产7种注射液,液体自足有余。静宁县高界公社韩岔大队合作医疗站,开办土药房,自制1台药丸机,先后制成丸、散、膏、丹剂53种,价值300多元;试制成功的风湿散,患者使用后,关节变灵活,止痛效果明显,持续时间长;还针对部分妇女放环后出现腰胀、小腹痛、月经量多等症状,用五灵脂、炒蒲黄、焦侧柏、地榆炭、仙鹤草自制成健宫敛血散,治愈7例患者。华亭县革委会在西华公社召开全县防治慢性支气管炎现场会,参观了龚阳大队医疗站运用中草药土法制成"百花露"、"前胡注射液"和县医院制成的"复方紫苏注射液"等实物展览,有10名代表献出单、验方100多个;之后,华亭县一医院内科医务人员在收集到的单、验方基础上,经过整理、提高,研制出

治疗慢性支气管炎的新药"百花露"。"百花露"的配方为百部 1500
克、冬花 4000 克、党参 2500 克、前胡 1750 克、蜂蜜 6000 克,制法
为将前 4 种中药洗净,加水煎熬 2 次,每次 1~1.5 小时,将 2 次煎液
混合,再将蜂蜜置锅内烧开,倒入煎好的汤剂内搅匀,装瓶备用,每
次可制 60 瓶,每瓶 500 毫升。1972 年,经省卫生局批准,平凉地区
制药厂引进生产盐酸麻黄素片、氨茶碱片、VC 片、解热止痛片、磺
胺甲氧嗪片、磺胺嘧啶片、阿司匹林片、大黄碳酸氢钠片及制药原
料淀粉酶。

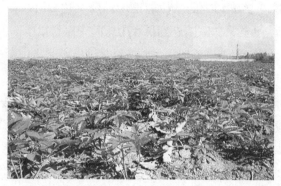

华亭县药材产业初具规模 (景长宏摄)

1973 年,华亭县一、二医院生产产品又增加了柴胡注射液、黄
连素注射液、胎盘注射液等,研制了"五味子糖浆"、"芫花注射液"
等。2 月,庄浪县医院制剂室恢复生产,可生产甘露醇、甲硝唑等注
射液。静宁县医院制剂室生产 10% 葡萄糖氯化钠注射液、0.9% 氯化
钠注射液、20% 甘露醇注射液、1% 普鲁卡因注射液、胎盘组织注射
液、氯霉素眼药水和斑马眼药水等。1974 年,平凉地区医院用民间
偏方"吹鼻散"治疗黄疸型肝炎,制成"灵芝注射液"治疗冠心病,研
制"柴胡注射液"、"蒲公英注射液"、"丹参注射液",治疗效果都很
好。中国人民解放军第六医院制剂室研制成"当归注射液"治疗子
宫脱垂,"高乌甲素注射液"、"盐酸高乌甲素注射液"治疗晚期癌症

疗效显著,获全国科技大会奖。华亭县中医院研制的"三黄栓"治疗痔瘘、"消疣灵"治疗扁平疣、"消斑养颜丸"治疗黄褐斑、"结肠炎丸"治疗结肠炎疗效好。静宁县药材公司药厂撤销,保留饮片加工车间。1975年,泾川县医院制剂室成立,时有专业人员3人。静宁县商业局药材公司购进两台切片机,年加工饮片3800千克,饮片产量进一步提高。1976年,平凉地区医院自制"川芎碱(简称复方川芎注射液)"。华亭县卫生局贾兆瑞经过长期摸索,用冰片和呋喃西林、酒精制成合剂,滴耳治疗"化脓性中耳炎"取得较好疗效。1977年,平凉7县(市)中药饮片加工厂切药机达20台(件),加工人员54人。华亭县第二医院外妇科和中医院中医科以中医理论为基础,对妇女阴道炎的治疗进行了研究和探讨,研制出中药栓剂,配方为:紫花地丁30克、蛇床子30克、苦参15克、白鲜皮15克、枯矾10克、血竭10克、川椒6克、儿茶10克、炙乳香10克、炙没药10克。1978年,平凉地区生化制药厂生产的"人工牛黄"被评为全省优质产品,荣获全省科学大会奖,年产量约1吨左右,年产生化制药总产值45万元。平凉县药材公司饮片加工组改为药材加工厂,增加炒药机、去皮机、烘烤房等设备。1979年,庄浪县医院增加制剂设备,6月,静宁县医院药剂室改称药剂科。

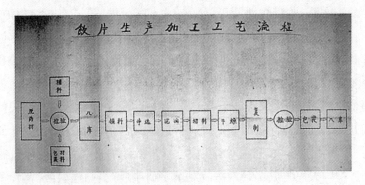

中药饮片生产流程图 (赵炳台摄)

1980 年,平凉地区制药厂生产的药品有中西药片剂、胶囊剂、针剂、酊剂、浓缩丸、胶剂、糖浆剂、浸膏、散剂等 12 个剂型。平凉地区医院制剂室扩建成制药厂,修建了二层制剂楼,增添了 1 条大型输液生产线和 1 台 40 万毫升蒸馏器,能生产清解合剂、咽炎合剂、三黄栓、甲硝唑等 40 多个品种药品,占临床用药的 10%,年产值 14 万元。地区医院医师杨建都研制的"舒肤活血酊"治疗跌打损伤、梁尔伟医师自制"西瓜烧散"治疗肾炎疗效好。中国人民解放军第六医院制剂室研制的"腹毛铁棒锤"荣获全国军队科技三等奖,后又从"腹毛铁棒锤"中提取消炎新药"三乙酰乌头碱",荣获全国军队科技一等奖,国家发明三等奖。同年,五二医院建起制剂室。1981 年,平凉地区生化制药厂生产的人工牛黄再次被评为省优质产品。1982 年,甘肃省平凉制药厂于 5 月份上划甘肃省医药总公司管理。国营红光电子管厂生产的微波热疗机获国家电子器件总公司科技成果奖(部级),为平凉名优产品。灵台县医院制剂室成立,有专业技术人员 4 人。静宁县医院利用气热蒸馏,制剂产量大大提高。1983 年,地区医药公司中药饮片加工厂恢复生产,加工、切片、炮制品种不断增加。庄浪县医院制剂室修建 360 平方米的制剂楼,增加了制剂设备,人员增加到 6 人,经由省卫生厅核发制剂证,制剂品种增加了 4 个,小批量生产葡萄糖氯化钠注射液、生理盐水、普鲁卡因注射液以及甘露醇、甲硝唑、碳酸氢钠等大输液,年产量 12 000 瓶。崇信县梁炳银研制"益肾汤"治疗慢性肾炎疗效好。1984 年,平凉地区生化制药厂在全国药品质量评比中获第四名。静宁县医院购置卧式高压消毒器。地区医院卢贤昭、脱守文发现柴胡有抗变态反应功效。1985 年,各制药厂药品生产情况是:平凉地区制药厂有职工 145 名,其中专业技术人员 9 名,设中药、西药、动力、提取、综合、印刷 6 个车间,固定资产 907 万元,产品有中、西药片剂,中成丸药,散剂等,全年工业产值 171.7 万元,生产蜜丸、水丸、浓缩丸、片、散、胶、水、酊、糖浆、胶囊、浸膏等 12 个剂型、102 个品种、136 个规格的药品,其中各类片剂年产 3 亿多片,中成药年产 140 多吨,两项总产值 134 万元,大黄碳酸氢钠片和刺五加片被评为甘肃省名优产品,为甘肃省医药产品重要定点生产厂家之一;五加片生产线完成投资 40 万元,生产 1 亿片,实现利税 30 万元。平凉地区生化制药厂主要生产产品有胸腺肽粉针剂、胰酶片、多酶片、胖得生、人工牛黄等 17 个成品、10 个半成品,年产值约 50 万元。平凉卫生材料厂有职工 266 人,固定资产原值 387 万元。平凉县药材加工厂增设标准样品,按国家统一标准和加工方法制药,并设质量检查员把关,全年生产加工中药材 1.4 万千克 150 多个品种, 质量合格率 99.5%。各医院制剂生产情况是:地县(市)和部队医院制剂室、药厂进一步扩大,生产葡萄糖大输液,柴胡、丹参、胎盘组织液等针剂、流膏、酊水剂供本院临床使用, 各级医疗机构投资 1288.8 万元, 建筑面积 63 150 平方米,实现县县有中医医院。中国人民解放军第六医院制剂室与昆明植物研究所研制的 "镇痛消炎新药——滇西嘟啦碱甲注射液",荣获云南省科技成果三等奖。平凉地区药检所自制中药冲剂"TM1、TM 2、TM 3、TM 4 号"治疗小儿近视总有效率 75.5%,其中"TM2 号"复常率 80%。平凉市中医医院医师郑光中、刘惠君自制"古墨膏"、"三黄膏"治疗痔瘘病,赵启芳自制"消肿止痛膏"有效率达 90%,者仲仁配制黄芪建中汤、三消达原饮,平凉地区卫校杨致远自制"接骨丹"、"五枝膏",静宁中医院自制盆腔炎丸,大夫马文奇配制奔豚汤、消风散,平凉师范校医杨旭义研制的参麻益智胶囊等疗效均很好。华亭县一、二医院药械科均设立中药炮制室,县第一医院制剂楼扩建至 324 平方米,专业人员增至 6 人,生产常用大输液和常用针剂,供临床应用;华亭县新建安口二院制剂楼 665 平方米,改善了城乡人民的就医用药条件。静宁县医院购进不锈钢夹底配料桶,县中医院制剂室能生产大型输液制剂和普通制剂。崇信县木林、赤城、九功三乡卫生院建成门诊药房共计 1328 平方米。
1986 年,平凉地区制药厂生产的大黄碳酸氢钠片,被评为甘肃省优
质产品,并建成平凉地区制药厂灵台县皇甫谧分厂,有职工 41 人。
平凉地区医药公司中药饮片加工厂共炮制中药 209 种 24 万千克,
产值近 24 万元。华亭县一、二院,采用塔式蒸馏器,不锈钢配料桶,
板枢式不锈钢加压过滤器,生产大输液,每日可生产 500 毫升液体
500 瓶,250 毫升液体 1000 瓶。静宁县医院制剂室修建新制剂楼,
新增 1%丁卡因、阿托品眼药水、毛果芸香碱眼药水,年产值 2.52 万
元。1987 年,平凉地区药品检验所新建了检验业务楼 2000 平方米。
平凉地区制药厂经省上批准又增加新产品 44 个,产品累计达 102
种(含中成药),主要产品有 VC 银翘片、元胡止痛片、复方新诺明
片、安乃近片、四环素片、土霉素片、去痛片、强的松片、咳必清片、
肝泰乐片、扑尔敏片、肌醇盐酸酯片、灰黄霉素片等,生产的"元胡
止痛片"、"大黄碳酸氢钠片"、"VC 银翘片"、"五加片"、"参苏理肺
片"等产品,分获"甘肃省优质产品",该企业被甘肃省政府授予"甘
肃省一级企业"称号。4 月,平凉地区制药厂灵台县皇甫谧分厂建成
中草药提取生产线,年提取五加浸膏 30 吨。平凉地区生化制药厂
生产的人工牛黄,再次被评为"甘肃省优质产品"。12 月底,华亭县
第一、第二人民医院制剂业务用房扩建完成。

　　1988 年,平凉全区药品生产加工机械达 50 台件,加工人员 54
名。其中崆峒区 11 人、泾川 12 人、灵台 5 人、崇信 2 人、华亭 9 人、
庄浪 3 人、静宁 4 人、地区医药公司 8 人,加工炮制品种达 315 种,
生产总量达 80 万千克,工艺流程主要有净选、浸、切片、粉碎、去
核、去油、煨、清炒、爆炒、炒黄、炒焦、炒碳、麸制、酒制、沙制、醋制、
蜜制、水飞等方法,药品生产状况较好和比较稳定的加工厂有平凉
地区医药公司加工厂、平凉市(今崆峒区)、泾川县和华亭县医药公
司加工厂。平凉地区制药厂职工逯德勋、钮心一和平凉地区药检所

职工荆复礼等研究完成的"对本省五加属植物资源的药用研究——倒卵叶五加和藤五加的开发利用"成果,获得省科技进步2等奖。华亭县第一、第二医院和五二医院制剂室所生产药品除供临床自用外,有少量供应临近乡镇卫生院使用。1989年,甘肃省平凉制药厂生产的五加片,在上海获"汉方世界杯金奖"(国际级),并与VC银翘片一起连年被评为甘肃省优质产品。平凉市中医医院主管中药师窦荣卿集三十年经验,自制三黄拔毒散,纯中药制剂(黄连、黄柏、雄黄、花椒、白矾、冰片)。

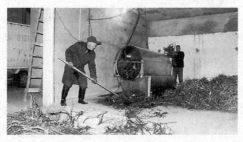

中药饮片加工 (来自网站)

1990年,甘肃省平凉制药厂生产的"五加片",被国家中医药管理局评为优秀奖;生产的"元胡止痛片"、"大黄碳酸氢钠片"、"VC银翘片"、"参苏理肺丸"等分获国家中医药管理局和甘肃省优质产品;生产的安宫牛黄丸、丹炉牌利胆排石片、康尔心胶囊、六味地黄丸等中药产品,疗效显著;6月,平凉制药厂灵台县皇甫谧分厂建成片剂生产线,年生产能力1亿片,生产五加片、土霉素片、复方新诺明片等8种产品。同年,全区12个县(市)级以上人民医院增大灭菌制剂生产,各中医医院加大中药制剂生产规模。平凉市中医院制剂室自制的"银平胶囊"、"银平膏"、"消沙灵眼药水"、"通管丸"、"痔根除"等疗效好。静宁县医院购进蒸馏器、卧式消毒柜、电冰箱、PH计、自动指示旋光仪等,开始使用微孔过滤系统,变暴露的液体流程为密闭流程,年总产值12.25万元,实现利润5.37万元。1992

年,平凉地区制药厂灵台县皇甫谧分厂投资 495 万元,改造扩建片剂、颗粒剂、胶囊生产线,生产 36 种药品,其中接骨七厘片、保胎灵、乙酰螺旋霉素等片剂 23 种,脉安颗粒、板蓝根颗粒等 5 种,利福平胶囊、复方氨酚烷胺胶囊等 8 种。平凉地区医院制剂室制剂楼扩建达标,增加生产普通制剂 20 余种。平凉市中医医院制剂室主要生产银平胶囊、银平膏、消疣洗剂、消肿止痛膏、痔根除、结肠炎丸 2 号方、增视明目丸、通管丸、痛经丸、妇炎灵、痹痛灵、尪痹活络丸、乙肝转阴冲剂、消浊丸、消沙眼水等。泾川县中医医院制剂室制成大黄栓、玉红膏等。灵台县中医院生产的"胃宝胶囊"、"溃愈散"、"健胃止痛胶囊"疗效很好。崇信县医院制剂室筹建,大夫赵效禹研制"感冒立愈汤"、黄国强研制的"加味消瘰汤"、杨军研制的"定坤丹"、梁炳银研制的"妇灵丹"疗效好。华亭县第一、第二人民医院分别改造制剂室,增添净化设备,达到了国家 GMP 标准,取得省颁制剂许可证,制剂品种增加了 0.2%的甲硝唑注射液、0.2%替硝唑注射液、0.2%环丙沙星注射液、0.2%氧氟沙星注射液、复方醋酸钠注射液等,使大输液生产品种达到 11 种,普通制剂有口服合剂以及五官、皮肤外用药等 30 余种。静宁县医院制剂品种增至 27 个,总产值 14.23 万元。12 月 23 日,平凉于建瑞、朱解璞、董建设计的"全波整流组合机头 X 线机"(实用新型名称)获得专利,被南京、天津医疗器械厂和北京 X 线机厂采用,淘汰了传统的自整流 X 线机。1993 年,庄浪县人民医院中医主治医师苏天存,运用养血活血、温筋逐瘀、活血通络、凉血散结、补血益气理论,研制治疗各种关节病的方剂,论文载于《华夏优秀医论》,吴萸温肝汤治疗顽固性头痛、视物昏花,补肝汤加味治疗慢性支气管炎、肺气肿等症,补肝安神汤治疗心脏房室阻滞、心肌供血不足等症。庄浪县防疫站中医师曹科元,创溃疡散汤治疗胃及十二指肠溃疡,益气通脉汤治疗血栓闭塞性脉管炎,益气化瘀汤治疗过敏性紫癜,均获平凉地区科技进步一等奖。1994年,平凉地区医院制剂室技术人员增加到15人,中西药制剂增加到50个品种,年产值达65万元。地区医院杨建都医师研制的舒经活血止痛酊,治疗跌打损伤,获地区科技进步三等奖。泾川县中医院生产的"大黄栓"治疗痔瘘、"脑萎康"治疗中风、"消痛散"治疗痹症、"头痛灵"治疗头痛、"通水灵"治疗输卵管积水疗效明显。崇信县医院制剂室取得制剂许可证,有制剂人员8人,能生产大输液、常用小针剂以及口服、外用普通制剂19个品种。华亭县中医医院制剂室建成,主要生产三黄栓、结肠炎丸、外洗1号、2号、消斑养颜散(丸)、消疣扶正胶囊等。静宁县医院有制剂产品46个,总产值28.19万元。

    1995年,庄浪县医院药械科研制复方烧伤膏治疗烧伤技术,该方是以中药紫苏、熟石灰、丹参、黄柏、地榆、当归、香油等经过加工配制而成,该药药源广、价钱低、使用方便,治愈率高,无毒副作用。医院大夫蒙文成设计的"多人听诊器"(实用新型名称),利用现代电子技术接受转换成电能输入,再用扬声器转换成声能输出,供2至10人听诊,同步检查,是兼有录音功能的多功能临床检测、教学用听诊器,于1月8日获得专利,并于1996年获得平凉地区科技进步二等奖。 1996年,平凉制药厂灵台县皇甫谧分厂生产的复方百部止咳颗粒被第八届西部技术交易会评为金奖产品,新速效感冒胶囊被认定为第八届西部技术交易会指定产品。4月,华亭县第二人民医院生产的制剂有10%葡萄糖注射液、平衡盐注射液、甲硝唑葡萄糖注射液、替硝唑葡萄糖注射液、环丙沙星葡萄糖注射液、5%葡萄糖注射液、5%葡萄糖氯化钠注射液、0.9%氯化钠注射液、复方氯化钠注射液、0.2%氧氟沙星注射液、0.3%环丙沙星滴眼液、0.3%氯霉素滴眼液、1%阿托品滴眼液、1%匹罗卡品滴眼液、1%利福定滴眼液、0.3%环丙沙星滴耳液、4%硼酸酒精滴耳液、3%双氧水、5%硼酸氢钠滴耳液、0.3%环丙沙星麻黄素滴鼻液、复方薄荷油滴鼻液、氯麻滴鼻液、酚甘油滴耳液、朵贝尔氏漱口液、碘甘油等25种。庄浪县人民医院中医主治医师徐集民,创猪肠芪术散治疗胃下垂,方剂收入《甘肃中医》一书,创糖尿病Ⅰ号、Ⅱ号方剂治疗1至2型糖尿病,疗效显著。静宁县医院根据1985年中国医药公司编写的《药品生产管理规范》、《药品生产管理规范实施指南》、1988年卫生部颁布的《药品生产质量管理规范》、1986年中国药材公司制定的《中成药生产管理规范》、《中成药生产工艺技术管理办法》、《中成药生产设备管理办法》和《中药工业质量管理暂行办法》等规定,制定《医院制剂生产质量管理规范》。8月,静宁县中医院成立制剂室,生产红豆软膏、加味香砂六君丸、盆腔炎丸等6个品种。平凉师范学校校医杨旭毅自制的参麻益智胶囊,获得平凉地区科技进步二等奖、9月获得"第八届西交会金奖"、12月获得"中国科技成果转化与新产品交易会金奖",药品临床效果显著,药品市场销售情况良好。1997年,甘肃省平凉制药厂生产的"康灵片"经国家卫生部临床验证批准为国家级三类戒毒新药。平凉地区医院"柴胡注射液制备工艺的研究",获地区科技进步一等奖。灵台县皇甫谧中医院制剂室开始生产,主要药品有胃宝胶囊、健胃止痛胶囊、眩晕停胶囊、神仙意气固本丸、补阳回春丹、厌食灵、溃愈散等。庄浪县中医院生产的"乙肝1号、乙肝2、3、4、5、6号和蚂蚁散冲剂、乙肝利泰3号冲剂"等,医院大夫曹科元研制的"益气化瘀汤"、韩贵周研制的"补肾遗精汤"疗效好。静宁县医院扩大普通制剂的配制生产量。静宁县中医医院制剂室生产的红豆软膏、消肿Ⅱ号产量增加。1998年,甘肃省平凉制药厂加入兰州佛慈制药集团,派集团公司倪宏武任总经理,常驻平凉公司负责管理工作。有高中级制药工程技术人员16人,初级制药工程技术人员40余人,制药设备先进,能生产西药片剂、胶囊等剂型42种,有固定资产638.6万元,净值493.9万元,完成工业总产值918万元,利润30.5万元,税金23万元。3

月 20 日,平凉制药厂灵台县皇甫谧分厂与中外合资陕西利威尔制药有限公司联营,组建陕西利威尔制药有限公司灵台皇甫谧分公司。平凉卫生材料厂有职工 372 人,生产医用橡皮膏 60 万筒,脱脂棉 150 吨,脱脂纱布 450 万米,品种 15 类 45 个规格,累计完成工业总产值 10 275 万元,利润、税金 912 万元。平凉各医院共获得药品生产品种 121 个,其中,平凉市中医医院的银平胶囊、乙肝转阴冲剂、消浊丸、消沙眼水、痣根除、灵台县皇甫谧中医医院的胃宝胶囊、庄浪县中医医院制剂室生产的乙肝 1 号、乙肝 2 号,静宁县中医医院的消肿 II 号和红豆软膏等被列为省级科研项目。平凉地区医院制药厂有副主任药师 1 人,主管药师 4 人,药师 8 人,药士 4 人,生产各种制剂 53 个,占临床用药的 15%,年产值达 173 万元。平凉市人民医院(今市二院)制剂室品种达 40 多个,年产值 40 万元,其中西药制剂 25 个品种,年产值 38 万元,占医院西药用量的 6%,产后风痹丸以及其他外用、内服、膏、擦、洗剂,临床效果良好。平凉市中医院"乙肝转阴冲剂研究",获地区科技进步一等奖,中医科大夫李长春研制的"产后风脾丸防止产后风脾"获得地区科技进步三等奖。泾川县医院制剂室有工作人员 10 人,制剂 5 种,年产值 20 万元,占医院临床用药的 10%。灵台县医院制剂室人员增至 7 人,生产灭菌制剂和 4 种大输液,还生产雷夫努尔注射液、呋喃西林注射液,普通制剂有小儿止咳糖浆、驱风合剂、颠茄合剂、炉甘石洗剂、烧伤油、氯麻滴鼻剂等 6 种,年产值约 20 万元。崇信县医院制剂室自制制剂占本院临床用药量的 7%,年产值为 15 万元。6 月 30 日,华亭县第一人民医院 534 平方米制剂楼竣工投入生产,生产工艺、品种数量、质量等大幅度提高,消毒蒸馏、净化设施全部达到了当时省颁制剂新标准要求,产量增加到每日 1500 瓶,超过了 10 年前的 4 倍。庄浪县人民医院制剂室炮制补中益气丸、小柴胡汤丸等中成药。庄浪县中医院中医科采用中西医结合手段研制成功肝康Ⅰ号、Ⅱ号胶囊,乙肝解毒汤,康毒软坚胶囊,抗汗软肝液,软肝利水汤等中草药制剂,临床疗效显著。静宁县医院制剂室西药制剂有氯化钠注射液、10%葡萄糖注射液、替硝唑 G 注射液、甲硝唑 G 注射液、胃蛋白酶合剂、氟哌酸胶囊、硼酸软膏等 13 种,占医院西药制剂临床用药的 10%。1999 年,平凉地区医院"导尿管的改进和临床应用"获地区科技进步一等奖。平凉市人民医院(今市二院)研制成"CT 定位床边锥颅钻孔穿刺抽血治疗高血压脑出血"。泾川县医院研制出"单侧多平面抗扭转骨外固定器"。华亭县第一人民医院制剂人员有 12 人(含临时工 4 人),制剂有:10%葡萄糖注射液、5%葡萄糖氯化钠注射液、0.9%氯化钠注射液、平衡盐注射液、0.2%替硝唑注射液、0.2%氧氟沙星注射液、0.2%甲硝唑注射液、0.2%环丙沙星注射液、颠茄合剂、甘草合剂、胃酶合剂、1%碘化钾溶液、1%红霉素酊、双氧水、3%硼酸溶液、复方苯甲酸酊、止痒药水、细柳酊、多汗搽剂、炉甘石洗剂、75%乙醇、复方苯甲酸软膏、20%硫磺软膏、水杨酸软膏、白降汞软膏、10%尿酸软膏。庄浪县人民医院更新设备,制剂质量提高,可少批量供应县内医疗单位和诊所。静宁县医院有制剂品种 74 个,总产值 33.26 万元,研制成的"裸眼直视下中耳传音机构修造术研究与应用"获地区科技进步一等奖。

　　2000 年,平凉地区医院"CT 导引下介入诊断和治疗",平凉市中医院"银平胶囊和银平膏治疗银屑病疗效观察",静宁县医院"改良皮瓣固定法在乳癌根治术中的研究与应用"取得初步成果。6 月,庄浪县医院制剂室自动生产线及净化装置投入使用。9 月,陕西利威尔制药有限公司灵台县皇甫谧分公司改制为国家控股、职工参股的甘肃皇甫谧制药有限责任公司。静宁县药材公司饮片加工车间加工炮制饮片 5.5 万千克。11 月 25 日,平凉师范校医杨旭义获得参麻益智胶囊发明专利。2001 年,加入兰州佛慈制药集团的平凉地区制药厂能生产西药片剂、胶囊、浓缩丸、大蜜丸、水丸、冲剂、散剂等剂型 128 种,中药 117 种。平凉地区医院制药厂能生产 153 个品种制剂,但仅生产 53 种,占临床应用的 15%。庄浪县中医院医师孙堆仓、刘来明采用"醒脑开窍"法治疗了中风后遗症。静宁县医院因国家标准提高,无力投资,灭菌制剂停产,仅留 4 名职工,维持普通制剂配制工作。10 月,静宁县中医院制剂室通过省药品监督管理局验收,颁发《医疗机构制剂许可证》。平凉卫校"尸体防腐用液中甲醛浓度监测技术"、平凉市第二人民医院"前列腺切除术中白及粉止血的临床应用"、平凉红会医院"口腔溃疡丸治疗口腔溃疡的临床研究"项目获得成功。2002 年,全市(地改市,原平凉市改名崆峒区)生产西药 14.5 吨,中成药 13 吨,完成工业总产值 974 万元,工业销售产值 661 万元。甘肃省平凉制药厂加入兰州佛慈制药集团后,由兰州佛慈制药股份有限责任公司和平凉市西郊经济开发总公司共同投资 3600 万元,按 GMP 标准建成平凉佛明制药有限责任公司,有丸剂、片剂、胶囊剂 4 条生产线,生产 10 多个剂型 160 多个品种,设计能力为年销售 3800 万元,利税 500 万元,实际完成工业增加值 720 万元,销售收入 1501 万元,税金 72 万元,利润 31 万元。平凉卫生材料厂生产脱脂棉、纱布、医用绷带、橡皮膏、通气胶带、棉签、卫生口罩、铁棒锤止痛膏、伤湿止痛膏等 16 个品种 52 个规格的卫生敷料及膏药。甘肃皇甫谧制药有限责任公司投资 2084 万元,进行达标技术改造,建成符合 GMP 认证验收标准的片剂、颗粒剂、胶囊、提取 4 条生产线,年生产能力达到片剂 2 亿片,颗粒剂 2000 万袋,胶囊 3000 万粒,浸膏 100 吨,远销全国 20 多个省区,利税达到 103.12 万元。静宁县医药公司有饮片加工车间、印刷车间各 1 个,在县城设 8 个大药房,在甘沟等乡镇设 5 个零售门市部。庄浪县人民医院依药品法的规定,因不具备配制条件,撤销《医疗机构制剂许可证》,关停生产。静宁县医院研制的中成药有生化丸、橘红丸、逍遥丸、启脾丸、保和丸、大山楂丸、九味羌和丸、香砂养胃丸、开胸顺气丸、补中益气丸、八珍益母丸、六味地黄丸、参苏理肺丸、龙胆泻肝丸、舒肝健胃丸等 15 种。静宁县中医院研制的《红豆软膏治疗痔疮临床研究》通过省级科学技术成果鉴定；消肿（Ⅱ）号具有活血化瘀、消肿止痛之功效，年销量 5020 袋，收入 3.8 万元；加味香砂六君丸年平均销量 3200 瓶，收入 2.4 万元；盆腔炎丸年销量 3500 瓶，收入 2.89 万元；其他制剂年销量 2.1 万瓶，创收 0.9 万元；所用设备有柠荸式糖衣机、YF300 型粉碎机、6FYS-25 型磨粉机、101-3A 型数显电热鼓风干燥箱等。平凉市卫校"尼可刹米对呼吸抑制的解救及地西泮的抗惊厥作用药理实验技术革新"、静宁县人民医院"聚肌胞滴鼻液在治疗小儿呼吸道感染中的研究与应用"等分获平凉市科技进步一等奖。至年底，医院制剂因 GMP、医药公司制药厂因 GSP 认证验收标准提高，除市人民医院通过 GMP 验收、兰州佛慈制药总公司平凉崆峒分公司和灵台皇甫谧制药有限责任公司通过 GSP 验收继续生产外，其余全部停产。

据统计，平凉饮片和中药制剂经营的种类情况是：1950 年经营中药饮片及制剂 230 种，1958 年，经营中药饮片及制剂 270 种，"文革"中下降到 240 种，1980 年，经营中药饮片及制剂 350 种，1985 年，经营中药饮片及制剂 380 种，1990 年，经营中药饮片及制剂 420 多种，1999 年，经营中药饮片及制剂 510 种，2012 年，经营中药饮片及制剂 630 余种（饮片 450 余种）。现在平凉有药店 650 多家，但单一经营中药饮片的没有一家，大多主营西药，仅有个别临近医院的门店或由老中医的门店中药经营情况比较好。

第四节 中药饮片名称功效

目前，平凉药品市场生产的中药饮片主要有 586 种，现按功效记述如下：

（一）解表药 35 种：生姜、桂枝、炒苍耳子、藁本、柴胡、蔓荆子、葛根、细辛、麻黄、荆芥、香薷、醋柴胡、炒蔓荆子、木贼、白芷、蜜麻黄、荆芥炭、紫苏叶、菊花、炒牛蒡子、蕤仁肉、鹅不食草、羌活、荆芥穗、薄荷、升麻、淡豆豉、桑叶、防风、辛夷、荆芥穗炭、蝉蜕、芫荽籽、浮萍、倒扣草。

（二）清热药 111 种：淡竹叶、黄柏、紫草、金银花、土牛膝、荷包草、望江南、谷精草、盐黄柏、狗肝草、锦灯笼、无花果、黑皮三叶青、鬼针草、栀子、黄柏炭、水牛角、连翘、血见愁、积雪草、胡黄连、焦栀子、龙胆、马勃、漏芦、野菊花、金荞麦、银柴胡、莲子心、牡丹皮、青黛粉、马鞭草、叶下珠、救必应、白薇、芦根、丹皮炭、射干、冬凌草、重楼、荔枝草、地骨皮、密蒙花、黄芩、白蔹、毛冬青、白花蛇舌草、马齿苋、功劳叶、青葙子、酒黄芩、白头翁、千里光、败酱草、猫人参、青蒿、天花粉、苦参、白鲜皮、秦皮、板蓝根、木棉花、楮实子、西瓜皮、赤芍、藏青果、青天葵、半边莲、扭肚藤、夏枯草、炒赤芍、穿心莲、拳参、半枝莲、蒲公英、知母、麸炒椿皮、岗梅根、三桠苦、车前草、忍冬藤、盐知母、肿节风、贯众、山慈菇、垂盆草、水杨梅根、荸荠、蝉花、贯众炭、山豆根、大青叶、土茯苓、石膏、地黄、核桃楸皮、金果榄、大血藤、鱼腥草、芦荟、荠菜、火炭母、蛇莓、地锦草、紫花地丁、黄连、玄参、绞股蓝、天葵子、凤尾草、金莲花。

（三）泻下药 7 种：番泻叶粉、熟大黄、郁李仁、芒硝、大黄、大黄炭、火麻仁。

（四）祛风湿药 39 种：金钱白花蛇粉、香加皮、雷公藤、槲寄生、五爪龙、海风藤、豨莶草、蕲蛇粉、独活、两面针、蛇蜕、徐长卿、宽筋藤、寻骨风、黑蚂蚁粉、防己、木瓜、石楠叶、鹰不泊、鹿衔草、穿山龙、制草乌、辣蓼、千年健、透骨草、地枫皮、青风藤、海桐皮、桑枝、秦艽、威灵仙、半枫荷、伸筋草、天仙藤、老桑枝、桑寄生、五加皮、穿破石、铁包金。

（五）化湿药 11 种：豆蔻、草豆蔻、姜厚朴、草果、麸炒苍术、佩兰、豆蔻花、砂仁、厚朴花、蚕砂、广藿香。

（六）利水渗湿药 45 种：金砂牛粉、白丑、冬葵子、路路通、萱草花、金钱草、玉米须、朱灯芯、黑丑、粉草薢、石韦、萹蓄、广金钱草、车前子、黛灯芯、布渣叶、茯苓、通天草、赤小豆、六月雪、盐车前子、灯芯草、醋商陆、茯苓皮、薏苡仁、海金沙、田基黄、木通、大腹皮、滑石、麸炒薏苡仁、黄毛耳草、溪黄草、小木通、地肤子、鸡蛋花、泽泻、鸡骨草、鸭跖草、扁豆花、冬瓜皮、瞿麦、猪苓、六一散、茵陈。

（七）温里药 13 种：丁香、附片、肉桂、炮姜、高良姜、花椒、荜茇、干姜、制附子、制吴茱萸、炮姜炭、红豆蔻、盐小茴香。

（八）消食药 15 种：鸡内金、炒谷芽、谷芽、麦芽、六神曲、山楂、炒鸡内金、炒麦芽、焦六神曲、焦山楂、炒莱菔子、独角金、焦麦芽、建曲、芒果核。

（九）收涩药 21 种：五倍子、刺猬皮、金樱子、麻黄根、桑螵蛸、乌梅炭、赤石脂、醋五味子、覆盆子、莲须、芡实、石榴皮、乌贼骨、浮小麦、瘪桃干、诃子、莲子、肉豆蔻、乌梅、白背叶根、糯稻根。

（十）驱虫药 2 种：槟榔、土荆皮。

（十一）理气药 30 种：沉香粉、佛手、梅花、八月扎、刀豆、乌药、檀香、麸炒枳壳、木香、川楝子、岗捻根、盐橘核、陈皮、麸炒枳实、川木香、炒川楝子、甘松、薤白、青皮、橘络、素馨花、炒九香虫、荔枝核、紫苏梗、醋青皮、玫瑰花、香橼、醋香附、柿蒂、娑罗子。

（十二）止血药 27 种：白及粉、侧柏叶、地榆、蒲黄、茜草、苎麻根、仙鹤草、三七粉、侧柏炭、地榆炭、蒲黄炭、茜草炭、白茅根、鸡冠花、艾叶、槐花、藕节、血余炭、紫珠草、大蓟、小蓟、贯叶连翘、艾叶炭、炒槐花、藕节炭、棕榈炭、卷柏。

（十三）活血化瘀药 33 种：血竭粉、降香、莪术、煅自然铜、炮山甲、土鳖虫、虎杖、烫水蛭、制乳香、醋莪术、鬼箭羽、姜黄、郁金、鸡血藤、川芎、燀桃仁、醋三棱、急性子、片姜黄、月季花、益母草、炒川芎、炒王不留行、醋五灵脂、凌霄花、千斤拔、泽兰、接骨木、炒没药、茺蔚子、醋延胡素、刘寄奴、失笑散、生莲坊、金雀根、红花、川牛膝、丹参、牛膝、苏木、鬼球、水红花子。

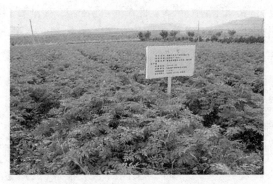

华亭县长势喜人的地膜川芎 （景长宏摄）

（十四）止咳化痰药 58 种：川贝母粉、皂角、蜜马兜铃、橘核、瓜蒌、南沙参、瓦楞子、儿茶、猪牙皂、枇杷叶、桔叶、瓜蒌皮、前胡、煅瓦楞子、木蝴蝶、姜半夏、蜜枇杷叶、白前、瓜蒌仁、青礞石、蛤壳、胖大海、法半夏、制白附子、白果、制天南星、胆南星、皂角刺、清半夏、朱沥半夏、竹茹、姜竹茹、罗汉果、紫苑、密紫苑、旋复花、天浆壳、桔梗、橘红、百部、蜜百部、燀苦杏仁、芥子、炒芥子、炒紫苏子、昆布、海藻、龙胍叶、猫爪草、蜜桑白皮、蜜款冬花、天竺黄、葶苈子、浙贝母、胡颓叶、冬瓜子、平地木、海浮石。

（十五）安神药 15 种：琥珀粉、合欢花、合欢皮、灵芝、制远志、柏子仁、炒酸枣仁、茯神、浮小麦、醋煅紫石英、龙齿、首乌藤、煅磁石、煅龙骨、龙骨。

（十六）平肝息风药 17 种：羚羊角粉、蜈蚣、全蝎、天麻、罗布麻叶、钩藤、蒺藜、炒蒺藜、炒决明子、僵蚕、广地龙、紫贝齿、牡蛎、煅牡蛎、石决明、锻石决明、煅赭石。

（十七）补益药 81 种：铁皮石斛粉、灵芝孢子粉、脐带粉、虫草菌粉、西洋参粉、紫河车粉、鹿角胶、鹿角霜、鹿角、巴戟天、仙茅、杜仲、盐杜仲、杜仲叶、骨碎补、葫芦巴、韭菜子、酒苁蓉、沙苑子、锁阳、狗脊、烫狗脊、菟丝子、续断、盐续断、续断炭、补骨脂、盐补骨脂、盐益智仁、淫羊藿、雄蚕蛾、阳起石、甘草、炙甘草、人参、人参叶、红参、党参、炒党参、太子参、黄芪、炙黄芪、山药、白术、炒白术、大枣、炒白扁豆、刺五加、红景天、栗米馨、酒萸肉、百合、北沙参、醋鳖甲、醋龟甲、龟甲胶、枸杞子、酒女贞子、墨旱莲、黄精、酒黄精、麦冬、牛大力、桑葚、石斛、天冬、玉竹、大胡麻、黑芝麻、阿胶、制何首乌、白芍、炒白芍、当归、当归尾、酒当归、熟地黄、龙眼肉、核桃仁、黑大豆、乌豆衣。

（十八）抗肿瘤药 12 种：天龙、蜂房、黄药子、墓头回、石上柏、菝葜（qia）、白英、龙葵、蛇六谷、石见穿、藤梨根、羊蹄根。

（十九）外用药 4 种：冰片、枯矾粉、硼砂粉、玄明粉。

（二十）其他用药 10 种：石菖蒲、白屈菜、葛花、荷叶、九节菖蒲、明矾、蛇床子、花蕊石、野葡萄根、枳椇子。

第五节 药品税收与价格管理

唐中叶，平凉药品行帮组织渐趋完善，泾州、南使城（今静宁县南）、赤城（今崇信县境）、潘原（今崆峒区境）等城内各行帮供奉着统一的行神——药王。出售成品都有定价，以免引起同行间的竞争，每个行帮由"行东"推举的"行头"掌管行务，在祭神时担任主祭，对外则任该行业代表。行帮控制着当地的市场，每个行帮对产品的质量和规格、价格、原料的分派、产品的销售、劳动时间的长短、帮工的劳动报酬、各个作坊的人数等，都有规定，这种行帮组织一直延续到清末。

明代,征收药物税,有时折银两,有时征物品,官府将药物税主要用于医药大夫工资。清代,政府把药材税作为重要的财政收入。1906年(光绪三十二年),平凉试办百货统捐,征收药材输入输出统捐税,其税均以担计,每担为120千克,不能成担者,以斤计算,值百抽五,一律改收库平现银。1909年(清宣统元年)静宁州收药味银1.7两。1910年(清宣统二年)出口和入口一等药材每担收统捐税2.0元,出口二等药材收0.40元,入口二等药材收3元,出口三等药材收0.40元,入口三等药材收9.00元。当年,平凉县收药味银4.1两,华亭县收46.3两,庄浪县收2.1两,泾州收3.2两。1914年(民国三年)8月16日,甘肃省行政公署公布《甘肃邮寄包裹税简章》10条,该章程为全国首创,对利用邮政包裹邮寄的麝香、牛黄、鹿茸、熊胆等贵重药材偷漏国税的邮件,查补税款,岁计不下数万件,平凉药材邮购补税也为数不少。1925年(民国十四年),平凉县征药材统捐7200银元。1932年(民国二十一年)3月,药材按担收取特种消费税。1933年(民国二十二年)3月,正式取消了百货统捐,改为特种消费税。1935年(民国二十四年),废除药味税,征收特种物品产销税。1938年,对甘草开征货物税。20世纪40年代,一瓶20万单位的盘尼西林针剂价值小麦50千克,一支0.6克的606针剂价值小麦60千克。1940年1月26日,陕甘宁边区政府颁布税法,对药材征收货物税,税率由10%以上降为5%。另增2%至12%的外产药材边境查验手续费。1941年1月1日,改货物税为货物产地税,税率5%。1948年(民国三十七年),中药西药价格奇高,当归(中等)每市斤法币2100元,大黄1000元,复方阿司匹林每片100元法币,盘尼西林每瓶1.6万元,早发大安、大健黄每瓶31万元法币,九一四每支7000元。

1949年,市场药品奇缺,价格上下波动,政府逐步加强药品市场管理,药价统一由国家和省级主管部门划定。1950年,医药商业和卫生事业药房以及诊疗所按 2% 营业额收税。3 月,开征药材交易税,按 3% 收取。1951 年 9 月,药材按 5% 收税。1952 年,经营药材收临商税 6%,复方阿司匹林每百片零售价 0.46 元。1955 年,复方阿司匹林每百片零售价 0.60 元。1956 年,贯彻国家药材总公司制定的《物价工作制度暂行实施细则》,取消特种行为消费税,停征药材交易税,药材公司设置专职物价员。1957 年,复方阿司匹林每百片零售价 1 元;8 月开始,经营药材收临商税 8%。1958 年,甘草每千克由 1952 年 0.36 元涨到 0.96 元, 当归由 1.60 元涨到 3.20 元,党参由 4.80 元涨到 8 元,复方阿司匹林每百片零售价 0.32 元。5 月,经营药材按 10% 收税。1959 年,下调西药价格,西药价格渐降。1960 年 11 月 17 日,华亭县根据平凉市(今崆峒区)文教卫生局通知,各级医疗机构降低了各类剂型的中、西药品价格。1966 年,西药类执行全国统一批零价格,中药材执行全省统一价,各药材公司根据上级物价通知单,转达批零单位和医疗卫生单位。1970 年,药材交易实行平凉一价, 每千克甘草零售价 1.28 元至 2 元, 当归 4.16 元。1973 年,经营药材临商税并入工商税,12 月,降低 141 种西药销售价格。1978 年,将中成药改征增值税。1981 年,放开小药品(乳膏类)价格。1983 年,改革中药材作价办法,恢复地区差价,提高地产中药材收购价和销售价,收购价中黄芩调高幅度 122.22%,柴胡、赤芍、白蒺藜、牙皂、白鲜皮、槐米、淫羊藿、贯众调高幅度在 60% 以上,调高幅度最低的都在 20% 以上,唯杏仁调低 19.33%。1984 年,放开部分西药价格,实行差率控制,在不违反国家物价政策的前提下,打破以往价格统的太死的框框,对购货金额大的给予优惠价,按不同包装、进价高低、有效期远近和销、滞情况分别作价,适当提高医药价格, 对西药开征增值税。平凉连续提高地产中药材购销价,每 10 克收购价土沙参由 0.70 元调为 0.90 元,远志由 2.80 元调为 4.30 元,茜草由 1 元调为 1.2 元,白芷由 0.90 元调为 1.5 元,细辛由 3 元调为 4 元。1985 年,药品价格全部开放,20 万单位青霉素钾盐每支零售价由 0.36 元降到 0.14 元,复方阿司匹林每百片由 1.41 元降到 1 元,葡萄糖注射液每盒由 1.09 元降到 0.95 元。1986 年开始,药店经营实行国家定价、国家指导价和市场调节价,分别使用由平凉地区物价处监制的红、蓝、绿色标价签。1991 年,开征增值税,基本税率上调为 17%。1994 年,对药品执行国家规定的价格和经营差率、作价办法。1995 年,开始对药品采取制定参考价、毛利率和进销差率控制、调价申报备案制度,把零售价控制在 10% 以内。1996 年,药店经营标价签改用成蓝色一色。1997 年,药店、医疗机构药房制作标价牌 98 个。各县卫生局举办药品价格整改培训班,对各卫生院经营的药品进行评价。1998 年,每千克甘草、当归、党参各为 20 元,氨苄青霉素针每支 1.40 元,葡萄糖针每盒 3 元,四环素片每瓶 5 元。2002 年,相继调整省管药品价格 1500 多个品种。至 2012 年,医疗保险基本药物价格实行制定参考价、毛利率和进销差率控制等制度,其余价格放开。国家分别于 2001 年、2003 年、2004 年、2005 年、2007 年对药品进行了五次降价,部分药品降价幅度较大。

总之,平凉对药品价格实行政府调控和市场调节相结合的管理方式。纳入政府价格管理范围的药品是国家基本医疗保险药品及少数生产经营具有垄断性的药品,约占市场流通数量的 20%,销售金额的 60%。政府制定药品价格主要是实行最高零售价格控制,生产经营企业可以降价销售。其他药品实行市场调节价,由企业自主制定价格。政府制定药品价格的主要原则是:补偿成本、合理盈利、反映供求、鼓励创新。在制定价格时还要综合考虑社会经济发展水平、群众承受能力和产业发展政策等因素。政府制定价格的基本程序包括:开展成本和市场价格调查、专家评审或论证、听取生产经营企业及相关利益方意见、价格公示等。当前,在药品价格方面存在的突出问题是部分药品价格偏高，临床使用高价药品现象比较普遍，而廉价药品企业不愿生产，医疗机构也不愿使用，群众药费负担较重。部分药品价格偏高的主要原因：一是平凉药品价格经历了从计划经济时期的严格控制到 20 世纪 90 年代初的基本放开，再到 90 年代后期逐步加强管理的过程，1997 年政府只管理约200 种药品价格，2000 年扩大到 1500 种，2004 年扩大到 2400 种，2012 年扩大到4500 种，但也只占有市场流通数量的 20% 左右，许多药品在放开过程中价格快速上涨，积累的矛盾较多，重新纳入政府定价范围后，降低药品价格，疏导价格矛盾有一个逐步到位的过程。二是现行医疗机构药品零售价格中包含了"补医"的费用，由于平凉医疗服务价格特别是医务人员技术劳务价格长期偏低，医疗机构在医疗服务方面总体上是收不抵支的，为维持医疗机构运行，促进医疗机构发展，满足群众就医需求，国家允许医疗机构通过销售药品获得利润补偿医疗服务亏损，随着医疗机构规模扩大和硬件建设水平的不断提高，成本上升较快，对药品收入依赖也比较严重，改革"以药补医"的现状，取消药品中"补医"的费用尚需要时间。三是流通环节过多过滥，药品不合理加价行为比较普遍。另一方面，政府不断降低政府定价药品价格的同时，对市场调节价的药品价格还缺乏监管手段，一些企业变换名称、剂型变相涨价行为时有发生。

2015 年 5 月初，经国务院同意，国家发展改革委会同国家卫生计生委、人力资源与社会保障部等部门联合发出《关于印发推进药品价格改革意见的通知》，决定自 2015 年 6 月 1 日起，除麻醉药品和第一类精神药品外，取消原政府制定的药品价格。麻醉、第一类精神药品仍暂时由国家发展改革委实行最高出厂价和最高零售价格管理。此前有关药品价格管理政策规定，凡与本通知规定不符的一律废止，以本通知规定为准。

第六节　药品检验

平凉药品检验工作任务主要在市上，各县检验检测设施设备条件差、业务量小，且机构存在时间不长，后各县于2013年机构改革中复又成立县食品药品检验检测中心，但截至2016年12月均未开展检验工作，加之因收集到的资料很少，笔者仅叙述检验检测概况。

1965年，平凉专署卫生局内设药品检验所，有2名专职人员开展工作。1969年冬，专区卫生局药品检验所撤销。1971年在平凉地区防疫站设立药检室，有中药、西药、生测（生物检测）三个检验组，实验用房100平方米，有专业技术人员6人。1975年，成立平凉地区药品检验所，科级单位，配备专业人员6人，地址在平凉市东大街6号，房屋面积137平方米，内设中药、化学、生测三个检验室。1982年，迁至平凉市西大街164号，人员增至10人，其中专业人员6人。1984年，平凉地区药品检验所人员增至13人，其中专业人员7人。12月，泾川县成立药品检验所。1985年，平凉地区药品检验所人员增至24人，其中专业人员17人。

1986年11月，泾川县药检所被国家卫生部树立为"全国先进县级药检所"，获奖金1万元。1987年，平凉地区药品检验所更名为平凉地区药品监督检验所，是依照《中华人民共和国药品管理法》对药品质量实施技术监督检验的法定机构。1988年9月，平凉地区药品监督检验所药品检验业务用楼建成后，迁至平凉市南环路1号，实验室建筑面积1049平方米，内设综合办公室、技术室、生化室、中药室四个科室，附设图书室、中药标本室、仪器室。1989年10月，静宁县药品监督检验所成立，隶属县卫生局，有人员4人，对辖区药品质量进行监督检验。1990年，平凉地区药品监督检验所共完成检品 373 件,合格 203 件,合格率 54.42%。1991 年,平凉地区药品监督检验所人员增至 26 人,其中专业人员 19 人。1992 年,荆复礼等利用药材资源普查资料编写成《平凉药用植物名录》,收集中药材品种 300 余种。据中药材资源普查统计, 平凉市有药用植物927 种,分属 126 科,458 属;药用动物 182 种,分属 86 科;矿物药 9 种, 共有中药材资源 1022 种。其中药用植物分别属于菊科(105种),蔷薇科(58 种),豆科(56 种),毛茛科(55 种),伞形科(45 种),唇形科(134 种),百合科(32 种),蓼科(28 种),玄参科(23 种),禾本科(22 种),十字花科(21 种),藜科(16 种),桔梗科(15 种),龙胆科(15 种),小檗科(15 种),茄科(14 种),石竹科(13 种),兰科(12种),大戟科(11 种),紫草科(11 种),罂粟科(9 种),五加科(7 种),柽柳科(3 种)等。平凉市较重要的中药材品种有:大黄、甘草、麻黄、银柴胡、柴胡、秦艽、党参、黄芪、白芍、赤芍、升麻、淫羊藿、杏仁、桃仁、郁李仁、地榆、白藓皮、远志、酸枣仁、羌活、藁本、香加皮、黄芩、茜草、南沙参、茵陈、款冬花、蒲黄、知母、百合、黄精、麝香、全蝎等33 种。尚有非重点品种菟丝子、地骨皮、白蒺藜、穿地龙、铁棒锤、苦豆草、小茴香、龙骨、龙齿等,产量较大。

1993 年,平凉地区药品监督检验所依据《中华人民共和国药品管理法》,对辖区药品生产、经营及医疗单位的药品质量进行监督检验,完成检品 553 件,不合格 131 件,不合格率 23.68%。1994 年,平凉地区药品监督检验所添置检验设备 8 台件、试剂 300 多种,检验业务进一步增加。1997 年,平凉地区药品监督检验所共检验 551件,检验不合格 156 件,不合格率 28.3%。检品类别分:中药材 222件、不合格 80 件,不合格率 36.04%;中成药 60 件、不合格 34 件,不合格率 56.67%;化学药品 208 件、不合格 35 件,不合格率 16.83%;抗生素 34 件、不合格 5 件,不合格率 14.71%;生化药品 25 件、不合格 2 件,不合格率 8%;医用辅料 1 件,合格。1998 年,平凉地区药品监督检验所人员增至 29 人,共完成检品 640 件,不合格 168 件,不合格率 26.25%。比上年下降两个百分点。检品类别分:中药材 249 件,不合格 80 件,不合格率 32.13%;比上年下降四个百分点;中成药 104 件,不合格 22 件,不合格率 21.15%;化学药品 237 件,不合格 52 件,不合格率 21.94%;抗生素 30 件,不合格 2 件,不合格率 6.67%;生化 19 件,不合格 6 件,不合格率 31.58%;医用辅料 1 件,合格。各级药品检验所经费, 从 1979 年单列拨付。自 1979 年至 1998 年 12 月底,累计检验药品数达到 7854 批次,抽验数 5199 批次,品种达 700 余种。2001 年 12 月,各县药品监督检验所撤销,仅保留平凉地区药品监督检验所,各县(市)抽验药品均送市所检验,各县(市)医院、中医院、医药公司均与地区药检所签订药品检验合同,对各自所购进的药品先向地区所进行送检,待检验合格后再经营使用。平凉卫校于 20 世纪 90 年代建设了中药标本室;2003 年 6 月, 平凉地区药品监督检验所人员增至 31 人, 其中专业人员 22 人。9 月,平凉地区药品监督检验所更名为平凉市药品检验所。2004 年 2 月 26 日,平凉市药品检验所从平凉市卫生局划转,交由平凉市药品监督管理局管理, 属平凉市药品监督管理局直属科级事业单位,同时被确定为全省四个中心药检所之一。2006 年,升格后的平凉医专筹建药学专业实验室 4 个,2007 年开始使用。2009 年 8 月,由省以下垂直管理交由平凉市政府管理,更名为平凉市食品药品检验所,为平凉市食品药品监督管理局直属事业单位,确定编制 26 人,拥有较先进的药品检验仪器设备,包括高效液相色谱仪、气相色谱仪、紫外分光光度计、原子吸收分光光度计、抗生素比浊法测定仪、薄层扫描仪、药物溶出仪、水分测定仪、自动指示旋光仪、全自动电位滴定仪等大型精密仪器。内藏中外文图书资料 3048 册,中药蜡叶标本 3500 份,中药材标本 804 种。自 1999 年至 2009 年 12 月抽验检品数累计达到 4999 件,送检检品 1440 件。2010 年

有职工 31 人,其中业务人员 22 人,占总数的 70.9%;业务技术人员
中副主任药师 5 人,占业务人员的 22.7%;主管药师 4 人,占业务人
员的 18.2%;药师 12 人,占业务人员的 54.5%;药士 1 人,占业务人
员的 4.5%。其他人员 9 人,占总数的 29.0%。有实验办公用房 46 间
共 1009 平方米,其中检测面积 460 平方米。所内设有技术室、中药
材室、中成药室、生化室共 4 个检验科室及办公室、图书资料室等
辅助科室。仪器设备有高效液相色谱仪、气相色谱仪、双波长薄层
扫描仪、紫外分光光度计、微粒分析仪、药物溶出仪、细菌内毒素测
定仪、卡尔费休水分测定仪、电子天平等各类仪器设备 88 台(套),
基本能满足《中国药典》2005 年版及现行各类国家及省部级药品标
准中的中药材、中药饮片、中成药、化学药品、抗生素药品及其制剂
的检测需求。一般年检品量在 500~700 批次左右,其中 2001 年达
到了 1090 批次。2011 年,平凉市食品药品检验所检测药品 1170 批
次,检出不合格药品 82 批次。2012 年,平凉市食品药品检验所检测
药品 1155 批次,检出不合格药品 151 批次。同年,平凉医专升格为
本科院校,设药学本科班。2013 年 9 月,平凉市食品药品检验所更
名为平凉市药品检验检测中心,共检测药品 845 批次,检出不合格
药品 78 批次。2014 年,平凉市药品检验检测中心检测药品 672 批
次,检出不合格药品 53 批次。

　　历年主要科研成果有荆复礼的《五加片》、《倒卵叶五加和藤五
加的开发利用》,许才兴等的《比色法测定人工牛黄胆红素》、《氯化
钠注射液含量测定方法的一点改进》、曹芳的《中药材资源调查及
产业开发》、《1997 年〈中国药学文摘〉收录药物不良反应统计分
析》、《全方位多角度勘验鉴定假劣药品方法研究》,薛金龙、张洁的
《常用中药材真伪鉴别》,赵建邦等的《甘肃省民间习用七类中草药
资源调查》,孟令疆、曲乐英的《护〈夫妇〉神液的制备工艺和临床应
用研究》等都获得了省市级科研成果奖。

历任所长为胡承孝(1965 年至 1982 年 7 月)、赵麟玺(1982 年 8 月至 1984 年 3 月)、徐洲杰(1984 年 4 月至 1985 年 8 月)、王敏 (1985 年 9 月至 1991 年 7 月)、秦彦成（1991 年 8 月至 1999 年 9 月)、王勤忠(1999 年 10 月至 2006 年 12 月)、陈生义(2007 年元月 至 2008 年 12 月)、邵永军(2008 年 12 月至 2013 年 9 月)；从 2013 年 9 月至 2016 年底中心副主任为邵永军、信小龙。

第七节　特殊药品管理

特殊药品是指麻醉药品、精神药品、医疗用毒性药品、放射性 药品以及药品类易制毒化学品、兴奋剂(蛋白同化制剂、肽类激素、 终止妊娠药品)、含特殊药品类复方制剂。上述六大类药品简称为 "麻、精、毒、放"药品，均具有两重性，合理使用是医疗必需品，解除 患者病痛，使用不当或滥用会影响到公众身心健康和生命安全。因 此，根据《中华人民共和国药品管理法》第三十五条规定，国家对麻 醉药品、精神药品、医疗用毒性药品、放射性药品，实行特殊管理。

麻醉药品共 12 类：阿片类有阿片片、阿片粉、复方桔梗片、复 方桔梗散片、阿片酊；吗啡类有盐酸吗非注射液、盐酸吗啡阿托品 注射液、盐酸吗啡片；盐酸乙基吗啡类(狄奥宁类)有盐酸乙基吗非 注射液、盐酸乙基吗啡片；罂粟碱类(怕怕非林类)有盐酸罂粟碱注 射液、盐酸罂粟碱片；可待因类有磷酸可待因注射液、磷酸可待因 片、磷酸可待因糖浆；福尔可定类有福尔可定片；可卡因类有盐酸 可卡因注射液；全阿片素类(潘托帮类)有全阿片素注射液、全阿片 素片；阿朴吗啡类有盐酸阿朴吗啡片、盐酸阿朴吗啡注射液；丙烯吗 啡类有丙烯吗啡片、丙烯吗非注射液；大麻类有大麻浸膏；合成药 类有杜冷丁注射液、杜冷丁片、安侬痛片(安那度尔)、安侬痛注射 液、枸盐酸芬太尼注射液、美散痛注射液、美散痛片、冰毒、摇头丸等。

　　精神药品不是毒品,但直接作用于中枢神经系统,使之极度兴奋或抑制, 分为第一类和第二类精神药品。第一类精神药品主要有:布苯丙胺、卡西酮、二乙基色胺、二甲氧基安非他明、羟基四氢甲基、苯吡喃、二甲基色胺、二甲氧基乙基安非他明、乙环利定、乙色胺、麦角二乙胺、二亚甲基双氧安非他明、麦司卡林、甲卡西酮、甲米雷司、甲羟芬胺、乙芬胺、羟芬胺、六氢大麻酚、副甲氧基安非他明、赛洛新、赛洛西宾、咯环利定、二甲氧基甲苯异丙胺、替苯丙胺、替诺环定、四氢大麻酚、三甲氧基安非他明、四甲基硫基安非他明、苯丙胺、安非拉酮、安咪奈丁、二甲氧基溴苯己胺、丁丙诺啡、右苯丙胺、二甲基安非他明、芬乙茶碱、氯胺酮、左苯丙胺、左甲苯丙胺、马吲哚、甲氯喹酮、去氧麻黄碱、去氧麻黄碱外消旋体、甲喹酮、哌醋甲酯、莫达非尼、苯环利定、芬美曲秦、司可巴比妥、四氢大麻酚及其立体化学变体、三唑仑、齐培丙醇等 52 种。第二类精神药品有异戊巴比妥、布他比妥、布托啡诺及其注射剂、咖啡因、去甲伪麻黄碱、安钠咖、环己巴比妥、地佐辛及其注射剂、右旋芬氟拉明、芬氟拉明、氟硝西泮、格鲁米特、呋芬雷司、喷他佐辛、戊巴比妥、丙己君、阿洛巴比妥、阿普唑仑、阿米雷司、巴比妥、苄非他明、溴西泮、溴替唑仑、丁巴比妥、卡马西泮、氯氮卓、氯巴占、氯硝西泮、氯拉卓酸、氯噻西泮、氯口恶唑仑、地洛西泮、地西泮、艾司唑仑、乙氯维诺、炔己蚁胺、氯氟卓乙酯、乙非他明、芬坎法明、芬普雷司、氟地西泮、氟西泮、羟丁酸、哈拉西泮、卤沙唑仑、凯他唑仑、利非他明、氯普唑仑、劳拉西泮、氯甲西泮、美达西泮、美芬雷司、甲丙氨酯、美索卡、甲苯巴比妥、甲乙哌酮、咪达唑仑、纳布啡及其注射剂、尼美西泮、硝西泮、去甲西泮、奥沙西泮、奥沙唑仑、匹莫林、苯甲曲秦、苯巴比妥、芬特明、匹那西泮、哌苯甲醇、普拉西泮、吡咯戊酮、仲丁比妥、替马西泮、四氢西泮、乙烯比妥、唑吡坦、扎来普隆、麦角胺咖啡因等 78 种。

医疗用毒性药品有 39 个品种,分毒性中药品种和西药毒药品种,其中毒性中药品种有砒石(红砒、白砒)、砒霜、水银、生马前子 、生川乌、生草乌、生白附子、生附子、生半夏、生南星、生巴豆、斑蝥、青娘虫、红娘虫、生甘遂、生狼毒、生腾黄、生千金子、生天仙子、闹阳花、雪上一枝蒿、红升丹、白降丹、蟾酥、洋金花、红粉、轻粉、雄黄等 28 种;西药毒药品种有去乙酰毛花甙丙、洋地黄毒甙、阿托品、氢溴酸后马托品、二氧化二砷、毛果芸香碱、升汞、水杨酸毒扁豆碱、亚砷酸钾、氢溴酸东莨菪碱、士的宁等 11 种。

据有关志书记载,鸦片传入平凉境内,早见于清乾隆年间。至 1949 年前,全市各县均有种植,均产烟土,吸者多达万余众。清廷、民国虽然推行"禁政",光绪七年 3 月,有鉴于"税捐加则洋药、土药之价必贵,价贵则瘾轻者必戒,瘾重者必减"(左宗棠奏),平凉开征"烟厘",然以开征"烟厘"滥收罚款,以罚代禁为途,实为明禁暗纵。1929 年冬,平凉各级公安机关铲除鸦片原植物近 1000 万株。可见平凉是特殊药品管理的重点区域。

1950 年,经政务院批准,由卫生部颁发了《管理麻醉药品暂行条例》;静宁县人民政府遵照中央人民政府政务院公布的《关于严禁鸦片烟毒的通令》,责令民政、公安、卫生等部门组织民兵铲除烟草、查封烟馆、没收烟土。1951 年,平凉专员公署批转卫生部颁布的《麻醉药品管理暂行条例》及其实施细则,以及省卫生厅关于停用、限用、禁用过期失效药品的有关文件规定,鉴于麻醉药品、精神药品和医疗用毒性药品等属于特殊药品,用之得当,可治疗疾病,减轻病人痛苦,使用不当,则会中毒或成为瘾癖,危害人体健康,因此,对这类药品必须实行严格管理,定点生产,定点供应,限量购买,控制使用等;专署及各县政府卫生科开始审批麻醉药品申购卡片,监督各医院麻、毒、剧药品的使用保管,办理药政有关事宜;各县卫生工作者协会于5月开始对麻醉药品进行社会存量的摸底造册登记,医疗单位原存的麻醉药品,登记后仍留原单位使用,私营药商原存的麻醉药品,登记后由各县卫生局批给医疗单位使用,售完为止,不再经营,公私医疗单位的日常供应,由卫生局指定有经验的药商负责供应,对麻、毒、精神药品等特殊药品实行严格的管理,有力制止了特殊药品的滥用现象。1952年,平凉的麻醉药品登记处理工作基本完成,《麻醉药品管理暂行条例》中的有关规定基本得到贯彻,所用麻醉药品在省医药公司采购,但采购手续及购用数量需经各县卫生局审批。各县卫生院建立麻醉药品管理制度和贵重药品批审制度。1954年,省卫生厅、省医药公司批准平凉县药材公司成立麻醉药品供销点,统管统销平凉特殊药品,供应对象为平凉、庆阳、西海固三地区的各大医院。5月起,为方便使用单位购用,对使用单位每次采购的手续和数量的审核,也交由药材公司按条例规定统一办理,但销售部门一度把关不严,超量销售阿片类麻醉药品。以后严格执行管理条例,在供应环节上出现的问题逐步减少。此外,对巴比妥、氰化钾、水银、马前子等剧毒药品,在医疗单位使用方面严格管理。1956年,卫生部颁发《管理麻黄素暂行办法》,要求将麻黄素作为"限制性剧药"严加管理,平凉专区开始控制生产,规范销售和使用。1957年3月,平凉专署遵照省卫生厅通知,鉴于一些人对麻黄素、复方樟脑酊、咖啡因、安眠酮、强痛定等精神药品用于非医疗,影响了健康,规定此类药物只供应医疗单位使用,一般零售药店不得经营。1963年,经国务院批准,卫生部、化工部、商业部联合颁发的《管理毒药、限制性剧药的暂行规定》和卫生部、商业部颁发的《管理毒性中药的暂行办法》实施。平凉专署按照中央卫生部、化工部、商业部、财政部《关于加强麻醉药品管理严防流弊》的联合通知要求,规定县以上医院主治医师才有麻醉药品处方权,其他无权使用麻醉药品的医疗单位把库存的麻醉药品查对核实如数上交有关部门,统一管理。平凉县药材公司经营中违反麻醉药品管理条例,被省卫生厅通报批评,并撤销麻醉药品供应点。静宁县按照国家、省卫生厅、地区专署有关规定,对全县医疗卫生单位购用麻醉药品的条件进行审查整顿,经审查确定县人民医院、威戎、仁当、雷大、高界、红寺、甘沟6个地区卫生院和城关联合诊所等8个单位具有购用麻醉药品权,具有处方权的大夫32人,并严令各单位办理统一购买麻醉药品卡,制定保管、使用、发药、消耗报告制度。

　　1964年4月,平凉专署转发卫生部《管理毒药、限制性剧药暂行规定》,将毒、限剧药分为三类,明确了品种范围。11月24日,静宁县文教卫生局,根据《关于处理医疗现存麻醉药品的通知》,县以下医疗单位停止使用麻醉药品,将麻醉药品如数按国家统一批发价格计算,于12月20日前全部调配到县人民医院,县人民医院根据毒限剧药品的使用范围,核定西医内科、外科、妇科麻醉药品处方权医生,做到"五专"(专人保管、专柜加锁、专用账册、专用处方、专册登记),对含有水银、砒霜、斑蝥、马钱子、草乌、藤黄等品种毒性药物,遵照传统方法和用药要求炮制,严禁私人制售毒性中药。1965年7月,国家卫生部下发《管理毒性中药的暂行办法》,确定毒性中药管理品种和要求,平凉各县根据要求开始制定制度加强管理。1966年,按照卫生部、化工部、商业部《关于麻醉药品供应和使用问题的通知》精神,平凉各县建立健全了麻醉药品管理制度,在购用的限量上,统一由专署卫生局批准,每10张床以上单位为一级限量,50张床以上为二级限量,各医疗单位填写使用麻醉药品卡,加盖本单位、上级主管部门和专署卫生局印章,然后凭卡购药。9月,省卫生厅批准恢复平凉县药材公司麻醉药品供应点,承担平凉、庆阳两专区的供应,药材公司为各使用单位建立购药专用账册,各医疗机构存药数字必须与医药公司专账数字一致,存药数量不符者,不予售药。1967年,平凉县发生"武斗",麻醉药品被"群众组织"非法使用,造成管理混乱,损失杜冷丁注射液12 145支,药片300片,吗啡注射液100支,吗啡阿托品注射液1700支,盐酸乙基吗啡粉17支,药片100片,总价值3261元。1968年,平凉县药材公司依照《麻醉药品管理条例》,重新整理麻醉药品使用报告单、订购单、各项印件,购用限量表、品种使用范围等,设专人、专柜、专账管理。

1978年,平凉抽调专业人员对麻醉药品经营使用单位的管理情况进行重点检查和不定期抽查,及时处理存在问题;9月,国务院颁发《麻醉药品管理条例》,平凉专署卫生处发出贯彻落实《通知》,静宁号召全县各医疗卫生单位学习《麻醉药品管理条例》、《关于印发"麻醉药品管理办法"的通知》精神,健全完善各项制度,落实各项管理规定。平凉县卫生局给医疗单位重新换发麻醉药品供应卡片,并规定县级以上医院使用权限、数量。1979年2月,卫生部制定印发了《麻醉药品管理条例细则》,要求使用单位在管理上做到"专人管理、专柜加锁、专用账册、专用处方、专册登记",处方保存3年,麻醉药品处方按规定剂量开写,不得超过2日量,处方权在有主治医师的单位,由主治医师开写,没有主治医师的医疗单位,由领导指定高年资住院医生开写,其他医生一律无麻醉药品处方权。6月,国家卫生部与国家医药总局重新颁发《关于医疗用毒药、限制性剧药管理规定》,包括西药毒、限剧药和毒性中药均分两类管理。7月1日起,省卫生厅将购用麻醉药品的审批工作下放给地(州、市)卫生局,同时全面更换了《购用麻醉药品印鉴卡片》,在换卡中,对原批准的单位进行了复查,条件具备的,按规定重新核定限量级别,发给新卡,继续供应,对条件不具备的单位,则停止供应;规定各地(州、市)卫生局必须指定专人负责审批工作,刻制"麻醉药品审批专用章",确定原经卫生部、商业部批准的酒泉、张掖、兰州、临夏、天水、武都、平凉、庆阳等八个麻醉药品供应点暂且不变,为方便购药可就近或跨区供应,并积极开办邮寄工作,增加三级供应网点;规定了医务人员使用麻醉药品的审批手续,晚期癌症病人使用麻醉药品的核发条件以及医疗单位撤并或机构变化时剩余麻醉药品的处理办法,对科研、教学单位所需麻醉药品的供应也作了规定;平凉地区医药公司是麻醉药品二级供货单位,经营的麻醉、毒限剧药品必须按规定供应,禁止非法使用、储存、转让或借用。

1980 年,平凉地区行政公署转发执行甘肃省卫生厅和省医药管理局新调整的毒药、限制性剧药的品种,新增补复方樟脑酊和苯巴比妥片、速可巴比妥钠片。1981 年 2 月,平凉各县停止使用复方樟脑酊。1982 年 10 月,鉴于省卫生厅在检查中发现岷县有 243 人吸食毒品和精神药物,岷县医院 7 月给城关十里大队的一个烟民一次开出复方樟脑酊 4 瓶的严重事件,为了引以为戒,查清本地区的情况,平凉地区卫生处和地区医药管理局安排了药品安全和质量大检查,形成了检查报告,在《关于平凉医药质量检查情况的报告》中指出:"部分单位对毒、限剧药品未能严格按照《管理规定》的要求进行管理和销售,一类毒药水银等,没有专人专柜加锁保管;二类毒限剧药如生白附子、生巴豆、斑蝥等没有单独存放,多与其他药品混杂,没有明显标志和明确的审批手续;一些边远地区药店,缺乏熟悉药性的药剂人员负责管理、调配、发售毒、限剧药,乱开乱供,配方时随便出售,超量供应等现象不同程度存在。"同时在报告中强调:"麻醉药品、贵重药品、一类毒、限剧药必须做到专人、专柜、加锁保管,二类毒、限剧药应分别单独存放,明显标志,不准与无毒药、人用药混放、混装。"12 月,平凉地区将强痛定列入医疗用毒、剧药加以管理,并做出限量供应的规定。

1983 年 1 月,平凉地区针对毒、限剧药管理存在的问题,要求各级卫生部门对麻、毒、限剧药品的产、购、销进行一次检查,并实行严格的控制与监督管理。3 月,地区卫生处发出《关于进一步加强毒、限制药管理,取缔制售假药意见的通知》。7 月,为贯彻中共中央、国务院《关于禁绝鸦片烟毒问题的紧急指示》,和甘肃省《关于做好戒烟毒药片供应、使用管理的通知》,地区卫生处下发紧急通知,规定戒烟毒药片的供应、使用均按照麻醉药品管理办法进行管理,要求以县为单位,由县人民医院填报《购用麻醉药品审批单》,经地区卫生处审查,报省卫生厅批准供应,医院应指定专人负责,专柜加锁保管,专账记载。11 月,平凉下发关于贯彻《麻醉药品国内运输管理办法》、《药政管理条例》的通知,各县医院加强对麻醉药品的运输管理,对鸦片、吗啡、可待因、杜冷丁等 39 种毒、麻、限剧药品实行"五专"管理。静宁县卫生局给县人民医院及各乡镇卫生院统一印发《麻醉药品专用处方》、《临床麻醉药品专用卡》,规定使用处方权范围,确定各医疗单位使用麻醉药品医生名单,由药政股负责定期检查,《购用印鉴卡》,按卫生部《关于发布"医疗单位麻醉药品、精神药品计划供应办法"的通知》、《关于"医疗单位麻醉药品、精神药品计划供应办法"的补充通知》规定有效期为 3 年,到期重新申请、填写审批卡片,填报医药技术人员数、床位数、平均住院人数、平均门诊人数等,县卫生局加注审查意见,平凉地区卫生处审批,平凉市(今崆峒区)医药公司按等级限量供应。1984 年 3 月,地区卫生处和公安、工商、医药等部门,贯彻卫生部《关于进一步加强对安钠咖管理的通知》,通知各县卫生部门对烫吸安纳咖、复方樟脑酊和扎注强痛定等精神药物的情况进行检查,作出定点经营、限量供应、控制使用的规定,要求将医用安钠咖制剂一律交由县以上医药公司限量供应,其他单位禁止销售,乡镇以下医疗单位不得购买使用安钠咖。11 月,平凉贯彻卫生部、国家医药管理局《关于进一步加强安咖管理的通知》,要求各医疗单位必须凭处方供应病人,每张处方针剂不得超过 4 支,片剂不得超过 30 片;贯彻卫生部、公安部、农牧渔业部、国家医药管理局、国家行政工商管理局《关于进一步加强安钠咖管理的通知》，实行按季限量供应，医疗单位只限于公社卫生院以上凭处方使用，限定3日量，医生要根据医疗需要使用，严禁滥用；平凉对全区的经营、医疗单位麻醉药品的管理、账目和保管情况进行了核查，作为考核申请发证单位的一项基本条件进行检查验收，从而使麻醉药品的管理进一步规范化、法制化。1985年，《中华人民共和国药品管理法》颁布实施。平凉地区共查处麻醉药品9种，价值314.25元，全部进行了销毁。平凉市（今崆峒区）药品质量大检查中，查出医疗个体户非法经营杜冷丁注射液298支，予以没收，并罚款处理。1987年11月28日，国务院发布《麻醉药品管理办法》。

1990年，地、县（市）禁毒领导小组成立，卫生部门作为领导小组成员单位参加禁毒专项斗争，组织药剂人员、医疗技术人员普法培训，严管毒品。1992年7月，各县卫生部门重新确定各乡镇（中心）卫生院具有麻醉药品处方权的医生，医政股将麻醉药品使用情况列为一项重要考核内容，对发现的问题及时处理。1994年，各县医院制定药品质量管理制度，毒、麻、限、剧药品管理制度，医疗器械管理制度。1997年，平凉共审批麻醉一类精神药品购用卡98个，对麻醉药品、精神药品的处方书写、限量规定、调剂要求、处方保存等情况均进行了检查，使各麻醉精神药品使用单位均达到了"四专、双锁、核对"等规范化管理标准。同时开展了二类精神药品的专项检查，共查处非法经营安定、氨酚待因、苯巳比3种精神药品158盒瓶，价值1638.87元。静宁县医院对毒麻药品"五令"制度进行了修改完善。庄浪县对医院《麻醉药品管理办法》《精神药品管理办法》执行情况开展了执法检查，对特殊药品进行日常监管、专项整顿、突击检查。2003年，庄浪县审定具备二类精神药品资质的药品企业 16 家,县城 4 家,乡镇 12 家;具备麻醉药品资格医疗机构有 9 家,县城 2 家,乡镇 7 家;医疗单位使用二类精神药品、麻醉药品做到"五专"(专门账簿、专柜加锁、专人管理、专用处方、专册登记)管理;对因镇痛需长期使用麻醉或一类精神药品的患者,实行专用卡制度,医疗机构均凭医师处方使用氯胺酮,药店严禁销售。2006 年,各县级医疗机构、乡镇各卫生院购进二类精神药品渠道规范,使用存储均达"五专"要求,没有发生流弊事件。2013 年,平凉市特药批发企业 2 家,使用企业近 200 家,除实行"五专"管理制度外,实行电子监管,落实"周监管工作记录"制度,每周至少开展一次"网上"监督。

第八节　医疗器械管理

医疗器械,是指直接或者间接用于人体的仪器、设备、器具、体外诊断试剂及校准物、材料以及其他类似或者相关的物品,包括所需要的计算机软件;其效用主要通过物理等方式获得,不是通过药理学、免疫学或者代谢的方式获得,或者虽然有这些方式参与但是只起辅助作用;其目的是:疾病的诊断、预防、监护、治疗或者缓解;损伤的诊断、监护、治疗、缓解或者功能补偿;生理结构或者生理过程的检验、替代、调节或者支持;生命的支持或者维持;妊娠控制;通过对来自人体的样本进行检查,为医疗或者诊断目的提供信息。医疗器械分为三类,第一类是指通过常规管理足以保证其安全性、有效性的医疗器械,如医用棉签、胶布等,现在无需备案有营业执照就能经营;第二类是指对其安全性、有效性应当加以控制的医疗器械,如医用刀剪、缝合针等,需到食品药品监督管理局备案才能经营;第三类是指用于植入人体支持、维持生命;对人体具有潜在危险,对其安全性、有效性必须严格控制的医疗器械,此类医疗器械必须到食品药品监督管理局办理许可证才能经营。第三类医疗器械包括 8 个小类, 即一是一次性使用无菌医疗器械包括一次性使用无菌注射器、一次性使用输液器、一次性使用输血器、一次性使用麻醉穿刺包、一次性使用静脉输液针、一次性使用无菌注射针、一次性使用塑料血袋、一次性使用采血器和一次性使用滴定管式输液器;二是骨科植入物医疗器械包括外科植入物关节假体、金属直型、异型接骨板、金属接骨、矫形钉、金属矫形用棒、髓内针、骨针、脊柱内固定器材;三是填充材料包括乳房填充材料、眼内填充材料、骨科填充材料;四是植入性医疗器械包括人工晶体、人工心脏瓣膜、心脏起搏器、血管内导管及支架;五是角膜塑性镜;六是婴儿培养箱;七是血浆分离杯、血浆管路;八是空心纤维透析器等。

平凉医疗器械的应用历史,根据考古发掘可以追溯到新石器时代的"砭石",青铜器时代出现了医用金属针,南北朝时开始使用镊子,宋、元、明、清均有过中医使用的新器械。但古代和近代医疗器械的发展、使用和管理情况,文字记载太少,下面只列叙现代的有关情况。

1949 年,平凉卫生院、美华医院、公教诊疗所、红十字会诊疗所,有听诊器、体温计、三大常规检验玻璃器皿和刀剪等简单手术器械,平凉卫生院有 30 毫安 X 光透视机 1 台。7 月,泾川卫生院1949 年前夕有低倍显微镜 1 架和做常规治疗所用的刀、剪、镊子等用具。8 月,静宁县解放,县人民政府接收国民党县卫生院器械 24种,分别是手术刀 1 把、麻醉口罩 1 个、产科钳 1 把、止血钳 2 把、弯止血钳 2 把、普通镊子 1 把、导尿洗涤器 1 具、橡皮导尿管 1 支、橡皮管 1 条、脓盘 1 个、漏斗 1 个、煮锅 1 口、探针 1 支、软膏罐 2个、受水器 1 个、滴管 3 个、听诊器 1 具、大号针头 8 支、小号针头 7

支、10毫升铁头注射器1具、20毫升注射器1具、2毫升注射器1具。1950年,平凉专署和各县政府卫生科负责医疗器械管理工作,医疗器械设备开始从无到有,从常规逐步向精密仪器发展。8月,华亭县人民卫生院成立时,接收民国末期卫生院残存物品价值约10万元旧币(折合人民币10元),接纳个体行医人员王笃信药械价值5千万元(折合人民币5千元),即:镊子、剪刀、针管、药品等。静宁县卫生院设手术室,新购进三折式手术床1张。1953年,静宁县卫生院有显微镜1台,牙科器械1套、换药车1辆、四轮病车1辆。1954年,华亭县人民卫生院增添了高压消毒锅、接产箱、手术包等,静宁县医院购置万能手术床1副。1955年9月,平凉专署卫生科调拨华亭县人民医院显微镜1台。1956年4月6日至5月6日,省上在兰州举办了中医中药展览会,展出甘肃出土的石刀、碳石、骨针、陶俑陶杯等医疗器械和700多种地道药材,平凉选送石刀、骨针和50多种地道药材参加会展。1959年,平凉专署向各县医院调拨先进医疗器械,其中调拨静宁县医院100毫安X光机1台(捷克产),这期间,各县乡镇卫生院仅有血压计、听诊器之类简单器械。1960年,市人民医院(本节医院名称按照2015年叫法,下同)、市第二人民医院有200毫安X线机、显微镜、九孔无影灯、万能手术床、培养箱、心电图仪、电泳仪、卧式高压消毒锅、1/万分析天平、救护车等仪器。1962年,华亭县二院增添了X光机、下腹部手术器械、电动吸引器等医疗器械。1963年,华亭县第一人民医院增添了30毫安X光机、万能手术床、高倍显微镜、立式高压消毒锅等大型医疗设备。庄浪县医院增加50毫安X光机、万能手术床、麻醉机、氧气筒、腹部手术包、输卵管结扎器、眼科检查器、牙科器械、产床、石膏床等各1台(套)。20世纪60年代后期开始,医疗器械发展步伐加快,1966年,静宁县卫生局给县医院李店分院配发15毫安X光机1台,显微镜1台。1967年,静宁县医院购置了救护车1辆。

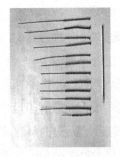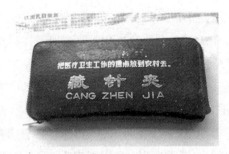

20世纪60年代针灸包针灸针（李喜红摄）

20世纪70至80年代,医疗器械配备执行"使用单位报计划,付三分之一款,省地补助三分之二"的规定。1970年,平凉市人民医院、市二院各增加了超声波诊断仪、纤维胃镜、同位素扫描仪、照相显微镜、手术显微镜、牙科综合治疗台和诊断机。1971年,静宁县给甘沟中心卫生院配发15毫安X光机1台,使全县发展到4台、显微镜6架、手术床13张、高压消毒器16台、手术刀包11个、无影灯2台。1973年,各县配备计划生育手术器械四大件,其中静宁县增加227件。1976年,全市给近200个生产大队配齐产包。1977年12月,经省编委批准成立"甘肃省卫生厅医疗器械处",对外为省医疗器械公司,负责全省医疗卫生单位大型医疗器械的采购供应。平凉地区卫生处要求各医院加强医疗器械采购计划报批管理,并组建维修组,积极开展医疗器械维修维护工作。1979年,华亭县第一人民医院增添了200毫安X光机、A型超声诊断仪。1980年,平凉市人民医院、市二院增加电测听器、心脏除颤起搏器、心脏监护分析仪。1983年12月,庄浪县医院购置使用超声心动图机、膀胱镜。1985年,平凉市人民医院、市二医院增加V免役计数器、心电图示波器、心脏监测去搏器、心电图分析仪、自动三道心电机、心脏急救装置、二维超声心动图仪、超声心动图仪等精密仪器。华亭县一人民医院共有各种大、中型医疗器械145台(件),县二院共有各种医疗器械110台(件),中医医院有各种主要医疗设备17台(件),乡镇卫生院有 50~30 毫安 X 光机 12 台、单、双目显微镜 10 台、乙种手术包 8 套、丙种手术包 10 套、下腹部刀包 1 套、基础外科刀包 1 套、计划生育器械包 18 套、绝育刀包 8 套、赤医刀包 60 套、简易手术床 10 张、综合产床 3 张、眼科刀包 1 套、妇产科刀包 1 套、无影灯 7 台、冰箱 14 台。庄浪县在医学科技手段上，电子计算机 X 线断层扫描机（CT）、1250 毫安 X 线诊断机、电子显微镜、心脏监护仪和多功能生化测定仪、B 型超声诊断仪以及放射医疗等高精医疗器械设备已用于科研和临床。静宁全县医疗器械总值 31.4 万元，主要有 X 光机 22 台，显微镜 21 台，电冰箱 13 台，干燥箱 11 台，恒温箱 11 台，分光光度计 2 台，光点比色计 6 台，分析天平 5 台，电动离心机 10 台，脑电图机 1 台，心电图机 6 台，纤维内窥镜 1 副，超声波诊断仪 2 台，洗胃机 1 台，手术床 18 张，麻醉机 8 台，无影灯 15 台，手术刀包 38 个，电动吸收器 10 副，咽喉镜 6 副，高速牙钻 1 个，产床 16 张，高频电刀 1 把，膀胱镜 1 副，直肠镜 1 副，乙状结肠镜 1 副，超声波治疗机 1 架，红外线灯 1 台，紫外线灯 1 台，高压消毒器 33 件。11 月 2 日，省卫生厅召开全省医疗器械管理工作会议，会上讨论修改了《甘肃省医疗器械管理试行办法》，要求地县医院设立医疗器械管理科，加强管理。12 月，省卫生厅颁发了《甘肃省医疗器械管理章程》，为全省医疗器械管理工作提供了管理制度和行政法规。1986 年，平凉市人民医院率先单独设置了医疗器械管理科。1987 年，华亭县一院购置 B 超、胃镜、心脏监护仪、300 毫安 X 光机各 1 台。1988 年，华亭全县万元以上大型医用设备 8 台（一医院购置了 X 光机 2 台、救护车 1 辆、进口食道胃内窥镜 1 台；二医院 X 光机 2 台，救护车 1 辆；防疫站计划免疫车 1 辆，地方病防疫车 1 辆）；千元以上医疗设备 88 台（件），60% 以上安装在县级医院。

20 世纪 90 年代初，各县级医院根据自身临床需要，可自行添置小型医疗器械设备，县级医疗机构装备有小功率 X 光机，M 型、A 型、B 型超声波诊断仪，单导心电图机，16 频道脑电图机，581、721

光电比色计,生化分析仪等仪器设备,诊断、治疗水平逐步提高;乡镇中心卫生院仅配备功率为 50 毫安的 X 光机,显微镜、手术刀包、高压消毒器、无影灯等临床设备。1990 年,对全市 31 所乡镇卫生院装备医疗器械 25 种 319 台(件)。1993 年,全市乡镇卫生院装备医疗器械 90 台件,包括 B 超、心电图机、30~200 毫安 X 光机。1995 年,全市 81.7%的乡镇卫生院装备了 30~200 毫安 X 光机,39.6%的乡镇卫生院装备了心电图机,县级综合医院和中医院全部装备了 B 型超声诊断仪和胃镜,部分县医院还引进了 500 毫安彩色遥控 X 光机,平凉市医院和市二医院还引进装备了具有 90 年代先进水平的电子计算机扫描诊断仪和纤维支气管镜。其中华亭全县有万元以上医疗设备 16 台(件),10 月 18 日,县一院购置德国西门子心腹两用 B 超仪 1 台。庄浪县医院添置了母婴监护仪、麻醉机、尿九项检测仪、涡轮机、光固化机、超声洁牙机等。1996 年,华亭卫生局、妇幼站、防疫站、县一医院分别购置安装了电脑微机,县一医院又购置了国产北京万东牌 500 毫安双床三管电视遥控 X 线诊断机、半自动生化分析仪、尿八项分析仪、电脑信号处理仪、多参数心肺监护仪、50 千瓦发动机;中医医院装备了进口全自动心电图机和尿 11 项分析仪。1998 年,全市村卫生所增加医疗器械 136 台件。平凉市医院有万元以上医疗器械 79 台件,总价值 1100 万元,其中有德国西门子 AR、C 全身 CT、美国阿克苏 128Xp/10 型彩超、钴 60 及配套装置、500 毫安 X 光机及电视透视系统、全自动生化分析仪、三分类血球计数仪、日本产腹腔镜、经颅彩色多普勒、高压氧舱、全自动十二导联心电图分析仪、B 超机等。1999 年底,华亭县医疗系统内万元以上大型医疗设备(器械)62 台(件),总价值达 3 百万元,形成了县级医院拥有大型医疗设备,乡镇卫生院拥有中小型医疗设备的分布格局,基本满足了全县人民防病治病的需要。

2000 年 6 月,庄浪县医院制剂室自动生产线及净化装置投入使用,手术显微镜及显微手术包、麻醉机、酶标仪、依维柯救护车、从美国购进的全身螺旋 CT 机等亦投入使用,药房也实现微机化管理。2002 年,庄浪县医院购进体外碎石机、美国产彩超、全自动生化分析仪、德国狼牌腹腔镜、日本产血液透析仪、多功能麻醉机、子母灯、多功能遥控手术床、手术摄像系统等一批先进设备。静宁县乡镇卫生机构拥有千元以上医疗器械 352 台,价值 1322.78 万元。静宁县医院还自筹资金购置 CT、彩超、全自动生化分析仪、超声诊断仪、录像纤维胃镜等 50 台。2003 年 9 月,各县县级以上医疗机构供药械单位实施备案登记制度。2005 年,全市实行医疗器械不良事件监测报告,当年监测报告 56 例。2006 年,取消医疗器械企业"专项"和""兼营"划分,省内二、三类医疗器械经营企业审核办证上划省药品监督管理局,第一类注册审批权上划市药品监督管理局。庄浪县重点装备大功率 X 光透视机、电视透视系统、X 线摄片机、全身螺旋 CT 机等高能射线设备,系列内窥镜等光学仪器设备,多道脑、心动图机、生理记录仪和心脏监护系统等电子仪器设备,各种 B 超、脉冲多普勒彩超等超声仪器设备以及激光、高频类诊疗仪器设备等,体外冲击波碎石机、彩色心动超声诊断仪、数码影像工作台、电子内窥镜等高精尖仪器设备用于临床,县级医疗机构基本上都达到县级仪器设备项目水平的配置标准。近几年,医疗器械发展更快,专营企业增多,产品数量质量和销量均大幅度增加,纤维胃镜、冰排速冻器、不透钢方形消毒柜、200 毫安透视机、B 超、彩超、脑电图机、12 孔无影机、呼吸机、紫外分光光度计、500 毫安 X 光机、酶标仪、婴儿光疗暖箱、自动旋光仪、麻醉机、二氧化碳激光机、血球计数仪、心电图机、钾钠分析仪、心脏监护仪、红外线乳腺诊断仪、时间分辨荧光分析仪、全自动生化分析仪、移动式 C 形臂 X 射线机、电解质分析仪、三分群血细胞计数仪、四通道血凝仪等一批高精尖大型医疗器械不断应用于临床医疗。

第七章 药店医药公司诊所医院 兴替及药源普查

第一节 中药店兴起与发展

研究中药店铺的起源,找寻第一个药铺的诞生,以及如何诞生、为何诞生至关重要。那么,平凉第一个中药店铺是何时诞生的呢? 古代平凉亦农亦牧、半农半牧,在最原始的时期,人们靠采集和打猎谋生,在重复食用采集植物根茎果实和猎取动物肉骨的同时,人们逐渐发现了有特殊作用的植物和动物,一次次的食用经历和经验教会了他们如何食用、何时食用这类动植物,教会了他们必须准确识别这些动植物,当一些疾病缠身,又束手无策,找不到有效办法时,或苦于无某些动植物食用时,慢慢地,人们学会了收集、保存有独特作用的动植物以备急用,这些动植物就被人们称作药物,与其他动植物加以辨别。由此可见,原始居民已经学会使用药物治疗疾病。于是,基于治病及养生的需要,中药店应运而生。平凉中药店的兴起源于原始农业的采集,源于药品的不断发现,源于农作物药用植物栽培技术的不断发展,源于采集到药品的不断富裕,源于药品贮存保管手段的不断提高,源于治病配方抓药的作业需要。平凉有1万多年的药品使用史,有5000多年的药品文明史,现在找寻第一个药铺究竟何时诞生,犹如大海捞针。但我们可以在平凉药品文明发展的历程中发现蛛丝马迹,我们可以大胆推断,平凉的第一个药铺诞生于周朝建立在今平凉之地的奴隶制属国——密国。为什么这么说呢？因为，密须国在夏代就已经存在，到了商朝发展成为平凉最大的奴隶制属国。所以周朝建立前就有周文王伐密须国，筑灵台，建立密国的重大举措。建在灵台地界的密国，比当时建在泾川地界的共国、阮国强大的多、富裕的多。夏商时代，"巫兼事采药之术"，医药都控制在官府手中。当时，由于对药品的认识仅仅是起步阶段，药品数量少，奴隶主集团都不够用，所以，采集来的药品，就只能保存在官府，供官府使用，不对外销售。到了周朝，国力逐渐强大，商品逐渐增多，巫、医逐渐分离，人们对药品有了新的认识，动植物药品采集逐渐有了富余，官府将自己药库中的一些用不完的药品拿出来，换取其他需用之物，一些臣僚和奴隶主也可以拿自己的贵重物品前往官府药库，换取药品。这样就诞生了药店的雏形，即不完全意义上的药店，密国药库就自然地成为了平凉药品史上第一个药店。

秦朝时期，平凉医药商业开始兴起，作为医药商业的基本表现形式——药店（俗称药铺），由官府经营向民间经营发展，随之诞生了民间药铺。当时的药店都是医药一体，中医一面行医，一面采药，自制自卖。

汉代汉武帝时期张骞出使西域，东汉明帝时期，班超出使西域，贯穿甘肃全境，开通丝绸之路，作为丝绸之路交通要道的平凉沿路古城本地药铺和商胡开设的药铺逐渐增多。

西晋著名针灸学家皇甫谧晚年居住灵台县独店乡张鳌坡村著书立说，传说这个村是皇甫谧种植草药的地方，人称"皇家花园"，皇甫谧在家乡种药、采药，在家中存药，为百姓治病。这是关于家庭形式小药铺的最早文字记载。据说皇甫谧还曾到崆峒山居住过一段时间，采药、著书。据静宁史书记载，西晋惠帝元康五年（295年）和惠帝永兴元年（304年）瘟疫流行时，静宁医生就在当地采药，为百姓医病。这是平凉医生用药情况的最早历史记录。东晋以来,中药商业逐渐增多,药店零售商业发展扩大,平凉地产药材除上供朝廷、留待自用外,还输出外地。

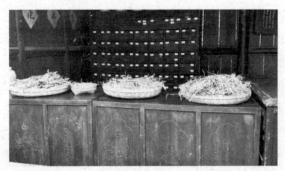

永兴堂药铺 (赵志飞翻拍)

隋朝时期,平凉各大古城内古老药店里,挂着"岐黄正传"和"韩康遗业"横匾(韩康,系东汉时民间医士,在长安市卖药30余年,口不二价),说明平凉的药店(铺)发展比较正统规范。在隋朝政府支持鼓励下,"西域商人往来相继,所经郡县,疲于送迎"。在中西经济、文化交流进入盛世的光辉历史年代,为便于接待中西各国来往使者和商人,甘肃境内沿丝绸之路遍设店肆、伙铺。隋炀帝时期,商贸迅速发展,沿丝绸古道各重要城镇,店铺林立,商贾云集,货物丰集,购销两旺,中药店铺的药材成批出口。

唐代商贸活动盛极一时,当时开店经营商业被称为"蕃客"或"商胡",经营商业各色各样,稀奇古怪,在"商胡"开设的各种店铺中,中药店铺门头悬挂"草药铺"杏黄旗醒目耀眼,特别引客商注意。

宋朝时期,平凉药市进一步繁荣,医、药进一步分工,中药商业更加兴盛,药品经营出现了官营和民营两种经营体制并存的格局,官营药店主要是官办和剂局, 民间私营药坊急剧增多, 且形式多样,村镇、城市的药市、药店、药铺、药摊、药贩以及药膳供应渐盛,这些平凉的中药铺直接与居民交易零售，大大推进了中成药的发展。当时，静宁乡贤聂从志开设的从志中药铺名气很大，销售自制方剂，生意十分红火。正是平凉医药的发展壮大，引得宋朝皇帝高度重视，才有北宋庆历三年（1043）正月，宋仁宗"赐德顺军《太平圣惠方》及诸医书各一部"。

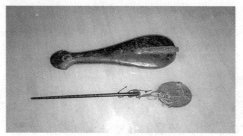

象牙称 （李旭红摄）

元朝时期，平凉商业繁荣，店铺林立，平凉各县城都有规模较大的市场，有的市场 3 天一集，有的 7 日一集，集日各色物品琳琅满目。元朝的平凉人卖药，仍沿袭历朝一边行医一边卖药的传统，药店不仅经营中药材、中药饮片、中药制剂、熬制汤药，还经营香料（调和）和香药。

明代，平凉中药业进入繁盛时期。当时，医和药分工日趋明显，中医师专事诊病处方，药物则掌握在手工业者、商人或医官手中。永乐年间（1403-1424 年），平凉中医兴盛，中药店铺繁多，平凉县著名中医张希明、刘聪开设中药店铺，坐堂行医，因诊视神明、治疗奇应而名噪一时，药店经营状况良好。平凉韩王府内设的良医所，实际上是平凉有史可查的第一个有名有姓的中药店铺，良医所设取药处，张好问等韩王侍医们既诊病又抓药，也颇具现代意义上的中医诊所。明末，平凉城牛市巷不仅药铺多，生意旺，而且还代客买卖，收取佣金，接待市内外贩药客商，生意比较红火。

清朝前期，平凉各城及较大乡镇集市药业兴隆，药店如雨后春笋般地开张，平凉城的牛市巷、庄浪紫荆山、静宁皇庙巷、灵台独店乡的几家药店在全市影响较大，生产经营更趋完善。当时各药店购进药品、销售药品都极其讲究。购进药材讲究道地纯正，药店老药工都能分清本地药材以及关药、北药、秦药、淮药、浙药、云药、贵药、川药、南药、广药，严把药材质量关，讲究不能以假药冒真，愚欺世人，选药性最佳着购入。除此之外，各大药店还善待员工、善待顾客、善待生命，视顾客为朋友。康熙年间，静宁州境内种植的中药材和采集量较大的药材有 100 多种，特别是甘草、柴胡等质优品高，至今闻名。城乡中药店铺行栈、走方郎中，皆取酬谋生，开歇自由。

近代，平凉的中药店铺古朴典雅，很具传统文化的艺术魅力，药香四溢，门庭若市。药店的规模分大、中、小三类，大药店经营不赊欠，不代客煎药、送药，大店一般前店后场，在店铺门口竖有"岐黄正传"、"岐黄正品"、"本堂自运各省地道药材"或"采办各地地道药材"的广告牌，择优进货，精选道地药材，平凉人大多喜欢选用山西产的黄芪，四川产的杜仲、贝母、黄柏、通草、川芎，广东的藿香、陈皮、木香，广西的人参、三七，湖南的防己、海金沙，陕西的羚羊角、当归、黄芪，山西的甘草、远志、冬花、秦艽，以及本地华亭、庄浪产的大黄等，自己配制丸散膏丹，饮片品种齐全，讲究质量和信誉，自制的丸散膏丹以店售为主，也兼对城乡中小药店批发；中型药店大多聘有坐堂医生诊病处方，代客煎药、送药，也可赊欠记账，春节结算，规模不大，但价格略低，生意较好；小型药店店主既懂医道，又为民抓药，此类药店较多，相当一部分不雇职工，或收有一二个学徒，属于"家养店"（外面店堂，里面住家），所售药材部分是大中同行挑剩物，规格差些，价格便宜，这些店平时生意清淡，主要顾客来自附近居民，病者买药多为头痛发热、咳嗽、腹泻、腰痛、月经不调、小儿麻疹、出冷汗等病症，既不用挂号，也不需处方，随手抓几味药，用以治病，也受周边居民青睐。因此，近代平凉传统中药店堂在满目疮痍的社会背景下，仍有所发展。

清末，平凉医药仍以中药店为主要形式，药店奉薪延请中医坐堂，凡在本店取药，不收诊疗费。平凉有史可查的中药店铺当属陕西华阴人杨氏于清乾隆年间在静宁县城开设的"永和堂"，距今已有近280年。陕西华阴人郝氏在静宁开设"万兴堂"，静宁乡间最早的药铺为治平汪氏中药铺，均建于清末。平凉城的中药业，在清同治二年因兵城毁而断隔数载，至同治八年（1869年），陕甘总督左宗棠驻镇平凉，民生始得安定，军下有杨统领者，延请中医任某为人疗疾，因治疗有方，获赠白银数百两。任某以此为资本，创办战乱之后首家中药店"保安堂"，专以经营中药材的收购、加工炮制和销售。之后，平凉城内庆余堂、祥盛合等中药店铺相继开铺售药。光绪二十五年（1899年），平凉城有10多家中药店。随着经济的复苏，又有"庆春堂"、"泰和堂"、"荣盛贵"、"广德堂"等中药店相继问世。其中"庆春堂"就拥有资金一百万吊麻钱，是当时最大的中药店。庆春堂药铺生产的"痧气灵丹"和"擦药"（专治骆驼皮肤癣），驰名西北地区。灵台县西屯乡柳家铺兴福号主杨正本祖辈在清光绪年间配制的杨氏化癣丸，治疗小儿慢性消化不良、贫血症、痢疾等病致成的脾脏肿大，疗效佳，其药行销西北五省。华亭县清光绪年间，中医张致德在县城开设中药铺卖药、诊病，深受当地群众欢迎，并传艺于其子张之坤。庄浪县城中医刘国珍，字谨堂，幼从父学医，开"永春堂"中药铺，医术精湛，人誉"妙手回春"。世居庄浪县阳川陈家庙村陈怀荣、良邑乡何川村何志仁（清光绪岁贡士）均开设中药铺。崇信县高庄阎家湾张汉英、郭家（今关村）举人李建善和县城梁晋升、梁贵方，均开设中药铺。清朝末年，崇信县城有8家小药铺，其中"德成源"号药店以收购、销售境内出产的中药材为主，兼营中药材批发和中药配方业务。

民国时期，反映药店及经营情况的文献资料增多，笔者挖掘到

的药店情况,分县区记述如下:

[崆峒区] 民国时期,崆峒区牛市巷、菜市巷多中药材店,当时平凉城区较大中药店有荣盛堂、庆春堂、祥泰合、广德堂、保安堂、福兴铭、永丰昌、太和堂等15家,从业人员约90余人。大药店在北京、上海、西安、兰州、宁夏、新疆等地有常驻药庄。民国七年(1918年),牛市巷的聚成功货栈由兼营药品逐渐发展成为专门从事药材运输的过店行栈,雇用20多人搞药材长途转运,地产中药材大量运销外地,外地药品源源不断运入市内。民国二十六年(1937年),抗日战争开始,华北及沿海各省相继沦陷,工商业者纷纷内迁西移,处在抗战后方,作为地处西北交通要冲,有西兰、宝平、平宁公路纵横东西南北,成为各类物资的重要集散地的平凉古城,北京、天津、山东、河南、山西、陕西等地药商相继迁来,中药店铺猛增到38家,从业180余人,药品经营范围迅速扩大。一些原来只搞零售或小股批发的药店,也发展为大批转运药材的过载商行,中药业一时极为兴盛,岷县的当归、党参,宁夏的枸杞、甘草,青海的大黄、羌活,陕西的五味子、黄芪,新疆的贝母等大宗药材纷纷聚集平凉,又由此分销各地。如"祥泰和"、"庆春堂"、"荣盛贵"等药店,都做大批贩运生意,进货地点包括兰州、西安、成都、上海、南京、北京、东北、新疆、宁夏、青海等地,批发范围由原来的邻近各县扩展到江浙、东北、华北各地。因此,平凉便成为陕、甘、宁、青、新西北五省区中药材集散转换基地。那时,平凉城的行医者或开设中医诊疗所,兼营药业,或受聘于药铺坐堂,或挂牌诊病,或游诊于四方乡里。中药铺大都是前店后场,采用蒸、炒、泡、炙、切等方法加工炮制中药材、自练梅花点舌丹,自熬龟鹿阿胶、五毒膏药,自制八宝退云散等50多个品种,制剂和饮片销售两旺,经济效益丰厚,在群众中有很好的口碑。到了1949年前后,由于国民党政府的税捐奇重,各业萧条,据中共陇东地委统战部1945年编印的《平凉市初步调

查》记载,崆峒区药店减少到 10 家,全部资金仅 8 万余元。

[泾川县] 民国九年(1920 年)前,泾川县城有邦盛福、恒欲益、德顺福 3 家药店。随着农村集市贸易的发展,玉都、丰台、党原、高平、窑店等地也相继开办了药店。1949 年 8 月,全县的中药店 73 家,中医 69 人,绝大多数濒临关门破产,仅县城王子隆开设的药店规模较大,继续维持经营。

[灵台县] 民国期间,灵台县中药店较少,比较知名的仅独店乡冯家堡村的冯心传、蒲窝乡四郎殿的练克昌以及郭士泮和李文秀开设的 3 家中药店。1949 年初,灵台平均每六千人不到 1 个医药店铺。中药材除当地产品和参、芪、归、芍等常用者外,一般药源都较紧缺,化学药品极少。

[崇信县] 民国时期,崇信有 30 多家药房,但生意都不景气。其中河南省私商刘澄本、贾连祥来崇信开设药店,始售丸、散、膏、丹等中成药。

[华亭县] 民国时期,县内中药铺较多,名气较大、生意较好的有刘美斋、徐仙台、尚政和、尚政治、崔连三、孙继民及回民中医马益、马凤周父子等开设的中药铺。

[庄浪县] 民国二十年(1931 年),全县有中药店 21 家,散布各集镇,从业中医中药人员 68 人,较大药店有万春堂中药店,为清光绪间陕西华阴人张鸿昌在水洛开设,设有万春茂分店,从业 15 人,资金 3000 元;永春堂,民国初年中医刘国珍在水洛开设;复元堂,民国初年,陕西华阴人李思义在县城开设,先后聘请李和亭、程宗荣、郑墨林等坐堂,自制膏丹丸散,后分为复元堂、复元泰、复元兴三家;万顺通,民国初年在县城开设,后中医席景莹自营;养元堂,朱店镇著名中药铺,聘请名中医毛鸿翼坐堂,从业 3 人,资金 1500 元;同春茂,民国二十年(1931 年)中医孙倬在水洛开设中药店,从业 2 人,资金 600 元,孙倬坐堂问诊,临症施治,悉心问切,慎

处方药，每多效应，药品销售量也大。民国三十八年（1949年），全县有中药店29家，中医166人，68人开店，其余在家看病，采集量较大的植物资源药材有甘草、麻黄、冬花、柴胡等30多种。

[静宁县] 据静宁史料记载，民国元年（1912年），静宁人李自新、陕西人邵景锡在静宁县城西街合股开办"福寿堂"中药铺，静宁七里人贾兆熊在高家堡开办"永泰恭"中药铺。民国二十四年（1935年），静宁县国药商业同业公会有会员35户，从业中医药者85人，开设23家私人药店，其中道德药房、永和堂、永兴堂、德和堂、福寿堂、天顺生、万兴堂、天和堂、惠人药房等中药铺较大，各有坐堂名医，药品生意比较活跃。

民国时期，各县规模较大的药房经营药品800多种，有专职药剂师配方，并兼营批发业务。抗日战争时期经营品种达1300种。抗日战争胜利后经营品种增加到3200种。

现代平凉，中药店发生了翻天覆地的变化。1949年10月后，平凉和全国其他地区一样，开始对中药店进行清查登记，20世纪50年代进行公私合营，60年代初，割资本主义尾巴，将私营药店以公私合营形式无偿归并入公办、社办、集体开设的药店，彻底取缔私人药店。70年代，随着西医西药的发展应用，中药店不再单纯经营中药，使用方便、治疗效果快捷、经济效益更高的西药迅速占据药品市场绝大多数销售份额，中药经济效益严重下滑，中药店概念逐步淡化，经营者进行中西药品多种经营，人们心目中对药店开始不再分中药店或西药店。80年代，药店经营形式逐步放开，私人药店开始设立。90年代，中药成了大多数药店的附属经营品种，而且由于中医中药人员减少，绝大多数药店开始不再经营中草药品。至此，经历几千年、惠及数万代华夏人的中医中药文明濒临灭绝的存亡境地，中药店概念基本淡化，目前人们说到的药店主要是指西药店铺。

现代平凉中药店的具体发展历程是：

1949 年底统计，平凉有中西药铺 116 家，批零兼营的不到 20 家，药品由私人药铺自行购销，但规模都不大。1951 年，泾川县对全县 79 家中药店和 6 家西药店逐步进行社会主义公私合营改造，首先把农村集镇药店组建为合作小组和联合诊所。崆峒区对拥有从业人员 174 名、资金 3.25 亿元（旧币）的 65 家中药店进行了改造。1952 年，平凉城区祥泰合药店经理张子祥将其药店改造为公私合营新华国药庄，张子祥任私方经理，受到省市县三级政府表彰。1954 年 12 月，庄浪县将水洛、金锁、卧龙、通化 4 乡药店组织联营，设立 4 个集体性质的中医联合诊所。1955 年，平凉私营中西药店 173 家，从业 228 人，资金总额 14 万元，有 33 家 67 人参加公私合营商店。其中泾川县城药店实行公私合营，成立泾川县公私合营国药店。1956 年 1 月，全面开展社会主义改造，庄浪县率先完成公私联营，建立 16 家中药店。平凉城区 75 家中药铺合并为公私合营国药商店，农村药铺合到当地供销社或卫生院。1958 年，泾川县各公私合营国药商店过渡为国营单位，庄浪县部分公私合营店并入公社卫生院，有的解散。1981 年，庄浪县重新出现个体药店。1990 年，庄浪县经县医药公司核发《营业合格证》的私人药店 47 家，分布各乡镇。1992 年医药市场放开，集体、个体药店迅速增多。以庄浪为例，县人民医院开设便民药房，医药分公司设零售药店 6 处经营药品；县卫生局、医药公司和工商管理局分别核发《药品经营许可证》《药品经营合格证》《个体户营业执照》，医药零售户持"两证一照"经营药品；县药品监督检验所依法对全县国营药店、村卫生所、个体诊所、个体药店实施监督，随机抽查药店，检查经销药品的质量，查扣和销毁伪劣药品。

2002 年药店的《药品经营许可证》《药品经营合格证》上划市药品监督管理局核发。个体门诊、诊所、卫生所只许经营常用和急救药品。兽医单位不可经营人用药品。2003 年取消医疗机构仅从事药品零售的门诊,开设门诊配备驻店医师;乡镇卫生院持县药品监督分局委托书代购药品。县内诊所、药店始推行药品使用购销"三一致"(进购发票记录、库存登记记录、上架经销药品),建立药品供、购货备案制度。县城、乡镇政府驻地的公私营诊所、药店开始实行上架药品标示处方、非处方分类管理。兽医零售药品,包装盒(袋)加盖"兽用"印章标志。2004 年,药品零售企业始推行 GSP 认证,庄浪县 23 户通过验收。2005 年庄浪县通过 GSP 认证验收药品零售企业 158 户,累计认证 181 户,占药品零售企业总数的 86%。县药品监督分局命名"规范化示范药店"10 户,其中县城 3 户,乡镇 7 户。洛怡大药房第一分店列为平凉市首批"放心药店"。2006 年庄浪县食品药品监督局授牌"药品质量管理规范化示范药店"18 户。平凉市列"药品质量管理规范化示范药店"4 户。每年跟踪检查,监督药品零售企业经营质量管理。至 2007 年,平凉共有药店 850 家。

第二节　西药店的发展

西药泛指有机化学药品、无机化学药品和生物制品。是相对于祖国传统中药而言,指现代医学用的药物,一般用化学合成方法制成或从天然产物提制而成,剂量上比中药精确,通常以毫克计。

平凉人使用西药的历史最早可以追溯到唐朝,外国传教士已有借治病救人使用零星西药而传教的记录。但由于一直以来西药传入中国的品种极少,数量很小,且又十分昂贵,最早只有个别富商和地方高官才将西药带入平凉以备家用,直到明末,平凉韩王府还把朝廷圣赐的治疗牛痘的西药当做"珍宝"。清朝前期西药数量虽有增加,但还是极个别人用,到鸦片战争后,西方的坚船利炮打开了闭关锁国的中国大门,外国商品大量涌入,为推销药品,攫取金银,外国传教士带着西医西药进入平凉,一时之间,平凉西药品种数量迅速增加,经营规模迅速扩大,使用范围由达官显贵和富商逐步向平民百姓普及。随着西药市场需求的扩大,数量的增加,西药店这种经营形式随之出现。那么,平凉第一家西药店究竟何时何人在何地开设的呢?

据长者回忆,鸦片战争后,英、美各国通过教会和传教士将西医西药传入平凉,早在1878年之前,灵台县郭家庄(即今万宝川)就有由四川的龙安和山东的曹州等地迁来的基督教信徒,传教士身背画有红十字的小药箱,或肩搭画有红十字的布袋,内装西药,一面传教,一面用西医西药为信众治病,取得信众的信任。装西药的小木匣平时摆在房间里,于是就产生了西药店的雏形。这一史实比甘肃史学界公认的清光绪十四年(1888)英国皇家医学博士巴医生在天水开设福音堂诊所为西医传入甘肃之始早10年。1892年(清光绪十八年)汉中天主教会会长杨连开、周盛和等人逃荒至灵台县万宝川设立教堂,发展教徒,用西药为人治病。有史可查的现代意义上的平凉第一家西药店,是山西人孙连山于民国十八年(1929年)在泾川县城开办的孙连山西医药店。之后,1930年,平凉城区正式经营西药,1931年静宁县始经营西药,1934年西药开始传入华亭,1943年5月,西药经营进入崇信县。1936年(民国二十五年)8月,张景堂在东大街(今北门什字)开设平凉首家同仁堂西药店,经营阿司匹林片、盘尼西林(青霉素)、金鸡纳霜、水杨酸钠、来苏、红汞、碘酒等30多个品种。1949年7月,崆峒区有恒兴、仁和、民生、济生4家西药店开业;泾川有西药店3家。从西药传入平凉到1949年10月前,西药发展缓慢,西药奇缺且价格昂贵,医疗器械非常简陋,没有形成规模经营。平凉西药店进货方式,资金实力较强的药房直接向上海、北京等地采购,实力较强的药店委托运输单位代购。抗战胜利,各地西药商业一度复苏,小型批发商号崛起。1949 年 5 月 25 日常用西药价与 1946 年 7 月 6 日相比,20 万单位青霉素上涨 72 亿倍,阿司匹林 10 片装每盒价上涨 553 亿倍,信谊消治龙 20 片装每支价上涨 148 亿倍,磺胺嘧啶片 1000 片装,每瓶上涨 264 亿倍,每两黄金(31.25 克)只能买到 9 至 10 瓶链霉素或 20 至 22 瓶盘尼西林。

西药业经营品种分为药品、医疗器械、乳品、药酒、化工原料、牙科器材、照相器材、化妆品 8 大类。经营方式有门售、同业售、拆兑、代理厂商发行、电话购货、赊销、邮局代收货款、押汇(银行托收)、寄发商品报价单等。在经营品种上,民国初,一般药房经营的西药丸、片、针、水、粉剂和少数原料药,规模较大的药房经营 40 多种,抗日战争时期经营品种达 60 种,抗日战争胜利后为 80 种。门售以配方、零卖为主,也聘请医师挂牌门诊。市内销路最广的药品医治花柳、肺病、皮肤、肝胃、咳嗽、疳积等药,多为舶来品,从日、德、美各国进口,七分之三药店销售,七分之四批发各县。广大农村,缺医少药,群众有病,多求神问卜以自慰,巫神马角及一些游方郎中(俗称"当客子")趁机骗钱害人。

从 1950 年起,充实医务人员,其中华亭县的王志谦、王汉臣、张鸿道、熊学愚、马福瑞、王周敏等西医药人员曾先后在安口地区行医、卖药,经营西药 29 种。1952 年,崆峒区有西药店 21 家,资金 6500 元,主要有早发大安、奎宁、石炭酸、巴比妥、尼可刹米、新斯的明、非那西林、百浪多西等 100 余种西药。1953 年组织中医、中西医联合小组,进行公私合营改制,1956 年,崆峒区西药店合并为公私合营新药商店。1957 年,实行合作化运动,各县个体药店数量大大减少。1958 年,崆峒区新药商店与国营商店合并为公私合营药品商店,经营西药 40 多种。1966 年,贯彻毛泽东主席"要把医疗卫生工作的重点放到农村去"的指示精神,各县药品商店并入药材公司,私资方人员全部放弃定息。从此之后,药店经营不再区分中药店和西药店，而是中西药同时经营。20世纪70年代前后，个体西药店几乎消失，集体诊所大大发展，至1984年，个体药店又逐步开设。1985年，个体药店经营西药300种。1990年，平凉共有持药品《营业合格证》的个体药店60多家，经营西药350种。1992年，医药市场放开，集体零售药店、个体零售药店、便民药房数量急剧增加，中西药品经营品种迅速扩大，医药零售户持《药品经营许可证》、《药品经营合格证》、《个体户营业执照》"两证一照"经营药品，政府部门对个体药店实施监督，随机抽查药店，检查经销药品的质量，对假劣质药品进行查扣和集中销毁。个体药店每年向卫生行政部门缴纳管理费，县城以上200元，有集市的乡镇所在地缴纳150元，其他100元，村级个体药店缴纳50元。1996年，平凉零售西药店增加到864家。1999年，平凉零售药店发展为2250家。2002年《药品经营许可证》《药品经营合格证》上划市药品监督管理局核发，个体药店不再缴纳管理费，但开设药店必须配备驻店医师以上职称的管理人员，因人员资质不符，开设药店数量急剧下降，但药店管理质量大幅上升，药店经营西药品种达到2000多种。

2004年，药品零售企业始推行GSP认证，平凉各县（市）仅200户通过验收。2005年，平凉通过GSP认证验收药品零售企业（药店）1058户，累计通过认证1258户，占药品零售企业总数的86%，药品监督管理部门命名"规范化示范药店"80户，并评出了平凉首批"放心药店"。2006年，平凉命名"药品质量管理规范化示范药店"120户（含各县命名）。到2012年，由于GSP认证验收标准增高，全市药店减少到940家。2015年，新版GSP执行，新一轮认证平凉有300多家药店不符合规定停业，仅有630多家符合条件。至此，药店均主营西药，西药占90%以上，随着国家GSP管理的逐步实施，药店药品管理进入科学化、规范化、法制化轨道。

第三节 医药公司兴替

我国古代都是医兼营药,药店一般品种不多,数量也少。随着药业的发展也出现了一些从事药材贩运、批发、加工的商人。之后,随着社会的发展,工贸结合的经营模式逐渐成为主要方式,即经营饮片和成药的药铺商户。在门店后设作坊,用于加工炮制合药,生产各种中药饮片和成药。这种发展模式宋代就已产生,明代有了改进,清朝得以延续和发展,民国时期有了专营的脚户贩运批发药品。

医药商业,是医药行业的子行业,医药商业分为零售和批发两大类。其中,医药批发主要负责把药品从生产者运送到终端消费者手中,是医药流通市场上的主力。也可以说,医药批发企业是连接医药生产企业和消费终端的"搬运大军",是医药消费终端的纽带。

平凉药品批发历史很早,据记载在商周时期就开始药品批发,秦汉时期药品批发规模逐渐扩大,丝绸之路开通后,药品流通开始与外国进行贸易,宋夏互市时期,药品交易车载马拉,一片繁荣,到明清时期药品批发规模进一步扩大,清末中西药品批发已经混合经营,平凉经营的西药主要有磺胺嘧啶片、磺胺噻唑片、阿司匹林、头痛粉等20多种。但1949年前药品批发有行、商行、货栈、商铺,不叫公司,药品批发专营的少,兼营的多,我们这里说的医药公司是1949年后的公司。从1950初的经济恢复时期到"一五"初期,平凉医药流通主要靠集市贸易和私人经营,数量微小而经营分散,名贵药材多销往京、津、沪及沿海各埠,出口量较小,以后平凉药材出口品种数量逐步扩大。

1949年8月,甘肃省贸易公司平凉贸易分公司建立,下设各县支公司,兼营药品;10月,成立西北区山货皮毛公司平凉分站,兼营药品。1950年,平凉经营西药29种,中药230种;6月,静宁县成立县药材公司,大集镇设医药门市部。1952年,平凉区、县各级组建药品推销组,下乡开展国营中西药批发业务。1954年,各县药材公司先后成立,地区药材公司有职工27名,省卫生厅、省医药公司批准平凉县药材公司成立麻醉药品供销点,统管统销麻醉和精神药品,供应对象为平凉、庆阳、西海固三地区的各大医院。1955年,撤销平凉贸易分公司,成立中国药材公司甘肃省平凉专区医药分公司,后更名为平凉地区医药公司,为国营公司,成为平凉地区最早的专业性的医药经营管理机构,结束了平凉贸易分公司一揽子经营业务的局面,基本上形成了国营商业内部业务分工与行业管理的趋势和格局。平凉专区成立医药采购供应站,各县贸易公司开始代购中药材30多个品种2.5万千克,购销总值73万元。1956年,西北区山货皮毛公司平凉分站改称平凉专署农产品采购局,兼营药材采购。4月,中国药材公司甘肃省平凉分公司成立,药材实行统一经营;平凉医药系统仅有药品批发机构7个,人员110余人,营业总额124.3万元(其中药材收购34.3万元,医药经营90万元),基本上是门店经营,没有什么设施。各县全面开展社会主义改造,中药行业实行经销代销,各药材公司专搞中西药品经营,设医药三级批发部,经营中、西药品。5月,中国药材公司甘肃省静宁县公司、庄浪县公司分别成立,专营中西药品经营。

　　1957年2月14日,中国药材公司甘肃省平凉专区医药分公司更名为平凉地区医药分公司,有编制54人(含咸阳二级批发站人员)。甘肃省国营商业企业驻平凉专区督导处改为"平凉专员公署商业局",平凉专署农产品采购局更名为甘肃省供销合作社平凉购销站。1958年地区药材公司编制37人,经营西药580多种,中药270种,经营总值730多万元;6月,泾川成立中国药材公司甘肃省泾川县公司,组建药材商店。12月,中国药材公司甘肃省静宁县公司撤销,由县商业局城关综合经理部经营中西药品。1959年,省医药公司归卫生部门领导,成立省卫生厅药政管理局,下设兰州、平凉等五个医药供应站及44个县级医药公司。平凉购进中药总值173.3万元;政府开始进行医药行业固定资产投资,给华亭的安口药店中西药房库房投资1.8万元,建筑面积250平方米;给庄浪县医药公司中药库投资0.61万元,建筑面积198平方米,会议室0.38万元,167平方米,职工宿舍0.44万元,166平方米。共计完成投资3.23万元,房屋建筑面积781平方米。这是药品行业固定资产国家投资的最早记载。1960年,药品供应紧张,国家年下放供应药品价值90万元到120万元,甘肃省供销合作社平凉购销站收购的中药材出口苏联及香港。1961年,甘肃省医药公司平凉地区分公司更名为平凉地区医药公司,中国药材公司甘肃省泾川县公司改为泾川县医药公司。10月,恢复静宁县药材公司,属县文教卫生局管理。1962年3月,平凉地区医药公司划归省医药公司直属。平凉县药材公司配合防疫治病,组织人员开展成药下乡,推销130种价值130万元的成药,并组织价值45万元的肥儿散3万千克、康复散4万千克和葡萄糖粉等药品送往重病区。1963年,根据中央关于加强物资集中统一管理、改进物资供销的精神,成立了平凉专员公署物资管理局,对平凉物资供应工作实行集中统一,计划管理。药材分公司根据物资管理局下达的计划指标进行购销经营。1964年1月,静宁县政府将静宁县文教卫生局管理的县药材公司划归县商业局管理。

  1965年,平凉中西药品购销总值9300万元,仅静宁总收购量320万千克,价值600万元。1966年5月,平凉专区成立药材分公司。平凉县药材分公司兼并药品合营商店,成立四十里铺中药批发部,销售100万元药品,实现利润5万元。1967年,静宁公司药品购销总值720万元,与上年相比有所下降。1968年,平凉地区医药公司与商业、供销合并成立平凉专区贸易公司。各县成立革委会生产指挥部,设民卫组,管理药品;冬,改由县商业局购销服务站统管医药经营。1968 年,平凉地区医药公司与商业、供销公司合并;泾川在玉都设立医药批发站,静宁县药材公司撤销,由县商业局购销服务站统管医药经营。1970 年 10 月,平凉县贸易公司又分为百货、五金、糖业、药材 4 个公司。各县民卫组从生产指挥部分出,改称县革命委员会民卫局,不久民政、卫生又分设。成立静宁县商业局药材公司制药厂。12 月,静宁县商业局药材公司成立,增加收购品种。1971 年,平凉县药材公司、静宁县药材公司成立饮片加工组。1974 年,泾川县药材公司成立饮片加工厂,开始利用机械加工生产,机械设备有剁刀式切药机、转盘切药机、粉碎机、旋转式炒药机、砂轮机、电筛、电焊机各 1 台,枣仁脱核机 2 台,年加工药材 343 种、10 万余千克,并在高平设立医药批发站。

　　1975 年,为了适应日益发展的对外贸易工作的需要,大力发展出口创汇工作,在几度分合的基础上,平凉正式在平凉专员公署商业局的基础上成立了平凉地区对外贸易公司,统一经营管理全区外贸出口业务,药材出口品种和数量增大,销往 30 多个国家,出口龙骨 118.74 吨,甘草 645.79 吨。平凉县药材公司改名平凉县医药公司。1977 年,平凉地区对外贸易公司更名为“平凉地区商业局”。1978 年,地县医药公司建立健全收购、加工、保管、分装、配方供应的药品检验制度,设专职检验员。平凉县药材公司饮片加工组改为药材加工厂,增加炒药机、去皮机、烘烤房等设备。1979 年 5 月,平凉市(今崆峒区)举办药品器械展销会,有 183 个医疗单位参加,展出药品器械 1500 多个品种,印发 400 多种可供药材目录,展销会上共销售药品器械 1400 多种,总价值 19.87 万元;8 月,静宁县商业局药材公司更名为“甘肃省医药公司静宁县公司”,交甘肃省医药公司平凉分公司直管。

1980年，平凉地区各县公司经营西药250多种，中药300多种；泾川在荔堡设立医药批发站。1981年，因机构改革，地县相继成立医药管理局，平凉医药系统从国营商业经营管理系统分出自立体系，经营网点不断增加，设施服务不断完善，管理机构逐渐完整，对发展生产、繁荣经济、保障人民用药方便和安全起了举足轻重的作用，医药事业从此开始蒸蒸日上。1982年，地、县医药公司上划省医药管理局统一管理。1983年6月，地区、县(市)医药公司移交省医药总公司垂直管理，平凉地区医药公司更名为甘肃省医药总公司平凉分公司，9月30日，平凉地区医药管理局撤销并入平凉地区医药公司，11月，撤销县(市)医药管理局，并入县医药公司，由平凉地区医药公司接管。1985年甘肃省医药公司各县医药有限责任公司更名为县医药公司，交由县人民政府管理。7月，地区医药公司将县医药公司管理权限移交各县管理；甘肃省医药总公司平凉市(今崆峒区)公司有职工206名，经营网点有城关、四十里铺、安国3个医药批发部，11个零售门市部，其中城区8个，四十里铺、白水、华所各1个，4个药材收购站，1个药材加工厂，固定资产总值41.8万元，批发经营化学药品、麻醉药品、化学试剂、医疗器械、中药材、中成药六大类，2520个规格品种。泾川县药材公司增设标准样品，按国家统一标准和加工方法制药，并设质量检查员把关，全年加工生产150多个品种，1.4万千克中药材，质量合格率99.5%；庄浪县药材公司改称省医药公司庄浪县公司，经营西药300多种，中药350种。静宁县医药公司，下设东关、中街、西街、威戎4个零售门市部，县城、威戎两个批发部，有收购门市部1个，收购品种增加了38个，购销总量260万千克，总值1080万元，中药饮片车间1个，固定资产17.92万元，年利润4.87万元。

1986年，平凉医药系统共有经营机构106个，其中：地级二级批发公司1个，县级经营批发机构6个，县以下三级经营批发机构

21个,国营零售门市部48个,收购网点30个,从事医药商业职工655人,主要经营药品有中药材、中成药、西药、医疗器械、药用交叉商品等1960多个品种规格,全区医药商品纯购进总额达634.5万元,同十一届三中全会后的1979年相比(现存可查的最早的具有可比性的年度资料),年均递增20.66%,医药商品纯销售额1598.4万元,年均递增7.43%;其中零售额1410.6万元,年递增6.36%;平凉地区药材公司营业办公楼3040平方米,投资102万元;庄浪医药公司投资4万元,新建职工住宅350平方米,公司中药饮片加工厂自1983年恢复生产以来,加工、切片、炮制品种不断增加,年内共炮制中药209种,24万千克,产值近24万元;其他各县药品加工增加量也较大。从1959年至1986年的28年间,平凉医药系统共完成固定资产投资284.22万元,设施建设的发展,初步形成了自成体系的医药流通经营网络。1987年,灵台县投资2.5万元,建成灵台药材公司营业楼200平方米,年增营业额14万元,利税1万元。静宁药品购销总值为1336万元。1988年,泾川县医药公司下属单位有批发站、收购零售门市部各5个,零售门市部8个,加工厂1个,有职工111人,固定资产39.1万元,流动资金124万元,建筑面积1900平方米。灵台县投资32.8万元始建县医药公司仓库楼1176平方米,建灵台龙门医药组营业室152平方米,年增3万元,利税0.5万元。华亭投资24万元新建马峡药材公司,新增产值40万元,利税7万元,外贸药材大宗出口创汇。庄浪县新建西药库443平方米,投资50万元。1989年,庄浪新建医药公司营业房251平方米,投资3万元。1990年,平凉从事药品批发企业16家,经营西药350种,中药370多种。泾川县投资4.9万元改建泾川药材公司窑店站294平方米。1991年,药品批发企业实行登记备案制度,由省医药管理局核发《药品经营许可证》,经营规定范围内的药品;静宁购销总量38万千克,总值1647万元。

"八五"期间,平凉医药总销售累计完成 23 985 万元,比"七五"末净增 1000 万元,增长 4.4%。经营规格品种不断增加,由"七五"的 2600 个增加到"八五"的 3600 个,净增 1000 种。平凉有医药专业技术人员 220 人,占总数的 21.6%。平凉有国有医药批发企业 30 个,其中地区二、三级批发企业各 1 个,县级三级批发 27 个。药品仓库 50 幢,总面积 16 000 平方米,总投资 700 万元,总建筑面积 14 230 平方米,建成商业经营网点 1930 平方米,经营条件有了较大的改善。

1993 年,平凉地区医药分公司更名为甘肃省医药集团平凉地区医药公司。8 月,静宁县医药公司更名为"甘肃省医药集团静宁县医药公司"。其他各县医药公司更名为甘肃医药集团 XX 县医药公司。1994 年,庄浪县县内仅医药分公司具备批发药品资质,进购国家公布的生产企业药械,销售药品建立详细的记录档案,跟踪管理,向全县医疗机构、诊所批发药品。1995 年,外埠药品批发企业凭合法资质可直接向平凉辖区内医疗机构和个体药店配送药品。1996 年,批发企业 19 家,年销售额 1.2 亿元。1998 年,静宁县医药公司年购销总量 793 万千克,总值 3347 万元。12 月,甘肃医药集团静宁县医药公司退出甘肃医药集团公司,恢复县医药公司。1999 年,平凉批发企业 27 家,销售额 2 亿元。平凉地区医药公司改制后成立平凉地区药业有限责任公司。7 月,静宁县医药公司改制为静宁县医药有限责任公司。2002 年,通过换证验收,批发企业减为 11 家,医疗器械经营企业 10 家。2004 年,庄浪县、乡医疗机构进购药品多由外埠药品批发企业直接配送,其中安徽太和药品批发企业批发量达 80%;个体药店由平凉药品批发企业直接配送量达 80%以上;县医药公司仅向农村卫生所批发配送药品;县医药公司首批通过 GSP 认证。2005 年,庄浪县医药公司改制为民营企业,建立农村药品配送中心。6 月,平凉陇东药业有限责任公司庄浪配送部和庄浪县洛怡药业有限责任公司成立,取得 GSP 认证,批发经营中成药、化学药制剂、抗生素、生物制品、中药饮片等。2006 年,庄浪县内主要有庄浪县医药有限公司、洛怡药业有限责任公司、平凉陇东药业有限责任公司庄浪配送部 3 家药品批发企业向医疗机构、村卫生所、个体诊所、个体药店上门服务,配送药品,购销方签订《药品供应网络安全责任书》,保证药品配送、零售的安全责任,3 家公司分别有配送人员 6 人、2 人、7 人,配送车辆 5 辆、2 辆、3 辆,配送客户 343 户、256 户、371 户,配送覆盖率为 41.4%、30.9%、44.8%;登记备案外埠批发企业 6 户。到 2015 年,平凉有药品批发企业 19 家,从业人员 800 余人,年销售额近 20 亿元。

第四节 诊所的发展与管理

诊所,又名诊疗所、医疗所、卫生所、医疗室,即私人开业的医生诊治病人的场所,有别于医院,泛指规模较医院小的医疗所。诊所是随着医药学发展、医疗经验的积累、药品的不断发现发明、患者治病用药需要和药品大量累积逐步出现的,平凉古代诊所是纯中药使用意义上的诊所,即为中医诊所。进入近代,诊所因西医西药介入,变得完善完美,诊所用药也是中草药和西药结合应用。到了现代,诊所已经发展成为现代意义上的医疗机构,不分中医西医、中药西药,但在平凉社会和人民生活中的作用十分显著。由于平凉农村人口较多,分布不均匀,在大型医院满足不了数量如此之多、分布区域如此之广的农村人口的现实下,诊所发挥着十分重要的作用。所以,大力推广小型诊所既划算又惠民。

平凉诊所的发展,起初为中医中药诊所,中医中药诊所与药店药铺相伴相生,剪不断理还乱,实际上是一回事,即绝大部分情况下,药铺就是诊所,诊所就是药铺,药铺不只卖药,还诊病,诊所不只诊病,还卖药。很少有专门看病不卖药的诊所,也基本没有只卖药不看病的药店。

关于中医诊所我们在中药店一节中已经叙及，这里的话题就主要从西医诊所的建立开启。19世纪初,英国医生皮尔逊把牛痘接种术传到广东,平凉也派人前往学习。平凉真正意义上的近代诊所始建于19世纪70-80年代,它是随同帝国主义侵略及基督教传入而发展起来的。帝国主义通过教会在平凉举办医院的表面目的在于传教,其根本目的在于摧毁平凉人民的民族自尊心、爱国心,麻痹人们的斗志,从而为他们的侵略铺平道路。教会诊所利用西医、西药,控制平凉的医疗事业。但西医诊所争相开张,客观上与传统的中医诊所交相辉映,为近代平凉人民的医疗卫生保健和药品发展事业做出了贡献。近代平凉的西医诊所有教会和私立创办两种,其中教会诊所开张最早。

1895年(清光绪二十一年)天主教传入泾川,澳大利亚人克林伯、瑞典人林维贞和唐紫贞在县城东关开办公教诊疗所,利用存放西药为信众治病,此为平凉第一所西药诊所,但规模极小,药品数量极少。之后在玉都也开办公教诊疗所。清1899年(光绪二十四年)张致德在华亭县城开设中医诊所。1904年(清光绪三十年),瑞典基督教传教士郭发兰(译音)到崇信县城西街租赁民房开设福音堂诊所,用西医西药给人治病,西药主要有小苏打、阿司匹林、大圣丹等。1930年,天主教协会牧师在平凉南门巷建立公教诊疗所,由3名西班牙籍修女任医生,经营药品,1933年迁至东大街,规模逐渐扩大,成为平凉最大的西医诊所。教会的经费主要靠行医和贩卖药品所得,药品来源主要是靠外国传教士带入,从兰州、西安、固原、凤翔等地购买。

1931年(民国二十年),在国民军中任过军医的静宁吴庙人裴效先在县城东街开店行医,有少量西药品、注射器具,后改名陇右医院,此为静宁有西医之始。有几位外地习医者,先后来静宁短暂开过诊所,带有西药少量。西医虽已传入静宁,但设备简陋,医疗水平低下。1932 年 8 月,山西闻喜县人孙堤山在泾川县创办友爱诊所,用西药诊治常见病,经营常用西药和中成药,后与地方乡绅合办戒烟所(鸦片),1949 年倒闭。1933 年(民国二十二年),西班牙传教士陶希圣在静宁县建立福音堂诊所,药品单一、量少,器械设备简陋,药品多为酊剂、水药,以德美制造为主,仅限于对一些常见病、极少数患者的施治,百姓患疾仍以中药为主。1934 年(民国二十三年),外籍人苏青山在华亭县安口开设了友仁诊所,旧军队退伍医官蒋正海在华亭县城开设了华美诊所,开展简单诊疗业务,使现代西医西药开始传入华亭。随之,张诚斋、温尚平、吴耀华、郗肇封(又名东明)等相继在县城和安口开办诊所。1937 年,王维卿从河北来平凉开设平民诊疗所,翌年改称红十字会诊所。蒋居敬还开办眼科诊疗所,张憩开办西医诊疗所等。

1939 年,陕西宝鸡人温尚平自平凉"美华教会医院"学习结业后到华亭县城挂牌行医,开设福音堂诊疗所,传教、看病、卖药,主要经营进口西药,医疗水平较高,群众影响颇大,以医养教,较有名气。吴耀华、王汉臣等人也在安口开办了西医诊疗所。1940 年,西班牙人潘士伦以天主教会名义在泾川县城创办了公教诊疗所,有外籍医生 2 人,本籍医生 4 人,简易病床 1 张,多用西药为患者治病。

1943 年(民国三十二年)5 月,中华民国红十字会平凉分会派医师王世和带领助理人员,携带医药、医疗器械,开设崇信办事处诊疗所,开始种牛痘,预防天花。据民国资料统计,当年,平凉共有私人诊所 86 家,如华亭有饶成邦开的"张民诊所",平凉县有裴德福诊疗所、晁荣天诊疗所,泾川有张亮丞开的"青年诊疗所"、"天兴诊疗所"、孙提山开的"友爱诊疗所"(张亮丞兼开)等。1944 年,河南人井长霖第一个在庄浪水洛开设西医诊疗所开展西医业务，经营西药，但设备简陋，药品奇缺，仅能注射606、914，以口服阿司匹林等治疗感冒等常见病。1945年，山西川至医学专科学校毕业生郗肇封（字东明），在华亭安口开设"郗大夫诊所"。庄浪中学聘请西医井长霖为校医开诊所就医。1946年，原旧政府卫生院医士苗玉田在华亭县城东关私设"西医诊所"开业行医。静宁基督教出资在水洛开设"福音堂诊所"，又名杨万寿诊所，经营西药。泾川天主堂公教诊所设立3个教会诊所。

1949年8月前，泾川县只有私人诊所两处，灵台有西医诊所1家，华亭县计有县城的刘美斋、徐仙台、安口的崔连山、孙继民、宋廷栋、策底的赵维汉、南川的鲁正曦等较有名气的诊所9家，庄浪有西医诊所2家，静宁县仅有县城秦克强诊所（以小手术为主），及谢西平、何映萍诊所等10家。

从1950年起，充实医务人员，平凉县有私人诊所12所，西医24名，华亭县有私人诊所7家。1952年2月，各县设接生站，7月，各县开始成立区（即今乡镇）卫生所，8月1日，静宁县第一个农村卫生所"威戎区卫生所"成立，此为静宁县第一个农村卫生所。1953年，静宁县第一中学医疗室建立，有医务人员1人，是全区第一所校医室。10月，静宁中医李吉五、戴履中、江孟远、王重卿自发集股筹办静宁县第一个中医联合诊疗所。各县共组建4家中医私人联合诊所。1954年平凉中医联合诊所发展到8个，中西医人员1050人。12月，庄浪县水洛、金锁、卧龙、通化四区组织药店联营，设立4个集体性质的中医联合诊所。1958年，平凉各县人民公社建起了卫生所，各行政村（大队）建起了合作医疗保健站。

20世纪60年代，张老寺、万宝川、五举农场等企事业单位建设有医疗所，规模都比较大，能满足职工就医用药。1960年，平凉共有公社卫生所 105 个,农村卫生站 575 个。1962 年 12 月,静宁县文教卫生局批准个体诊所 2 户开业。1966 年随着党的经济政策的变革,国家不允许私营经济的存在,平凉个体诊所随即消失。1969 年 1 月,华亭县第一个农村合作医疗站在新安公社三星大队成立,至年底,全县有 103 个大队办起了合作医疗站;静宁全县各公社兴办大队保健站、合作医疗站,雷大公社的兴坪、张渠大队首先办起合作医疗站,至年底,全县有 28 个大队成立了合作医疗站。

　　1970 年 2 月 23 日,华亭、崇信、平凉 3 县先后实现合作医疗一片红。1971 年 3 月,平凉卫校附设中医门诊,对外就诊。静宁县高界公社韩岔大队合作医疗站,开办土药房,自制制剂 53 种。1972 年,庄浪县各公社创办大队合作医疗站 276 个。1975 年,平凉有 1401 个大队办起了合作医疗站,占总大队数的 98.8%。1980 年,平凉农村只有 5 人开办个体诊所,11 月,静宁县卫生局首次批准刘惠安等 5 人个体行医。1981 年,平凉城乡个体诊所开业人员达到 100 多个。1985 年,平凉 1695 个行政村有 1855 个村卫生所或医疗站,个体诊所发展到 200 多家。灵台县医药事业单位有全民性质的 24 所,集体性质的 210 所,个体开业的 71 所,共计 305 所;平均每 640 人有医药单位 1 所。1988 年,平凉有村卫生所 2001 个,个体诊所发展到 300 多家。1990 年,华亭县有个体诊所 174 个,257 人。庄浪县有白堡、杨河、刘庙、颉崖、通边、山集梁、永宁、朱店、石桥诊所集体性质的乡卫生所 9 家,有村卫生所 459 个,个体私人诊所 47 家。1992 年,医药市场放开,村卫生所、个体诊所进一步增多。1996 年,华亭县重新注册登记个体诊所达 113 所,静宁县有个体诊所 200 个,庄浪县新增医疗所 12 个。1997 年,整顿恢复村卫生组织,“消灭”了无医无药村,平凉新增个体诊所 180 个。1998 年,平凉审发医疗机构执业许可证 3770 个,其中村卫生所 1434 个,厂矿企事业单位职工医疗室 1220 个,私人诊所 1004 个。1999 年,庄浪县卫生局组织评审委员会,评审符合标准的村卫生所 434 个,颁发《医疗机构执业许可证》,村卫生所由集体转为个体经营,白堡诊所、刘庙诊所、颉崖诊所、通边诊所转为私营。2000 年,未就业大中专院校医学毕业生,回乡纷纷开办诊所。2002 年,个体诊所、村卫生所只许经营常用和急救药品。2003 年,取消医疗机构和医药学教育机构仅从事药品零售的门诊,县城、乡镇政府驻地的公私营诊所开始推行上架药品标示处方、非处方分类管理。2004 年,推行药品经营与医疗分离制度,无医士职称证的诊所关闭。2006 年,庄浪县有村卫生所 391 家。分布县城 3 家,水洛镇 26 家,南湖 20 家,朱店 36 家,万泉 32 家,韩店 23 家,阳川 19 家,大庄 16 家,卧龙 31 家,岳堡 18 家,赵墩 13 家,柳梁 21 家,南坪 14 家,盘安 26 家,永宁 20 家,郑河 17 家,通化 21 家,良邑 21 家,杨河 14 家。无医疗网点村数 14 个。设医疗所的单位仅有县第一中学、通边林场(承包经营)2 家,均单位自聘。有个体诊所 127 家,分布县城 11 家,水洛镇 6 家,南湖 11 家,朱店 17 家,万泉 11 家,韩店 5 家,阳川 5 家,大庄 2 家,卧龙 15 家,岳堡 5 家,赵墩 5 家,柳梁 7 家,南坪 2 家,盘安 5 家,永宁 5 家,郑河 2 家,通化 8 家,良邑 5 家,杨河 1 家。2009 年底,平凉有卫生所药房 998 个,个体诊所药房 3000 多个。

第五节 医院药房的兴起

医院是指以向人提供医疗护理服务、防治疾病与康复为主要目的的医疗机构。其服务对象不仅包括患者和伤员,也包括处于特定生理状态的健康人(如孕妇、产妇、新生儿)以及完全健康的人(如来医院进行体格检查或休养的人)。医院最初设立时,是供人避难,还备有娱乐节目,使来者舒适,有招待意图。后来,才逐渐成为收容和治疗病人的专门机构。平凉是我国最早设置医院的地区,远在西汉年间,黄河流域瘟疫流行,驻扎在平凉的军队中疫病更为严重,军队首领遵照汉武帝刘彻的命令,设置专门的房舍,将有疫疾军人隔离,配备医生、药物给以治养,也免费给附近患病的百姓治病。这种简陋的治病防病房舍就是现今医院的早期雏形。所谓医院药房,就是医院内专门存放、分发、领取药品的库房。医院一经出现,医院药房就随之出现,药房随医院规模的大小、随药品品种数量的多少而设,药品量少,则置之诊治疗室,品种增多数量大时,则设置专门库房存放。到了北魏,医院有了正式的名字"别坊",专供官员、百姓就医用药之用,隋代叫"病人坊",收容麻风病人,唐代叫"患坊"、"悲日院"、"将理院",设医药治疗病患者,也收容贫穷的残疾人和乞丐等。到了宋代,医院组织渐趋周密,当时,官方办的医院叫做"安济坊",私人办的叫"养济院"、"寿安院"、"济民药局"、"病坊"等,慈善机构办的"慈幼局"、"慈幼院",分门别类招收和诊疗病人。明清时期,平凉政府和医药人士创办养济院、育婴堂、漏泽园等,收养医治贫病者,后来医院规模扩大,医院的内部有专职管理人员,有病房、医生,有病历表,有专门烹煎药物的人员。清朝末年,帝国主义列强为了达到瓜分中国的目的,除使用政治、军事、经济等手段侵略我国外,还派遣了大批的医学传教士在我国民间行医、办医院,在利用小恩小惠蒙蔽中国人民的同时,还把办医院作为了一种侵略手段,在平凉市县许多城镇开设了多所教会诊疗所,用西医西药治病。平凉医院名称的正式出现,是在民国时期,教会传教士进入平凉,兴办医院,对平凉传统医院产生了巨大的冲击和影响,促使平凉医院行业逐步形成了现代意义上的医院。

1917年(民国六年),瑞典籍牧师多宝在平凉城创办西医美华医院,这是平凉第一家用"医院"命名的医院,也是平凉最早的西医医院,1927 年改称福音堂医院,设病床 80 张,用阿司匹林、盘尼西林(青霉素)、非那西林、奎宁、新斯的明、606 针剂、早发大安等西药治病。抗战时期,主要为抗日伤员服务,1938 年停办。

1931 年(民国二十年),军医静宁吴家堡人裴效先在静宁县城东街行医,后开办陇右医院。同年,芦保番开设亚东医院,裴子丰、晁云天开设裴晁大夫医院。1939 年 8 月,国民政府卫生署在平凉成立了西兰公路卫生站,直属中央卫生署领导,不久又改组为平凉卫生院,有药剂士 12 人,西医医疗设备有 1 台 30 毫安 X 光机,有听诊器、体温计、三大常规检验玻璃器皿和简单手术器械,后改为平凉县卫生院,为平凉地区人民医院的前身,多用西医西药治病。1941 年泾川县卫生院成立,有低倍显微镜 1 架和做常规治疗所用的刀、剪、镊子等用具,能诊治一般常见病。1942 年,张亮臣在泾川创办天兴医院。1943 年(民国三十二年),静宁县公立卫生院成立。1947 年 8 月,崇信县公立卫生院成立。至 1948 年(民国三十七年),平凉各县先后均设有公立县卫生院,但设备简陋,人员很少,技术水平低。

1949 年前,在共产党领导的军队里,虽然缺医少药,但是也在极其危险、艰苦的环境下创办了许多医院,其中一些是秘密的地下医院或疗养院。在平凉国民党统治区域,也有许多共产党员和进步人士开设诊所医院,或走村串巷行医,既为人治病,又做地下宣传发动工作,如山西闻喜县人孙存弘,民国二十四年(1935 年)6 月加入中国共产党,民国二十八年 10 月到泾川县开展党的秘密工作,先到党原柴春荣药铺结识柴春荣,民国二十九年经柴介绍拜张昆山为师学医,民国三十一年到县城樊述孔药铺行医,民国三十二年 7 月与杨致远在清平乡杨家庄开设中药铺继续活动,中华人民共和国成立后曾任泾川县长、县委书记、专署秘书室主任、省中医学校党委书记兼校长、省卫生厅中医处处长等职。镇原县新城乡人李义祥,1937年秋,以镇原中心县委特派员身份到华亭县安口镇开展工作,他以行医为掩护,边为群众看病,边发展党的组织,很快建立了秘密华亭党支部,1949年后,被任命为华亭县县长、甘肃省农会副主席、武都地区副专员、省卫生厅副厅长。这些人员为人民解放战争的胜利和人民群众的防病治病都做出了很大的贡献,并为新中国的医药卫生事业积累了宝贵的工作经验。

中华人民共和国成立以来,在党和政府的大力关心支持下,平凉的医院建设日新月异,不仅改造和发展了旧医院,而且修建了大批新医院,重点发展了综合性医院和中医医院,个体诊所、教会医院和公立医院中西医人才集中到了各级医院,医疗质量提高,分工分科,科学细致,卫生技术人员数、医院床位数和医院药房都达到了一定的规模。1949年10月1日起,各县人民卫生院对经营药品的诊所、药铺和从事批发贩运者及药品进行审查登记,实行统一管理。

20世纪50年代,平凉医药卫生事业的发展进入了一个持续、协调、健康发展的新阶段,医院院长直接管理临床科室。1950年,静宁县医院成立药剂室。8月,华亭县人民卫生院建成对外门诊。1951年,平凉区专员公署决定,成立平凉专区人民卫生院,地址设在平凉盘旋东路87号,有内、外、妇、儿科及检验室,病床40张,职工49人。1952年,静宁县医院成立制剂室,开始简单的制剂生产。10月,华亭卫生院增设药务组。平凉有地区级卫生院1个,县级医院7个,公社卫生院21个。主要经营使用早发大安、奎宁、石炭酸、巴比妥、尼可刹米、新斯的明、非那西林、百浪多西等100余种西药。1953年4月30日,庄浪人民医院设立中药房,配司药1名。1954年5月8日,专区妇幼保健所归并平凉地区人民卫生院,增设中药房。1955年8月20日,平凉专员公署通知,平凉专区人民卫生院改称平凉专区人民医院。9月,华亭县卫生院成立院务会,下设药剂室等临床科室。1956年,庄浪县医院中西药房分开,设有药品库房。静宁县人民卫生院改为静宁县人民医院。7月,静宁县中医联合诊疗所改建为静宁县中医院。1957年,县级医院发展到11个,农村卫生院(所)33个。1958年8月,华亭县将安口镇卫生所改为华亭县人民医院。12月,新成立乡镇卫生院所20个。1959年3月,静宁将公社卫生所改为公社卫生院。20世纪60年代,医院实行党委领导下的院长分工负责制,医院的重大问题由院务会讨论决定。1961年12月15日,庄浪县卫生院改名庄浪县人民医院。各县人民医院药品、器械均由省卫生厅统一采购拨发。1962年,华亭县人民卫生院改名华亭县第一人民医院,华亭县人民医院改称华亭县第二人民医院,门诊开设中、西药房。1964年,庄浪县医院住院部设立小药柜。据1966年统计,平凉各级各类医疗机构个数、病床张数、卫生技术人员数,与民国时期最高年份的1948年相比,机构增长45倍,病床增长55倍,卫生技术人员增长88倍。

1970年,地区医院制剂室增添了大型设备,修建了制剂楼,扩建成立了地区医院制药厂,生产20种中药制剂,特别是柴胡注射液属全国首创。各级医院有超声波诊断仪、纤维胃镜、同位素扫描仪、照相显微镜、手术显微镜、牙科综合治疗台和诊断机。"三五"末,平凉有医院205个。1971年6月,平凉县中医院成立。6月3日,平凉专区医院改称平凉地区第一人民医院。12月,平凉地区第二人民医院在安口纪家庄建成。1973年10月,静宁将威戎、仁大、李店、甘沟、曹务、高界、红寺、原安8个公社卫生院改为中心卫生院。1975年,泾川县医院制剂室成立,时有专业人员3人。1976年,平凉地区医院自制复方川芎碱注射液。1978年11月,建成华亭县五二职工医院,为科级单位。

1980年,平凉各医院实行"定任务、定床位、定编制、定业务技术指标、定经费补助和考核奖惩"或"百分制考核计奖"管理体制,实行国家、集体、个体三个层次办医，打破"独家办医"，形成多层次办医格局。1981 年 12 月，省煤炭总公司建成华亭矿务局职工医院，为县级医疗机构。1982 年，平凉地区第二人民医院撤销，并入地区第一人民医院。灵台县医院制剂室成立，有专业技术人员 4 人。庄浪县医院设立药剂科。1983 年，庄浪县人民医院制剂室取得省卫生厅核发的制剂许可证，小批量生产输液液体。10 月，华亭县卫生学校并入县中医院。1984 年，崇信县医院设立药械科，统一管理全院药械。1985 年，华亭县第一人民医院药械科设立中药房、西药房、中药保管室、西药保管室、中药炮炙室和制剂室，并开展"信得过药房"活动。华亭县第二人民医院药械科设有中药调剂室、西药调剂室、中药保管室、西药保管室、中药炮制室、制剂室。药械管理机构的细化，标志着药品管理开始走上了规范化、科学化的轨道。1986 年，平凉医院药房已由 1949 年的 3 个发展到 278 个，卫生技术人员由 1949 年的 28 人增加到 3304 人，每千人平均有卫生技术人员 2.22 人。20 世纪 90 年代，平凉医院实行目标管理责任制。1990 年，华亭矿务局成立马蹄沟煤矿职工医院，科级单位。"七五"末，平凉有医院药房 287 个，西药师 84 人，西药剂士 84 人。1992 年，泾川县中医医院制剂室制成大黄栓、玉红膏等。1993 年，平凉乡镇卫生院装备医疗器械 90 台件，包括 B 超、心电图机、30–200 毫安 X 光机。1996 年，平凉各医院开始实行组织实施资格考试和注册管理，发放《医疗机构执业许可证》。1998 年，平凉为病患者服务的药房近4000 个。1999 年，华亭县医院增设煎药室。

2001 年，平凉各医院实行营利性和非营利性医疗机构，全面推行药品招标采购。医院的性质从单纯的福利型转变为同时有社会公益性事业单位、多渠道多形式筹资办医，医院所有制结构从过去几乎清一色的全民所有制和集体所有制，转变为全民、集体所有制、股份制、股份合作制、个体私有制、中外合资等多种所有制共存,全员劳动聘用制和专业技术职务聘任制普遍推行,医院逐渐适应市场经济的变化和发展,开始重视经营管理,从过去单一的医疗服务,发展为提供医疗服务、康复服务、家庭医疗服务、社区服务、心理服务等多种形式的服务,较好地调动了医务人员的积极性,大大提高了医院的服务水平。2009 年底,平凉有综合医院 27 个,中医院 12 个,专科医院 8 个,妇产科医院 7 个,精神病医院 1 个,康复医院 1 个,其他专科医院 4 个,社区卫生服务中心 17 个,乡镇卫生院 103 个,门诊部 4 个,诊所、卫生所医务室 998 个,共有药师、士594 人。药房面积和药品品种数量大幅度增加。到 2015 年年底,平凉有市级医院 5 家、县级医院 21 家,各医院都有 1–2 个专门的药房。由此可见,医院的发展带动了医院药房的发展,药房的规模和管理规范化程度,标志着药品经济的快速发展。

平凉建立较早的医院及其药房发展情况简介:

[平凉市人民医院] 1939 年(民国二十八年)8 月,国民政府内务部卫生署成立平凉西南公路卫生队, 后改名为平凉西南公路卫生站,站址设在平凉县牛市巷,直属国民政府中央卫生署领导,由刘家驹任主任;11 月 1 日改组,兼办平凉卫生院业务,形成两个机构并存,由公路卫生站主任刘家驹兼任院长,另增加护士助理 3人,卫生稽查 1 人,受卫生署、国民党甘肃省政府双重领导。1940年,刘家驹调至武威后,张昱任公路卫生站主任兼卫生院院长。根据当时的经济状况和人口的多寡,经省政府核准,平凉卫生院被首批确定为甲种卫生院,其人员编制要求为 15 人,实际到岗医师、护士、助产士、药剂师共 12 人,其中西医 7 名;经费、药械由中央卫生署、甘肃省卫生处供给。1943 年(民国三十二年)4 月 16 日,潘秀民任公路卫生站主任兼平凉卫生院院长,此时,平凉卫生院设内外妇儿四个科,同时增设中央内政部卫生署医疗防疫处第 23 队、甘肃

省卫生处驻平凉卫生队、灭虱站、平凉县公路卫生站。1945年(民国三十四年)8月15日,吴兴凯任公路卫生站主任兼卫生院院长,12月,平凉卫生院移交平凉县管理,平凉公路卫生站结束。1946年1月,平凉县卫生院正式成立,有医务人员23人,隶属甘肃省政府卫生处领导,县政府监督,院长由省卫生处直接选派,平凉县卫生院除搞好本县群众医疗、壮丁救护训练、推广新法接生及妇幼卫生、卫生宣传教育等项工作外,还肩负临近县诊疗之任务,是平凉城内比较完善的一所医院。1949年5月,平凉卫生院的药品被国民党马鸿逵部运走,人员失散,卫生院解体。7、8月份,平凉、兰州相继解放,原平凉卫生院失散人员先后返回,平凉分区行政督察专员公署接管,组建平凉专区人民卫生医院;1951年4月,平凉区专员公署决定,成立平凉专区人民卫生院,地址设在平凉盘旋东路87号,有内、外、妇、儿科及检验室,病床40张,职工49人。同年9月,以平凉军分区人民诊所为基础,并入组建第一门诊部,地址在平凉市同善巷。1952年,将盘旋路住院部的附设门诊部迁至平凉市中山街,成立第二门诊部。1953年专署诊疗所并入平凉专区人民卫生院。1954年5月8日,平凉区专员公署通知,将专区妇幼保健所归并平凉专区人民卫生院,增设中药房。1955年8月20日,平凉专员公署通知,平凉专区人民卫生院改称平凉专区人民医院。1960年,专区医院有200毫安X光机、显微镜、九孔无影灯、万能手术床、培养箱、心电图仪、电泳仪、卧式高压消毒锅、1/万分析天平、救护车等仪器。1971年6月3日,平凉地区革命委员会通知,平凉专区人民医院改称平凉地区第一人民医院。12月,平凉地区第二人民医院在安口纪家庄建成。1982年初平凉地区第一人民医院改称平凉地区人民医院。因部分技术骨干逐年上调返城,地区卫生局决定将平凉地区第二人民医院撤销,并入平凉地区人民医院。1985年,平凉地区人民医院有西药主管药师1名。至1998年,有万元以上医疗器械

79 台件,总价值 1100 万元,其中有德国西门子 AR、C 全身 CT、美国阿克苏 128Xp/10 型彩超、钴 60 及配套装置、500 毫安 X 光机及电视透视系统、全自动生化分析仪、三分类血球计数仪、日本产腹腔镜、经颅彩色多普勒、高压氧舱、全自动十二导联心电图分析仪、B 超机等。2002 年,地改市后,平凉地区人民医院改名为平凉市人民医院。2015 年,平凉市人民医院有药房 13 处、面积 600 平方米,有药品品种规格 15 000 余种,年销售使用药械近 2 亿元人民币。

[平凉市第二人民医院] 1956 年,由西医联合诊疗所和红十字会诊疗所合并组建平凉县人民医院。1959 年,平凉县人民医院改名为平凉市人民医院,因平凉县改称平凉市(即今崆峒区)之缘故。小平凉市时,人们喜欢称老县医院,2002 年地改市后,为了与平凉市人民医院相区别,将原平凉市人民医院改名为平凉市第二人民医院。现在市二院有住院部中药房、西药房,门诊部中药房、西药房,药品阴凉库房、常温库房,以及两处便民药房,是本市一家集医疗、预防、教学、科研、计划生育为一体的综合性二级甲等医院,担负着本市及周边地区一百多万人口的健康服务。医院总占地面积 27 749 平方米(其中医疗占地 22 751.5 平方米折合 34.2 亩;住宅占地 4997.5 平方米折合 7.5 亩),医疗用房总建筑面积 21 400 平方米。现有职工 529 人(在职 412 人,退休职工 117 人),副主任医师以上职称 28 人,中级职称 134 人,设置病床 385 张,设内、外、妇、儿、肛肠科、急诊等 11 个临床科室和一个功能较为齐全的综合门诊部,医院拥有固定资产 4544 万元,年门诊量 10 万人次,住院 8000 余人次,先后被省、市、区授予文明单位,市政府授予重合同守信用单位,市工商局授予无制售伪劣商品单位,市技术监督局授予计量信得过单位等称号,1995 年被评为国家二级甲等医院,1996 年被评为爱婴医院,是市、区社保局基本医疗保险定点单位。2004 年经上级批准,被确定为平凉市微创诊疗中心、平凉市崆峒急救中

心、平凉市崆峒脊柱病治疗中心、平凉市崆峒糖尿病治疗中心和平凉医专教学医院。2004 年 9 月投入使用的第二住院大楼,共设病床275 张,每间病房均有卫生间、电视、电话,每层各设豪华病房一套。六层为手术室,共 8 个手术间。新住院楼按现代化、宾馆化要求设计建修,配备有内置升降式电梯两部,中心供氧、中心负压吸引,急救呼叫系统,为病人营造了一个优美舒适的医疗环境。随着医疗综合楼的投入使用,我院的硬件建设将更加完善。

医院先后投巨资购置了一大批高精尖医疗设备,现拥有全身螺旋 CT,数字减影 X 线检查系统,彩超,全自动生化分析仪,奥林巴斯腹腔镜,前列腺气化电切刀,支气管镜,电子胃、肠镜,多功能呼吸机,大型微波治疗机,多功能牙科综合治疗机等千元以上设备共计 508 台件,为临床诊疗水平提高创造了有利条件。医院科室设置齐全,以呼吸、心脑血管、肝胆、胸外、骨伤脊柱、妇产、口腔、放射等为龙头的学科建设已颇具规模,开展的许多技术在本市居领先水平,全院每年均有新技术、新业务开展。肝叶切除,肺叶切除,支气管成形术,纵隔肿瘤切除,全食道切除,心包切除,胰、十二指肠切除,全髋人工关节置换,颈椎间盘切除,断指再植,颅脑损伤手术,输卵管吻合术,宫腔镜检查治疗,微创腰椎间盘切除,前列腺气化切除,胸腔镜治疗胸腔疾病,腹腔镜胆囊切除手术,内科支气管灌洗,心梗溶栓治疗,脑出血床旁穿刺抽血,小针刀等治疗手段更具特色,随着数字减影 X 光机投入使用,心脏介入治疗业务已经开展。近年全院共获省、地(市)科技进步奖 49 项,省级以上刊物发表论文 270 余篇。医院十分重视信息化管理,先后投资 60 余万元建立了医院信息管理网络(收费管理系统、药库管理系统、IC 卡管理系统、护士工作站等),以科学管理降低医疗成本,减轻了患者负担。

[**中国人民解放军第六医院**]　1952 年 10 月,骑兵第六师卫生

处、步兵第八师卫生所、平凉军分区卫生所合并,成立西北区中国人民解放军第十医院,院址在西大街(现市政府院),后更名为中国人民解放军第六医院,担负平凉、庆阳、固原等地部队医疗任务和当地群众医疗工作。1954 年 5 月迁至平凉市盘旋西路 14 号,1959年,第六医院随骑兵第六师挺进西藏,1970 年 10 月,在原院址由中国人民解放军第二十五医院的两个卫生所扩编组建新的第六医院。2000 年撤销。

[泾川县卫生院] 1940 年(民国二十九年)5 月成立,李鸿勋任院长,1949 年 8 月有医护人员 9 人,低倍显微镜 1 架和做常规治疗所用的刀、剪、镊子等用具,能诊治一般常见病,1949 年 9 月由县人民政府接管,改名为泾川县人民卫生院。1951 年 11 月,接收了1940 年由西班牙人潘乐伦以天主教会名义创办的公教诊疗所及其医务人员。1955 年,更名为泾川县人民医院。

[崇信县卫生院] 1947 年(民国三十六年)8 月成立,中西医相结合,防治白喉、霍乱、天花、妇科难产等症,1949 年由崇信县人民政府接管,改名为崇信县人民卫生院,1956 年改为崇信县人民医院。

[华亭县第一人民医院] 1942 年(民国三十一年),国民党政府设立华亭县卫生院,共有工作人员 8 名,但因设备简陋、药械匮乏、医术乏人、诊费昂贵,就诊者寥寥无几。1948 年底,院长李洪范将大部分药械交给国民党平凉驻军,致使该院倒闭。1950 年 5 月,华亭县人民政府筹建县人民卫生院,8 月建成对外门诊,人员共 3人。1955 年 9 月成立院务会,下设药剂室。1962 年 3 月,华亭县人民卫生院改名华亭县第一人民医院,门诊开设中、西药房。1971 年,华亭县第一人民医院制成了“复方紫苏注射液”等药物。1985 年,县第一人民医院药械科设立中药房、西药房、中药保管室、西药保管室、中药炮制室和制剂室。1987 年 12 月,建成华亭县第一人民医院

制剂业务用房,购置 B 超、胃镜、心脏监护仪、300 毫安 X 光机各 1 台。1989 年 1 月,县一院第一台胃镜投入使用。1995 年 10 月 18 日,县一院购置德国西门子心腹两用 B 超仪。1998 年 6 月 30 日,县一院 534 平方米制剂楼竣工。1999 年,县一医院增设煎药室。现在华亭县第一人民医院是一所集医疗、急救、预防、保健、教学、科研于一体的综合性二级甲等医院,担负全县 120 医疗急救任务,系爱婴医院、国际紧急救援中心网络医院、农村和城镇医疗保险定点医院,是"光明工程"手术定点医院、平凉医专、省中医学校教学医院。医院现占地面积 18 735 平方米,总建筑面积 11 876.81 平方米,拥有固定资产 4986 万元,设床位 288 张。现有在册职工 296 名,其中副高职称 16 人,中级职称 84 人。医院设有 14 个临床科室,4 个医技科室,10 个职能科室。2009 年底年门、急诊 15 万 人次,住院 9000 余人次,手术 2500 余例。医院现有鑫高益 0.35T MRI、飞利浦螺旋 CT、CR、数字减影胃肠机、"C"型臂、蛇牌腹(宫)腔镜系统、眼科手术显微镜、奥林巴斯电子胃镜结肠镜、前列腺汽化电切镜、纤维胆道镜、西门子 B 超、彩超、彩色经颅多普勒诊断仪、体外碎石机、全自动生化分析仪等大型先进医疗设备。建有计算机信息化管理系统。医院能够运用西医、中医、中西医结合等多种方法诊治各类常见病、多发病及典型疑难杂症。外科、骨科被确定为全市重点学科。在肝胆、胃肠、妇科疾病的腔镜、内镜手术治疗,颅脑、脊柱、关节手术,白内障、颌面手术方面颇具实力;在心肺复苏、急性心血管疾病抢救、流行性出血热、儿科四大症诊治等诊疗专科领域具有较强的技术优势;外科微创手术在县域已具影响力,颅脑、骨科急救能力已全县领先,内、儿、妇科抢救水平已成为全县技术指导中心和领军学科,中医康复已成为全县特色专科;部分学科诊疗技术达到了市内同级医院先进水平,且有 34 项技术达到了三级医院标准。医院现代化、精细化管理诚信度和满意度逐年提高。近年来,全院在国家级刊物发表论文 146 篇,获县、市科技进步奖 13 项,先后荣获全省护理工作先进集体、甘肃省"五一劳动奖状"、"五一巾帼奖"、全市科技工作先进单位等荣誉称号。2009 年 12 月 8 日,华亭县委、县政府决定将华亭县人民医院整体迁建至县城西区,目前医院占地 95.87 亩,总建筑面积将达到 40 000 平方米,开放病床将达到 400 张以上。

[华亭县第二人民医院] 1952 年 7 月,在原安口劳工诊疗所的基础上,成立安口卫生所。1956 年 12 月,随安口镇的建立,易名为安口镇卫生所。1958 年 8 月,华亭县委决定,将其改为华亭县人民医院,1962 年 3 月,改称县第二人民医院。1985 年药械科设有中药调剂室、西药调剂室、中药保管室、西药保管室、中药炮制室、制剂室。

[华亭矿务局医院] 1982 年 10 月,省煤炭总公司华亭矿务局,在安口八里庙选址建成华亭矿务局医院,为县级医疗机构,时有职工 63 人。1987 年有职工 76 人,1996 年对外开办门诊,开展心电图、B 超及简单化验项目检查。1998 年有万元以上医疗器械 8 台。

[庄浪县人民医院] 1947 年(民国三十六年)4 月 6 日,由中华民国行政院批准庄浪县卫生院建立,时设诊室、药房,仅有听诊器、体温计、注射器等简易诊疗器具,当时药品由省政府卫生处不定期拨发,数量、品种均较少,按当时币值约合现币 1000 余元。时有人员 8 人,其中司药 1 名。1949 年 8 月,庄浪县人民政府接管改名为庄浪县人民卫生院,设立药房。1953 年 4 月 30 日,庄浪县人民卫生院设立中药房、西药房,配司药各 1 名。1954 年,庄浪县人民卫生院成立化验室,主要有显微镜 1 架、比色计 1 台、血球计数仪 2 台,8 月,分配来兰州卫校毕业药剂士 1 名。1955 年设立药械库房。1956 年,中西药房分开,并设有药品库房,有药剂士 3 人。1961 年 12 月

15 日,庄浪县人民卫生院改名庄浪县人民医院,药品、器械由省卫生厅统一采购拨发。1962 年,贯彻中央:"调整、巩固、充实、提高"的方针,制定《药品保管领用制度》;8 月省城贯彻中央"面向基层、加强农业第一线"的精神,下派 1 名药剂士来庄浪县人民医院工作。1963 年,增加 50 毫安 X 光机、万能手术床、麻醉机、氧气筒、腹部手术包、输卵管结扎器、眼科检查器、牙科器械、产床、石膏床各 1 台(套)。1964 年,住院部设立小药柜。1966 年,庄浪县人民医院有药剂人员 2 人,检验士 2 人。1967 年 1 月,庄浪县人民医院制剂室建立,有职工 2 人,仅小批量生产葡萄糖、糖盐水、生理盐水、普鲁卡因、林格氏液等五种常用注射液。1970 年 7 月,庄浪县人民医院派人在关山采中草药,制作标本,参与举办县中草药展览会。1972 年,庄浪县人民医院派 2 人参加平凉地区中西医结合培训班学习。1973 年 2 月,庄浪县人民医院制剂室恢复生产,主要生产甘露醇、甲硝唑等五种大输液和小批量普鲁卡因,3 月省卫生厅配发救护车 1 辆,医院首次拥有救护车。1975 年开始,庄浪县人民医院每年接收一定数量的平凉卫校实习生。1978 年,庄浪县人民医院实行金额控制,中、西药品分别由中西药房管理。1979 年,庄浪县人民医院增加制剂室设备,住院部采取小药柜存放药品,当年开始建立住院部药房。1980 年庄浪县人民医院成立药剂科,根据医疗用药反馈计划购药,对药品的入库严格验收,入库药品质量核对和检验合格后方可入库备用,坚持先进先出,定期翻码整垛,严格分类存放。对库存药品全部建账立卡,定期盘点,做到出入有据,账物相符,同时,对于过期失效、霉烂、虫蛀、变质的药品及时报请院长,经账物核查后销毁处理。为了确保医院药品的质量和药用安全,从药物的购入到配发,严把质量关,防止假冒伪劣药品进入流通渠道。并向社会郑重承诺,凡发现假药一次者,奖励 100 元。1982 年庄浪县人民医院成立药事委员会,建立三查、五对制度,麻醉药品专人专账、专处方、专册登记、专柜加锁,毒、限、剧药品专柜保管。1983 年,庄浪县人民医院贯彻执行卫生部《药政管理条例》,对毒、麻、限、剧药品实行"五专",凡麻醉药品的使用须由主治医师以上医生签字才能出药。12 月,超声心动图机、膀胱镜开始使用。1984 年 6 月 17 日,庄浪县人民医院投资 86 729.64 元的制剂楼竣工,并购入不锈钢消毒柜、塔式蒸馏器等设备,改进生产流程,完善内部管理,通过省卫生厅验收,取得制剂许可证,医院制剂工艺在平凉领先。1985 年,庄浪县人民医院药剂科开展"信得过药房"活动。1992 年,医院设立两个便民药房。1995 年,医院添置了母婴监护仪、麻醉机、尿九项检测仪、涡轮机、光固化机、超声洁牙机等。1999 年新制剂楼落成。2000年 6 月,制剂室自动生产线及净化装置投入使用。手术显微镜及显微手术包、麻醉机、酶标仪、依维柯救护车、从美国购进的全身螺旋CT 机等亦投入使用。药房也实现微机化管理,各药房实行微机化管理。药房主要有门诊西药房、门诊中药房、住院部药房、西药库、中药库、中药加工房、院外二门诊药房。2001 年,规范药品采购秩序,进行集中招标采购,遏制医药费用的过快增长,当年药品收入410 万元。2002 年购进体外碎石机、美国产彩超、全自动生化分析仪、德国狼牌腹腔镜、日本产血液透析仪、多功能麻醉机、子母灯、多功能遥控手术床、手术摄像系统等一批先进设备。同年,医院制剂室根据国家有关文件规定停业。

[静宁县人民医院] 1943 年(民国三十二年)4 月,国民党静宁县政府成立静宁县卫生院,1948 年 8 月有司药 1 人,1949 年 8月后,县人民政府接管县卫生院,改名为静宁县人民卫生院。1950年 4 月,静宁县人民政府资助县人民卫生院小麦 60 石,用于购买药械,平凉分区专员督察公署卫生科配发县卫生院 3 套手术床;县医院成立药剂室。1953 年,平凉军分区卫生督察公署卫生科配发静宁县人民卫生院显微镜 1 台。1956 年,静宁县人民卫生院改名为静

宁县人民医院。1958 年 5 月,静宁县人民医院建立制剂室。1959 年平凉专署调拨静宁县人民医院 100 毫安 X 光机 1 台（捷克产）。1967 年给县人民医院配发救护车。1985 年,静宁县人民医院设有药械科,制剂室能生产大型输液制剂和普通制剂。2002 年静宁县人民医院有 CT 机、彩超、录像纤维胃镜等大型器械 50 台件。现在,静宁县人民医院已有 60 余年的历史,1995 年被卫生部评为"二级甲等"综合性医院、"爱婴医院"、"国际紧急救援中心网络医院",是平凉高等医学专科学校教学医院、甘肃省人民医院定点协作单位和"县级文明单位"。医院占地 4.24 万平方米,总建筑面积 17 512 平方米;固定资产 3500 万元,开放病床 315 张,承担全县及毗邻县约 80 万人口的医疗和急救业务。全院现有职工 307 人,业务人员 251 人,其中卫技人员 187 人,主任医师 1 人,副主任医师 20 人,中级 73 人,初级 93 人。院内设普内科、心脑肾内科、普外胸外科、脑外泌尿外科、妇产科、骨科、儿科、五官科、传染科、急诊科 10 个临床科室和 16 个医技、行政科室。主要设备有 CT 机、大型 C 型臂 X 射线摄影系统,骨科用小型 C 型臂、CR、全自动生化分析仪、彩超、全数字多探头胸腹两用 B 超、500 毫安电视显像透视机、全导联心电图机、电子胃镜、腹腔镜、纤维结肠镜、膀胱镜、脑电脑地形图机、呼吸机、小儿高压氧舱、多功能监护仪、运动平板心电仪、除颤起搏仪等大中型医疗器械 80 余台。各科室门诊、各临床科室护士站及办公、后勤、财务、收费、挂号、药(库)房等实现了微机管理。住院部各病室内设输液天轨、中心供氧、中心吸引、呼叫系统。医院科室设置合理,设备先进,诊疗环境优美。各科除对常见病、多发病和各种疑难危重病进行诊疗外,并积极开展了高难度新技术、新项目;如心脑血管的介入疗法、心脏起搏器的植入、冠心病心肌梗塞的冠状动脉造影及支架植入术、先心病的房(室)缺封堵术、脑梗塞、脑出血的经颅微创清除术、全胃切除、肺叶切除、肝破裂、膀胱破裂等多脏器损伤的修补术、肺段切除、膀胱全切、阑尾脐造口肠代膀胱术、新式剖宫产术、高压氧舱治疗缺氧性疾病、脊柱骨折并脊髓损伤的减压迪克氏钉固定术、腰椎间盘突出症髓核摘除、白内障囊外摘除术人工晶体植入、鼻咽巨大纤维瘤血管瘤切除等;腹腔镜、鼻腔镜、口腔镜等也已应用于临床。近年来全院发表论文300余篇,获市级科技进步奖30多项;年门诊诊疗18万余人次,住院6400人次,做大中型手术2200人次,病床使用率75.8%。

第六节　药源普查

平凉地域广阔,草木峥嵘,药材资源极为丰富,野生药源品种繁多,随着人们对药品性能作用的不断发现、不断认识、不断发明、不断创造、不断使用,历朝历代越来越重视药品的开发利用。为了摸清家种、野生药材资源的种类、分布、藏量及生态习性,更有利因地制宜地制定中药材发展规划,更好更合理更有效地开发利用药品,更好地发挥中药材在防病治病、医疗保健事业中的特殊作用,平凉历代政府和药品工作者高度重视药源普查工作,多次组织老药工、药品工作者对平凉药材资源进行了勘察,每次药源普查都会使平凉中药材的具体分布情况、药品品种、重点产药地区、藏量、发展潜力、可持续开发利用情况更加清楚,一次比一次收获大,一次比一次科学,一次比一次勘察的清晰仔细。每次都会发现新产地、新品种、新药源,也都会有新的真伪中药材被辨明。也说明,平凉至今仍未完全摸清中药材的详细家底,尤其是边远偏僻山区和山野森林尚未完全勘察到位,十分丰富的药材资源还没有充分地利用起来。笔者遍查史籍资料,走访老药工,考证出从明朝到现在,平凉规模较大的药源普查有五次:第一次为明朝时期,平凉韩王府抽调各地老药工,在重点产药区域开展药源勘察,普查出平凉藏量较大、性能用途明显的野生药材有 104 种，家种的不足 10 种；第二次为民国三十四年（1945 年），国民党平凉地方政府组织老药工，对崆峒山药源进行了普查，查明药用价值较高、藏量较大的野生中药材有 76 种；第三次为 1956 年至 1958 年，各县县委、县政府抽调老药工对重点产药区域、就重点品种药源开展普查，其中，平凉县查明药源主要分布在大寨、崆峒、麻武、麻川等地，天然生长的植物药材占80%，名优药材有大黄、党参、川芎、柴胡、麻黄、淫羊藿等，仅大黄年产 10 万吨，出口海外；第四次药源普查为 1985 年至 1987 年，平凉政府依托药品经营单位，由医药公司牵头，组织相关部门，成立领导小组，在全平凉开展了规模较大、勘察范围较广、组织较为科学、深入田间地头和茂林深处较多的药源普查，这一时期，全国查明有中药材 2800 多种，全省查明有 2000 多种，藏量较大药用价值较高的 1080 种，平凉查明有藏量的药品 1100 多种，重点地产品种 176种；第五次为 2010 年，抽调部分药品检验工作者，到重点药品产地，仅就部分重点品种开展了普查，此次普查虽有成果，但普查涉及范围窄小、数量少、不够彻底。

因前三次药源普查资料缺乏，笔者仅就后两次普查情况记述如下：

第四次药源普查

1984 年底，由甘肃省医药公司平凉地区医药分公司牵头，与地区卫生处、农牧处、林业处、统计处、外贸公司联合成立了"平凉地区中药资源普查领导小组"，在地区医药分公司下设办公室，聘请了技术顾问，自 1985 年开始到 1987 年 5 月，历时两年零五个月，全面普查平凉药品资源情况。本次中药资源普查，按照全国统一要求，在省上确定的 250 种重点品种范围内，平凉以日常收购的品种为基础，常用的大宗、地道、紧缺药材为主要对象，确定提出了 156种重点品种，围绕重点普查品种，对全部家种、野生药材资源进行了全面调查,行程 3700 千米,翻越了 404 条山梁沟壑,共普查乡镇 78 个,占全市乡镇建制 131 的 67.9%,累计压制标本 5193 份,实际查清重点中药材品种 176 种,压制标本 1056 份,占省重点品种的 67.2%,占平凉重点品种的 107.6%。其中:野生药材 152 种,资源总蕴藏量 31.13 万千克,家种药材 24 种,种植面积 31 833 亩,年收购 86.4 万千克。1987 年收购 207.6 万千克,蕴藏量 68 万千克。这些品种共来源于 57 科,90%是植物资源,主要生长于平凉的华亭、灵台、庄浪、静宁等邻近山区沿关山一带,海拔 1100–2670 米的林区、山间、草丛、沟壑、川原等向阳阴湿地带。本次药源普查,基本查清了平凉中药材的来源、分布地域、生长环境、土壤状况、水分条件、耐阳喜温状况、生长周期、种植时间、采摘采挖时间、性能性状、药用价值、优良品种、益开发品种,基本查清了野生和家种中药材资源蕴藏量、种植面积、年产量、年收购量、社会和市场需求量、经济价值以及资源开发利用的历史和现状,基本查清了平凉地产中药材的种类,发现了新药源 6 种,澄清了 6 个混用品种的真伪。本次勘察累计普查药品 1800 多种,有藏量的 1100 种,药用价值较高的 947 种,经验收鉴定,平凉实有藏量大、可开发利用的重点药材资源 176 种。

本次药源普查具体情况从药品社会经济、中药材资源、生产经营历史及发展区划概况等几个方面详加记述:

[社会经济概况] 社会经济条件的发展变化与中药材资源的保护、开发利用和扩大再生产有着直接的关系。平凉历史上是单一的农业经济,多种经营生产基础薄弱,尤其是中药材生产受社会经济条件的制约,更是微不足道。中华人民共和国建立以来,随着社会的进步、经济的发展,中药材作为多种经营生产的内容,进入生产流通领域,获得了新的发展。1987 年,平凉辖 6 县 1 区,131 个乡

(镇),1692 个村委会,9936 个村民小组,329 019 户,1 759 646 人。其中,农户 299 400 户,16 076 675 人,农业劳动力 564 900 个。共有汉、回、蒙、满、朝鲜等 16 个民族,汉族占总人口的 92.9%以上。在农业方面:平凉是以种植业为主体经济结构的农业区,1983 年,平凉工农业总产值为 41 699 万元,34 年间平均年递增 5.3%,其中农业产值为 29 316 万元,占 70.3%。

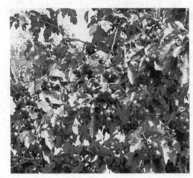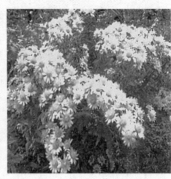

(原药材照片由张洁提供)

在农业产值中,种植业产值为 20 950 万元,占 71.5%;林业产值 2837 万元,占 9.7%;牧业产值 4027 万元,占 13.7%;副业产值 1052 万元,占 5.1%。在种植业中,粮食作物占绝对优势,1983 年,粮食播种面积为 477.17 万亩,平均亩产 104 千克,粮食总产 49688.01 万千克,农业人均产粮 309 千克;经济作物 42.13 万亩,占耕地面积的 6.6%,其中油料 40 万亩, 总产 1582.565 万千克。大牲畜存栏 34.77 万头,役畜 28.31 万头,每对役畜负担耕地 44.8 亩,生猪存栏 39.1 万头,每农户平均 1.3 头,当年出栏肥猪 24.76 万头,猪肉产量 1000 万千克,羊只存栏 38.26 万只,户均 1.3 只。多种经营产值为 11 817 万元,人均 74 元,农业总收入 18 563 万元,人均 116 元,根据农村经济调查户资料推算, 人均纯收入 211 元。平凉有草地 107.36 万亩,占总耕地面积的 6.4%。其中,耕地种草 49.54 万亩,占

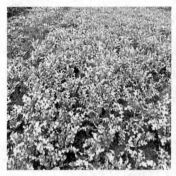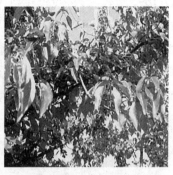

（原药材照片由张洁提供）

耕地面积的 14.9%，三荒地种草 8.76 万亩，退耕地种草 4.06 万亩，至 1983 年底，人均有草地 0.67 亩，畜均草地 3.09 亩。有果园面积 6.92 万亩，水果产量 844 万千克。平凉林带覆盖总面积为 355.05 万亩，占总土地面积的 21.2%。至 1983 年，发展乡镇企业 1094 个，从业人员 18 275 人，实现总产值 1156 万元，总收入 1990 万元。在工业交通方面：平凉工业从无到有，从小到大，逐步发展，到 1983 年，已发展成为具有本地优势的煤炭、电力、机械、建材、纺织、皮革、造纸、文教艺术、食品、制药等类别俱全的地方工业体系，共有工业企业 280 个，其中全民企业 93 个，集体企业 187 个，完成工业总产值 12 383 万元，比 1949 年 714.1 万元净增 16 倍以上，平均年递增 8.8%。在工业中，轻工业企业 199 个，总产值达 8252.2 万元，269 户独立核算，工业企业拥有固定资产 12 548 万元。1987 年，平凉共有公路 2636 千米，其中有油面路 1636 千米。西兰公路贯穿平凉三县（区），有各种民用汽车 2785 辆，货运量 190 万吨，货物周转量 9233 千米，客运量 387 万人次，旅客周转量 17 727 万人千米。平凉境内有变电所 20 处、35 千伏以上变电线 16 条，杆路长度 495 千米，10 千伏以上输电线路 78 条，杆路长度 794 千米，除县（区）外，已有 123 个乡镇、980 个村委会通了电。在商业贸易方面：平凉共有多种商业机构 6301 个,其中国营 744 个,供销社 964 个,集体 272 个,双代店 972 个,个体有证商业 3343 个,从业人员 15 164 人,除个体商业者外,每万人中有 17 处商业供销机构,1983 年社会商品零售额为 2240 万元,较 1950 年 192.21 万元增长 10 倍以上,年平均递增 7.7%。居民每人消费品购买力为 76 元,其中,非农业人口 288 元,农业人口 56 元,两者比例为 5:1。在文教卫生事业方面:平凉有各类学校 2549 所,其中中专 3 所,普通中学 128 所,职业中学 1 所,小学 2417 所,在校学生 328 965 人。在普通中学教师中,专职教师 3475 人,其中高等学校本专科毕业和专业教师 949 人,占专职教师的 27.3%,有幼儿园 26 所,幼儿人数 4201 人。1987 年,平凉共有公共卫生机构 271 个,卫生技术人员 3519 人,每千人中占有 2 名卫生技术人员,在卫生技术人员中,中、高等技术人员 706 人,占技术人员的 20%,有病床 2653 张,平均每千人占有病床 1.5 张。

[中药材资源] 自然条件和社会经济条件,对中药材开发利用,促进中药材商品化生产,有着直接而重要的意义。在本次普查采到植物标本的 176 种重点品种中,家种药材主要有 15 种,野生中药材主要有 19 种。

家种主要药材面积和产量为:

大黄,主要在华亭、庄浪、灵台县沿关山一带种植,面积 4500 亩,年产 35 000 千克,收购 35 000 千克;党参,主要在华亭、崆峒、庄浪、静宁半川原向阳地种植,家种面积 2500 亩,野生面积 15 000 亩,年产 9 万千克,收购 46 000 多千克;板蓝根,各县(区)均有种植和野生,主要在川、山区荒地种植,面积 600 亩,野生 10 000 亩,年产 5 万千克,收购 3 万千克;当归,主要在华亭县马峡、西华、麻庵等乡,林区阴地种植,面积 500 亩,年产 25 000 千克,收购 2 万多千克;黄芪,主要在华亭、庄浪、静宁县半山川区种植,面积 400 亩,野生 29 000 亩,年产 29 000 千克,收购 1 万千克;伊贝母,主要在华亭、崆峒区腐植阴山地种植,面积 400 亩,年产 4 万千克,收购 3000 千克;白芷,主要在华亭、崇信川区种植,面积 200 亩,年产 4 万千克,收购 2 万千克;牛子,平凉各县(区)均有种植,面积 100 亩,年产 2 万千克,收购 15 000 千克;桃仁,各县(区)家种面积 100 亩,野生面积 6 万亩,年产 25 000 千克,收购 2 万千克;冬花,主要在灵台、庄浪、崆峒、崇信家种面积 100 亩,野生面积 6 万亩,年产 5 万千克,收购 3 万千克;槐米,主要分布在泾川、崇信、灵台、崆峒区,家种面积 15 000 多亩,野生面积 5600 亩,年产 6800 多千克,收购 1300 多千克;山楂,主要在灵台县万宝川,面积 200 亩,年产 3000 千克,收购 1000 多千克;杜仲,主要在崇信、泾川、崆峒区川山区栽种,面积 70 亩,年产 1000 千克,收购 600 千克;山芋,主要在崆峒、泾川、崇信川区种植,面积 80 亩,年产 500 千克,收购 400 千克;天麻,主要在崇信、崆峒区种植,面积 260 亩,年产 500 千克,收购 300 千克。

野生主要中药材面积和产量为:

枣仁,主要分布在泾川、灵台、崇信县川、山区,藏量 3 万千克,年收购 8000 千克;郁李仁,平凉各川、山区均有分布,藏量 15 000 千克,年收购 1 万千克;秦艽,平凉各川、山区均有分布,藏量 15 000 千克,年收购 1 万千克;淫羊藿,主要分布华亭、崆峒、庄浪等县(区),藏量 16 000 千克,年收购 5000 多千克;远志,主要分布在泾川、灵台、华亭、庄浪等县高山区,藏量 25 000 千克,年收购 5000 千克;甘草,平凉各县(区)均有分布,藏量 10 万千克,年收购 19 000 千克;前胡,主要分布在华亭、灵台、庄浪,藏量 11 000 千克,年收购 1000 多千克;独活,主要分布在华亭、庄浪、灵台各县,野生、家种均有,年产 47 000 千克,收购 25 000 千克;五加皮,分布在灵台、泾川、崆峒等县(区)低山沟坡,藏量 7 万多千克,年收购 1 万多千克;桑寄生,主要在灵台、华亭县林区树权上生长,藏量 15 000 千克,年收购 5000 千克;苦参,平凉各县(区)均有分布,藏量 21 万千克,年收购 10 万多千克;麻黄,主要在泾川、灵台、崇信、崆峒等县(区)山区、田埂边分布,藏量 3 万千克,年收购 1 万多千克;茜草,主要在灵台、崆峒、华亭、庄浪县(区)山坡分布,藏量 47 000 千克,年收购 6000 多千克;木贼,资源主要分布在华亭、庄浪、泾川等县,藏量 55 000 千克,年收购 2 万多千克;猪苓,资源主要分布在华亭、庄浪野森林内分,藏量 2 万千克,年收购 3000 千克;黄芩,主要在灵台、崆峒、庄浪等县(区),藏量 17 万千克,年收购 13 000 千克;柴胡,平凉各县(区)均有分布,藏量 14 万千克,年收购 34 000 千克;茵陈,平凉川原山沟均有分布,藏量 38 万千克,年收购 13 万千克;地骨皮,平凉各县(区)山原区均有分布,藏量 3 万千克,年收购 15 000 千克;蒲公英,各县(区)均有分布,藏量 11 万千克,年收购 3 万千克。(其他品种面积和产量请参阅资源藏量收购表)

新发现的品种主要有 6 种:沙棘,平凉各县(区)均有分布,面积 20 万亩,年产量约 10 万千克;刺五加,主要分布在灵台、华亭县,面积 5 万亩,藏量 15 万千克;香五加皮,主要分布在华亭县,面积 20 万亩,藏量 15 万千克;佩兰,主要分布在灵台县,面积 5000亩,藏量 3 万千克;翻白草,分布在灵台县,面积 10 万亩,藏量 20万千克;金钱草,分布在华亭县,面积 10 万亩,藏量 5 万千克。

另外,还有蕴藏量不多的新品种,如崆峒区发现的桃仁七、荞麦七、蝎子七、偏头七;灵台县发现的红旱莲、豨莶草、黑三棱、泽兰;华亭县发现的列当、白术、青牛胆、谷精草、虎杖、银杏等品种。

澄清的真伪混杂品种为:野棉花——伪白头翁,猪娃肚子——伪柴胡,老鹳草根——伪苦参,洋槐树根——伪紫苑,兔儿伞——伪银柴胡。

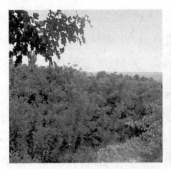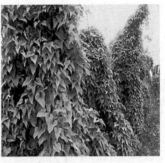

（原药材照片由张洁提供）

[中药材生产经营历史、现状、问题及建议] 平凉属温和半干旱大陆性气候,特别是沿关山一带,山林茂密,气候阴湿,土壤肥沃,疏松腐殖质含量高,野生中药材资源丰富,其生产经营历史据有关志书考证, 华亭县自明代开始就引进培植文县党参等外地药材,庄浪县在清代引进种植的大黄又称庄黄,除部分本地药用外,大部分销往天津、出口英国,灵台、泾川等县在明、清时代的县志中也有中药材资源的记述。这说明平凉中药材生产经营历史悠久。但是在封建和半封建的社会制度下,社会经济属私有经济,生产资料归私人所有,中药材商品都由私人经营,由于受社会制度、经济条件、交通运输、科学文化水平等因素制约,使中药材生产发展缓慢,经营网点、品种、数量甚微,很多野生中药材资源由于不认识而得不到充分的开发利用, 对已认识开发的资源不能有计划地开发和保护,使人民群众长期处在缺医少药之中。1949 年后,药品的生产经营现状随着生产资料的社会主义改造, 党和人民政府把发展医药卫生事业和合理开发利用中药材资源纳入社会主义计划经济的轨道,从 20 世纪 50 年代起,在对农业、手工业和私营工商业进行社会主义改造的基础上,平凉各县(区)都设立了国家管理医药的部门和经营机构, 逐步实行了中西药品、医疗器械的统一管理经营,扶持指导中药材生产,有计划地组织收购、销售各类中药材,在

充分利用、合理保护野生中药材资源的同时,积极引进试种各类家种药材,如由文县引进的党参,1984 年发展到 5490 亩,年产 5637 千克;1971 年由新疆引进的伊贝母发展到 300 多亩,年产 1 万多千克;1970 年,由五马药场引进云木香,发展面积 50 多亩,年产 3000 多千克;还有独活、杜仲、黄柏、连翘、山芋等品种均引进试种成功,并有所发展。党的十一届三中全会以后,随着党的中心工作转移到经济建设上来,经过国民经济的调整,在放宽搞活的方针指导下,中药工作得到更进一步的发展,1987 年,平凉共有各种医药经营机构 106 个,职工 655 人,其中批发部 27 个,零售门市部 49 个,中药材收购网点 30 个。1983 年,收购野生、家种各类中药材 130 多种,总量 119.91 万千克,价值 294.51 万元;1984 年,平凉种植中药材 28 种,种植面积 8617 亩,种植专业户发展到 1780 户。

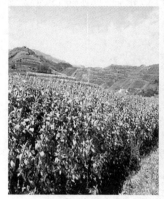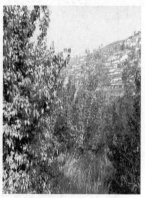

药材长势喜人 (景长宏摄)

当时,药品生产经营中存在问题主要有:一是药材资源利用不合理。过去,由于没有摸清资源,没有合理开发利用,导致产生了两个方面的问题,即有半数野生药材资源未被认识采集入药,任其自生自灭,对一些分布广、产量高的药材,由于市场信息不灵和经营中的各种原因,不收、少收或收购后销售不出,致使药材积压变质,造成资源浪费和经济损失;对一些紧缺药材资源只开发不保护,如秦艽、柴胡等野生品种,在有的地方出现挖光采净的现象。二是对引进成功和野变家种的中药材种植发展重视不够,不能有计划地稳定发展,而是少了赶、多了砍,挫伤了农民发展种植药材的积极性。三是生产种植不科学,缺乏中药材培植专业人才,平凉600多医药职工队伍中,无一名正规学校毕业的中药材种植专业技术人员,各县(区)生产机构有的不健全,人员不稳定。鉴于中药材的生长繁殖与气候、土壤等各种自然因素有密切的联系,每一种药材都有它自己的生长习性,我们一定要掌握植物生长的规律,因地制宜、合理规划,以防病治病为目的,在合理开发利用资源的同时,有计划地保护好采挖严重、生长周期长、发展缓慢的野生中药材资源,逐步发展中药材生产基地,使之朝着区域化、基地化、商品化、专业化的方向发展,达到科学生产种植,合理采集,资源不衰,可持续利用。

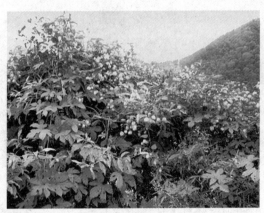

药材培育基地

自然和社会经济条件是发展中药材生产的决定因素,生产经营的历史和现状又为中药材生产的商品化、社会化、区域化提供了经验。因此,我们要按照自然规律、因地制宜、发挥优势、重点发展中药材生产种植。中药材和其他植物一样,其生长与气候、土地等自然因素有着密切的关系,根据这一自然属性的要求,结合平凉实际,可分为东北部川塬区和西南部山区两个区域来发展中药材生产。东北部川塬区:地域辽阔、土壤地质良好、气候条件温和、劳动力充足,但耕地面积较少,发展方向主要以人工栽培为主,引进试种各类紧缺名贵、生长周期短、产量高和适量生产种植的木本药材,如杜仲、山茱萸等。西南部山区:主要是沿关山一带,包括华亭县的马峡、上关、山寨、麻庵、西华,庄浪县的通边、韩店、郑河,崇信县的新窑、赤城,崆峒区的麻武、麻川,灵台县的百里、新集、龙门、梁原、新开、朝那等18个乡,本区域荒地面积大、天然次生林分布多、土地有机质含量高、野生药材资源比较丰富,但劳动力少,耕地条件艰苦,发展方向主要以保护和开发野生资源为主,积极发展常用大宗药材的野变家种品种,如大黄、柴胡、款冬花、贝母、独活、黄柏、板蓝根、云木香、山楂等品种,努力建成野生家种兼优的中药材基地。

中药材是特殊商品,受市场调节和质量优劣的影响,一地生产,全平凉甚至全国配方,少了是宝,多了是草。因此,各级政府一要把发展中药材生产列入重要的议事日程,纳入国民经济发展的长远规划和年度规划,在安排年度生产时,要从实际出发,根据近期的市场变化,结合长远利益等,作出可行安排,帮助指导农户向有优势的基地化、技术化发展,科学生产,抓好基地建设,实现规模化、规范化种植养殖,保证药品的足额供应和优质的质量;二要大力发展野生变家种,对本次药源普查中新发现的蕴藏量小的品种和采挖严重的品种,除采取封山育药、轮采轮歇、挖大留小、采留结合的办法外,也应扩大家种面积;三要重视中药专业人才的培养,每年争取国家分配一些大、中专中药学毕业生,有计划地轮训中药工作人员,促使医药事业进一步发展。

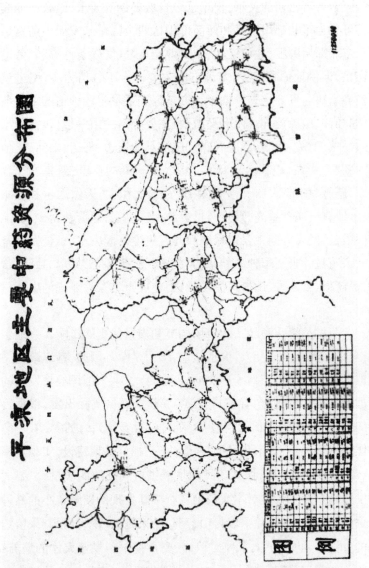

第四次普查绘制的中药材分布图 (赵炳台摄)

第四次药源普查中药材资源品种藏量收购表

品名	家种面积(亩)／野生藏量(kg)	年产量(亩)／年收购量(kg)	品名	家种面积(亩)／野生藏量(kg)	年产量(亩)／年收购量(kg)	品名	家种面积(亩)／野生藏量(kg)	年产量(亩)／年收购量(kg)
当归	500	25000	玄参	0.3		大青叶	570	16000
		20000			408		7500	8000
白芍	55	11300	藿香			知母		
	300	11000		2000	400		2300	800
生地	70	10100	丹皮	73.5	1600	贝母	400	40000
	3002	8200			500			3000
川芎	63	12100	枸杞		20000	皂角		
		4061		100000	20000		200	100
山药	16	2500	瓜蒌			杜仲	70	1000
	2000	2138		50	20			600
菊花	2	250	花粉			黄柏	2	30000
	200	250		80	60		50500	2600
党参	1725	90182	紫菀		40180	金银花	20	300
	15689	46678		189000	31463		5000	200
白术			板蓝根	600	50000	山茱萸	80	500
		612		10000	30000			400
麦冬			云木香	80	4000	黄芪	500	25000
		1216			2000		29000	10000
泽泻			薏米仁	120	12000	射干	10	500
	500	200			1000		2510	

续表

品名	家种面积(亩) 野生藏量(kg)	年产量(亩) 年收购量(kg)	品名	家种面积(亩) 野生藏量(kg)	年产量(亩) 年收购量(kg)	品名	家种面积(亩) 野生藏量(kg)	年产量(亩) 年收购量(kg)
红花	2	50	荆芥	120	12000	桔梗	20	600
		50			8000			500
白芷	200	40000	紫苏子	30	1000	丹参		5000
		20000			500		5000	1000
延胡索	1	20	白花菜子	50	1000	大黄	4500	350000
		65			400			350000
百合	100	27000	秦艽		10000	菫草根	200	10000
	33580	15000		15000	6000		5000	
甜杏仁	1500	15000	葛根		2000	墓头回		250
	6000	8000		800	1800		10500	250
牛蒡子	100	20000	山楂	200	3000	瞿麦		11000
	11000	15000			1000		12500	670
天仙子		3500	槐米	15050	6833	淫羊藿		55900
	6000	1000		5600	1313		16500	5870
桃仁	1500	75000	五倍子		500	细辛		15100
	10000	20000		100	120		2700	2100
酸枣仁		15000	青川椒			远志		35810
	30000	3000		200	100		25300	5610
马兜铃			紫花地丁		6500	夏枯草		1100
	200	200		30250	950		700	300

续表

品名	家种面积(亩)/野生藏量(kg)	年产量(亩)/年收购量(kg)	品名	家种面积(亩)/野生藏量(kg)	年产量(亩)/年收购量(kg)	品名	家种面积(亩)/野生藏量(kg)	年产量(亩)/年收购量(kg)
天麻	260	500	泽兰			连翘	43	12000
		300		200	200		20	3100
苦杏仁	1600	30000	佩兰			赤芍	7	12600
	70000	40000		20000	200		3100	4300
郁李仁		20000	薄荷			葶苈子		8400
	13000	10000		4000	130		1500	1700
款冬花	100	50000	刺五加		21500	南沙参		16600
	60000	30000		54000	500		7500	3100
何首乌	20	900	旋覆花		9300	甘草		6900
	1100	700		31200	1300		100270	19200
手掌参		5000	白头翁		20000	玉竹		11800
	1000			20000	4300		24700	2400
黄精		1600	五加皮		13400	老鹳草		2600
	9800			71000	11200		2000	2100
半夏		15700	白鲜皮		4100	萹蓄		
	9200	7500		47000	2300		19100	2300
柴胡		7620	桑寄生		4000	翻白草		
	11000	1380		15000	5000		20000	
银柴胡			苦参		65000	山川柳		1000
	1000			212000	20400		10000	

续表

品名	家种面积(亩) 野生藏量(kg)	年产量(亩) 年收购量(kg)	品名	家种面积(亩) 野生藏量(kg)	年产量(亩) 年收购量(kg)	品名	家种面积(亩) 野生藏量(kg)	年产量(亩) 年收购量(kg)
香附			白薇		14300	马勃		2500
	700	300		22800	3600		2000	50
羌活		4500	白附子		44000	水红花子		
	5100	3500		6000	4000		3000	
独活	300	47000	黄药子		22000	合欢花		
	3100	25200		2000	2000		100	
防风		1300	藁本		4700	艾叶	12	1350
	3600	1700		2300	3020		34100	720
金钱草		1000	商陆			草乌	0.2	20
	1000			2000	80			20
伸筋草		1500	王不留行		5500	防己		200
	11200	510		6000	400		200	
雪上一枝蒿	62	50	苍耳子		4500	天南星		26500
				14350	3300		16000	1000
满奴			麻黄		13200	椿根皮		4800
	2000	500		31000	11000		46000	3200
蒲黄		50	透骨草		16000	冬葵子		200
	100	30		21000	7250		1000	200
桑白皮		10400	薤白		5200	黄芩		10280
	4000	800		41000	2500		71230	13180

续表

品名	家种面积(亩)	年产量(亩)	品名	家种面积(亩)	年产量(亩)	品名	家种面积(亩)	年产量(亩)
	野生藏量(kg)	年收购量(kg)		野生藏量(kg)	年收购量(kg)		野生藏量(kg)	年收购量(kg)
苦杏仁		20	五味子		20000	北柴胡		47700
	350	50		2000	2000		154880	84400
续断		5000	葫芦巴	5	350	天门冬	0.2	40
	20000				150			
升麻		40000	仙鹤草		43000	茵陈		272800
	53000	4000		17700	3100		380800	130490
茜草	16410		木贼		45000	瓦松		300
	47420	6521		55000	20150		4000	200
九节菖蒲		32580	谷精草		150	蛇床子		
	32780	12300		1	50		3000	400
骨碎补		2000	急性子	8	5600	地肤子		2181
	7000	500		100	430		10500	1410
乌药	6		狼毒		7870	淡竹叶		500
				116500	2230		500	500
山豆根		500	益母草		11380	青葙子		1000
	2500			77200	3640		5000	50
地榆		64600	露蜂房		10	槐角		1000
	82000	16100			30		1500	5000
石黄		2000	刺猬皮		350	合欢皮		
	5500			3100	10			500

续表

品名	家种面积(亩) / 野生藏量(kg)	年产量(亩) / 年收购量(kg)	品名	家种面积(亩) / 野生藏量(kg)	年产量(亩) / 年收购量(kg)	品名	家种面积(亩) / 野生藏量(kg)	年产量(亩) / 年收购量(kg)
漏芦		16200	野菊花		200	侧柏叶	1005	1500
漏芦	47800	2000	野菊花	50000	200	侧柏叶	100	168
贯众		42000	猪苓		5000	茺蔚子		1600
贯众	45500	2000	猪苓	20000	3000	茺蔚子	1500	200
沙棘		100000	蒲公英		30000	地骨皮		
沙棘	155000		蒲公英	115000	30000	地骨皮	30000	15000
车前子			莱菔子		2000	小蓟		
车前子	6000	1500	莱菔子		200	小蓟	1000	100
芦根			皂刺			地椒		
芦根	1000	10	皂刺	2000	100	地椒	200	

平凉历年中药材播种面积统计表

年代	面积	年代	面积	年代	面积
1949	100	1964	1.313	1979	8.132
1950	763	1965	1.295	1980	4.901
1951	834	1966	3.500	1981	5.314
1952	637	1967		1982	5.153
1953	848	1968	1.159	1983	6.637
1954	1.435	1969	2.362	1984	9.937
1955	1.468	1970	2.518	1985	7.000

续表

年代	面积	年代	面积	年代	面积
1956	1.063	1971	5.779	1986	7.500
1957	1.221	1972	9.110	1987	8.443
1958	1.464	1973	9.990	1988	10.880
1959	2.328	1974	10.842	注：播种面积为万亩；1970 年以前是根据计委经济作物播种面积数统计登记的；1971 年以后是根据我司中药材生产年报统计数。	
1960	2.365	1975	14.697		
1961	2.144	1976	26.226		
1962	807	1977	16.706		
1963	1.437	1978	21.275		

平凉地产中药材名录表

序号	品名	类别	产季	药用部位	产地	序号	品名	类别	产季	药用部位	产地
1	甘草	野生	春秋	根	全市	11	伊贝母	家外	夏	鳞茎	华亭、崆峒
2	党参	家种	秋	根	华亭、崆峒	12	天麻	家外	春夏冬	块茎	崆峒、崇信
3	当归	家种	秋末	根	华亭	13	山茱萸	家外	秋	果实	崆峒、崇信
4	地黄	家种	秋末	块根	灵台	14	杜仲	家外	春秋	茎皮	泾川、静宁
5	大黄	家种	秋	根及根茎	华亭	15	白芷	家外	春秋	根	华亭、崇信
6	龙骨	矿产	四季	化石	灵台、崇信	16	薏米仁	家种	秋	种仁	泾川
7	款冬花	野生	冬	花蕾	灵台、庄浪	17	独活	家种	春秋	根	华亭
8	西川芎	家外	春秋	根茎	华亭	18	羌活	家种	春秋	根	华亭
9	青木香	家外	秋	根	华亭	19	黄芪	家种	春秋	根	全市
10	板蓝根	家外	夏秋	根	华亭	20	山楂	改良	秋	果实	灵台

续表

序号	品名	类别	产季	药用部位	产地	序号	品名	类别	产季	药用部位	产地
21	柴胡	家野	春秋	实根	全市	42	麻黄	野生	冬	全草	全市
22	黄芩	野生	春秋	实根	全市	43	桑皮	家种	春秋	根皮	泾、灵、崇
23	知母	野生	春秋	根茎	崆峒、崇信	44	椿根皮	家种	春秋	根	泾、灵、崇
24	百合	野生	秋	鳞茎	华亭、崆峒	45	茜草	野生	春秋	根	泾、灵、崇
25	山药	家种	秋	根	全市	46	赤芍	野生	春秋	根	崆峒
26	铁棒锤	野生	秋	根	崆峒、华亭	47	苦参	野生	春秋	根	崆峒
27	马兜铃	野生	秋	果实	灵台、华亭	48	白芍	家种	春秋	根	泾、华、崇
28	桃儿七	家野	夏	根茎	华亭、庄浪	49	丹皮	家种	春秋	根皮	全市
29	二花	家野	夏	花蕾	崇信、泾川	50	怀牛膝	家种	秋	根	华亭
30	枣仁	野生	秋	种仁	灵台、泾川	51	半夏	野生	夏	鳞茎	华亭
31	远志	野生	夏	根皮	泾川	52	玉竹	野生	春秋	根茎	华亭
32	沙棘	野生	夏	果实	崆峒、崇信	53	秦艽	野生	春秋	根	华亭
33	地骨皮	野生	春秋	根皮	全市	54	天南星	野生	春秋	块茎	华亭
34	牛籽	家种	秋	种子	全市	55	升麻	野生	春秋	根茎	华亭
35	荆芥	家种	夏	全草	全市	56	九节菖蒲	野生	春秋	根茎	华亭
36	芥穗	家种	秋	茎穗	全市	57	芦根	野生	春秋	根茎	全市
37	白蒺藜	野生	秋	果实	全市	58	白茅根	野生	春秋	根茎	全市
38	萹蓄	野生	夏	全草	全市	59	麻黄根	野生	春秋	根	全市
39	益母草	野外	夏	全草	全市	60	地榆	野生	春秋	根	全市
40	木贼草	野生	夏	全草	全市	61	贯众		春秋	根茎	华亭
41	茵陈	野生	初春	幼苗	全市	62	薤白		春秋	鳞茎	华亭

续表

序号	品名	类别	产季	药用部位	产地	序号	品名	类别	产季	药用部位	产地
63	藁本		春秋	鳞茎	华亭	84	郁李仁	家种	夏	种子	全市
64	白药子		春秋	块根	华亭	85	槐米	野生	春	花蕾	全市
65	紫苏子	家种	秋	种子	泾川	86	槐花	野生	夏	花	全市
66	紫苏	家种	夏	全草	泾川	87	赤小豆	家种	秋	种子	灵台
67	牵牛子	野生	秋	种子	华亭	88	白扁豆	家种	秋	种子	灵台
68	车前子	野生	秋	种子	全市	89	牙皂	家种	秋	果实	灵台
69	葶苈子	野生	秋	种子	全市	90	薄荷	家种	夏	全草	全市
70	王不留行	野生	秋	种子	全市	91	蒲公英	野生	春	全草	全市
71	苍耳子	野生	秋	种子	全市	92	瞿麦	野生	秋	全草	华亭
72	苍耳草	野生	夏	全草	全市	93	旋覆花	野生	秋	花	华亭
73	天仙子	野生	秋	种子	全市	94	萱草根	家种	夏	根	全市
74	茺蔚子	野生	秋	种子	全市	95	败酱草	野生	夏	全草	全市
75	莱菔子	家外	秋	种子	全市	96	仙鹤草	野生	夏	根	华亭
76	白芥子	家种	秋	种子	全市	97	地丁草	野生	夏	根	华亭
77	急性子	家种	秋	种子	全市	98	菟丝子	野生	夏	种子	全市
78	蛇床子	家种	秋	种子	全市	99	青蒿	野生	春	种子	全市
79	地肤子	家种	秋	果实	全市	100	淫羊藿	野生	夏	种子	华亭
80	小茴香	家种	秋	种子	全市	101	棘蓼草	野生	夏	种子	华亭
81	花椒	家种	秋	果实	全市	102	谷精草	野生	夏	代茎花序	华亭
82	杏仁	家种	夏	种子	全市	103	桑叶	野生	冬	叶	泾川
83	桃仁	家种	夏	种子	全市	104	苏叶	家种	夏	叶	泾川

续表

序号	品名	类别	产季	药用部位	产地	序号	品名	类别	产季	药用部位	产地
105	大青叶	家种	夏	叶	华、泾、灵	126	菊花	家种	夏	花	全市
106	五加皮	野生	春秋	根皮	全市	127	桔梗	家种	秋	根	崆峒、崇信
107	白鲜皮	野生	春秋	根皮	全市	128	火麻仁	家种	秋	种子	全区
108	桑寄生	野生	夏	茎枝	灵台	129	前胡	野生	春秋	根	华亭、崆峒
109	猪苓	野生	春秋	块茎	华亭	130	黄柏	野生	秋	茎皮	华亭、崆峒
110	马勃	野生	夏		全市	131	黑芝麻	家种	秋	种子	华亭、崆峒
111	牛羊胆汁	家养	四季	内脏	全市	132	侧柏叶	野生	秋	叶	灵、华、崇
112	驴皮	家养	四季	皮	全市	133	柏子仁	野生	秋	种子	全市
113	驴肾	家养	四季	生殖器	全市	134	细辛	野生	夏	全草	全市
114	鸡内金	家养	四季	鸡胃	全市	135	五味子	野生	夏	果实	华亭
115	全虫	家养	四季	虫体	崆峒、崇信	136	地椒	野生	夏	全草	全市
116	穿地龙	野生	春秋	根茎	全市	137	五倍子	野生	夏	虫	全市
117	防风	野生	春秋	根	崆峒、华亭	138	乌药	野生	秋	根	全市
118	土贝母	野生	春秋	鳞茎	崆峒、华亭	139	虻虫	野生	夏	虫体	全市
119	红药子	野生	春秋	鳞茎	崆峒、华亭	140	洋金花	野生	夏	花	全市
120	红花	野生	夏	花	全市	141	冬花叶	野生	秋	叶	灵台、庄浪
121	陇马陆	野生	夏	虫体	全市	142	芦巴子	野生	秋	种子	灵台、庄浪
122	皂刺	野生	秋	刺	全市	143	谷芽	家种	秋	种子	全市
123	蜂房	野生	秋		全市	144	麦芽	家种	秋	种子	全市
124	五花龙骨	矿产	四季	化石	灵台	145	香薷	野生	春秋	全草	华亭
125	龙齿	矿产	四季	化石	灵台	146	韭菜子	家种	夏	种子	全市

续表

序号	品名	类别	产季	药用部位	产地	序号	品名	类别	产季	药用部位	产地
147	甘遂	家种	春秋	块根	全市	158	豹骨	动物	四季	全骨	华亭、灵台
148	大戟	家种	春秋	根	全市	159	牛黄	动物	四季	胆结石	华亭、灵台
149	狼毒	野生	春秋	根	全市	160	麝香	动物	四季	分泌物	华亭、灵台
150	木耳	野生	四季	子实体	灵台	161	桑椹子	野生	秋	果实	
151	灵仙	野生	秋		华亭	162	野枸杞	野生	秋	果实	全市
152	刺五加	野生	春秋	根皮	灵台、庄浪	163	桑枝	野生	夏	茎枝	全市
153	老鹳草	野生	夏	全草	华亭	164	刺猬皮	动物	四季	皮	华亭、灵台
154	鬼箭草	野生	夏	全草	华亭	165	香加皮	野生			灵台、华亭
155	一枝蒿	野生	夏	全草	华亭	166	佩兰	野生			灵台、华亭
156	连翘	家种	夏	果实	崇信	167	翻白草	野生			灵台
157	芮仁	野生	秋	果核	泾川	168	金钱草	野生			灵台

平凉 1969–1978 年引种药材登记表

时间	编号	品名	产地	检 验 结 果
1969 年	342	人参	华亭苍沟	本品经鉴定不是人参不能作人参供药用
1972 年	671	板蓝根	泾川	本品经鉴定是板蓝根,可以入药
1972 年	670	大青叶	泾川县	本品经鉴定为我省常用大青叶可以入药
1973 年	1199	玄参		本品经鉴定是玄参可以入药
1973 年	1200	白芷	崇信	本品经鉴定是白芷的一种可药用
1973 年	1201	杭菊	灵台	本品经鉴定是菊花的一种可药用
1973 年	473	元胡		本品经鉴定是元胡的一种可药用
1974 年	007	独活	华亭	本品经鉴定是独活的一种可药用

续表

时间	编号	品名	产地	检　验　结　果
1974 年	0006	云木香	华亭苍沟	本品经鉴定是云木香的一种可药用
1974 年	587	伊贝母	静宁	本品参照浙贝总生物碱测定方法，可药用
1974 年	585	伊贝母	华亭	本品测得总生物碱为 1.1489%可药用
1974 年	586	伊贝母	华亭	本品测得总生物碱为 1.189%可药用
1974 年	584	新疆贝母	华亭	本品测得总生物碱为 1.30%可药用
1975 年	81	(一年生)党参	华亭	本品经鉴定不是党参不能做党参供药用
1975 年	276	木瓜		本品经鉴定是木瓜可供药用
1977 年	578	桔梗	崇信	本品经鉴定是桔梗可供药用
1978 年	062	天麻	崇信	本品经鉴定是天麻,质量尚好,均可以药用

第四次药源普查是历次药源普查中历时最长、动员人员最多、普查范围最广、普查最为彻底的一次,这次药源普查基本摸清了平凉药源底数,为今后中药材开发利用打下了坚实的基础。

第五次药源普查

2010 年,平凉市食品药品检验所按照省食品药品检验所关于《甘肃省人工种植(养殖)中药资源调查技术要求与工作安排》的要求,成立了平凉市人工种植(养殖)中药资源调查工作组,调查组制定了调查计划和方案,于 6 月下旬开始,展开了历时近 4 个月的中药资源调查和基原鉴定工作。通过走访药材种植大户、加工企业、收购企业,与基层农民、企业及乡镇领导广泛座谈交流,听取各方面意见,结合各县(区)报送的调查资料,掌握了平凉市人工种植(养殖)中药材的基本情况,对全市中药材产业发展现状和存在的突出问题有了较全面的了解。实地调查访问涉及 7 县(区)20 个乡镇的 40 多个村、5 个种植（养殖）基地、1 个中药材种植园区、4 家中药饮片生产企业、3 家中药材收购企业。共采集到植物标本 22 种 132 份（详见附表 1），中药材标本 26 种 156 份（详见附表 2）。拍照原生态图片 100 多张。

历史上，平凉是款冬花、大黄著名的原产地，明清甘肃志记载"款冬花主产静宁州的庄浪县"，《中国药材商品学》称："冬花河南省量最大，甘肃质最优。"人工栽培的大黄又称"庄黄"，作为染色和中药双重使用，不仅享誉国内市场，还出口国外。关山生长的杜仲树以及甘肃省出产的当归、党参、黄芪等在平凉市都有大面积的种植。华亭县中药资源尤其丰富，素有"陇东药库"的美誉。据史料记载，华亭县中药材的采集、种植栽培历史悠久，可追溯到明代，已有 1700 多年的历史。近几年，"华亭大黄"和"华亭独活"地理认证标志的注册，规范化示范种植基地、育苗基地的建立，栽培技术的不断成熟，标志着平凉市中药材种植进入了规范化、品牌化发展的新时期，成为甘肃省中药材商品的主要产区之一。2000 年，平凉市中药材种植面积仅 4.89 万亩，总产量 1.24 万吨。2005 年前后，各级政府将中药材产业作为主导产业推广，鼓励农民种植，每年种植面积达 10 万亩，产量 2.5 万吨，种植品种达到了 60 多种，主要是大黄、独活、木香、川芎、秦艽、当归、党参、柴胡、板蓝根、黄芩、山茱萸、紫苏子、水飞蓟、山楂、牛蒡子、丹参、甘草、黄芪、羌活、薄荷、半夏、白芷、地黄、防风、连翘、冬花、小茴香、杜仲、红花、桔梗、白芍、丹皮、荆芥、地肤子、花椒、麦芽、火麻仁、贝母、草乌、莱菔子、枸杞子、桃仁、杏仁、地骨皮、艾叶、桑椹、百合等。华亭县种植的品种最多，规模最大，其中大黄、独活、柴胡等品种进入省级"陇货精品"行列。华亭独活曾出口东南亚等国，华亭产大黄 1997 年获得了"甘肃省林果产品"金奖，华亭县也享誉"大黄之乡"的美称。但由于药材价格下跌、销路不畅、辖区内中药饮片生产企业少等多方面原因，之后几年种植规模和品种逐渐减少。2008年开始,中药材种植得到政府及各级农业部门的重视,2009年,平凉市政府下发了"关于加快发展中药材产业的意见",市内5家中药饮片生产企业也陆续建成投产,按照"公司+基地+农户"模式,实现了中药材"统购统销",中药材种植产业有了一定的发展。据统计,2008年,平凉中药材种植面积12.06万亩,总产量2.97吨,产值3.6亿元。现在已逐步形成了以华亭为主的关山林缘高寒阴湿区、以灵台为主的中南部土石山林区和以庄浪、静宁为主的西北部干旱丘陵区的三大中药材种植区域。建成了华亭县马峡孟台中药材种植基地,主产大黄、独活、川芎;华亭县河西杨庄村千亩中药材种植基地,主产柴胡、独活;泾川县高平袁家城村百亩山楂种植基地;崇信县柏树乡木家坡村百亩山茱萸种植基地四个主要的中药材种植基地和华亭县西华镇梅花鹿、马鹿动物养殖基地。2010年前,人工养殖的中药材品种主要有鹿茸、鹿角、全蝎、鸡内金、牛黄、蜈蚣等,除鹿茸、鹿角现有一养殖场外,其他基本没有形成商品,市场上少见。

中药材种植(养殖)现状:2010年,平凉中药材种植面积约11万亩,主产区华亭县中药材种植面积6.508万亩,占平凉中药材面积、产量的一半以上。平凉主要种植的中药材品种有大黄、独活、川芎、山楂、紫苏子、山茱萸、板蓝根、牛蒡子、木香、秦艽、柴胡、水飞蓟、黄芩、黄芪、半夏、丹参、防风、甘草、白芷、荆芥、党参、生地、赤芍、桔梗、贝母25个品种。其中种植规模上万亩的品种有紫苏、独活;上千亩的品种有大黄、木香、川芎、柴胡、甘肃丹参;在500—1000亩之间的有板蓝根、山楂、水飞蓟、黄芩、秦艽、牛蒡子等,其余品种均为零星种植,未形成一定规模。以上品种主要分布在崆峒区白庙、安国,泾川县高平、荔堡,灵台县什字、龙门、百里、独店、新集、梁原、西屯,崇信县柏树、黄寨、阎湾、铜城、柏树,华亭县马峡、西华、河西、策底、山寨、上关,庄浪县的韩店,静宁县原安、古城、司桥、三合、灵芝等中药材种植重点乡(镇)、村。引种大黄、川芎、独活、柴胡等种植情况良好,半夏、防风、款冬花、秦艽、柴胡、牛蒡子等为野生驯化品种。人工养殖的中药材品种主要是马鹿茸(角)、梅花鹿茸(角),产量很小。这次调查只见到养殖等动物,未见药材标本。

实地调查的主要品种如下:

独活:鉴定为伞形科植物重齿毛当归。从调查结果来看,平凉独活仅一个品种,种植相对集中。分布在华亭县的马峡孟台、西华(包括麻庵)、策底、河西等7个乡(镇),庄浪县的韩店也有种植,属引种品种,生长良好,未出现变种情况。种子主要来源于陇南市五马药场以及陕西药材市场。生长在海拔1550-2000米之间,水资源比较丰富的田地土壤。

川芎(西芎):伞形科植物。平凉川芎仅一个品种,华亭县境内大面积种植,约有7000多亩,属引种品种,生长不稳定,根茎由原来的不规则结节状拳形团块,变成了现在的不规则结节状。种子主要来源于陕西药材市场。主要分布在华亭县马峡孟台、西华、策底庙滩、河西杨庄村等地。生长在海拔1550-2200米之间,水资源比较丰富的一般田地土壤。

紫苏:唇形科植物。平凉种植面积很大,除静宁、庄浪县外,其他各县(区)都有种植。总计约有3万多亩,在这次资源调查中属单品种种植面积最大的一类中药材。目前紫苏的使用现状仅限于食用,很少作为药用,这也为紫苏的药用开发提供了更大的空间。

山药:薯蓣科植物。平凉种植面积很小,只有崆峒区部分农户作为食用种植。

秦艽:龙胆科植物。主要分布在海拔1550-2000米的华亭县马峡、西华、河西杨庄村等地,属野生驯化品种,生长稳定,亩产100千克左右。

甘肃丹参:唇形科植物。主要分布在华亭县马峡乡孟台、河西乡杨庄村斜路社等地,种子来源于陇西药材市场。

山楂:蔷薇科植物或山里红。主要分布在海拔 1250–1300 米的山区,泾川县高平镇衰家城村、任家寺村、铁佛村、三十铺村是最主要产区,约有 500 多亩,且山楂品种较多,种苗来源于山西绛县,20世纪 80 年代种植培育,每亩可产 500 千克,有 5 个品种,分别是山楂、山里红、甘肃山楂、湖北山楂、阿尔泰山楂,其中山楂、山里红为《中国药典》收载的品种,甘肃山楂为《甘肃中药材标准》收载的品种,湖北山楂、阿尔泰山楂属当地农户试种品种,仅少数几棵,有一定的鉴定价值。崇信县柏树乡闫湾村、灵台县什字镇饮马嘴村、西通乡、上梁乡、新集乡等地栽培和嫁接的伪山楂。

山茱萸:山茱萸科植物。主要分布在海拔 1350–1400 米的山区,崇信县柏树乡木家坡村是最主要种植区,种苗来源不详。

水飞蓟:菊科植物。主要分布在崇信县柏树乡木家坡村及华亭县河西乡杨庄村斜路社、泾川县荔堡乡等地,生长在海拔 1410 米左右。

板蓝根:十字花科植物菘蓝。主要分布在海拔 1300–1320 米的灵台什字镇长坡村,崇信县柏树乡马新村、锦屏镇铜城村、木林乡,静宁县原安乡观音村也有少量种植,种子来源于陇西药材市场。

黄芩:唇形科植物。主要分布在海拔 1180–1320 米的灵台县龙门乡、独店镇马家塄村,种子来源于山西临汾植物研究所。已经生长 3 年,长势良好,亩产 300 千克。华亭山寨、西华、河西、崇信柏树乡也有少量种植。

柴胡:伞形科植物。主要分布在华亭县河西乡杨庄村斜路社、策底乡庙滩村,静宁县原安乡观音村、原安乡程义村小庄社,海拔 1550–1750 米之间。种源均是当地农户自行采集的野生种。

掌叶大黄:蓼科植物。主要分布在华亭县马峡镇孟台村、西华镇和赵家山、常家山一带,种子来源于陇南。

牛蒡子:菊科植物。主要分布在泾川县荔堡乡大寨村、华亭县西华镇等地,属野生驯化品种,亩产约300千克。

甘草:豆科植物。平凉种植面积不大,主要分布在静宁县古城乡寨咀村,种子从新疆引进,已生长3年,采挖结束。

半夏:天南星科植物。野生驯化品种,种植面积很小,仅在华亭县马峡乡孟台村、河西乡杨庄村斜路社有农户零星种植,产量不大。

木香:菊科植物。华亭县马峡乡孟台村、西华镇、山寨乡、策底乡、河西乡均有种植,亩产300千克。

荆芥:唇形科植物。仅在华亭县马峡乡孟台村有零星种植。

马鹿:鹿科动物。主要养殖点在华亭县西华镇草滩村云峰林场,2002年从东北辽宁青源县引进。共有30只,雄鹿20只,雌鹿10只,分两圈饲养。每年7、8月份取一次鹿茸,年产量10千克左右,创造经济价值1万元左右。另外,阶段性抽取鹿血也可获得部分经济效益。

梅花鹿:鹿科动物。主要养殖点在华亭县西华镇草滩村云峰林场,2002年从长春双阳、吉林四平引进。共有25只,分四圈饲养,雄鹿2圈,共16只,雌鹿9只。每年7、8月份取一次鹿茸,年产量10千克,创造经济价值1万元左右。

这次调查发现误引误种的品种有:

防风:根据实地调查,平凉防风种植面积较大,共有2个品种,但均属误种,并非正品防风。华亭县马峡镇孟台村种植的防风经市药品检验所鉴定为长春七;崇信县柏树乡马新村和泾川县荔堡乡大寨村种植的防风经鉴定为田葛缕子。

波叶大黄:泾川县荔堡乡大寨村种植有16亩,种子来源于河西,经鉴定为波叶大黄,并非《中国药典》收载的正品大黄,属误种。

平凉中药材种植(养殖)存在的问题:(1)缺乏技术指导。由于缺乏科技人员必要的技术指导,未建立质量保证体系,未采取必要的质量监测数据和质量控制手段,大部分中药材的种子种苗在种植前未经鉴定,出现错种误种现象,如防风、大黄,使中药材的质量难以保证。(2)种子、种苗不规范。从调查了解到,平凉中药材品种一部分为野生变家种品种,一部分为引种品种,种子在主产区除华亭独活、川芎有育苗基地外,其他品种没有药材种子、种苗专业化生产供应企业,农户自繁自用。(3)种植规模较小。除紫苏、华亭独活具有一定的种植规模,其他品种种植面积小,没有形成一定种植规模,无数量和市场优势,加之市场信息不灵,销售渠道不畅,经济效益不高,致使农民种植中药材积极性不高。(4)缺乏强有力的中药材生产龙头企业、科研机构和中介机构,中药材生产依然处于自然经济状态,经营方式滞后,效益不高。(5)中药材加工手段落后,目前仅限于产地粗加工和中药饮片的加工,中药材产业链条"深加工"还没得到延伸,增值优势一直未凸显,在市场上竞争力不强,严重影响了中药材产业的发展。

附表1　平凉人工种植(养殖)中药资源调查采集植物标本目录

序号	药材名称	科名	学名		标本编号
			中文	拉丁文	
1	独活	伞形科	重齿毛当归	*Angelica pubescens* Maxim.f.biserrata Shan et Yuan	006
2	川芎(西芎)	伞形科	川芎	*Ligusticum chuanxiong* Hort. (L. wallichii auct. sin. non Franch.)	005
3	紫苏	唇形科	紫苏	*Perilla frutescens*(L.)Britt.	008
4	山药	薯蓣科	薯蓣	*Dioscorea opposita* Thunb.	012

续表

序号	药材名称	科名	学名		标本编号
			中文	拉丁文	
5	秦艽	龙胆科	秦艽	*Gentiana macrophylla* Pall.	002
6	甘肃丹参	唇形科	甘肃丹参	*Salvia miltiorrhiza* Bge.	003
7	山楂	蔷薇科	山楂	*Crataegus pinnati fida* Bge.	016
			山里红	*Crataegus pinnati fida* Bge. var. major N. E. Br.	015
			甘肃山楂	*Crataegus kansuensisv* Wils	017
			阿尔泰山楂	*Crataegus altaica*（*Loud*）Lange	018
			湖北山楂	*Crataegus hupehensis* Sang.	004
8	山茱萸	山茱萸科	山茱萸	*Cornus officinalis* Sieb.et Zucc.	009
9	板蓝根	十字花科	菘蓝	*Isa tis indigotica* Fort.	007
10	黄芩	唇形科	黄芩	*Scutellaria baicalensis* Georgi	014
11	柴胡	伞形科	柴胡	*Bupleurum chinense* DC.	020
12	掌叶大黄	蓼科	掌叶大黄	*Rheum palmatum* L.	001
13	甘草	豆科	甘草	*Glycyrrhiza uralensis* Fisch.	021
14	荆芥	唇形科	裂叶荆芥	*Schizonepeta tenuifolia* Briq.	010
15	长春七（防风误种）	伞形科	岩风	*Libanotis buchtormensis*（*Fisch.*）DC	013
16	防风	伞形科	田页蒿	*Carum bvriaticum* Turcc	019
17	槐米	豆科	槐	*Sophora japonica* L.	011
18	水飞蓟	菊科	水飞蓟	*Silybum marianum*（*L.*）Gaertn.	
19	牛蒡子	菊科	牛蒡子	*Aectium lappa* L.	
20	木香	菊科	木香	*Aucklandia lappa* Decne.	

续表

序号	药材名称	科名	学名		标本编号
			中文	拉丁文	
21	黄芪	豆科	膜荚黄芪	*Astragalus membranaceus*(*Fisch.*)Bge.	022
22	河套大黄	蓼科	河套大黄	*Rheum hotaoense C.Y.Cheng et* T.C. Kao	

附表2　平凉市种植(养殖)中药材主要品种基本情况

序号	品种	种子来源/种类	产地分布	亩产量(kg)	种植面积	品种变异
1	独活	武都五马药场、陕西药材市场	华亭县马峡镇孟台、西华镇、策底乡庙滩、策底乡大南峪、河西乡杨庄村斜路社、山寨乡、上关乡、砚峡乡,庄浪县韩店、郑河	300	36000亩	无
2	川芎(西芎)	武都五马药场、陕西药材市场	华亭县马峡镇孟台、西华镇、策底乡庙滩、策底乡大南峪、河西乡杨庄村斜路社、山寨乡、上关乡、砚峡乡	300	7100亩	根茎发生变化
3	紫苏	传统种植	除静宁、庄浪县外的其他县(区)均有种植	150	40000亩	无
4	山药	河南省焦作市	崆峒区宝丰村	100	20亩	无
5	秦艽	野生驯化	华亭县马峡乡孟台、西华、河西乡杨庄村斜路社	100	500亩	无
6	甘肃丹参	陇西药材市场	华亭县马峡乡孟台、河西乡杨庄村斜路社、西华乡、山寨、策底	150	1900亩	无
7	山茱萸	不详	崇信县柏树乡木家坡村、灵台县独店镇马家堎村	80	60亩	无

续表

序号	品种	种子来源/种类	产地分布	亩产量（公斤）	种植面积	品种变异
8	山楂	来自山西绛县	泾川县高平袁家城、任家寺、铁佛村、三十铺村,崇信阁家湾,灵台县什字镇饮马嘴村、西通、上梁、新集(共山楂、山里红、甘肃山楂、湖北山楂、阿尔泰山楂、山定子嫁接所得山楂5种)	500	750亩	无
9	水飞蓟	不详	华亭县河西乡杨庄村斜路社、崇信县柏树乡木家坡村、泾川县荔堡乡	100	950亩	无
10	板蓝根	陇西药材市场	崇信县铜城、柏树、木林,灵台县什字镇长坡村,静宁县原安乡观音村	500	700亩	无
11	黄芩	山西临汾植物研究所	灵台县龙门乡、独店镇马家塄村,华亭县山寨乡、西华、河西,崇信县柏树乡	300	670亩	无
12	柴胡	野外采集野生种子所得	华亭县河西乡杨庄村斜路社、策底乡庙滩,静宁县原安乡观音、原安乡程义村小庄社,崇信县铜城、柏树、黄寨	200	3500亩	无
13	掌叶大黄	陇南引种	华亭县马峡镇孟台、西华、赵家山、常家山	300	6000亩	无
14	牛蒡子	野生驯化	泾川县荔堡乡大寨村,华亭县西华等	120	800亩	无
15	甘草	新疆引种	静宁县古城乡寨咀村,崆峒区安国乡	300	30亩	无
16	木香	不详	华亭县马峡乡孟台村、西华镇、山寨乡、策底乡、河西乡,庄浪县韩店镇、郑河乡	300	3000亩	无
17	荆芥	不详	华亭县马峡乡孟台村	100	10亩	无

续表

序号	品种	种子来源/种类	产地分布	亩产量（公斤）	种植面积	品种变异
18	防风	陕西药材市场	华亭县马峡镇孟台等		330亩	
	误种品种鉴定为长春七					
	误种品种鉴定为田葛缕子	野生驯化	泾川荔堡大寨村	200	100亩	无
	小防风误种品种鉴定为田葛缕子	野生驯化	崇信马新村		30亩	
19	大黄误种品种鉴定为波叶大黄	河西	泾川荔堡大寨村	300	16亩	无
20	半夏	野生	华亭县马峡孟台、河西乡杨庄村斜路社，崇信县九功乡	100	360亩	无
21	其他品种	/	各县（区）零星种植	/	3600亩	
22	马鹿	东北辽宁青源县	华亭西华草滩村云峰林场	共30只，分两圈饲养，雄鹿20只，雌鹿10只		
23	梅花鹿	长春双阳、吉林四平	华亭西华草滩村云峰林场	目前共有25只，分四圈饲养，雄鹿2圈共16只，雌鹿9只		

第八章　药品法律及药学服务

第一节　药品管理法律法规及政策

平凉市、县（区）级只能制定出台药品管理政策规定，无权制定法律法规，但政策规定必须符合国家、省级药品管理法律法规规定要求。故笔者在撰写本节时，以国家、甘肃省级出台的药品管理法律法规为主线，整理记述平凉的药品管理政策规定和管理做法。

清朝以前，笔者未查到平凉地方性药品管理办法规定。

民国时期，国民党中央政府公布实施的药政法规主要有 1929 年 4 月卫生部公布的《修正麻醉药品管理条例》、1930 年 4 月卫生部公布的《修正管理成药规则》、1937 年 5 月卫生署公布的《细菌学免疫制品管理规则》和 1944 年 9 月公布的《药师法》，国民党甘肃省政府先后公布的有关药事管理条例和规定主要有 1929 年 1 月公布的《药师暂行条例》、1929 年 8 月公布的《管理药商规则》。甘肃省政府卫生处也曾制定下发管理西药商、中药商、药师、药剂生及成药注册等暂行规定。

1949 年后，甘肃省人民政府平凉专员公署规定从 1949 年 10 月 1 日起，由各县人民卫生院及各级卫生协会对药品经营使用者及药品进行审查登记，实行统一管理。

20 世纪 50 年代，地、县（市）人民政府卫生科相继成立，药政管理逐渐被列为医药卫生工作的重要组成部分，其主要任务是监督检查药政法规、条例的贯彻执行；对药品质量进行监督检查，取缔非法行医和药品经营者，查处伪劣和不合格药品；按照上级有关规定精神，淘汰毒副作用大和疗效不确定的药品；管理麻醉药品、毒药、精神药品以及医院制剂工作，审批麻醉药品申购卡片，监督各医院麻、毒、剧、限药品的使用保管，办理药政有关事宜；监督检查有关单位对药品价格政策的执行情况；对违反药政法规的单位或个人执行行政处罚等。

1950 年，经中华人民共和国政务院批准，卫生部颁发《管理麻醉药品暂行条例》，各级医药卫生机构统一执行；甘肃省卫生厅制定颁布了《甘肃省药商管理暂行办法》，对保证用药安全、监督和取缔不法药商起到积极作用；12 月，甘肃省人民政府颁发《甘肃省药店管理办法》；省商业厅制定了《皮毛、药材、大麻等重要物资交易市场管理办法》，平凉将原有药材交易市场进行整顿，对私营商业进行限制和改造。1951 年 10 月，以省人民政府令重新修正颁布实行《甘肃省药商管理暂行办法》。

1957 年 8 月 14 日，甘肃省卫生厅制定公布《流动药商管理办法》，规定："(一)凡从外地来本县(市)的流动药商，必须持有原住县(市)卫生主管部门的证明，向县(市)卫生科(局)进行登记，经批准后，按照当地的零售牌价销售，并得受当地有关部门的询问和检查。凡无上述证明或未经登记批准者，不得销售。(二)对申请登记之外的流动药商，应缜密检查其证件、药品等，发现有霉变变质的或过期失效的药品时，应予没收销毁，带有其他县(市)准销批件者都一律收存，以免其夸大宣传，欺骗群众。(三)流动药商只能向群众销售成药，不得销售红花、鸡血藤等生药和西药原料药品等，更不准给群众胡乱治病和针灸、电疗等。(四)对不受地方政府管理，推销药材，抬高售价，夸大宣传，甚至制售假药，胡乱治病者，应予取缔或介绍其回原住地政府处理，对造成人民生命、财产的严重损害者,得送有关部门严肃处理。"

1958 年,国家卫生部下发《关于药检工作的十个规定办法》,平凉市开始建设药品检验检测工作机构、抽查检验药品。1963 年,经国务院批准,由卫生部、化工部、商业部联合颁发的《管理毒药、限制性剧药的暂行规定》,卫生部、商业部颁发的《管理毒性中药的暂行办法》和卫生部颁布的《关于药政管理的若干规定》下发执行。1964 年,平凉各县(市)文教卫生局制定下发《农村游医管理意见》,严厉打击出售假药、高价买卖、投机倒把、诈骗活动的游医。1965 年,中共平凉地委印发《关于大力发展农村副业生产规划(草稿)》的通知,要求大搞种植性的副业,药材作为适宜种植的经济作物被沿关山地区和崆峒、静宁、灵台等部分地区广泛种植,主要品种有生地、党参、当归、大黄、红花、白芷、秦艽等。在具体做法上,人多地少地区,尽量利用田坎、地边、地角、渠畔、荒沟野洼、房前屋后种植;人少地多地区,尽量利用平坦肥沃的田地种植,确保质高量多,并要求充分把野生资源利用起来。并贯彻毛泽东主席"把医疗卫生工作的重点放到农村去"的"六·二六"指示,在平凉广大农村大办合作医疗,再次提出"把中医和西医的精华结合起来,创造中国统一的新医学"的口号,在农村普遍推行自采、自种、自制、自用中草药以及"一根针、一把草"的群众运动。

1970 年,农村以"三土"(土医、土药、土办法)上马,"四自"(自采、自种、自制、自用中草药)创业,实行合作医疗制度;各县卫生局医政干事仍然兼办药政事务。1976 年 4 月 9 日,华亭县委批转西华公社党委《关于传达贯彻县卫生工作会议精神的安排意见》,认真落实毛泽东把医疗卫生工作的重点放到农村去的号召。1978 年 7 月,经国务院批准,由卫生部颁发的《药政管理条例(试行)》开始执行;9 月,国务院颁发的《麻醉药品管理条例》正式实施,平凉各县开始对麻醉药品摸底登记,严加管理。1979 年,国务院颁发《药政管理条例》，国家卫生部和医药管理总局颁发《新药管理办法（试行）》；省卫生厅下发《关于印发麻醉药品管理办法的通知》；平凉各县掀起学习宣传贯彻落实高潮。

1980年9月，《国务院批转卫生部等单位关于加强药政管理，禁止制售伪劣药品的报告》印发各地执行；平凉各县卫生局先后设药政专干，主要职责任务是检查药品质量，发放药品经营许可证，对麻醉药品实行专用处方、专柜加锁、专账登记、指定专人开方、专人保管的"五专"制度。1981年，国务院颁发《关于加强医药管理的决定》，卫生部下发《医院药剂工作条例》，甘肃省人民政府批转卫生厅和公安、工商、医药等厅（局）《关于加强药政管理禁止制售伪劣药品的意见》，对进一步加强平凉医药管理工作起到了建设性作用。1982年4至6月，平凉地区抽调卫生行政部门和医药公司人员组成检查组，对各县（市）医药经营单位的药品质量开展了大检查。1984年，崇信县医院药械科统一管理全院药械；9月20日，《中华人民共和国药品管理法》由全国人大常委会第七次会议通过发布，《药品管理法》是药品法规体系的基础和核心，是药品管理的根本大法，它的公布和实施，对于依法加强药品监督管理，保证药品质量，提高全社会的药品法治意识，起到了积极作用，标志着我国药品管理进入一个新的历史阶段。《药品管理法》作出对药品生产、经营、制剂实行颁布《许可证》（简称三证）的规定，这是国家加强药品生产经营监督管理的一项重要措施，由卫生行政部门贯彻实施。同年11月，平凉地区卫生处会同医药、工商、公安等部门，发布了《关于加强医药市场管理，坚决取缔游医药贩，严厉打击制售假药的公告》，并积极开展监督检查，查处伪劣药品，取缔游医药贩。

1985年2月6日，甘肃省卫生厅下发"《甘肃省卫生厅关于颁发〈药品生产企业许可证〉、〈药品经营许可证〉、〈制剂许可证〉的通知》"（甘卫药字（85）第25号），规定了取得三证必须具备的条件；

为做好颁发"三证"工作,平凉地区下发了《关于颁发"三证"工作安排意见的通知》,明确了生产经营药品制剂单位必须具备的基本条件,各级卫生行政部门及时负责承办发证工作,并抽调专业人员组成检查验收组,深入药品生产经营企业和医院制剂室,逐个进行检查验收,按规定的条件和程序审批发证;对不具备条件,未办理《药品经营许可证》的单位,限期改进,再进行复查,到期仍不合格者由当地卫生部门责令其停止生产、经营活动;规定申请办理"三证"的单位,应按《药品管理法》的有关规定,符合条件的填报申请"三证"登记表,由企业主管部门提出核实意见,报经县(市)卫生行政主管部门审查同意,送平凉地区卫生处组织检查,提出审查意见,报省卫生厅备案,条件合格的由省卫生厅或平凉地区卫生处发给药品生产、经营、制剂许可证。6月,省卫生厅制定出台《关于医疗单位购销药品的有关规定》;7月1日起,《中华人民共和国药品管理法》实施,生产药品必须由省以上卫生行政部门审查批准,并核发标准文号(中药饮片除外),方可进行生产,未取得批准文号而生产的药品按假药处理,已被撤销批准文号的药品,不得继续进行生产、销售;已经生产的,由当地卫生行政部门监督销毁。中国医药公司编写出版的《药品生产管理规范》及《药品生产管理规范实施指南》开始执行,平凉各县(市)卫生局增设兼职药品监督员,定期检查药械,给药品生产、经营合格的单位发放《药品经营企业许可证书》、《药品生产许可证书》,其中平凉市(今崆峒区)当年发放《药品经营企业许可证》16个。

1986年,中国药材公司制定《中成药生产管理规范》、《中成药生产工艺技术管理办法》、《中成药生产设备管理办法》和《中药工业质量管理暂行办法》,根据规定,平凉各县医院先后制定了《医院制剂生产质量管理规范》。1988年,平凉学习宣传贯彻落实卫生部颁布的《药品生产质量管理规范》。1989年1月7日,国务院批准发布了《中华人民共和国药品管理法实施办法》，使《药品管理法》更加具体化，执法程序进一步明确。1991–1995 年"八五"建设期间，平凉医药管理事业，按照培育和建立社会主义市场经济体制的总体要求，以"三项制度"改革为突破口，积极转换经营机制，强化内部管理，在放开经营，搞活零售的同时，牢牢抓住批发环节这一关键，严把货源、质量关，确保了医药市场稳定、健康发展，形成了管放结合，批零统一，活而有序的新型运行机制，促使平凉药品事业有了较快的发展。

2001 年 2 月 28 日，全国人大常委会对《药品管理法》进行了修订，修订后的《药品管理法》自 12 月 1 日起施行。同时，根据新修订的《药品管理法》，国务院于 2002 年 8 月出台了《药品管理法实施条例》。2003 年，我国出台了《中医药条例》，这是我国历史上第一个综合性的中医药法规，标志着我国中医药发展步入新的历史阶段。

2004 年至 2012 年之间，为了加强药品管理，国务院及国务院相关部门先后制定、颁布了《麻醉药品和精神药品管理条例》、《国家基本药物制度》、《药品行政保护条例》、《中药品种保护条例》、《野生药材资源保护管理条例》、《麻醉药品管理办法》、《精神药品管理办法》、《医疗用毒性药品管理办法》、《进口药品管理办法》、《放射性药品管理办法》、《药品包装管理办法》、《药品广告管理办法》、《医药工业环境保护管理办法》、《医药标准化管理办法》、《医药档案管理办法》、《执业药师资格制度暂行规定》、《药品非临床研究质量管理规定》、《医药商品质量管理规范》、《药品生产质量管理规范》和《药品流通监督管理办法》等一系列法规、规章。这些法规规章的制定、颁布及实施，对于贯彻执行《药品管理法》，加强医药管理起到了很好的作用。

纵观平凉药品领域法律法规的贯彻实施，我们看到政府在保障群众用药安全、促进医药市场健康发展、解决群众看病贵等方面的努力和前进的轨迹,一个以《药品管理法》为主线,涉及医药管理的方方面面的医药法律法规体系逐步形成,在促进药品生产、提高药品质量、满足医疗需要、提高人民生活质量等方面发挥了巨大作用。一是为人民群众用药安全提供了有力保障。平凉在贯彻执行药品领域法律法规时,把保障人民群众用药安全放在首位,制定出台加强药品管理工作的政策时,也始终围绕如何加强药品质量的监督管理,确保群众用药安全有效展开。虽然,平凉的药品市场管理体制机制还不完善,一些不法企业生产经营假药、劣药,危害患者生命健康的事件时有发生,但平凉人民群众用药安全的环境正在逐步改善,假药、劣药害人事件大幅度减少,在这过程中,平凉药品领域的执法监管工作发挥了重要作用,功不可没。二是为医药市场健康发展提供了法制支持。《中共中央关于建立社会主义市场经济体制若干问题的决定》指出:"社会主义市场经济体制的建立和完善,必须有完备的法制来规范和保障。要高度重视法制建设,做到改革开放与法制建设统一,学会用法律手段管理经济。"市场经济的建立和发展需要社会主义法制的保障,医药市场经济的发展也需要医药法制的保障。改革开放 30 多年来,平凉制药工业得到了空前发展,医药商业流通数量急剧上升,显然,平凉医药市场的高速发展,与长期以来市委市政府贯彻落实国家医药法律法规和地方政府制定的一系列正确的促进药品行业进步的方针政策,药品监管的各项法律规章制度日趋规范和完善,为医药经济发展创造了良好的环境和法制支持密切相关。三是为医疗体制改革提供了坚实基础。1978 年,以党的十一届三中全会为标志,平凉和中国其他地方一道进入了改革开放的伟大时代,医疗卫生体制改革的步伐在不断地探索中从未停过。对药品立法来说,它始终伴随着医药卫生改革发展的脚步。每到医药卫生改革发展的关键时刻,总有新的药品法律法规应运而生,对医药卫生改革发展起到了推动和保障作用，它既是医药卫生改革实践的见证者，也是医药卫生发展成果的结晶，同时，还是下一次医药卫生体制改革的基础，为医药卫生改革的进一步深入、深化提供必要的法律、制度、政策方面的准备。

笔者认为，加强药品法制工作关键要抓好以下四个方面：一是在增强法律法规的执行力上下功夫。应当说，经过多年的发展，药品领域的立法已相对完备，在药品的研发、生产、流通、使用等方面，都有相应的法规予以规定，但问题是，有些法律法规并没有得到很好的遵守，"有法不依、执法不严"的问题时有发生，在一定程度上影响了平凉医药市场的发展。比如，在药品销售环节，药品层层加价导致药价虚高，就是有法不依的问题。因此，在今后的药品管理立法中，首先是考虑如何通过完善法律，增强法律法规的执行力，使国家在药品管理方面的政策意图得到不折不扣的贯彻执行。二是在建立完善、合理的药品价格机制方面下功夫。药品价格虚高是导致群众看病难、看病贵的主要原因。在医药卫生体制改革的背景下，如何加强对药品价格的管理，让药品的价格回归价值，建立合理药品价格形成机制，是药品立法必须着重解决的问题。为此，新医改提出通过建立基本药物制度来遏制虚高药价的思路，无疑是十分正确的。但是，如何确保基本药物制度落到实处，让廉价的基本药物落实到医生开出的处方中，是摆在我们面前的一个重要问题。而对于非国家基本药物而言，如何减少药品流通环节，引导药品企业合理定价，避免层层加价导致药价虚高，使药品价格符合市场规律、保持在合理的水平，是不容回避的问题。三是在预防医药腐败上下功夫。如何预防、遏制医药领域的腐败行为，直接关系到新医改的成败，应当成为今后药品立法重点解决的问题。四是在打击假药、劣药上下功夫。近年来发生的多起制售假劣药品大案，让群众用药安全受到威胁和挑战。虽然平凉各级药品监管部门不断加大对假药、劣药的打击力度,但生产销售假劣药品行为却屡禁不止。在这种情况下,如何加强药品生产质量的管理,从源头上确保药品的质量,同时切实加大对药品流通、销售、使用的监管力度,严厉打击生产销售假劣药品行为,加大违法犯罪行为的成本,让那些不法企业和个人得不偿失,再也不敢生产销售假药、劣药,这些是药品立法必须要解决的重要问题。

第二节 药品质量标准

药品质量标准是国家对药品质量及检验方法所作的技术规定,是药品生产、经营、使用、检验和监督管理部门共同遵循的法定依据。

中华民国时期,1929 年成立药典编纂委员会,由刘瑞恒任总编,严智钟、于达望、薛宜琪、陈瑛等五人任编纂,开始编纂《中华药典》,经 8 个月完成初稿,经审查、校正,1930 年 5 月由国民党中央卫生部颁布《中华药典》。该药典正文 763 页,共收载药物 708 种,附录收载有试药试液、规定液、一般试验方法,有序言、凡例、附表和索引、勘误表。《中华药典》是以美国药典 1926 年版为蓝本,并参考英国药典、日本药局方和其他文献编纂的。《中华药典》颁布后,药学、医学界曾提出不少意见,建议增补和修订,但以后一直未修订。

中华人民共和国成立后,药品质量标准更加得到政府的重视,于 1953 年即修订完成了新中国第一部药典。1984 年颁布的《中华人民共和国药品管理法》规定,市、县以下无权限制定药品质量标准,所以,平凉只能遵照执行国务院和省政府制定的药品质量标准。平凉执行的药品质量标准分为三级标准,一级是国家药品标准,《中华人民共和国药典》属于国家药品标准,《中国药典》是国家监督管理药品质量的法定技术标准,由国家药典委员会制定,国家药品监督管理部门颁布,1949年以来,我国共出版了10版药典,分别为1953年版、1963年版、1977年版、1985年版、1990年版、1995年版、2000年版、2005年版、2010年版、2015年版。现行第10版药典对收载药品的要求是"使用安全、疗效可靠、临床需要、工艺可靠、标准完善、质量可控";二级是部(局)颁标准,包括所有未收入药典的药品质量,原由国家卫生部、从1998年开始由国家药品监督管理局、从2013年开始由国家食品药品监督管理总局批准颁布的药品标准及《药品卫生标准》等;三级是省颁标准,即由甘肃省政府或者省食品药品监督管理局颁发的地方药品标准,包括1960年编印的《甘肃省中药成方选集》、1966年5月编印的《甘肃省中药饮片炮制规范》、1971年编印的《甘肃省中草药手册》、1978年编写的《甘肃省药品标准(1978年版)》、医疗机构制剂标准、1984年编印的新版《甘肃药品标准》,新版《甘肃药品标准》收载药品标准290种,内容包括:药品名称、处方、制法、性状、鉴别、检查、含量测定、功能与主治、用法与用量、规格、注意事项、贮藏等12项。另外,还有企业标准(又称企业内部标准,企业内部标准,由药品生产企业自己制订,仅在本厂或本系统的管理上有约束力,属非法定标准)和临床研究用药品标准(新药),但必须符合国家和省颁标准。

从20世纪50年代末,平凉各级各类制药厂、制药车间、制剂室等建立到现在,都在遵循国家、省部颁标准,即使自己制定药品标准,也必须符合国家和省部级规定,或严于相关规定。三级药品标准也与时俱进,不断依据新颁药典和法律法规新规定重新审核生产品种和质量标准,各医药批发公司也在不断建立健全收购、生产加工、保管、运输、配方供应的药品检验制度,设专职检验员。这些举措,铲除了药品行业的顽疾,规范了民间医药习俗,确保了药品质量,提高了药品疗效和经济效益,对发展药品事业和保障民生具有重大意义。

第三节　药学培训教育

平凉药学教育的历史悠久。远古时期,我们的祖先在长期生活和生产中形成了医药知识, 又在共同劳动中以口传心授方式传播了这些知识,这是最原始最为简单的药学教育。随着社会分工的出现和医药知识经验的积累以及药品的不断富裕, 出现了家族和师徒相传的中药教育形式。相传周代,平凉首开药学教育之先河,当时的教育只能是口传心授,春秋战国时期,平凉的中药学教育已经相当兴盛,主要表现为整理、研学、传播《黄帝内经》,以仙道家广成子为代表的丹药学家,在药学上已有很深的造诣,教授子弟门徒也不在少数。古时候,巫医不分家,最初掌握药品用法的即巫,之后巫医开始分家,但一直以来,医药不分家,医和药连为一体,医离不开药,药离不开医,医离开药,则为无鱼之水,药离开医,则为断肠之草,故药学家也即为医学家。因此,平凉的中药学教育由最初的药品发现、认知、发明,经历了口传心授、家族相传、师徒相授、聚众讲学、政府培养以及近现代学校教育等多种模式。中医中药学的家传包括父子、叔侄和兄弟等,一般由长者担负教育责任以继承家学。由于世代相传的医疗经验和药学知识的积累, 久而久之就形成了很多药学专科和中医世家,孕育了众多名医和药物学家。随着家传中医中药教育的发展,名医带徒式的师承中药学教育也即出现。这种中医药学教育形式超越了“医药秘不外传”的雷池,扩大了医药学流传的范围,有利于培养更多的医药学家,适应了民众防治疾病和用药的需求。平凉许多医药学家在传授中医中药学知识、教育子弟时,结合自己的经验见解,自成一说,独树一帜,平凉这种传统的教育方式,促进了医药学的争论与交流,发展了前人的中医药学学术,使中医药的独特理论和独到的治疗技术经久不衰,生生不息,发扬广大。

平凉官府的医药学教育,起源于魏晋南北朝时期,但那时官府办学规模很小,只处于萌芽状态,真正政府组织的药学教育,则是在隋唐时期。隋朝在中央建立了医学教育机构——太医署,由门下省管辖。平凉地方各郡县遵照朝廷政令,设医署,医署不仅开展诊疗活动、管理医疗、管理药品、管理医事药事、管理医药官员,还兼为医药学教育机构,唐代继续如此。那时候,平凉医署医药学教育的具体教学内容按照国家规定分为医学与药学两大部分,医学部分教授医、针、按摩、咒禁四科,主要学习《甲乙经》、《脉经》、本草学等最基本、最必要的课程,然后根据医学生的不同喜好和特长再分细科学习;药学教育设有专职官员与主药、药童等教育学习,政府还注重学生的实践技能锻炼,普遍设有面积较大的药园,学生在进行理论学习的同时,兼为药园生,学习种植培育药品。

宋代,平凉的科学文化事业较为发达,书院、乡学较多,穷乡僻壤,书声遍野。各书院、乡学不仅教授文化课,也普遍开设中医中药学教育课程,这为平凉培养了一大批懂医知药的学生。宋朝太医局医药学考试制度日臻完善,设考试场所,医药学考试与科举同时在贡院的考试所举行,一般的考场规则应与科举考试相同。在宋徽宗时,医药学三舍考试也与儒学考试相仿。在试场管理方面,北、南宋都有严密的制度,具体是开卷考试时,允许考生考试携带经书,闭卷考试时,不许携带经书;考场设有监门、巡铺等官员,负责检验搜身,防止考生作弊,即所谓"倍严怀挟、传义、代笔之禁",怀挟是指挟带书本或预先抄录纸条入场,传义指摇口相传或传递文字,代笔是由他人代答,这些都不允许。从这些说辞中足见宋朝对医药学教育的重视,更佐证了平凉地方医药学教育的繁荣发展。

元朝的医药学教育基本依照两宋旧制,既重视医药学典籍的教学,又注意传授临床技术和实习训练,那时候国家设"医学提举司"专管医药学教育,在恢复中央医药学教育的第二年,朝廷还派太医院副使王安仁悬带金牌到全国各地督查医药学教育,凡未办学的当即开办,校址大多设在各州府的三皇庙内,同时还制定了选择医药学教授的标准与条例。只可惜元史弥久,反映平凉地方药学教育的资料实在难以找到。

明朝医药学教育仍然沿袭宋元以来的体制,由太医院管理。明朝兴盛时期,书院讲授医药学之风依然盛行,而且发展了医药学教育邀请名家讲学的新形式,官员李时春和大名医张好问等曾多次走进书院为学生传经送宝、讲授医药学,这推动了平凉医药学教学的新高潮。

清朝前期,医药官员多为世袭,太医院所设的医药学教习所学员大多为医官子弟。大环境、大气候所致,平凉地方政府在中医药人才培养方面的作用也大不如前,官府的医药学教育主要注重培养医药官员与吏目,不注重医生和药师的培养。但随着社会的全面发展与人口增多、疾病种数与难度的增加,既要求有大量高质量多品种的药品积累和精准的用药指导,又需要大量的高水平的医生为民众防治疾病,但当时平凉各府州县,受地域、政治、交通、科技、军事、文化等诸因素的影响,缺医少药,老百姓患病仍然找不到医生,即使有医生也用不起药品,在这样的背景下,药品和药学的发展几乎停滞不前,受到了严重的影响。

1840年鸦片战争以后,晚清的医药学教育发生了翻天覆地的变化,随着西医西药的逐渐进入,西医和中医在学术思想抵触中互相磨合,在中药和西药的交替使用中互相渗透,智慧之士取长补短,为伊所用,西医西药、中医中药在交互打磨中相互融合,这样,慢慢地中国新的医药学就逐渐产生了。由此,平凉的药学教育范围逐渐发展扩大,在中医中药学教育的基础上,西医西药学教育也亦步亦趋,中、西医药学教育渐趋携手发展。但可惜的是,晚清时期,政治昏聩，军阀混战，平凉地方官办的中医药学教育已徒具形式，在医药人才培养上作用不大。光绪二十九年（1903），清廷颁布《商会简明章程》，同时在警察机构中设卫生警察掌管医药卫生行政，管理医药、卫生、保健和防疫等事项。上行下效，平凉地方官府也将管理医药的职责设在警政机构内，但警察忙于警务，根本无暇顾及医药。

民国时期，平凉的药学教育呈现五种形式：一是普通学校药学教育，即初级小学、高级小学、中学和中专学校开设《卫生常识》课程，教授医学和药学常识，使学生知晓最基本的医药自救知识。二是专门学校药学教育，有两类情形，一为医药学专门学校，即平凉医药界的许多仁人志士思想开放，观念较新，为拯救祖国医药学，冲破重重阻力，并汲取西方教育先进理念，开始举办具有现代教育模式的中医药学校，办学者也很重视西医基础课及科学技术课的开设与教学，平凉医药学专门学校有史可查的只有私立平凉华堂国医学校，由儒商孙华堂于1948年在平凉城内菜市巷创办，教授《国医史略》、《中医诊断学》、《药物学》、《细菌学》等，教学方法先进，教学内容与安排能跟上社会科学文化的节奏，为平凉培养中医药人才30名；另一为平凉普通学校毕业生考入外地医药学专门学校深造医药学。国民党政府的药学教育分为大学教育和专科教育（当时称专门学校）两种。中华民国在全国先后创办的高等药学学校、系共20余所，其中办学时间较久，毕业生人数较多，影响较大的有：浙江公立医药专门学校药科（1913年）、齐鲁大学理学院药学专修科（1929年创立，1941年改为药学系）、私立中法大学药学专修科（1929年）、私立华西协和大学理学药学专修科（1936年）、北京大学医学药学系（1943年）、英士大学药学系、苏州东吴大学药学专修科、满洲医科大学药学专门部、浙江大学药学系、江西医学专门学校药科、贵阳医学院药学专修科、福建医学院药科、西北药学专科学校、川至药学专科学校和于1945年更名为国防医学院药科的原陆军医学堂药科,省立甘肃学院也设有医学专修科药学专业。此外,在一些大城市还举办了一些中等药学职业学校,培养药剂士。据统计,中华民国30多年中,高等学校药学专业毕业生全国约2000人,平凉赴外地学习药学的仅几人,且学成均未回平凉工作。三是军队药学教育,那时期,平凉军部成立军医课,负责部队军医药管理,但没有介入培养地方医药人员,平凉军医课药科学堂的成立,标志着平凉现代药学教育的开始。四是门徒式教学,即父带子、长带幼、师带徒式学习,无论是在民间医疗方面还是在药品市场中,这种方式是最普遍、最直接、最有效的,也是培养药学人才最多的途径。五是教会式药学教育,即外国帝国主义的教会医院或诊所在平凉开设洋医学堂,想用平凉人的钱训练出平凉的"西医西药人员",企图以此来控制平凉的医药事业,尤其抗战时期平凉教会卫生力量参与公共卫生事业是一种政府在公共卫生力量不足的情况下,向教会"借力"的行为,"医药传教士"扮演了重要角色,他们集"牧师""医生""教师"三重身份于一身,行迹所至,施医济药,办学育人,开启了平凉西医教育之先河;教会卫生力量对公共卫生的参与主要表现在疫病防控、空袭救护、医药治疗三个方面,缓解了民众医疗卫生需求与公共卫生服务供应不足的矛盾,解除了平凉人民的疾苦,无疑也起到了建立乡村医疗网的作用,揭开了平凉近代公共医药卫生事业的序幕,也为平凉提供了新的医药学教育模式,培养了一大批技术精湛的西医药人员,这在很大程度上促进了西医西药在平凉的传播,也促进了近代医药学及医药学教育的发展。这五种现代药学教育形式的兴起,促进了平凉医药专业队伍的形成,加之民国政府《药师法》的颁布实施,使药师成为一种法定的、独立的科学职业。这一时期,从事药学研究、制造、鉴定和教育等工作的专业人员中除学药的外,还有许多大学毕业生、留学生,他们主要从事中药炮制、配方和中成药生产,药学专业队伍为发展平凉药学事业做出了一定贡献。

1949年后,平凉的药学教育培训逐步加强,药学培训离不开医,医学培训离不开药,培训班课程交叉,故医药人才不断涌现,谨以时间顺序略述如下:

1952年,平凉专署成立中医进修学校,学制1年,招收学员48人,单位选送在职人员入学8人,共培训56名中医药人员;并先后另外送41人去西安、兰州进修学习。1953年8月,兰州中医进修学校成立,后更名为甘肃省中医进修学校,设中医、中药两个专业,教授药理学、中草药学等课程,孙存弘(曾为平凉地下党员)任第一任校长。1955年,平凉专区财贸部筹建平凉专区商干校,1956年平凉专区商干校增设药材专业班。1957年,崇信县成立"五·七"红专学校,培训赤脚医生28人。1958年9月,在平凉专区人民医院护士训练班的基础上建成平凉专区卫生学校,为全日制普通中等专业学校,设立药学专业班,建校初期,全校只有教职工18人,其中专任教师13人,第一届共招生22人。当年,平凉共有中医药学人员1934人,采取父带子、亲带亲、自愿学习的办法,共带徒弟1165人;地区选送1名参加北京中医师资班学习,7人到省级医院进修,省中医学校在平凉招生52人,学制四年,平凉还培训医药卫生保健员5648人,接生员6886人。静宁县办起医药专业学校1所,1962年停办;平凉县、泾川各举办1个中医药进修班,共招生108人。1959年,平凉专区卫生学校办了两个中医班,招生108人;另选送173人去西安、兰州学校学习中医中药;通过带徒弟培训人才784人。

1961年,贯彻中央"调整、巩固、充实、提高"的方针。1963年,平凉专区卫校与专区医院协作,开展临床教学。1964年,平凉专区卫生学校收归省上领导,更名为甘肃省平凉卫生学校,有学生290

人,毕业 91 人,其中医士 71 人,助产士 20 人。同年,平凉专区成立半工半读卫生学校。1965 年,地、县(市)开办半农半医医生训练班 8 个,招生 327 人;甘肃省平凉卫生学校设置了药理实验室,开设药理课程;专区医院附设护士学校,招生 20 人;秋季,静宁县甘沟农业中学招收医士班 2 个,53 人,学制半年,至 1972 年底共培训卫生技术人员 287 人。1966 年,平凉举办医士班招生 80 人,开设两个农村医生进修班,招生 60 人,半农半医班发展到 13 个,招生 593 人;3 月,静宁县威戎中学、治平农中、原安农中各办一期卫生训练班,每班 20 人,理论学习 3 个月,实习 2 个月。1967 年 7 月,华亭县培训农村赤脚医生。1969 年 7 月,静宁县办"五·七"红专学校,设医士班,招收医士班 80 人,学制 1 年,至 1972 年共培养"赤脚医生"243 人,1978 年停办。

1971 年,泾川县成立红专学校,设赤脚医生(乡村医生)培训班。1973 年至 1974 年,平凉卫校举办了两期大专医师班,招生 150 名,学制三年。至 1976 年,平凉卫生学校 10 年共培养 1120 名毕业生。另培训社来社去医士学员、西医学习中医学员、赤脚医生、护理员、烧伤学员等 1160 人。1977 年,甘肃省中医赤脚医生在平凉开设 36 个农村赤脚医生函授点,每个函授点招收 10 名学生,共 360 名。省中医学校和平凉卫校招收赤脚医生 50 名。平凉卫校另外招收西医中医班 45 名。各县选派 45 名到省、地、县医院进修。1979 年,省上投资在平凉市(今崆峒区)、静宁、泾川、华亭县建成县办卫校,共招收赤脚医生学员 183 名;平凉制定政策吸收 7 名名老中医子女当学徒,学习 4 年后转正;另选派 40 名到省、地、县医院进修。

1980 年,灵台、庄浪卫校成立;平凉市(今崆峒区)卫校举办护理提高班 1 期 40 人,举办放射检验短训班 2 期 38 人;省卫生厅举办临床儿科、中医等 6 个专业的进修班,在平凉招生 59 人。另平凉选送各类进修人员 182 人。1981 年,平凉市(今崆峒区)卫校撤销。

1983 年，平凉开始每年选送 40 至 60 人赴外省进修；8 月，华亭县卫校承办了平凉地区第一期中药药剂班培训任务，学员 49 名，开设课程有中医基础、中药学、方剂学、中药炮制规范四门；9 月 1 日，纪念晋代针灸学家皇甫谧逝世 1701 周年暨学术交流会在兰州开幕，24 个省、市、自治区的专家学者和代表出席。1984 年 4 月 15 日，平凉地区第二期中药剂培训班在华亭卫校开学，共 43 名，开学之初聘请地区药学会理事长于九如授课一周；同年，崇信县卫校成立；崇信县医院开始附设卫生进修学校，开设中药学、方剂学基础课程。至 1985 年，华亭县卫校共举办各种培训班 7 期，其中中药药剂培训班 2 期。1988 年，地区电大委托平凉卫校、平凉地区医院分别开办一期电大医疗班和护理大专班，学制三年，共招收学生 110 人，改变了护理专业单一的教学层次。同年，兰州医学院在平凉卫校开设了"兰州医学院平凉临床医学大专班"。1989 年，华亭县卫校改建为华亭县卫生职业技术学校，中专建制，学制三年，省卫生厅、华亭县政府投资添置教学仪器；静宁县靳寺农中招收医药专业学员 45 人。

1990 年，华亭、灵台卫生职业学校开办农医班，学制三年，招生 150 人。另有 92 人参加函授，取得陕西中医函大毕业证书的 36 人、光明函大毕业证书的 8 人。1991 年，平凉组织成人自考医药专业 333 人次。参加乡村医生函授 73 人，选送进修 74 人。1989 至 1991 年，平凉培训各类卫生技术人员 3120 人。1992 年，平凉卫校建设了中药标本室，开办 4 个农医班，招生 230 人。各县卫校招生 290 人。各级医院选送进修 139 人。参加自考、函授 452 人。各卫校以培养乡村医生与卫生员为主，兼顾在职初级卫生员的业务提高，学习期限有一月、三月、半年、一年或一年半的。1993 年，平凉有 1292 人经过考试取得了乡村医士、医师证。省爱德基金会为平凉乡镇卫生院培养外科医生 8 名，为村卫生所培养村医 30 名。乡镇卫生院为村卫生所培训村医 1530 人。乡镇卫生院到县级医院进修 87 人。县级以上医院到省级医院进修 25 人。平凉各级医疗单位职工参加自学考试 430 人。乡医参加函授的 160 人。1995 年，平凉职教中心开设药学专业班，静宁县电大开设乡村医疗专业班；截至 1995 年 9 月，平凉电大委托平凉卫校、平凉地区人民医院共办了 8 届电大医疗班和护理大专班，统招 401 名大专生。各县卫校共举办各类短训班 12 期，培训合格卫生人员 391 人。1996 年，医疗单位培养业务骨干 203 人。1997 年，培训骨干 2042 人；3 月 30 日，华亭县卫生职业技术学校停止招生。1998 年底，平凉有卫生工作人员 5340 人。本科和大专占 18.23%，中专占 47.9%。1999 年，华亭县卫生职业技术学校与中医院合并。

至 2000 年，静宁县卫生学校共办班 14 期，学员 890 人。2001 年 3 月机构改革中，静宁县卫生学校并入县职教中心。2002 年，庄浪卫校在校生 68 人，灵台卫校在校生 96 人，泾川卫校在校生 13 人，静宁卫校、崇信卫校停办，华亭卫校无学生。从建校至 2002 年，灵台培养 2253 人，庄浪培养 910 人，华亭培养 816 人，泾川培养 1866 人，平凉地区卫校培养 8860 人。2003、2004 年，甘肃省为加强药店管理，组织进行驻店药师和农村驻店药师考试，平凉（2002 年 10 月地改市）有 15 000 多人取得了证书，其中静宁县经考试取得驻店药师、农村驻店药师证书的 2000 多人。2006 年，平凉医专筹建药学专业实验室 4 个，2007 年开始使用。2008 年至 2011 年，平凉医专设立药学大专班、中药大专班。2012 年，平凉医学高等专科学校改名为甘肃医学院。从 2003 年开始，市、县（区）药品监督管理部门每年均组织对药品经营使用单位从业人员进行培训教育，讲授药学知识、药品管理法律法规知识、药品管理政策规定、假劣药品辨识知识、药品生产质量标准等，药品从业人员培训率逐年提高，到 2015 年平凉培训率达到 95%以上，年平均培训人员近 1 万人。

第四节　药学会及其刊物和药学著作

药学会一词出现较晚,中国药学会于 1907 年成立,当时,几名中国的日本留学生组织成立了"东北留日中华药学会",药学会名称才正式使用。1909 年"东北留日中华药学会"在日本召开了第一次年会,1912 年在北京开第二次会时改名为"中华民国药学会"(简称中华药学会),并经政府批准备案。1942 年更名为中国药学会。它的会章提出"本会以联合药学同志共同研究药学学术,推进药学事业与国际药学团体合作联系为宗旨","它是药学界群众性的学术团体"。但平凉的药学会一词,在民国时期也未曾出现,类似组织在平凉一直叫做行会、行帮、药品行业商会、医药行业行会等,直至1949 年后,药学会才正式起名。

一、药品行会、药学会

史料记载,宋朝时期平凉各地医药商业同仁为保护本行业利益,通过给药王建庙(时称药皇庙、药王庙)、祭拜药王等方式,结成医药行业组织,称行帮,选举药品经营规模大、实力强、做人实、能为大家说公道话、办公道事的人为主持,叫做帮头,一方面管理药品市场、维护市场秩序、打击制假售假行为,另一方面制定药品价格、垄断医药经销。到清朝时,他们组建药业公所、药业公所会馆、药业会馆、医药行会等同业组织,各地行会在每年农历 4 月 28 日(药王诞辰),在药王庙备酒演戏酬神,有的还在戏台两边张贴清人周梦溪所题楹联,"名场利场即是戏场做得出泼天富贵, 寒药热药无非良药医不尽遍地炎凉",有的张贴其他寓意美好的楹联。清朝废除官药制后,私营医药商业随之发展,平凉的一些老药店多创于建此时。

1912 年(民国元年),静宁县成立商会,下设药材商业分会。

1939 年(民国二十八年)5 月,静宁县医药工作者陈克让等人发起成立静宁县药材商业同业公会,6 月,庄浪县成立国药商业同业公会,有会员 11 人。1949 年(民国三十八年),静宁县成立国药工会,均为学术团体。那时,实际上平凉各县都成立了药材商业公会,各县都建有药王庙,平凉城建有药王楼,崆峒山药王庙香火旺盛,这些公会在加强药店经营管理,开展对外药材购销、业务联系、内外学术交流、负责保护药商利益、调解药品商业纠纷以及向民国政府建议、批评、咨询方面起主要作用。

　　1951 年 1 月,静宁县成立中西医药联合会。3 月,崇信县成立卫生工作者协会,时有会员 50 人。随后,各县先后成立医药卫生研究联合会,主要由中医联合组成,各乡镇都成立分会组织。1952 年底,各县改为卫生工作者协会,卫生工作者协会协助卫生行政部门加强对个体开业的医药人员进行监督管理,并负责个体开业人员的技术考核和审查工作。1954 年,卫生工作者协会又组织成立了医药研究委员会,对丸散膏丹处方、药物真伪进行审查研究及医疗事故的讨论等工作。1956 年,平凉专区科协设置医学学会。1961 年,平凉专区建立医药卫生学组,泾川建立医学会。1966 年各学会活动终止,1978 年 3 月恢复,平凉地区中华医学会平凉分会成立,下设药学组。1980 年,平凉地区成立中医学会。1982 年 8 月,静宁县成立医药卫生分会,下设药学等 6 个组。1990 年,平凉地区成立中华预防医学会,皇甫谧医学研究会。2003 年,成立平凉市(地改市)第一届药学会。现在改名为平凉食品药品学会,由食品药品监督管理局工作人员负责学会事宜,主要负责每年对药品从业人员培训费的收支管理,各级食药监管局负责药品从业人员的培训教育,甘肃医学院(原平凉医专)负责学校学生药学知识的培训教育。现代的药学会未开过学术研讨会,未搞过学术活动,学会职能无法发挥,流于形式。

二、药学著作、论文、药学会刊物和培训教材

平凉古代药学著作主要有：葛洪著的《抱朴子》《肘后备急方》，皇甫谧的《针灸甲乙经》《寒石散论》《巢氏病源》，张好问的《张氏医精》《太素集》《时巢鉴》等。

药学诗词文章主要有：平凉进士赵斌游崆峒写《采药》诗、于右任的《崇信道中》诗以及现代朱风英的《解放前平凉的中药业》和平凉名人戴笠人《忆崆峒采药》等。

药学会的刊物主要有：1963 年，静宁县医药卫生学会创办《卫生工作情况》；1965 年，华亭县卫生工作者协会发行刊物《卫协工作》；1985 年，静宁县医药卫生学会创办《静宁卫生》；2005 年，平凉市药学会编印《平凉药学》刊物，共出刊 3 期。还有平凉医学高等专科学校医疗系主办《医苑》、护理系主办《护航》、中医药系主办《杏苑》和《平凉医学高等专科学校学报》等，都是医药学报刊。

影响较大的药学新闻稿有：1959 年 12 月 7 日，《甘肃日报》发表题为《学习青龙卫生所的革命精神，全心全意为人民服务》的社论及《青龙卫生所——我省卫生战线上的一面红旗》的报道。1991年，华亭县广播电视局朱平等人采写的《说说人工培育牛黄技术》被全国广播电影电视部、中国广播电视学会和农村节目研究会评为二、三等奖，并颁发了荣誉证书。

现代药学著作主要有：1959 年，原平凉市(今崆峒区)医药界开展"采风访贤，求方献方"活动，征集秘、单验方，审查整理出锦方937 例，汇编成《平凉市中医秘方验方汇集》上、下编。1985 年，平凉地区卫生处编印《平凉地区医药卫生资料选编》，华亭县卫生局编印《华亭县医药卫生科技资料》，平凉县人民医院者中仁编著《中医基础歌要》并获平凉地区科技成果三等奖。1993 年，张祥裕主编的《医药资料汇编》。1997 年，平凉地区药品检验所荆复礼等合编的《常用中药材真伪鉴别》刊印，书中详细介绍了中药材的基原鉴定、

性状鉴定、显微鉴定和理化鉴定四大主要鉴定方法,并对山药等 69 种平凉常用中药材从来源、性状、鉴别、伪品或易混品等方面进行了详细地论述介绍。1999 年,华亭县卫生局组织编撰了《华亭医学研讨文集》。2001 年,中医主治医师苏天存主编的《庄浪医苑》出版,介绍了 32 位老中医,验方 388 个,单方 26 个。

论文主要有:1992 年 8 月,陈占雄撰写的《中药煎服法与毒副作用举隅》发表在《甘肃中医药情报》第 15—16 期。1993 年,贾兆瑞写成《中药异名集》发表于《中国大陆求医购药指南》,文川元的论文《款冬花野生变家种优质丰产栽培技术》、《杜仲无性压条繁殖技术》、《医院药剂人员的培训与教育》、《除虫菊引种观察》和《医院制剂必须走联合体制》发表于《甘肃药学》。庄浪县防疫站中医师曹科元《创溃疡散汤治疗胃及十二指肠溃疡》、《益气通脉汤治疗血栓闭塞性脉管炎》、《益气化瘀汤治疗过敏性紫癜》均获地区科技进步一等奖;庄浪县人民医院中医主治医师苏天存的《运用养血活血、温筋逐瘀、活血通络、凉血散结、补血益气理论,研制治疗各种关节病的方剂》论文载于《华夏优秀医论》。庄浪县医院台铸的《利多卡因治过敏反应的研究探讨》获庄浪县科技进步一等奖。1994 年,付天明论文《用 GDP 管理医院药品的采购和保管工作》发表于《中国药房》杂志,庄浪县徐集民《补心丹的临床应用体会》于 5 月参加中国首届基层中医、中西医结合学术会议交流;牛春花《单味牛膝煎服回乳》在全国妇科疑难杂症研讨会交流;文川元《浅谈医院制剂的质量管理改革》和《对大输液配制工艺流程工艺装置的改进》于 11 月在甘肃省医院制剂暨中青年药剂学术报告研讨会上交流。1997 年水天的论文《板蓝根、木贼治疗扁平疣 100 例疗效观察》发表于《医学动态》。1998 年,付天明的《复方感冒灵胶囊的研制及临床疗效观察》发表于《医药科技研究与实践》、《口腔溃疡膜的研制及临床应用》发表于《时珍国医国药》杂志;尚勇的《略谈我国中药资源的研究与开发》发表于《国际华佗学术论文集》;董惠兰的《银翘解毒丸中毒一例报告》发表于《中国现代临床医学与卫生免疫》。1999年,赵守健、高晓琴的《刻度定量速控输液器的研制与应用》发表于《护士进修杂志》,并获国家专利局实用新型专利;戴正平的《红豆软膏药效学及毒理学实验研究》发表于《中国中医学科技》杂志。2001年,冯萍的《百消丹配合乌鸡白凤丸治疗痛经 70 例体会》发表于《中国现代临床疾病治疗与控制》;朱叶《小剂量硫酸镁中毒的观察与护理》发表于《中国现代理论与实践》。2002 年,《中西药联用配伍禁忌》和《中药房管理之我见》发表于《中华医药研究与创新》杂志。

培训教材主要有:自平凉市药品监督管理局组建成立至 2015年,以平凉市药品监督管理局、平凉市食品药品监督管理局、平凉市药品学会、平凉市食品药品学会、平凉市食品安全委员会办公室名义历年编印的培训教材有 32 种:即《药品监督管理法规选编》(第一辑)(2002 年 5 月)、《药品从业人员上岗培训教材·药学基础知识》(2003 年 3 月)、《药品零售企业 GSP 认证指南》(2004 年 2月)、《药品器械辨识鉴别知识手册》(2005 年 5 月)、《中药材生产质量管理规范(GAP)宣传材料》(2005 年 5 月)、《药品从业人员培训教材——药学服务知识》(2006 年 1 月)、《药品从业人员培训教材——非处方药目录汇编(二)》(2006 年 1 月)《药品从业人员继续教育教材》(2007 年 1 月)、《非处方药品目录汇编(第 1–6 批)》、《药品从业人员上岗培训教材》、《药品监督管理法规》、《药品监督管理法规选编 (第二辑)》、《平凉市食品药品监督员协管员信息员手册》、《平凉市农村食品药品监督网络故障手册》、《平凉市药品从业人员继续教育教材》(2007 年 1 月)、《平凉市食品药品两网建设三员培训教材》(2008 年 1 月)、《药械从业人员继续教育教材》(2008年 1 月)、《药品从业人员继续教育教材》(2009 年 1 月)、《药械从业人员继续教育教材》(2010 年 1 月)、《药械从业人员继续教育培训

教材》(2011 年 1 月)、《药械从业人员继续教育培训教材》(2012 年
2 月)、《药械从业人员继续教育培训教材》(2013 年 3 月)、《药械从
业人员继续教育培训教材》(2014 年 3 月)、《药械从业人员继续教
育培训教材》(2015 年 4 月)。这些培训教材既收集汇总了历年颁行
的法律法规和政策规定,又编印了药品辨识知识、药品检验检测知
识和相关知识,不仅是药品从业人员的学习用资料,也是执法监管
人员的工作手册。

网站服务情况主要是:自 2013 年至 2015 年,在药学服务方
面,平凉门户网站平凉市食品药品监督管理局子站登载政策规定、
工作要求、规范化管理措施、许可证办理程序、药学信息等,共发布
1006 期,还发布了大量平凉市药品检验检测中心检验出的和来自
省食药监管局通报的以及国家和其他省通报的假劣药品信息,对
及时清理下架假劣药品起到了指导和警示作用。

第五节 药食两用中药和
常用香料性能名单

一、药食两用中药名单

(一)既是食品又是药品中药名单

丁香、八角、茴香、刀豆、小茴香、小蓟、山药、山楂、马齿苋、乌
梢蛇、乌梅、木瓜、火麻仁、代代花、玉竹、甘草、白芷、白果、白扁豆、
白扁豆花、龙眼肉(桂圆)、决明子、百合、肉豆蔻、肉桂、余甘子、佛
手、杏仁、沙棘、芡实、花椒、红小豆、阿胶、鸡内金、麦芽、昆布、枣
(大枣、黑枣、酸枣)、罗汉果、郁李仁、金银花、青果、鱼腥草、姜(生
姜、干姜)、枳椇子、枸杞子、栀子、砂仁、胖大海、茯苓、香橼、香薷、

桃仁、桑叶、桑葚、橘红、橘梗、益智仁、荷叶、莱菔子、莲子、高良姜、淡竹叶、淡豆豉、菊花、菊苣、黄芥子、黄精、紫苏、紫苏籽、葛根、黑芝麻、黑胡椒、槐米、槐花、蒲公英、蜂蜜、榧子、酸枣仁、鲜白茅根、鲜芦根、蝮蛇、橘皮、薄荷、薏苡仁、薤白、覆盆子、藿香。

(二)可用于保健食品的中药名单

人参、人参叶、人参果、三七、土茯苓、大蓟、女贞子、山茱萸、川牛膝、川贝母、川芎、马鹿胎、马鹿茸、马鹿骨、丹参、五加皮、五味子、升麻、天门冬、天麻、太子参、巴戟天、木香、木贼、牛蒡子、牛蒡根、车前子、车前草、北沙参、平贝母、玄参、生地黄、生何首乌、白及、白术、白芍、白豆蔻、石决明、石斛、地骨皮、当归、竹茹、红花、红景天、西洋参、吴茱萸、怀牛膝、杜仲、杜仲叶、沙苑子、牡丹皮、芦荟、苍术、补骨脂、赤芍、远志、麦冬、龟甲、佩兰、侧柏叶、制大黄、制何首乌、刺五加、刺玫果、泽兰、泽泻、玫瑰花、玫瑰茄、知母、罗布麻、苦丁茶、金荞麦、金樱子、青皮、厚朴花、姜黄、枳壳、枳实、柏子仁、珍珠、绞股蓝、葫芦巴、茜草、荜茇、韭菜子、首乌藤、香附、骨碎补、党参、桑白皮、桑枝、浙贝母、益母草、积雪草、淫羊藿、菟丝子、野菊花、银杏叶、黄芪、湖北贝母、番泻叶、蛤蚧、越橘、槐实、蒲黄、蒺藜、蜂胶、酸角、墨旱莲、熟大黄、熟地黄、鳖甲。

(三)保健食品禁用中药名单

保健食品禁用的中药主要因为这类中药毒性或者副作用大，这类中药主要有八角莲、八里麻、千金子、土青木香、山莨菪、川乌、广防己、马桑叶、马钱子、六角莲、天仙子、巴豆、水银、长春花、甘遂、生天南星、生半夏、生白附子、生狼毒、白降丹、石蒜、关木通、农吉痢、夹竹桃、朱砂、米壳(罂粟壳)、红升丹、红豆杉、红茴香、红粉、羊角拗、羊踯躅、丽江山慈姑、京大戟、昆明山海棠、河豚、闹羊花、青娘虫、鱼藤、洋地黄、洋金花、牵牛子、砒石(白砒、红砒、砒霜)、草乌、香加皮(杠柳皮)、骆驼蓬、鬼臼、莽草、铁棒槌、铃兰、雪上一枝蒿、黄花夹竹桃、斑蝥、硫黄、雄黄、雷公藤、颠茄、藜芦、蟾酥。

(四)具保健作用食物中药名单

1. 聪耳类食物:莲子、山药、荸荠、蒲菜、芥菜、蜂蜜。功效:增强或改善听力。

2. 明目类食物:山药、枸杞子、蒲菜、猪肝、羊肝、野鸭肉、青鱼、鲍鱼、螺蛳、蚌。功效:增强或改善视力。

3. 生发类食物:白芝麻、韭菜子、核桃仁。功效:促进头发生长。

4. 润发类食物:鲍鱼。功效:使头发滋润、光泽。

5. 乌须发类食物:黑芝麻、核桃仁、大麦。功效:使须发变黑。

6. 长胡须类食物:鳖肉。功效:有益于不生胡须的男性。

7. 美容养颜类食物:枸杞子、樱桃、荔枝、黑芝麻、山药、松子、牛奶、荷蕊。功效:使肌肤红润、光泽。

8. 健齿类食物:花椒、蒲菜、莴笋。功效:使牙齿坚固、洁白。

9. 轻身类食物:菱角、大枣、榧子、龙眼、荷叶、燕麦、青粱米。功效:消肥胖。

10. 长胖类食物:小麦、粳米、酸枣、葡萄、藕、山药、黑芝麻、牛肉。功效:改善瘦人体质,强身壮体。

11. 增智类食物:粳米、荞麦、核桃、葡萄、菠萝、荔枝、龙眼、大枣、百合、山药、茶、黑芝麻、黑木耳、乌贼鱼。功效:益智、健脑等。

12. 益志类食物:百合、山药。功效:补中益气。

13. 安神类食物:莲子、酸枣、百合、梅子、荔枝、龙眼、山药、鹌鹑、牡蛎肉、黄花鱼。功效:使精神安静、利睡眠等。

14. 增神类食物:茶、荞麦、核桃。功效:增强精神,减少疲倦。

15. 增力类食物:荞麦、大麦、桑葚、榛子。功效:健力,善走等。

16. 强筋骨类食物:栗子、酸枣、黄鳝、食盐。功效:强健体质,包括筋骨、肌肉以及体力。

17. 耐饥类食物:荞麦、松子、菱角、香菇、葡萄。功效:使人耐受饥饿,推迟进食时间。

18. 消食类食物:葱、姜、蒜、韭菜、芫荽、胡椒、辣椒、胡萝卜、白萝卜。功效:增强食欲、消化等能力。

19. 壮肾阳类食物:核桃仁、栗子、刀豆、菠萝、樱桃、韭菜、花椒、狗肉、狗鞭、羊肉、羊油脂、雀肉、鹿肉、鹿鞭、燕窝、海虾、海参、鳗鱼、蚕蛹。功效:调整性功能,治疗阳痿、早泄等。

20. 种子类食物:柠檬、葡萄、黑雌鸡、雀肉、雀脑、鸡蛋、鹿骨、鲤鱼、鲈鱼、海参。功效:增强助孕能力,也称续嗣,包括安胎作用。

(五)具有治疗作用食物的中药名单

1. 散风寒类食物:生姜、葱、芥菜、芫荽。功效:用于风寒感冒病症。

2. 散风热类食物:茶叶、豆豉、杨桃。功效:用于风热感冒病症。

3. 清热泻火类食物:茭白、蕨菜、苦菜、苦瓜、松花蛋、百合、西瓜。功效:用于内火病症。

4. 清热生津类食物:甘蔗、番茄、柑、柠檬、苹果、甜瓜、甜橙、荸荠。功效:用于燥热伤津病症。

5. 清热燥湿类食物:香椿、荞麦。功效:用于湿热病症。

6. 清热凉血类食物:藕、茄子、黑木耳、蕹菜、向日葵子、食盐、芹菜、丝瓜。功效:用于血热病症。

7. 清热解毒类食物:绿豆、赤小豆、豌豆、苦瓜、马齿苋、荠菜、南瓜、莙荙菜。功效:用于热毒病症。

8. 清热利咽类食物:橄榄、罗汉果、荸荠、鸡蛋白。功效:用于内热咽喉肿痛病症。

9. 清热解暑类食物:西瓜、绿豆、赤小豆、绿茶、椰汁。功效:用于暑热病症。

10. 清化热痰类食物:白萝卜、冬瓜子、荸荠、紫菜、海蜇、海藻、海带、鹿角菜。功效:用于热痰病症。

11. 温化寒痰类食物:洋葱、杏子、芥子、生姜、佛手、香橼、桂花、橘皮。功效:用于寒痰病症。

12. 止咳平喘类食物:百合、梨、枇杷、落花生、杏仁、白果、乌梅、小白菜。功效:用于咳嗽喘息病症。

13. 健脾和胃类食物:南瓜、包心菜、芋头、猪肚、牛奶、芒果、柚、木瓜、栗子、大枣、粳米、糯米、扁豆、玉米、无花果、胡萝卜、山药、白鸭肉、醋、芫荽。功效:用于脾胃不和病症。

14. 健脾化湿类食物:薏苡仁、蚕豆、香椿、大头菜。功效:用于湿阻脾胃病症。

15. 驱虫类食物:榧子、大蒜、南瓜子、椰子肉、石榴、醋、乌梅。功效:用于虫积病症。

16. 消化类食物:萝卜、山楂、茶叶、神曲、麦芽、鸡内金、薄荷叶。功效:用于食积病症。

17. 温里类食物:辣椒、胡椒、花椒、八角茴香、小茴香、丁香、干姜、蒜、葱、韭菜、刀豆、桂花、羊肉、鸡肉。功效:用于里寒病症。

18. 祛风湿类食物:樱桃、木瓜、五加皮、薏苡仁、鹌鹑、黄鳝、鸡血。功效:用于风湿病症。

19. 利尿类食物:玉米、赤小豆、黑豆、西瓜、冬瓜、葫芦、白菜、白鸭肉、鲤鱼、鲫鱼。功效:用于小便不利、水肿病症。

20. 通便类食物:菠菜、竹笋、番茄、香蕉、蜂蜜。功效:用于便秘病症。

21. 安神类食物:莲子、百合、龙眼肉、酸枣仁、小麦、秫米、蘑菇、猪心、石首鱼。功效:用于神经衰弱、失眠病症。

22. 行气类食物:香橼、橙子、柑皮、佛手、柑、荞麦、高粱米、刀豆、菠菜、白萝卜、韭菜、茴香菜、大蒜。功效:用于气滞病症。

23. 活血类食物:桃仁、油菜、慈姑、茄子、山楂、酒、醋、蚯蚓、蚶肉。功效:用于血瘀病症。

24. 止血类食物:黄花菜、栗子、茄子、黑木耳、刺菜、乌梅、香蕉、莴苣、枇杷、藕节、槐花、猪肠。功效:用于出血病症。

25. 收涩类食物:石榴、乌梅、芡实、高粱、林檎、莲子、黄鱼、鲇鱼。功效:用于滑脱不固病症。

26. 平肝类食物:芹菜、番茄、绿茶。功效:用于肝阳上亢病症。

27. 补气类食物:粳米、糯米、小米、黄米、大麦、山药、莜麦、籼米、马铃薯、大枣、胡萝卜、香菇、豆腐、鸡肉、鹅肉、鹌鹑、牛肉、兔肉、狗肉、青鱼、鲢鱼。功效:用于气虚病症。

28. 补血类食物:桑椹、荔枝、松子、黑木耳、菠菜、胡萝卜、猪肉、羊肉、牛肝、羊肝、甲鱼、海参、草鱼。功效:用于血虚病症。

29. 助阳类食物:枸杞菜、枸杞子、核桃仁、豇豆、韭菜、丁香、刀豆、羊乳、羊肉、狗肉、鹿肉、鸽蛋、雀肉、鳝鱼、海虾、淡菜。功效:用于阳虚病症。

30. 滋阴类食物:银耳、黑木耳、大白菜、梨、葡萄、桑椹、牛奶、鸡蛋黄、甲鱼、乌贼鱼、猪皮。功效:用于阴虚病症。

二、常用香料中药名单及性能

香料是一种能被嗅觉嗅出香气或味觉尝出香味的物质,即现代的调和,是配制香精的原料。具有令人愉快的芳香气味,能用于调配香精的化合物或混合物。按其来源有天然香料和人造香料,按其用途有日用化学品用香料、食用香料和烟草香料之分。

(一)常用香料

1. 八角,又名大茴香、木茴香、大料,属于木科植物。味食香料。味道甘、香。单用或与它药(香药)合用均美。主要用于烧、卤、炖、煨等动物性原料;有时也用于素菜。如炖萝卜、卤豆干等。八角是五香粉中的主要调料。也是卤水中的最主要的香料。 属性:性温。功用:治腹痛,平呕吐,理胃宜中,疗疝瘕,祛寒湿,疏肝暖胃。

2. 茴香(即茴香子),又名小茴香,草茴香。属香草类草科植物,味食香料。味道甘、香,单用或与它药合用均可。茴香的嫩叶可做饺子馅,但很少用于调味。茴香子主要用于卤、煮的禽畜菜肴或豆类、花生、豆制品等。味道、属性、功用与八角大致相同。

3. 桂皮,又名肉桂,即桂树之皮。属香木类木科植物。味食香料。味道甘、香,一般都是与它药合用,很少单用。主要用于卤、烧、煮、煨的禽畜野兽等菜肴。是卤水中的主要调料。属性:性大热,燥火。功用:益肝,通经,行血,祛寒,除湿。

4. 桂枝,即桂树之细枝,味道、用途、属性、功用与桂皮相同,只不过不及桂皮味浓。

5. 香叶,即桂树之叶。味道、用途、属性、功用与桂皮相同,但味道较淡。

6. 砂姜,又名山奈、山辣。属香草类草科植物。食用香料。味道辛、香。生吃熟食均可。单用或与它药合用均佳。主要用烧、卤、煨、烤等动物性菜肴。常加工成粉末用之,在粤菜中使用较多。属性:性温。功用:入脾胃,开郁结,辟恶气,治胃寒疼痛等症。

7. 当归,属香草类草科植物,味食香料。味甘、苦、香。主要用于炖、煮家畜或野兽类菜肴。因其味极浓,故用量甚微,否则,反败菜肴。属性:性温。功用:补血活血,调气解表,治妇女月经不调、白带、痛经、贫血等症。为妇科良药。

8. 荆芥:属香草类草科植物,食用香料。味道辛、香,用途不广,有时用于烧、煮肉类,主要做菜用。属性:性温。功用:入肺肝,疏风邪,清头目。

9. 紫苏,属香草类草科植物。味道辛、香。用途不广。但用于炒田螺,味道极妙,有时用于煮牛羊肉等。属性:性温。功用:解表散寒,理气和中,消痰定喘,行经活络。可治风寒感冒,发热恶寒,咳嗽气喘,恶心呕吐,食鱼蟹中毒等症,梗能顺气安胎。

10. 薄荷,属香草类草科植物。味道辛、香。用途不大,主要用于调制饮料和糖水,有时也用于甜肴。属性:性温。功用:清头目,宣风寒,利咽喉,润心肺,辟口臭。

11. 黄栀子,又名山栀子,属木科植物,味食香料,也是天然色素,色橙红或橙黄。味道微苦、淡香。用途不大,有时用于禽类或米制品的调味,一般以调色为主。属性:性寒。功用:清热泻火,可清心肺之热,主治热病心烦、目赤、黄疸、吐血、衄血、热毒、疮疡等症。

12. 白芷,属香草类草科植物,味食香料。味道辛、香。一般都是与它药合用。主要用于卤、烧、煨的禽畜野味菜肴。属性:性温。功用:祛寒除湿,消肿排脓,清头目。

13. 白豆蔻,属香草类草科植物,味食香料。味道辛、香。与它药合用。常用于烧、卤、煨等禽畜菜肴。属性:性热、燥火。功用:入肺,宣邪破滞,和胃止呕。

14. 草豆蔻,属香草类草科植物,味食香料。味道辛、香、微甘。与它药合用,主要用于卤、煮、烧、焖、煨的禽畜野味等菜肴。属性:性热。功用:味性较白豆蔻猛,暖胃温中,疗心腹寒痛,宣胸利膈,治呕吐,燥湿强脾,能解郁痰内毒。

15. 肉豆蔻,属香草类草科植物,味食香料。味道辛、香、苦。与它药合之,用于卤煮禽畜菜肴。属性:性温。功用:温中散逆,入胃除邪,下气行痰,厚肠止泻。

16. 草果,属香草类草科植物,食用香料。味道辛、香。与它药合用,用于烧、卤、煮、煨等荤菜。属性:性热燥火。功用:破瘴疠之气,发脾胃之寒,截疟除痰。

17. 姜黄,属香草类草科植物,食用香料。味道辛、香、苦。它是色味两用的香料,既是香料,又是天然色素。一般以调色为主,与它药合用,用于牛羊类菜肴,有时也用于鸡鸭鱼虾类菜肴。它还是咖喱粉、沙嗲酱中的主要用料。属性:性温。功用:破气行瘀,祛风除寒,消肿止痛。

18. 砂仁,属香草类草科植物,味食香料。味道辛、香。与它药合用,主要用于烧、卤、煨、煮等荤菜或豆制品。属性:性温。功用:逐寒快气,止呕吐,治胃痛,消滞化痰。

19. 良姜,属香草类草科植物,味食香料。味道辛、香。与它药合之,用于烧、卤、煨等菜肴。属性:性温。功用:除寒,止心腹之疼,散逆治清涎呕吐。

20. 丁香,又名鸡舌香,属香木类木科植物,味食香料。味道辛、香、苦。单用或与它药合用均可。常用于扣蒸、烧、煨、煮、卤等菜肴。如丁香鸡、丁香牛肉、丁香豆腐皮等。因其味极其浓郁,故不可多用,不然,则适得其反。属性:性温。功用:宣中暖胃,益肾壮阳,治呕吐。

21. 花椒,又叫川椒,其实并非四川独有。我国华北、西北、华中、华东等地区均有生产。花椒属木本植物,味食香料,味道辛、麻、香。凡动物原料皆可用之。单用或与它药合用均宜,但多用于炸、煮、卤、烧、炒、烤、煎等菜肴,荤素皆宜。

22. 孜然,味食香料,味辛、香。通常是单用,主要用于烤、煎、炸的羊肉、牛肉、鸡、鱼等菜肴。是西北地区常用而喜欢的一种香料。孜然的味道极其浓烈而且特殊。南方人较难接受此味,故在南方菜中极少有孜然的菜肴。属性:性热。功用:宣风祛寒,暖胃除湿。

23. 胡椒,属藤科植物,味食香料。味道浓辛、香。一切动物原料皆可用之。汤、菜均宜。因其味道极其浓烈,故用量甚微。常研成粉用之。胡椒在粤菜中用得较广。属性:性热。功用:散寒,下气,宽中,消风,除痰。胡椒能发疮助火,伤阴,胃热火旺者忌吃。

24. 甘草,又名甜草,属草科植物,味食香料,味甘。主要用于腌腊制品及卤菜。属性:性平。功用:和中,解百毒,补气润肺,止咳,泻火,止一切痛,可治气虚乏力,食少便溏,咳嗽气喘,咽喉肿痛,疮疡中毒,脘腹及四肢痉挛作痛等症。多食令人呕吐。

25. 罗汉果,属藤科植物,味食香料。味道甘。主要用于卤菜。

属性:性凉。功用:清热,解毒,益气,润肺,化痰,止咳,解暑,生津,清肝,明目,润肠,舒胃,可治呼吸系统、消化系统、循环系统的多种疾病,尤其对支气管炎、急慢性咽喉炎、哮喘、高血压、糖尿病等症均有显著疗效。

26. 香茅,属香草类草科植物,味食香料。味道香,微甘。通常是研成粉用之。主要用于烧烤类菜肴。也用于调制复合酱料。属性:性寒。功用:降火,利水,清肺。

27. 橙皮又称黄果皮,是芸香科植物香橙的果皮。剥下的果皮经过晒干或烘干而成。香橙含有大量的维生素 A,可作为健胃剂。橙皮很早就是中药的一种,味辛微苦,入脾、肺二经。治咳嗽化痰。属木本植物。味食香料。味道辛、苦、香。单用或与它药合用均宜。主要用于烧、卤、扣蒸、煨等荤菜。也用于调制复合酱料。

(二)不常用香料名单

1. 橙叶,属木科植物,味食香料。味道、用途、属性、功用与陈皮相同。

2. 乌梅,属木科植物,味食香料。味道酸、香,其用途不大,只用于调制酸甜汁,或加入醋中泡之,使醋味更美。

3. 刀豆:豆科藤科植物刀豆的成熟种子。味甘,性温。可温中下气,益肾补元。

4. 龙眼肉,也叫桂圆:无患子科乔木龙眼的假种皮。味甘,性温。可补气血,益心脾,可治失眠健忘等症。

5. 山楂:蔷薇科乔木或大灌木山楂、山里红或野山楂的成熟果实。味酸、甘,性微温。可消食化积,活血化瘀。

6. 枣:鼠李科灌木或小乔木枣的成熟果实。味甘,性微温。可补中益气,养血安神,缓和药性。

7. 木瓜:蔷薇科灌木贴梗海棠的成熟果实。味酸,性温。可除湿利痹,缓急舒筋,消食,治脚气。

8. 白扁豆、扁豆:豆科藤科植物扁豆的成熟种子。味甘,性平。可健脾化湿,可治脾虚泄泻等症。

9. 百合:百合科草本植物百合、细叶百合或卷丹的鳞茎。味甘,性微寒。可清热,养阴,润肺,宁神。

10. 青果、橄榄:橄榄科乔木橄榄的果实。味甘、涩,性温。可利咽消肿,理气止痛。

11. 芡实:睡莲科草本植物芡的成熟种仁。味甘、湿,性平。可健脾止泻止带,补肾固精缩尿。

12. 赤小豆:豆科草本植物赤小豆或赤豆的成熟种子。味甘、酸,性平。可利水消肿,利湿退黄。

13. 佛手:芸香科小乔木或灌木佛手柑的果实。味辛、苦、酸,性温。能疏肝理气,化痰宽胸。

14. 杏仁:蔷薇科乔木山杏、西伯利亚杏、东北杏或苦味杏的成熟种子。味苦,性温,有小毒。可止咳平喘,润肠通便。

15. 昆布、海带:海带科植物海带或翅藻科植物昆布的叶状体。味咸,性寒。可消痰软坚,利水退肿。

16. 桃仁:蔷薇科小乔木桃或山桃的成熟种子。味苦、甘,性平。可活血祛瘀,润肠通便。

17. 莲子:睡莲科水生植物莲的成熟种子。味甘、涩,性平。可健脾止泻,补肾固精,养心安神。

18. 桑椹:桑科乔木桑的果穗。味甘,性寒。可补阴血,益肝肾,润肠通便。

19. 榧子、香榧:红豆杉科乔木榧的种子。味甘,性平。可杀虫,润肺,缓泻。

20. 淡豆豉:豆科草本植物大豆成熟种子的发酵加工品。味辛,性微温。可解表除烦,可治外感风寒及温病初起,发热,可用于热病烦闷等症。

21. 黑芝麻:亚麻科草本植物黑芝麻的成熟种子。味甘,性平。可补肝肾,润五脏。

22. 蜂蜜: 蜜蜂科昆虫中华蜜蜂或意大利蜂所酿成的糖类物质。味甘,性平。可补脾、解毒,润肺止咳,润肠通便。

23. 莴苣:菊科草本植物的茎或叶。味苦,性寒,可治热毒、疮肿、口渴。

24. 薏苡仁:禾本科草本植物薏苡的种仁。味甘、淡,性凉。可利水渗湿,清热排脓,益肺健脾。

25. 枸杞子: 茄科灌木枸杞或宁夏枸杞的成熟果实。味甘,性平。可补精血,益肝肾,明目。

26. 乌梢蛇: 游蛇科动物乌梢蛇除去内脏的干燥体。味甘,性平。可祛风通络,定惊止痉。

27. 酸枣仁:鼠李科灌木或小乔木酸枣的种子。味甘,性平。可养心安神,收敛止汗,治失眠。

28. 牡蛎,也叫海蛎子:牡蛎科动物长牡蛎、大连湾牡蛎或近江牡蛎的贝壳。味咸、涩,性微寒。可重镇安神,平肝潜阳,收敛固涩,软坚散结。

29. 代代花:芸香科灌木或小乔木代代花的花蕾。味甘、微苦,性平。可理气宽胸,开胃止呕。

30. 决明子: 豆科草本植物决明或小决明的成熟种子。味甘、苦、咸,性微寒。可清肝明目,润肠通便。

31. 莱菔子(萝卜子):十字花科草本植物萝卜的成熟种子。味辛、甘,性平。可消食化积,止咳化痰平喘。

32.菊花:菊科草本植物菊的头状花序。味甘、苦,性微寒。可疏散风热,清肝明目,清热解毒,平降肝阳。

33. 藿香:唇形科草本植物广藿香或藿香的地上部分。味辛,性微温。可化湿行气,和中醒脾,祛暑解表。

34. 郁李仁:蔷薇科灌木欧李或郁李的成熟种子。味辛、苦,性平。可润肠通便,利水消肿。

35. 白果:银杏科乔木银杏的成熟种子。味甘、苦、涩,性平,有小毒。可止咳平喘,止带。

36. 薤白:百合科草本植物薤或小根蒜的鳞茎。味辛、苦,性温。可通阳开痹,温中理气。

37. 香橼:芸香科小乔木枸橼或香圆的成熟果实。味辛、苦、酸,性温。可疏肝理气,化痰。

38. 茯苓:多孔菌科真菌茯苓的菌核。味甘、淡,性平。可利水渗湿,健脾化痰,宁心安神。

39. 火麻仁:桑科草本植物大麻的成熟果实。味甘,性平。可润肠通便,用于肠燥便秘。

40. 红花:菊科草本植物红花的筒状花序。味辛,性温。可活血祛瘀,可治疮疡肿痛,跌扑伤痛,风湿痹痛,月经不调等症。

41. 麦芽:禾本科草本植物大麦的成熟果实经发芽的加工品。味甘,性平。可消食化积,回乳,用于食积停滞。

42. 香薷:唇形科草本植物海洲香薷的地上部分。味辛,性微温。可发汗解表,祛暑化湿,利水消肿。

43. 鸡内金:雉科动物家鸡的沙囊内壁。味甘,性平。可消食化积,化坚消石,固精缩尿。

44. 荷叶:睡莲科水生植物莲的叶。味苦,性平。可清热解暑,升发清阳,并可止血。

45. 白茅根:禾本科草本植物白茅的根茎。味甘,性寒。可凉血止血,清热生津,利尿。鲜用为佳。

46. 桑叶:桑科乔木桑的叶。味苦、甘,性寒。可疏散风热,清泄肺热,清肝明目,凉血止血。

47. 马齿苋:马齿苋科草本植物马齿苋的地上部分。味酸,性寒。可清热解毒,治痢,消痈。

48. 芦根:禾本科草本植物芦苇的根茎。味甘,性寒。可清泄肺胃,生津止咳。鲜用为佳。

49. 蒲公英:菊科草本植物蒲公英的全草。味苦、甘,性寒。可清热解毒消痈,可治疮疡肿痛,咽喉炎症,肝胆疾患,尿路感染等。

50. 益智仁:姜科草本植物益智的成熟果实。味辛,性温。可补肾固精缩尿,温脾止泻摄涎。

51. 淡竹叶:禾本科草本植物淡竹叶的茎叶。味甘,性寒。可清热除烦,利尿,用于热病烦热,口舌生疮,小便短赤。

52. 胖大海:梧桐科乔木胖大海的成熟种子。味甘,性寒。可清肺止咳,利咽开音,润肠通便。

53. 金银花:忍冬科藤本植物忍冬、红腺忍冬、山银花或毛花柱忍冬的花蕾或带初开的花。可清热解毒,可治外感风热,咽喉肿痛,热毒血痢等。

54. 葛根:豆科藤本植物野葛或甘葛藤的根。味甘、辛,性平。可发表解肌,透疹,生津,升阳止泻。

55. 鱼腥草:即蕺菜,也称侧耳根三白草科草本植物鱼腥草的茎叶。味辛,性微寒,有特殊香味。可清热解毒,排脓,宜生食。

56. 山药:薯蓣科草本植物薯蓣的块茎。味甘,性平。可补脾养肺,益肾涩精。

57. 香茅草:又名柠檬草,是东南亚料理的一大特色,尤其有一股柠檬清凉淡爽的香味,适合泰式料理,常见于泰国菜。气味芬芳而且有杀菌抗病毒的作用,从古至今受到医家的推崇。平日饮用,有效预防疾病,增强免疫力,达到有病治病、无病强身的效果。

58. 罗勒:又名九层塔。西餐里很常见,和番茄特别搭;潮菜中又名"金不换"九层塔为唇形科植物罗勒(Ocimum basilicum L)的一年生草本植物,其花呈多层塔状,故称为"九层塔",来自庞大罗勒家族,由于其叶与茎及花均有浓烈的八角茴香味,也叫兰香罗勒,全草具疏风解表,化湿和中,行气活血,解毒消肿之效,广泛分布于亚洲、欧洲、非洲及美洲的热带地区。近年发展很快,我国南北各地特别是南方及沿海一带均有种植。

59. 山葵:植株呈深绿色,圆形叶柄呈淡红色或青白色,根茎呈淡褐色圆柱状。辛辣、刺激,叶子有独特香味,是一种经济价值较高的蔬菜兼药用植物,根、茎、叶均可食用。用根茎研磨成酱,色泽鲜绿,具有强烈的香辛味,可作为吃生鱼片寿司和荞麦面等的佐料,也是海鲜调味品—青芥辣的加工料;叶柄、分蘖茎可直接做新鲜蔬菜,如切成段与酱、酒糟、醋等腌泽后,别有风味;其药用价值主要有预防蛀牙、预防癌症、防止血液凝块、治疗气喘和减轻神经性疼痛。主要野生于日本和我国阴冷潮湿的山野溪谷等特殊的生态环境。

(注:第五节内容来自于微信,经本人整理)

第六节 常见药物及禁忌症名单

复方氨酚烷胺片,本品含盐酸金刚烷胺,仅用于成人。

小儿氨酚烷胺颗粒,本品含盐酸金刚烷胺,1 岁以下儿童禁用,5 岁以下儿童慎用。

氨金黄敏颗粒,本品含盐酸金刚烷胺,1 岁以下儿童禁用,5 岁以下儿童慎用。

加替沙星片,18 岁以下儿童禁用、糖尿病禁用。

诺氟沙星胶囊,18 岁以下儿童禁用。

盐酸左氧氟沙星片,18 岁以下儿童禁用。

氧氟沙星片,18 岁以下儿童禁用。

盐酸莫西沙星片,18 岁以下儿童禁用。

司帕沙星片,18 岁以下儿童禁用。

甲磺酸培氟沙星胶囊,18 岁以下儿童禁用。

盐酸环丙沙星片,18 岁以下儿童禁用。

依诺沙星胶囊,18 岁以下儿童禁用。

尼美舒利分散片,12 岁以下儿童禁用,须凭处方购买。

盐酸雷尼替丁胶囊,8 岁以下儿童禁用。

联磺甲氧苄啶片(增效联磺片),小于 2 个月的婴儿禁用本品。

复方磺胺咪片,早产儿、新生儿及 2 个月以下婴儿禁用。

颠茄磺苄啶片(泻痢停),新生儿及 2 个月的婴儿禁用。

林可霉素利多卡因凝胶(绿药膏),1 个月以内婴儿禁用。

吲哚美辛巴布膏,15 岁以下儿童禁用。

复方水杨酸甲酯巴布膏(冷巴),30 月龄以下婴儿禁用。

复方樟脑乳膏,2 岁以下儿童禁用。

强力枇杷露,儿童禁用。

克咳片,儿童禁用。

复方新诺明片,2 个月以下婴儿禁用。

佐匹克隆片,15 岁以下儿童不宜使用本品。

史克肠虫清,2 岁以下儿童禁用。

消炎止咳片,儿童禁用。

土霉素片,8 岁以下儿童禁用。

盐酸多西环素胶丸(德克萨林),8 岁以下儿童禁用。

美满霉素胶囊(盐酸米诺环素),8 岁以下儿童禁用。

盐酸美他环素片,8 岁以下儿童禁用。

替硝唑,12 岁以下患者禁用。

达芬霖(盐酸羟甲唑啉喷雾剂),2 岁以下小儿、孕妇禁用。

美沙拉嗪肠溶片,对水杨酸类有过敏使者禁用;2 岁以下儿童禁用。

阿奇霉素,心脏病患者慎用。

甲硝唑,哺乳期妇女、妊娠3个月内的孕妇、有中枢神经系统病变和血病患者禁用。

阿司匹林,妊娠期、哺乳期妇女禁用;哮喘、鼻息肉综合症,对阿司匹林及对其他解热镇痛药过敏者禁用;血友病或血小板减少症、溃疡病活动期的患者禁用;痛风、肝肾功能减退、心功能不全、鼻出血、月经过多等患者,以及有溶血性贫血史者禁用。

氨咖黄敏胶囊,消化道溃疡患者禁用。

消炎痛片,胃与十二指肠溃疡患者忌用。

双氯灭痛肠溶衣片,对阿司匹林或其他非甾体抗炎药引起的哮喘、荨麻疹或其他变态反应的患者禁用。

双氯芬酸钠片,胃与十二指肠溃疡患者忌用。

腰痛宁胶囊,孕妇小儿及心脏病患者禁服;脑溢血后遗症及脑血栓形成的后遗症偏瘫患者试服时遵医嘱;癫痫患者忌服。

盐酸苯海索片,青光眼、尿潴留、前列腺肥大患者禁用。

美多芭,精神病闭角型青光眼病人患者忌用此药,25岁以下的病人或孕妇不宜服用美多芭。

参一胶囊,有出血倾向者忌用。

(富露施)乙酰半胱氨酸颗粒剂,患有支气管哮喘的病人禁用。

甲巯咪唑片(他巴唑片),结节性甲状腺肿伴甲状腺功能亢进者,甲状腺癌及哺乳期妇女禁用。

盐酸塞庚啶片,青光眼、尿潴留、幽门梗阻、前列腺肥大忌用。

葡萄糖酸钙注射液,应用强心贰期间禁用。

科恒滴眼液,霉菌性角膜溃疡,树枝状、地图状角膜炎禁用。

润洁滴眼露(蓝),青光眼或眼部有剧痛感者禁用。

(意可贴)醋酸地塞米松粘贴片,严重活动性结核病,胃或十二指肠溃疡,早期妊娠,角膜溃疡,严重心或肾功能不全者均禁用。

人工牛黄甲硝唑,三个月以内孕妇忌用;禁酒,有器质性中枢神经系统疾病和血液病患者禁用。

强力痔根断,完全性机械性肠梗阻、绞窄性肠梗阻、脱肛患者及孕妇忌服。

净石灵胶囊,双肾结石,直径超过 1.5cm 或结石嵌顿时间很长者忌服。

前列泰片,过敏体质(尤其是花粉过敏者)禁用。

酚酞片,充血性心力衰竭、高血压、粪块阻塞、肠梗阻禁用;哺乳期妇女和婴儿禁用。

车前番泻复合颗粒,不应用于肠梗阻病人。

多抗甲素片,风湿性心脏病患者禁用、支气管哮喘和支气管炎患者禁用。

颠茄片,青光眼患者忌服。

步长胆石利通片,胆道狭窄者,胆道感染者忌用。

优思弗胶囊,急性胆囊炎、胆管炎;胆道阻塞;怀孕及哺乳期妇女;胆结石钙化病人出现胆管痉挛或胆绞痛。

血脂康胶囊,活动性肝炎或无法解释的血清氨基转移酶升高者。

辛伐他汀片,活动性肝炎或无法解释的血清转氨酶持续升高者,与四氢萘酚类钙通阻滞剂米贝尔合用,怀孕或哺乳妇女。

藻酸双酯钠片,有出血性病史,如血友病、脑溢血以及严重的肝、肾功能不全者忌用。

月见草 E 胶丸,出血性疾病患者禁用。

醒脑降压丸,孕妇及胃肠溃疡者忌服。

吲达帕胺片,近期脑血管意外,使用噻嗪类利尿剂及对类似药物过敏者禁用。

非洛地平缓释片,严重低血压者、主动脉狭窄者禁用。

牛黄降压片,腹泻者忌用。

马来酸依那普利片,本品对过敏者或双侧性肾动脉狭窄患者忌用,肾功能严重受损患者慎用。

太极通天液,孕妇忌服,出血性脑病患者禁服。

盐酸普萘洛尔片(心得安片),支气管哮喘患者禁用。

盐酸胺碘酮片(乙胺碘呋酮片),对碘过敏者禁用。

盐酸普罗帕酮片(心律平),心力衰竭,心源性休克,严重的心动过缓,窦房,房室和心室内的传导障碍,病窦综合症,严重性阻塞性肺部疾患,明显低血压患者忌用。

双嘧达莫片(潘生丁片),心肌梗塞后的低血压患者禁用,有出血倾向患者慎用。

三磷酸腺苷二钠片,,脑出血初期患者禁用。

单硝酸异山梨酯片,青光眼禁用;休克、明显低血压、肥厚梗阻性心脏病、急性心肌梗塞者禁用。

硝酸甘油片,禁用于心肌梗死早期(有严重低血压及心动过速时)、严重贫血、青光眼、颅内压增高和已知对硝酸甘油过敏的患者。还禁用于使用枸橼酸西地那非(万艾可)的患者,后者增强硝酸甘油的降压作用。

华法林,发生出血或有出血倾向、血质不调、紫癜、曝露溃疡性伤口创伤性或手术性伤口肠胃溃疡、内脏癌、憩室炎、结肠炎或亚急性细菌性心内膜炎、紧急流产、近期眼部、脑部或脊柱手术、局部及腰部麻醉、V 椴 k 楠缺乏,严重高血压,严重肝或肾病及当有延续性食道及尿道引流。

都可喜,严禁与 MAOI 同用,MAOI 即单胺氧化酶抑制剂。

盐酸氟桂利嗪胶囊,本品禁用于有抑郁症病史、巴金森氏病或其他锥体外系疾病症状的患者。

盐酸培他啶片(盐酸倍他司汀片),嗜铬细胞瘤患者禁用;胃溃疡,支气管哮喘患者慎用。

吡拉西坦片(脑复康片),锥体外系疾病,舞蹈症者禁用本品,以免加重症状。

醒脑再造胶囊,脑出血急性期禁服。

溴吡斯的明片,心绞痛、支气管哮喘、机械性肠梗阻及尿路梗塞患者禁用。

氨基酸螯合钙胶囊,肾功能不全或血钙过高者禁用。

葡萄糖酸钙锌口服溶液,血钙、血锌过高及甲状旁腺功能亢进者禁用。

维生素 AD 滴剂(胶囊型),慢性肾功能衰竭、高钙血症、高磷血症伴肾性佝偻病者禁用。

格列本脲片,1 型糖尿病人、2 型糖尿病人伴有酮症酸中毒、昏迷、严重烧伤、感染、外伤和重大手术等应激情况,肝、肾功能不全者,对磺胺药物过敏者,白细胞减少者。

格列喹酮片,胰岛素依赖型糖尿病(即 I 型糖尿病);糖尿病昏迷或昏迷前期;糖尿病合并酸中毒或酮症;对磺胺类药物过敏者;妊娠及晚期尿毒症患者。

达美康,I 型糖尿病伴有酮症、酸中毒的糖尿病,糖尿病昏迷前期或昏迷需用胰岛素治疗;肝肾功能衰竭及磺胺药过敏者禁用。

(注:第六节内容来源于搜狐网)

第九章 药械企业基本情况暨特色企业介绍

平凉全市现有涉药械单位（企业）共4244户，其中药品生产企业9户、批发企业19户、零售企业899户，医疗机构2416户，化妆品经营单位802户，医疗器械经营单位99户。

一、药品生产企业：兰州佛慈制药股份有限公司崆峒分公司，负责人倪宏武，生产品种有硬胶囊、颗粒、散、片、丸；甘肃皇甫谧制药有限责任公司，负责人巨永红，生产品种有硬胶囊、颗粒、散、片、丸；平凉青松中药饮片有限公司，负责人王继贤，生产中药饮片品种有净制、切制、炒制、炙制、锻制、蒸制；平凉铸康中药饮片有限责任公司，负责人王明霞，生产中药饮片品种有净制、切制、炒制、炙制、锻制、蒸制；甘肃国草药业有限公司，负责人王道兴，生产中药饮片品种有净制、切制、炒制、炙制、锻制、蒸制；庄浪洛怡药业有限责任公司，负责人程中斌，生产中药饮片品种有净制、切制、炒制、炙制、锻制、蒸制；平凉永成制药有限责任公司，负责人王晓静，生产中药饮片品种有净制、切制、炒制、炙制、锻制、蒸制；泾川县兴元饮片有限责任公司，负责人何某，生产中药饮片品种有净制、切制、炒制、炙制、锻制、蒸制。

附：兰州佛慈制药股份有限公司崆峒分公司简介 兰州佛慈制药股份有限公司主要从事中成药、中药材的生产、来料加工和销售，下设崆峒分公司、安宁药包材分公司。崆峒分公司是由兰州佛慈制药股份有限公司，按国家GMP标准设计建设的现代化制药企业,是实施企业改革发展战略,依法设立的非法人资格的下属分公司,现为佛慈主要生产基地之一,地处平凉市西郊经济开发区公路街18号,占地面积29 200平方米,生产区域占地面积4114平方米,生产区域建筑面积6276平方米,仓储占地面积2624平方米,仓储建筑面积1500平方米,绿化面积13 556平方米。现有员工115名,各类专业技术人员30名,其中中高级专业技术人员12名,药品质量管理检验人员10人。公司拥有硬胶囊剂、颗粒剂、茶剂、胶剂、中药饮片符合GMP要求的生产线,现以阿胶、硬胶囊剂、颗粒剂规模生产为主,主要生产氨咖黄敏胶囊、阿胶。

厂区环境:厂区位于平凉西郊经济开发区,地处泾河南岸,厂区东面与正宇宾馆、制袋厂为邻,南面为312国道,西面为空调气库,北面为农田,交通方便,空气清新,无污染源,厂区植草绿化,环境整洁,不易产生粉尘,可避免对药品生产造成污染。

场地与基础设施:生产、生活和辅助区完全分开,厂房严格按照生产工艺的要求进行布局,仓储间物料分区存放,不合格区、回收及待验品单独存放,有明显的状态标识,化验室、检验仪器与生产能力基本相适应,能符合质量检验的要求。

设备:设备的选型与安装符合生产要求,易清洁、消毒、灭菌,便于生产和维修、保养,用于生产和检验的仪器、仪表、量具、衡器等,其适用范围和精密度符合生产和检验要求,有明确的合格标志,并定期效验,生产设备均有明显的状态标志,并定期维修、保养和验证,生产设备均建立设备档案。

质量管理:分公司设有独立的生产和管理机构及其网络,各级管理人员的职责明确,组织管理机构健全,主管生产和质量管理的领导都具有医药及相关专业大专以上学历,具有较为丰富的药品生产和质量管理经验和组织能力,能对GMP实施和产品质量负责。

生产设施:生产车间和生产设备能满足生产的需要,生产和检验用的仪器、仪表、量具、衡器等实用范围和精密度均符合生产和检验要求,并定期效验,生产设备均有明显的状态标识,定期维修,保养和验证,设备均建立设备档案。

崆峒分公司以致力人类健康为己任,以生产医药精品为目标,以全新的企业形象迎接挑战,开拓进取,加快发展,必将成为陇东制药行业中一颗闪亮的新星。

二、药品批发企业:平凉西城药业有限责任公司,负责人李利恒;国药控股平凉有限公司,负责人刘军;庄浪洛怡药业有限责任公司,负责人程中斌;平凉市新生药业有限责任公司,负责人张向梅;平凉国泰药业有限责任公司,负责人苏建平;平凉市天成药业有限责任公司,负责人王晓静;平凉远方药业有限责任公司,负责人何进宁;甘肃省平凉药业有限公司,负责人段林生;平凉冠龙医药有限责任公司,负责人杨江;平凉市博大药业有限责任公司,负责人张虎明;甘肃陇药集团有限公司,负责人巨永红;平凉市国瑞药业有限责任公司,负责人;静宁县绿叶药业有限责任公司,负责人王克孝;甘肃陇邮医药物流股份有限公司静宁分公司,负责人梅建生;庄浪县医药有限公司,负责人高三信;甘肃天元药业有限公司平凉分公司,负责人陈国栋;灵台县药业有限责任公司,负责人刘向民。

附:庄浪县洛怡药业有限责任公司 成立于2005年1月,公司位于庄浪县工业园区,是一家独立法人私营企业。公司注册资金1000万元,现有资产8000万元,其中固定资产5800万元。公司下设10个零售分店和1个社区门诊,现有员工160名,其中本科38名、专科68名,各类专业技术人员26名,有执业药师10名、从业药师10名、中药师2名、药士6名。公司以药品的生产、批发与零售为主,年实现销售收入8000万元,上缴国家税金100多万元。公司占地27.88亩,约合18 500平方米,其中建筑面积8580平方米;

宿办楼 2000 平方米,办公设施设备齐全;生产车间 1930 平方米,达到 GMP 建设标准,配备先进的生产设备、化验设备和电子监控系统,年设计加工生产各种中药饮片 5000 吨;药品阴凉库房 4000 平方米,达到 GSP 标准,药品全部实现网上招标采购,库房药品月均流量在 600 万元以上。

公司充分利用庄浪县丰富的中药材资源优势,按照农业产业化经营发展方向,积极走"公司+经销商+农户"的生产经营模式,与庄浪县 6 个乡镇 3000 多农户签订种植合同,发展订单农业,促进农民户均增收 10 000 元,累计增加农民收入 3000 万元。公司的发展与壮大,为增加农民收入,解决当地就业,发展地方经济等发挥了重要作用,带动了庄浪县及周边地区中药材产业的发展。

公司董事长兼总经理程中斌,男,汉族,生于 1970 年 8 月,大专文化程度。1992 年开始创业,在水洛城镇租一间不足 20 平方米的房子开办洛怡诊所,2000 年,扩大经营规模,开设了洛怡大药房,2003 年,被平凉市食品药品监督管理局评为全市首批"百姓放心药店"。2005 年,千方百计筹措资金 1000 万元,注册成立了庄浪县洛怡药业有限责任公司。2007 年,公司进驻工业园区,经营规模大幅度提升。2009 年,公司第四经营部和庄浪县北城社区卫生服务站同时开业,其中服务站设有全科诊室、中医诊室、处置室、妇科诊室、透视室、检验室、信息档案管理室、计划免疫室、留观室、治疗室、康复理疗室等 10 个科室,能开展常见疾病的预防、诊断和治疗工作,极大地方便了县城群众的就医取药。2010 年,公司成功收购原庄浪县洛神中药饮片厂,从单一的药品配送逐步走向原药材收购、加工、销售经营模式。

三、药店:2014 年底,平凉共有药店 899 户,具体为平凉城区 65 户,崆峒区、平凉工业园区 100 户,泾川县 99 户,灵台县 150 户,崇信县 61 户,华亭县 72 户,庄浪县 204 户,静宁县 148 户。这些药店中规模较大的药店较少,约占总数的五分之一,民国以前延续下来的药店更少。药品管理规范、销售量大、经营品种较全者主要集中在县城以上,乡镇所在地仅有个别效益佳者,大多数药店仅能维持生计而已。但这些药店都是方便群众、为民服务的生力军,是药学大厦的基石,直接与民生健康息息相关。2015年,新的《药品质量管理规范》重新修订实施,在新一轮认证中,由于提高了药品质量负责人条件,有360余家药店因没有通过GSP再认证而关停,因而全市药店减少到655家(含新开办药店)。

附:特色药店简介

1.新生药店简介 新生药店隶属于平凉市新生药业连锁有限责任公司,公司总经理张向梅,目前共有零售连锁药店34个,分布于平凉各县(区),共有员工362人,其中执业药师49人,共有资产7000余万元,2015年实现销售收入1亿多元。新生药店经营中成药、中药饮片、化学药制剂、抗生素制剂、生物制品(除疫苗),销售的药品有8000多个品种规格。各药店统一管理、统一考核、统一核算、统一购进、统一配送,各项制度健全完善,各项记录完整,设施设备齐全,连锁公司能够狠抓员工培训,经营理念先进,规范化程度较高。各药店普遍按照药品的用途或剂型、药品与非药品、内服药与外用药以及不同药品的温、湿度要求进行分类分开摆放和存放,对拆零药品、含麻黄碱复方制剂(以及含特殊药品复方制剂)设立了专柜,做到了严格按国家规定销售。养护人员尽职尽责,对近效期药品管理严格、登记清楚、处理妥当。

2.容济药行简介 位于崆峒区柳湖路东段,经营常用药品近400种。负责人容拓,生于1955年2月,原平凉市(今崆峒区)医药公司职工,曾任公司中药饮片厂厂长,获原甘肃省医药公司内聘药师职称,公司改制后继承祖业开设容济药行,对中药饮片炮制和运用技术较为娴熟,其父容毓瑞,1914年12月出生,民国时期在庆春堂做药工。容拓挚爱中医中药,走遍西北诸省重点产药区,熟识不同产地、不同土壤气候等环境形成的药性差异,专程学习研究中药炮制方法,积累了丰富的鉴别药品产地和真伪的经验,宗崇"中药物贵在炮制、重在疗效"和"宁肯架上药生虫,不欺蒙患者一厘钱"的用药之道,药行配方缜密、研制精心,对300余种常用中药饮片炮制有独到之处。他说:譬如制作熟地,要选用河南淮阳生地,再对药材区分大中小三类,大的用酒炙,疗效更好,小的光照时间短,可作其他药用;酒炙前,先要润透,即过两三小时洒一次水,慢慢润透,绝对不能浸泡,以防药效减弱,润透后,喷上酒,装进密封袋,浸润24小时;再上蒸笼温火蒸24小时,出笼就成了马蜂窝状熟地;再对熟地趁热用铜刀或竹刀切片,放置室内干燥干净木板上,用远红外线烘干,烘干时温度要控制在45℃左右。这样炮制的熟地无杂质,对贫血和睡眠不足的患者有很好的疗效。还如牛肾,要经过炮制后,对照阳光显得透亮无杂质,用手扳时很酥软。

3. 静宁县大众医药有限公司简介　是静宁县一个规模较大、管理较为规范、服务质量较高的药店,有员工20余人,全部为中专以上文化程度的专业技术人员,其中执业医师2名,执业药师5名,知名中医1名,主治医师5名,公司年销售额达到500多万元。公司负责人张小英,女,汉族,中专文化程度,执业医师。1995年7月毕业于平凉卫校,10月,与丈夫刘双全在静宁县城川乡大寨村开办了个体诊所。1999年7月,将诊所搬至静宁县南关十字。2005年5月,在静宁县中街开办了静宁县大众医药超市,诊所、药店两店合一,诞生了静宁县药品零售行业第一个超市化运营管理的药店。2008年10月,迁址到静宁县印刷厂大楼一、二楼,经营面积扩大到354平方米,从业人员增加到10多人。2010年,超市被人社部门确定为城镇基本医疗保险定点零售药店。2011年10月,在静宁县阿阳路开办静宁县大众医药超市一分店,2012年1月又在静宁县南环路开办了二分店。2015年10月,为了更好地适应市场变化,扩大服务区域,医药超市转型更名为静宁县大众医药有限公司,至今已发展到6个药店。公司立足于大众,以健康大众、服务大众为己任,持朴实无华、值得信赖的精神,坚守"服务大众、至于诚信"的宗旨,倡导"维护健康、幸福共享"的经营理念。2009年3月,获静宁县食品药品监督管理局"药品经营诚信单位"称号;2010年3月,获静宁县工商局、静宁县个体劳动者协会"先进个体户"称号;2012年3月获静宁县食品药品监督管理局"先进单位"称号;2013年10月获平凉市工商局、平凉市个体劳动者协会"平凉市先进个体工商户"称号。

四、市、县级医院药房:至2015年底,市级医院药房:平凉市人民医院药房、平凉市妇幼保健院药房(法人张乔英)、平凉市疾控中心医务室药房(法人李志恩)、平凉市第四人民医院药房(法人郭林选)4个。

县级医院药房:崆峒区7个,泾川县5个,灵台县4个,崇信县6个,华亭县6个,庄浪县5个,静宁县5个。

乡镇卫生院药房:各乡镇都有卫生院,平凉共有乡镇中心卫生院35所,乡镇卫生院64所。这些医疗机构拥有最强的设施设备,人员素质最高,医疗水平最高,是群众治病防病、健康长寿的坚强保障。

五、诊所和私立医院药房:崆峒区和平凉工业园区393户,泾川县386户,灵台县308户,崇信县133户,华亭县250户,庄浪县518户,静宁县511户。这些医疗机构是群众小疾小病的守护者。近几年,由于国家政策的宽松,一些专科私立医院陆续兴起,成为继公立医院而不可或缺的重要组成部分,因其规模相对较小,经营灵活,加之技术强、医术高、收费低、服务周到,深受病患者青睐。

附:特色私立医院简介

1. 平凉皇甫谧思平医院 是1988年由陕西中医学院原医学硕士、教授陈思平老先生以我国近代针灸学鼻祖——皇甫谧命名创办的一所以中医为特色、中西医结合为基础,集门诊、住院和社区卫生服务为一体的综合性医院。

医院占地 1002 平方米,建筑面积 2900 平方米,拥有固定资产 2000 多万元,现有员工 80 多人,其中副主任医师、主治医师、执业医师、助理执业医师、执业护士、执业药师等医护人员 60 余人,设有中医科、内科、儿科、妇科、中西医结合科、风湿骨病科、针灸科、药剂科、口腔科和护理部、放射、检验、心电 B 超等 10 个临床、医技科室及总务、医务、医保、办公室等 4 个行政管理科室。住院床位 50 多张,年均收住病人 1500 多例,门诊诊疗人次 6 万多人次,年收入 1000 万元。被平凉市、区确定为城镇职工、居民医疗保险定点医院,崆峒区新农合定点医院,纳入门诊住院直报、方便群众、深受欢迎。

现任院长陈飞龙,是陈思平之子,出生于 1972 年 3 月,男,平凉市人,1990 年毕业于平凉卫校医疗专业,大专学历,西医主治医师。1996 年借款两万元携新婚妻子前往原平凉市(今崆峒区)四十里铺镇开办诊所,从此开始了在农村八年的艰苦创业过程。本着治病救人,服务百姓的理念,采取简、便、廉、验的医疗措施,克服一切困难,白天上班诊疗病人,晚上学习查阅资料,遇到疑难病例能及时向上级医院医师请教,或请专家现场指导,一切为病人着想,取消休息日,24 小时坚守工作岗位,经常下乡入户上门服务,不论白天黑夜患者随叫随到。通过不懈努力,诊所虽小,但不久就得到了群众的普遍认可,经过八年创业,平均日接待患者 150 余人次,从一个小诊所发展成为一个正规的"皇甫谧四十里铺门诊部",就诊患者络绎不绝。

2004 年继任院长职务,将"平凉皇甫谧中心医院"更名为"平凉皇甫谧思平医院",他坚持了老院长制定的"两好一少"(即服务态度好,医疗质量好,患者花钱少)的办院理念和"简、便、廉、验,一切以患者为中心"的指导思想。在他的带领下,全院职工严以律己,克己奉公,内强素质、外树形象,抓学习、抓管理、抓质量,以提高医疗质量为目的，以提高群众满意度为宗旨；先后配备了美国产 GE 彩超、德国产西门子彩超、贝斯达全数字 DR 放射摄影系统、贝斯达全数字胃肠机、迈瑞五分类血球记数仪、全生化分析仪、尿沉渣、免疫发光、心电分析系统、经颅多普勒、电子阴道镜、微波治疗仪和红外乳腺诊断仪等设备 50 余台应用于临床，医院工作有声有色。

2012 年底创办了"聚贤社区卫生服务站"和"铁路社区卫生服务站"，根据医院发展需要，在平凉民馨家园投资建成了"皇甫谧医院民馨家园门诊部"，人员配备合理、设备完善、技术全面，服务到位。

陈飞龙要求医院职工，不能给患者增加任何不必要的经济负担，不需要做的检查坚决不做，与病情无关的药坚决不开，严禁开大处方，医生诊病只收诊断费，不搞其他任何提成。并要求医生，治病尽量用普药和价格低、疗效好的药品，避免用新特药和价格昂贵的药物。不仅如此，医院还经常为年老体弱、身边无人照顾的老年患者上门诊治，送医送药，并将便携式检查仪器送到患者床边检查，对确有困难、行动不便的患者出动救护车免费接送。另外，对贫困户、低收入患者减免医药费和部分住院费。据统计，仅 2012 年，医院为患者减免医药费达近 10 万元。他提出"让老百姓也能享受起优质的医疗服务，让群众就医看病不再背负沉重的经济负担。

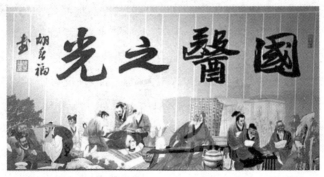

泾川中医医院 （杜志刚提供）

2. 平凉精诚中医医院院长贾安文　男,汉族,生于1968年,中医执业医师。自幼酷爱中医,熟读经典,从医20余年,对腰椎间盘突出、颈椎病、骨质增生、风湿、皮肤病等多有钻研,2007年《砂淋丸内服并软石散外敷治疗泌尿系结石》荣获平凉市科研成果二等奖。研制的方剂蒲公英30g、鹿角9g、威灵仙9g、当归尾12g、郁金9g、连翘15g、浙贝母9g、柴胡9g、川芎6g、香附9g、厚朴9g、甘草9g治疗乳腺增生,偏方大青叶30g(用温凉水泡软)、洋芋切条适量,用醋同炒二味,炒至八成熟,乘热食用治疗感冒,五灵脂9g、蒲黄9g、元胡12g、丹参12g、当归12g、香附9g、川芎6g、白芍12g、甘草12g于经前连服6剂治疗痛经,以及五倍子研末用蜂蜜粘在一起贴在肚脐上每天一次,每次12小时,连用三次,治疗遗尿,均有明显疗效。

六、医疗器械专营企业:即平凉鑫源医疗设备有限公司(公司法人雷晓博,注册资本1000万元)、平凉市陇鑫商贸有限责任公司(慕位春)、平凉仁和医疗器械有限责任公司(赵国庆)、平凉市崆峒区化玻器械经营部(李克智)、平凉市紫微星保健器材专卖店(康全强)、静宁春生听力验配中心(陈春)、平凉市云健医疗器械有限公司(刘戳)、平凉市华康医疗器械有限公司(万建宏)、平凉瑞康医疗设备有限公司(温丽琴)、平凉市金华康医疗器械经营部(陈慧芳)、平凉市永康医疗器械有限公司(邓书云)、平凉洪达医疗器械有限公司(刘进刚)、平凉市双龙器械有限责任公司(王宝龙)、平凉市卫康医疗器械经营部(杨国栋)、平凉祺强生物科技有限公司(李永强)、甘肃康宁科贸有限公司(贾延宁)、平凉市崆峒区海之洋助听器验配中心(何仙粉)、平凉市崆峒区海洋之声听力技术部(武彩霞)等18户。

第十章　民间用药习俗

　　平凉民间用药习俗多以一些农历节日最为讲究，譬如正月初五、三月三、四月八、五月五、六月六、七月七、九月九、腊月八、腊月三十等节日，都有约定俗成的用药讲究，人们的洗浴习俗和家庭用药习惯，可谓丰富多彩。

第一节　沐浴用药习俗

　　平凉人民很早就有良好的生活习俗和卫生习惯。平凉一些地方的农村人在农闲时有用艾草、花椒等熬药汤洗澡的习惯，据说用这种药汤搽洗身体不仅能去垢洁肤，还能香身健体、祛除疾病。古时候家有孩童的，多用艾草烧汤给小儿洗温水澡，据说，长期坚持能使儿童百病不生。常洗艾草汤液澡尤其对有脚臭、腋臭及其他皮肤病的人更有治疗保健作用。宋朝时平凉人就开始用肥皂洗澡和洗衣服。洗澡习俗因人而异，有的喜欢洗冷水浴，有的喜欢洗温水澡，有的喜欢擦洗，有的喜欢泡洗，有的喜欢冲洗，这对身体健康大有裨益。清朝时，城市都有澡堂，据老年人回忆，"过去平凉城的大澡堂浴池里，都放些许艾草、花椒、菖蒲、红花等，澡客入池，香气氤氲，据说可以祛除病毒，尤其对梅病有预防作用"。现今位于泾川县的温泉开发始于 1971 年，当时长庆油田勘探时发现，井深 1680 多米，热水层海拔 506.9–342.9 米，热水层厚度 164 米，压力为 58.6 个大气压，水自井下上喷自流，日出水量 1920 立方米，四季恒温

38.2℃,泉水流而不腐,滑而不腻,温而不烫,水质优良,含有丰富的矿物质,属活性微量元素氟离子重碳酸钠型医用矿泉水,这些矿物质大多为药物矿物,经常沐浴能锻炼心肌,保护心脏,强身健体,解除疲劳,刺激神经末梢,促进血液循环,保持皮肤润滑,医治神经痛、关节痛、冠心病和初期高血压等症,如今泾川温泉已经发展成为一个融温泉疗养、宾馆服务、旅游接待为一体的国家 4 星级旅游涉外宾馆。平凉人周末或节假日常去温泉洗澡。

现在平凉城和各县城遍布洗澡堂、洗浴中心、桑拿池、洗脚店铺,池塘中多用消毒灭菌、增香健体爽身的药物,有的家庭还装有浴池,全家能幸福地泡一泡澡,这既是洗澡习俗的原因,也是文明发展的缘故,这也能使自己的人生更加完美。

平凉人还根据情况给坐月子的人、病人泡药浴,或用药汤搽洗身子,尤其农村人一生天寒地冻下地干活,冬天使用冷水,大多患有风湿病,人们就用天麻、防风、鸡血藤、当归等药味熬汤,进行泡浴或搽洗治疗风湿关节;用当归、天麻、鹿茸、防风、羌活、独活等药味熬汤,进行泡浴或搽洗治疗肩颈疼痛;用细辛、杜仲、天麻、鹿茸、附子、鸡血藤等药味熬汤,进行泡浴或搽洗治疗骨质增生;一些家庭条件宽裕的妇女用藿香叶、熏衣草、黄柏、金银花等药味熬汤,进行泡浴或搽洗使之香体润肤;用金银花、连翘、大青叶、地骨皮等熬汤,进行泡浴或搽洗排毒养颜;一些人用透骨草、郁金香、黄柏等熬汤,长时间泡浴进行养心安神、治疗失眠等症。

按照民间"草药浴"习俗,人们用新鲜的桑叶(性味苦、寒,具有疏风清热、清肝明目等功能)煮水洗澡,可使皮肤变细嫩,用薄荷(有发汗、解热及兴奋中枢的作用)煮水洗澡,不仅能治疗外感风热、咽喉肿痛的病人,还能麻痹神经末梢、消炎、止痛、止痒,并有清凉之感。由此可见,草药浴不但可消除疲劳、清洁皮肤、增强皮肤的血液循环,还可预防和治疗痱子、各种皮肤瘙痒、汗斑、狐臭、老年斑、皮炎等皮肤病，并且具有润滑、增白、增香等作用。

平凉农村人还割白蒿(艾草的一种)拧成长绳晒干，于夏天蚊子猖狂时，在房内点燃用烟熏驱打蚊蝇，效果良好。

第二节　节日用药习俗

"驱赶五穷"节　即正月初五这天一大早，农村妇女们手执簸箕、笤帚，对自家炕席下、灶头上、屋内、院子里的尘土进行扫除，装入簸箕，待女人们将簸箕里的尘土倒入庭院远处的沟渠后，男人男孩们跟在后面燃放鞭炮，回来后在家里四处撒散碾细的驱虫防害的药粉，意思是驱赶蜈蚣、毒蛇、蝎子、蜘蛛、蚊蝇等毒虫，驱走贫穷疾病，寓意新年富裕、吉祥、健康、幸福。

伏羲纪念节　即农历三月三日，可推到追念伏羲氏。谚语说"三月三，苦菜芽儿打搅团"，春天来临，春暖花开，苦苦菜已经长出。传说伏羲和女娲在这天抟土造人，繁衍后代，所以这天善男信女们一大早就用花椒水洗漱洁肤，涂脂抹粉，喷洒香水，吆三喝五，有庙会的去参加庙会祭拜人文始祖伏羲爷，没有庙会的村子里的人们都去赶集，未婚的想找如意伴侣，已婚未孕的祈求怀胎生子，其他人祈求平安幸福。

端午节　即农历五月初五，这天大清早，人们折柳枝或割艾草，插在家门上，放置卧室窗户等地方，有的在家门口撒雄黄、朱砂等，用于消毒杀菌、辟邪驱虫，求得平安。早饭过后，人们托儿携女，走向街头集市，为孩子们购买各式各样的香包，包括五毒香包，戴在他们身上，民间认为五月是五毒(蝎、蛇、蜈蚣、壁虎、蟾蜍)出没之时，将五毒香包戴在身上寓意可以预防五毒之害。人们还将香草采回家或购买回家，放在衣柜或书架上，防止鼠咬虫蛀衣物图书。每逢端午节，各大药店以丁香、檀香、白芷、陈皮等数味道地中药材,采用自家传统方法秘制,具有驱虫除蛀、芳香醒脑之功效的香袋,免费向人们发放,一个小小的平安香袋,承载着对市民的浓浓祝福。

洗晒节 农历六月初六,民间称为"洗晒节",因这时天气已非常闷热,再加上雨水增加,气候潮湿,万物极易霉腐损坏,所以在这一天平凉民间, 从城镇到农家小院都有很多洗浴和晾晒衣物被褥的习俗。民谚有"六月六,人晒衣裳龙晒袍","六月六,家家晒红绿","红绿"就是指五颜六色的各样衣服、被褥。民间皮货铺、旧书铺、字画店、药店、各类商店,都要晾晒各种商品,晚上太阳落山时收拾各色东西,并在书架书柜、衣服箱子放置驱虫防潮药粉。那时一般百姓家没有洗浴设备,但人们也很讲清洁卫生,习惯在每个节日或节气时,都要进行沐浴洁身。

泥年节 即腊月三十,既是除夕,又叫泥年节,每到这天,农村人家家户户都将驱虫防鼠药物放入鼠洞虫眼,用黄土泥将洞口封严,希望来年不再有鼠害等灾祸。

第三节　家庭用药习俗

平凉地处六盘山和关山山脉,气候潮湿,四季分明,自然药源丰富,自古以来,人们长期受中医保健知识的影响,疾病的虚实寒热,药物的四气五味常识在群众中得以普及,相应的治病防病方法丰富多彩,富有地方特色,在民间广为流传,笔者收载几种常见药膳疗法。

乌药粥 平凉人民冬季煮食乌药(实为中医乌头、附子,多为天雄,并非乌药、台乌)的历史悠久,已无法追溯源头,但最盛于近代。1950 年前后,每逢冬季,除每家每户煮食外,城乡街头有专门经营乌药粥茶点小摊,嗜食者以乌药粥泡油饼为早点,胜过当时的羊肉泡馍。现在,随着人民群众生活习惯和保健意识的转变,吃乌药粥的习俗日趋淡化,但沿关山一带仍有保留。其具体做法是:选当地自产乌药,炮制漂洗干净,撞去黑皮,置锅内文火久煎,反复扬汤搅转,去其辛麻苦味毒性,4-5小时药绵汤浓后,加党参、黄芪、大枣、甘草、黄豆、莜麦再煮通宵达旦,待粥黏、绵、苦、香味俱全,出锅置瓮中即成。每晨舀适量煮沸泡干粮或油饼即食。其味苦香甘润,其性温热,其效温中散寒,补虚壮阳,舒筋活络,坚阴固表,益气养血。老者常服阴平阳秘,精神矍铄,冬季户外劳动须眉不结冰;少者常服气血旺盛,不知疲倦,进山打柴不穿棉袄。

豆豉饼 将黑豆或黄豆煮熟后,置瓮中,密封发酵,待生成白毛,即添加辣椒粉、调和面、食盐等,制成饼或球状备存。冬季食糁饭、馒头时,佐餐下菜,其味醇香麻辣,其色酱红,其性温补。豆类富含植物油及蛋白质,不仅是美味佐食,更是健脾温中、消积补虚、益气养血固表的上味保健食物。

黑豆大枣粥 将黑豆与适量大枣混煮,其味甘淡醇香,其性温补脾肾,最宜于大病久病之后恢复正气。

核桃杏仁蜂蜜膏 平凉各县盛产核桃、杏仁、蜂蜜。广大群众常做膏剂,防治肺病。其做法是将蜂蜜适当加热后,放入核桃仁、杏仁(去尖皮)、贝母粉,充分搅拌练炙至熟存放。每日取30至50克开水兑匀食服,其味香甜微苦,其性润肺止咳,化痰喘,健脑补肾,对防治慢性支气管炎、肺气肿具有良好的效果。

艾绒灸 艾绒灸治方法,民间广为普及流传。在现代医学尚未流入平凉境内前,曾发挥了积极的防病治病作用。在西药广泛使用的今天,艾绒灸治疗疾病仍有价值。特别小儿科的夜啼、慢惊风、疳积、腹痛、腹泻;内科的痹症、脘腹痛、中风后遗症等病疗效较好,农村的老年妇女多能掌握此法。

蛇药酒 1990年,华亭县安口镇纪家庄村青年妇女崔玉珍,赴四川内江市学习养蛇技术,第一个办起了华亭县华汭养蛇厂。1993年,其自学医药知识,以自产蛇粉、蛇胆、蛇蜕为原料,开始配制蛇药,并及时总结经验,撰写的学术论文《蛇胆酒的新用途》《吃蛇头治好了15年的顽症》,被收入中国蛇协第12次会议论文集;《蝮蛇粉治疗皮肤病2例的体会》被选为学术大会发言论文,在论文集上摘要刊登。1996年后,又自制"祛风三蛇酒",主要以祛风除湿、定惊癫、通经络的作用。用于痹症、中风后遗症、皮肤病的治疗。已被新闻媒体报道,在当地具有一定影响。实际上,平凉各县农村都有用空酒瓶将蛇诱装入内,或倒入白酒或直接封严瓶口埋入地下土内,等蛇三个月以后分化成液体,取出外涂患处,治疗肿疮、风湿等病效果极佳。

土单验方:

烽火赤眼(急性结膜炎)、外眼灼伤,将人乳置干净研钵内,以黄连研磨,取上清液点眼,效果良好。

腹泻、痢疾:马齿苋50克,水煎两次分服。

夏季中暑、眩晕、呕吐,地椒子(草麝香)30-50克急煎频服。

胃酸胃痛:鸡蛋壳、海螵蛸等量,研成细末3-5克,开水服送,一日两次。

消化不良:焦白术15克、神曲10克、陈皮5克、生姜5克、黄连5克,山楂10克,水煎服,一日两次。

治小儿疳积方:白术30克、鸡内金15克、玉片6克、枳实6克,煎服愈之。

治小儿吐泻方:茶叶2克、生姜3克、伏龙肝(灶心土)20克、竹叶、灯芯引,煎服愈之。

治小儿口疮方:青黛3克、枯矾3克、月石10克、冰片3克、凤凰衣3克、人中白3克,共为细末,蜂蜜调匀,敷于患处。

治黄疸方:茵陈12克、蒲公英12克、当归10克、甜菜根20

克、甘草 6 克,服之。

治肝炎方:茵陈 150 克煎汁、黄豆 1500 克煮熟、红糖 150 克、白糖 150 克,混匀煮之,每服 150 克,续服可愈。

治气管炎方:老底 30 克、食醋 150 克,煮干研末,每服 3 克。

治牙疼方:方一:苦参 10 克、升麻 10 克、甘草 10 克,煎服。方二:生鸡蛋 1 个、白矾 3 克研末,调匀一次服之。

治牙疔方:百草霜 5 克、青盐 10 克,敷于牙根上,每日三次,敷完愈之。

通耳方:枯矾 3 克、冰片 2 克、胭脂 3 克,共研细末,吹入耳中,日数次,用完愈之。

治烧伤方:大黄 30 克、冰片 3 克、猪毛 3 克烧焦,共研细末敷患处,早晚各一次,敷完愈之。

治黄水疮方:松香 10 克,装入葱叶内煮约 10 分钟,取出晾凉后敷患处,日敷二次,愈之无迹。

治无名肿毒方:明雄 20 克、白矾 10 克,共研细末,陈醋和匀敷于患处,早晚换敷,愈之。

治腿部恶疮方:铁杆蒿嫩叶,捣碎,敷于患处。

治疮口久溃不愈方:用腹部有八字纹的蛤蟆,剖腹去内脏,用白酒喷腹内,后扣于疮口,七日换一次,三次即愈。

治鬼剃头方:冰片 5 克,溶于 500 克温开水中,待全部溶解后,早晚用棉球蘸水擦患处,大约 10 天擦完,患者可继续一次。

治头发早白方:首乌 150 克、生地 120 克、丹皮 90 克、桑叶 90 克、芝麻 120 克、桑椹子 90 克,共研末炼蜜为丸,每服一丸,日服二次。

治牛皮癣方:红娘子 10 克、斑蝥 10 克、大枫子 10 克、百部 10 克、白鲜皮 10 克、丁皮 10 克、玉片 10 克、花椒 10 克、白酒 250 克,泡 7 天后擦患处。

治脚气流水方：黄丹贴患处即愈。

治内外痔方：方一：海石 20 克、五倍子 20 克研末，外用兑水洗之，内用不带针头的针管兑水注射洗之。方二：牛黄 0.3 克、寸香 0.3 克、胆南星 0.6 克、冰片 0.3 克，用凡士林调敷之。

治外痔方：方一：柳树根皮 250 克，加水煮沸，再加芒硝 12 克，煮十分钟，取出用布包好，熏蒸肛门，冷后加热续之。方二：在小碗内先放一层生艾叶，上加冰片约 3 克，共放三层点燃，上面扣一有小孔的碗，使烟从小孔中冒出熏肛门，病人戴口罩，熏至烟尽，连熏三次即愈。

现在，平凉人家庭都根据不同情况储备有不同药品的习惯，譬如有小儿的，备胖得生、小儿感冒颗粒等，学生和中青年人备头痛感冒药、治疗痢疾药，老年人则备有降压药、心脏急救药等。

第十一章 药品艺文

第一节 说古论今

古代官药局

官药局,是指北宋神宗熙宁年间面向社会开办的官营药业,相当于现在的医药公司,既搞药品批发又搞零售。官府经营药品,到明代万历年间消亡时,大约经历了宋、金、元、明四个朝代 500 余年。熙宁元年(1068 年),20 岁的宋神宗赵顼(1048-1085 年)继位,决定推行王安石变法,先后推出了青苗法、农田水利法、免役法和市易法。推行市易法,王安石先在京城汴梁(今河南开封)进行试点,获得很大成功。汴梁呈现出物价稳定,市场繁荣,国税增加的可喜局面。然后再向兰州、成都、广州等 21 个大中城市推广。根据市易法精神,国家开办官营药业,不仅获得了与投入资金相等的利润收入,而且防止了药商投机控制医药市场。崇宁元年(1102 年),宋徽宗赵佶下诏,允许各州郡用地产药材等价交换官药局成药。这一措施深受地方和百姓欢迎。崇宁二年,官药局业务激增,徽宗及时诏令扩大规模:卖药所增加到 5 所,另设 2 所"修合药所",专事成药生产;隶属关系由太医局转到太府寺;户部要派官员进行检查。太府寺为掌管国家财货政令、商税、贸易的中央机关,使官药局地位有了很大上升,同时,太府寺希望官药局有更多的盈利贡献财政。不久,"卖药所"改名"惠民局","修合药所"改名"和剂局"。同年,吏部尚书何执中向朝廷上奏:卖药所其惠甚大,当推行天下,凡有市集,务置处之。上奏得到批准,官药局便在全国陆续推广。四川、陕西、甘肃及各路会府都先后开办,盛时全国达到 70 局,形成了庞大的官营药业工商体系。京城官药局独占鳌头,年获利达到 40 万缗,30 年增加了 16 倍。这时,社会已有负面议论,认为官药局丢掉了原创时定下的惠民目的。政和四年(1114 年),尚书省向宋徽宗上奏:官药局获利过多,有违医药惠民之意。徽宗准奏,令减药价;又令"惠民局"、"和剂局"分别改名为"医药惠民局"、"医药和剂局",使官药局突出了医药特色和惠民宗旨。

南宋初,宋高宗赵构于绍兴六年(1136 年),诏京城临安(今杭州)置官药局,共置 4 所惠民局、1 所和剂局。绍兴二十一年,高宗又诏诸州置惠民局,发给成药配本《太平惠民和剂局方》,全国药局均使用"太平惠民局"之名,平凉的泾源路、泾州、良原、仪州、德顺军等府州县置惠民药局。太府寺对官药局管理十分严格,归纳起来有以下措施:生产成药的处方,经太医局验证有效后才能被选用;设"收买药材所",并置"辨验药材官",鉴定药材真伪优劣;禁止用不合格生药制造成药,对陈损药材予以烧毁;配方、制药按《太平惠民和剂局方》要求,由"修合官"负责实施;药品包装,内装仿单,外贴药品说明书要"贴榜"及"和剂局记"的印记商标;出局有官员负责检查,销售又各有监官;官府派兵丁对药局巡防保护,和剂局派 10 人,惠民局各派 4 人。规定的奖惩措施有:制售假药刑一年;晚上不值班、百姓急病不及时卖药、利用职权从廉卖药、占公家便宜及谎报实情者,杖一百;辨验药材官作伪鉴,修合官制药不合格,经核实者罢官;局内人偷药、食用成品,告发者赏钱 20 贯,监官未察觉者罚钱 20 贯;偷药、虚报冒领者,以偷盗论罪;保管不善造成霉烂损失要负责赔偿;药局的管理官员、技术人员,都派能够胜任者担任;对办药局有功之人,可提前晋升。官药局药品质量高,价格低,服务好,受到社会广泛称赞,因而顾客盈门,获利丰厚,也受到朝廷嘉奖。南宋文学家周密在《癸辛杂识》中记载:"和剂惠民药局,当时制药有修合药官监督生产过程,有监门官监督进出物料成品和出勤考核。产品称为官药。官药完成包装后,分送京城内外各局,全国共有70局。销售又各有官员监督。都选派能够胜任的人担任。称为京官局。全国的官药局都隶属太府寺管理。药价比当时民营药业价格低1/3。每年可向户部上缴利润数十万缗,朝廷都给予奖赏。"周密喜好医药,在临安任过5年和剂局监察官,他的记载是可靠的。蔡絛《铁围山丛谈》也说:"京城惠民局增加到5所,卖药使四方百姓受益,这是一个重大的举措。年终结算资金进出,可获利润40万缗,上缴户部助经费使用。当时皇上令和剂局,凡是药材原料告缺,要即时向上报告。"

金朝在金废帝完颜亮贞元二年(1154年),仿宋制置惠民药局,朝廷设惠民司进行管理。

元朝推行官药局体制十分积极。还在元太宗窝阔台灭金后的第三年(1237年),就令燕京等十路置局,官给银500锭为规运之本。元世祖忽必烈中统二年(1261年)、四年,又命大都、上都置局。朝廷对本金收1.5%的极低利息。至元二十五年(1288年),各局都报经营亏本,忽必烈怒令全部停业。十年后,元成宗铁穆耳又令各路置局。根据民户多少拨给官本:腹里(中央直辖区)3780锭,江浙行省2615锭,湖广行省1150锭,江西行省300锭,河南行省270锭,辽阳、四川、陕西行省各240锭,甘肃行省100锭,云南行省贝币11 500索。湖广行省韶州府惠民药局,不仅向社会供应药品,还组织药材南北交流,扩大了官药局的职能范围。

明代洪武三年(1370年),朱元璋诏令南京、北京及全国府州县置惠民药局。全国陆续开局者不少,平凉府、泾州、静宁州也曾设置惠民药局。宣德三年(1428年),明宣宗下诏,各地要趁农闲之时修缮药局房舍,并派监察御史及按察司官员到各地巡视。但是,明代官药局却在万历年间(1573–1619 年)因皇帝 20 多年不理朝政,北京戎府街,有皇帝与宦官合伙开办的宝和、和远、顺宁、福德、福吉、延宝六家皇店,专门经营各地运来的杂货及犀角、象牙、珍珠、人参、鹿茸、朱砂、水银及其他药材,对官药局进行釜底抽薪,皇室追求私利,辽东又有后金威胁,官药局体制走向衰亡,约历 500 年走完历程(1076–1619 年)。

官药局的产生与发展意义重大。第一,它是一种经济体制创新,使药业出现了官营、民营两种所有制并存局面,有利于药业发展。第二,官药局体制在全国州县推广,改善了城乡人民的医药供应。遇灾情、疫情和军需,能够迅速组织药品生产进行救治。第三,官药局已变成为病者诊病卖药,遇疫病流行制药施药的医药卫生慈善机构。正如嘉靖时医史学家李濂在《惠民药局记》中所记:"凡是到惠民药局求治的病人,都集中在木条围栏的外面等候,而内科、外科医生,则各看各科病人,诊断疾病,对症下药。"在人口较多、药业较盛的平凉,惠民药局仅有门房一间,疫病流行时为贫病者施药。嘉靖年间,平凉疫病流行,惠民药局依方制药,在东城门、西城门等处散发救治,问病求药者日以千计。旬日后疫病解除,共治病者超过 3 万余人,共用药品超过 5000 千克。第四,官药局颁行的《太平惠民和剂局方》,是成药生产的国家标准,为宋代及后世的成药生产、宣传推广发挥了巨大作用。第五,官药局是地方政府制药业,规模相对较大。产品以成药形态流通,提高了药品附加值,促进了经济效益,带动了药材生产流通,使药业的整体水平上了一个新台阶。

鸦片的社会危害

鸦片是舶来品,平凉民间俗称鸦片为大烟、洋烟、福寿膏等,产于南欧、小亚细亚、印度、波斯等地,本名阿片、雅片、阿扁、阿芙蓉。

鸦片是罂粟果汁的制成品。罂粟是草本植物,叶片油亮光滑,花朵硕大艳丽,形似花瓶或米囊,又称米囊花,富有观赏性。果实内的种子细如粟粒,可食用、榨油,营养丰富。在果实结成青苞未熟之际,针刺外皮,渗出乳白色的液汁,用竹刀徐徐刮下,收入瓷器,用纸封口,经过阴干,变成黑色胶浆,就是生鸦片。生鸦片含有多种生物碱,有麻醉、镇痛、治咳、止泻之功效,但气味并不佳,味道苦涩,有臊臭味,作为药材,患病才用,且用量有限;作为补品、药膳,要经过调制或烹饪,以去腥臭。直接煎服生鸦片,除了治病以外,并无引人之处。

据有关志书记载,鸦片传入平凉境内,早见于清乾隆年间。罂粟初进平凉是作为观赏植物,进而作为食物、补品和药物而被平凉人所接受,但逐渐成为社会问题,泛滥成灾,酿成公害,1949 年前,平凉各县均有种植,均产烟土,吸者多达万余众。当时由于清政府对鸦片的认识不足,没有法律法规禁止,清廷、民国虽然推行"禁政",光绪七年 3 月,有鉴于"税捐加则洋药、土药之价必贵,价贵则瘾轻者必戒,瘾重者必减"(左宗棠奏),平凉开征"烟厘",然以开征"烟厘"滥收罚款,以罚代禁为途,实为明禁暗纵。1929 年冬,平凉各级警政机关铲除鸦片原植物近 1000 万株。可见平凉是特殊药品管理的重点区域。鸦片对平凉人有五大危害现象:

一是清人用小铜锅将生鸦片熬成熟膏,磋成圆粒,做成大烟泡,再用烟阡填在竹管顶端的烟斗中,两人相对侧卧在榻上,就灯头点燃,对烟气吐纳吸呼。烟榻上再配以各式果品、清茗,旁边有奴婢不时点灯上烟,捶背按摩,这是有钱人惯常的享受。没钱的照样是床上一躺,灯头一张,吸之如酒如醇,飘飘然忘乎所以,不论贫富都为之心醉神迷。

二是鸦片由生饮、煮食到吸其烟气,方式的变化,促使鸦片从药品、食品,一变而为毒品,受到一大批平凉人的热捧,吸引上瘾者纷纷上钩,如痴如狂,不数年风行平凉各地。吸烟的竹管,犹如洞箫,称为枪。其枪头装烟点火之具,用细泥烧成,名曰烟斗。新枪新斗,短期内不宜适口,不足以过瘾。因此要挑选长年使用的旧烟管,用之愈久,积油泥愈多,气味愈浓,愈加贵重,老烟枪们都爱斗如命,一杆好烟枪虽有至亲骨肉也不愿轻易出借。烟土更为讲究,用之经过精加工,先用净水浸泡三日夜,去渣留汁,再熬成膏,分成圆粒备用,其中以广膏最著名。

三是鸦片吸食者从上层权贵,传至城乡居民,鸦片烟馆开遍大街小巷,有的还利用女色吸引诱惑,烟馆内既有鸦片又有色情,吸毒过瘾又能打情骂俏,引得顾客纷至沓来。富人自是这里的常客,穷人也乐于消遣,吸食的不仅有纨绔子弟,富商阔佬,官员士绅,也有下层的商贩、店伙、杂役、苦力,不论贫富贵贱,士农工商,男女老少,都嗜好吸一口。烟馆不仅是人们过足烟瘾的安乐窝,也是拉关系、谈生意、叙交情的社交场所,有瘾无瘾的趋之若鹜。由于享用者的身份、地位的不同,烟馆有豪华单间,客人呼朋引类,榻上一卧,谈天说地;也有低档的,称为灯吃店、燕子窝的,在昏暗的屋檐下密密地躺着烟客,你吸我吹,欢天喜地。烟馆的普及,说明鸦片已从少数权贵享用的奢侈品变成大众嗜好的消费品,毒品从对少数人的危害,而至毒害广大民众,从上到下泛滥到全社会。

四是鸦片的普遍种植,毒害到家家户户。不论尊卑贵贱,男女老少,一旦染上毒瘾,一日不吸如坐针毡。鸦片之害流毒平凉各地,成瘾者骨瘦如柴,病病歪歪,由此落得"东亚病夫"的称号。平凉人口的自然增长率在清末几十年里急剧下降,多与吸毒有关,人祸更胜于天灾,以鸦片最为酷烈。做生意的吸了烟,不理商务,事废业弛;做工的吸了鸦片,懒惰成性,偷工减料;富贵人家吸得家产耗尽,门庭萧瑟;贫贱人家弄得缺米少柴,抛妻弃子;士兵吸得筋疲力弱,不胜操练,而致武备荒弛,国防瘫软;种田的吸了鸦片,耕耘不力,田园荒芜,自种自吸的农民也愈来愈多,烟毒蔓延到穷乡僻壤和社会最底层。

五是面对银枯兵弱的社会危机，忧国忧民的官员士大夫，力求纠正这股颓风，纷纷主张严禁鸦片。然而从雍正七年（1729年）清政府颁发第一道禁烟令以来，历时182载，终清一代不仅不能解决鸦片的祸害，鸦片烟泛滥到全平凉，这有内外原因，内因是清政府统治无能、经济萧条、民穷国弱、军备废弛、国防空虚、科技落后，外因是外国侵略者坚船利炮攻击、殖民者大量倾销鸦片、掠夺金银财宝。且有权、有势、有钱的，相互勾结，外联财大气粗的洋商，内结游手好闲的无赖，沆瀣一气，盘根错节，有的官员索性自开烟馆营业。上至军界、政界、学界、商界，下至佃民贫户，无不沉沦烟籍，一蹶不振。是故说清朝为历史上最无能的政府，使得中华民族才有百年屈辱历史。

说说老药铺

药铺，就是中药铺，民国以前平凉城里很少有西药房，仅有的几家西药房，多为教会药房，据说生意不规矩，明里卖西药，暗中做毒品生意，1949年后，受到法律制裁。

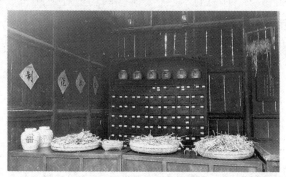

永兴堂药铺照片

平凉大多老药铺，诚信第一，门外高悬招牌，斗大的正楷，上联"自选平华泾庄地道药材"，下联"蜜制丸散膏丹汤剂饮片"，看着就庄严。

　　早时的药铺,即使在最冷清的时候,营业人员也没有说话的,大家就是规规矩矩地等人上门。有人来抓药,也不笑脸相迎热情接待。不像现在的药店那样,营业人员一堆一堆围着说话。抓药的人送上药方,营业人员不论药贵药贱、患病人病轻病重都面部不能有一丝表情反应,药铺的从业人员都得恬静闲淡,无惊讶之色。

　　平凉老药铺里干干净净,柜台上没有一丝尘土,药柜里外更是干净得可以照见人影,有人来抓药,接过药方,用硬木镇式将药方压好,开始逐味称药。伙计抓药,动作更是规范,先取过戥子,将戥子倒过来,用戥子杆在戥子底儿上敲敲,把戥子正面的尘土抖下去,再一种药一种药地去取,份量上绝对不差一丝,医生下药是有规矩的,一钱、二钱,多一点就是问题,抓好一味药放上一张药签,全抓齐,再自己查一遍,准确无误,才将每种药包好,最后包成大包,规规矩矩地交到你手,并嘱咐叮咛抓药者开水煎还是凉水煎,先煎哪味,后煎哪味,煎多长时间。

　　药铺里有些药是要在抓药时砸碎的,老药铺里都有好几个罐罐,有铜的、有石的、有铁的、有陶的、有木的,和家里捣蒜罐一样,有铜锤、石锤、木杵、铁锤,将需要砸碎的药放在罐罐里,一手捂着罐口,一手拿着捣药锤,叮叮咚咚地砸起来,声音清脆,好听。每到晚上,抓药的人多,药铺里一片砸药的声音,听着甚是火爆。

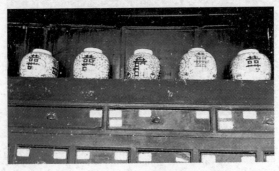

永益堂贵细药柜

平凉牛市巷几家大药铺，都有坐堂先生，人们称为老中医坐堂，大堂里贴着告示，那位名医什么时候坐堂候诊，到时候人们早早就来了，不用挂号费，先来先看，开出药方。

老平凉人习惯，小孩儿有病没病，都要按时吃点小药。最常用的平安小药，就是小儿金丹，还有一种万金锭，自然很苦，现在有病无病给小孩吃胖得生，孩子每次吃药都讲条件，譬如明天集市玩，或者买什么好东西，否则谁也不会就范。

平凉人，一辈子离不开药铺，小时候平安药，长大后感冒、咳嗽、日常小病，再到后来头疼、腰疼。时时都是拿药"煨"着，再得些慢性病，就更整天抱着药罐子了。

药店服务变迁史话

祖国医学的历史源远流长，其医、药分工可追溯到周代。据《周礼天官》记载："医师上士二人，下士二人，府二人，史二人，徒二人掌医之政令，聚毒药以供医事。""府"指的就是药物保管员。由此可见，公元1世纪，我国医与药的分工已经出现。

到了汉代，医药事业制度渐趋完善，在百官中已有了药丞、尚药监等官职。在民间也出现了私人经营的药店。在宋代，药事制度更趋完善，国家加强了药政方面的管和剂诊治之事，并置有尚药奉御官职，在政令上曾明文规定禁止售卖毒药，并设立了专为皇帝用药的"御药院"。

1076年，宋又添设了"太医局卖药所"，将丸散膏丹等中成药由国家组织出售，成了"和剂局"的前身。当时民办药房多为寺庙所建，一般由通晓医学的僧人为掌事，内备各类药书、药品、制约器具，为病人施舍药物。宋代还设置了药材收购所，并对私人药房进行统一审查。随着朝代的变迁，药业越来越兴旺，产生了不少著名的大药房，如建于清代康熙年间的北京同仁堂，其分店曾遍及全国各大城市,至今兴盛不衰。

平凉药店功能历经多年演变,逐渐由单一化转变为多样化,由不成熟走向成熟,并成为平凉民众健康的重要守护神。如今的平凉药店,能够为消费者提供全方位的药学服务,为患者安全、有效地使用药品提供有力的保障,平凉执业药师也因此受到民众的尊敬。

回顾平凉药店管理工作的历史,也曾出现过监管空白、商业利益至上等阶段,药店工作发生根本性改变,最后演变成今天平凉民众享受的药店服务。

第一阶段:监管空白时期。旧社会平凉缺医少药,药店没有真正意义上的药师,所谓的药师常常既充当医生,又充当药师。而平凉民众讲究实际,只要能治病,他们既相信大夫的治疗方法,也相信巫医的医术。民众用来治疗一般疾病(如呼吸道感染和痢疾等)的药物也就是一些可以买到的草药及其调和物。由于当时平凉没有任何法规监管药品,任何人都可以将任何东西加工装瓶后号称治疗某疾病的药品销售。此时的药店集生产、调剂和零售三重功能于一体。药店销售还有糖浆、乳剂和滋补品等制剂。同时,市场特点是"责任自负",即"货物出门概不退换"。

第二阶段:商业利益至高无上。19世纪初,随着城市化的进程,平凉医药行业也迅速发展,药店工作主要还是围绕配制具有各种疗效的药品,出售一些制药商们制造的药品。当时的法律法规还很不完善,药店经营的药品均含有不同程度的酒精和毒品,如:鸦片、吗啡、海洛因和可卡因等,药品的药效也可以随意宣传。只要有需求,药房就会经营"专利妙方",药店就是为了赢利。药店为了生存,获取更大利润,乐于进行专利药的销售。这种商业利益至高无上的观点严重影响了零售药店行业的发展,使药店工作长期停滞在药品销售这一简单的工作中。

第三阶段:执业药师成为核心。从20世纪80年代开始,药店

开始从以前的销售高利润的药品向提供安全、有效药品的服务性
机构转变。同时大量新药的诞生要求在药店工作的药师必须具备
较高业务水平和技术特长。药师工作被定位为明确医生处方、调剂
药品和指导患者如何使用药品，药师临时配制药品的职能逐渐消
失。在2001年新修订的《药品管理法》实施后，规定要求每个药店
必须配备有一定数量的执业药师。执业药师的主要工作是药品处
方的解释、检查；根据处方发放药品；参与药品和设备的采购、药品
管理、药品治疗评价等相关方面的科研；向患者提供咨询服务和药
物治疗建议服务，通过提供必要的服务或活动，向辖区内的患者提
供药物护理，包括基础护理和开办合作药房服务；配制药房制剂以
及药品的正确标识，妥当安全地存放药品和设备，同时保存它们的
适当记录；监测药物治疗结果等等。

　　第四阶段：药学服务多元而深入。现在的药房不仅需要完成处
方检查与调配，日常的采购、管理、评价和监督工作。药房提供科普
性的健康保健宣传服务，如关于胆固醇、高血压、糖尿病和听力损
伤等等相关保健知识。

晚清平凉人对西药的社会认同

　　西洋医药学最初进入平凉，打破了从古至今的医药格局，平凉
传统医药学震动很大，对人民社会生活、社会心理都带来了微妙而
深刻的冲击，几乎所有的社会群体对西医西药的认知和接纳都经
历了复杂的心理转折。西洋医药学最初是伴随着传教士医生通过
医治痢疾、种牛痘的方法进入平凉的，当时治疗痢疾的西药效果灵
验，逐渐引起政界、军界和民间的普遍认同，种痘可以使人不得"天
花"，更加博得了平凉人的欢迎。但当时西药品种极少，且价格昂
贵，普通百姓见不到，也购买不起，所以难以迅速流行。起初，中药
界有抵触，认为是舶来品，靠不住，中药学者从不同的视角看待西

洋医学,有的观望,有的抵制,一些顽固中医"既不愧不学无术,以人命为草菅,反而造谣诽谤,大有不与西医两立之势","社会对于西医毫无认识,盲从反对者甚众",因此认同缓慢,加之早期中西医学的接触是有限的,直至 19 世纪 30-40 年代,中医药和西医药界兼容参合,平凉城才有中药经营者涉足西药。西医对平凉社会的深入渗透,不仅改变了平凉人的态度,也扭转了平凉人的医疗观念。对西医的态度改变以后,平凉人也开始开设西医医院、西医诊所,治疗疾病,赢得社会公众的兴趣和关注,西医西药在平凉才开始扎根生存。传教士们开始把医药传教作为他们传播事业的重要手段,通过提供药品及医疗服务等手段首先在贫民中打开缺口,逐渐消除人们的戒心,并在讲经布道的同时,以传教和掠夺为目的,广开诊所、医院,创办教会医学堂,他们集牧师、医生、教师三重身份于一身,行迹所至,施医济药,带徒育人,传播西医西药,为平凉培养了一批西医西药人才,但他们控制平凉医药卫生事业,攫取了大量的钱财,这是他们的唯一目的。

与中医中药相比,西医查明病症确切,西药特点鲜明、疗效更快,一些医药学工作者和人民渐渐看到中药诸多方面的不足,看到西医西药的长处,逐渐由早期被动接受到后来开始主动把西方医药学和西医药知识作为一门先进的医疗措施、科学技术引入、研究、传播及普及,同时,清时平凉地方政府及医药界也开办了药厂,购买西药书籍开始学习。这样使西医西药知识很快渗透到平凉人的意识思维当中,这也是当初西方列强所期待的结果,进而便于倾销他们的商品。作为一门科学技术,西医西药的传入客观上为平凉人民提供了一种迅速有效的治疗方法,但同时它的传入及普及,对平凉传统的中药学产生了巨大的冲击,医药学者为了学习研究的渴求,人民群众出于治病疗疾的需要,使得鸦片战争后不久西药便以一种势不可挡的气势在平凉传播开来,除了本身就学习西方医药学的学者外,一些中医药界的人士及人民群众对西药的关注也远大于中药,使中医药在平凉一统天下的局面彻底被打破,将传统的中医药推向了生死存亡的边缘;但同时也刺激了中医药自身的改革完善,使一直沿袭的传统中医药理论发生了变革,出现了不同的思潮;西方药学的影响及留学归国药学家的共同努力,促成了中药书刊、团体的建立与发展及中药科学化研究,即中药界开始效仿西方,借助科学技术方法对中药开始了实验研究,而且随着研究领域的不同,中药学的学科分化才有雏形,出现了中药药理学、中药化学、中药鉴定学、中药制剂学、中药炮制学等学科分支。

药品集贸市场的形成

随着商品生产的发展,商品交换的频繁,商品量的增加,一些农村集市、城镇市场,突破了简单商品交换的藩篱,由"不约而集"过渡到"终日成市",集市由此而形成了。不过,它的形成经历了一个较为漫长的过程,它不仅引起人们追求和经营商品的诱惑力,也产生了一种使人口重新聚集的力量。集市逐步繁荣起来,开始出现了囤积货物的栈房、手工业作坊和常年经营的店铺,这些不同的业态不断分化、细化、专业化,于是在集市的基础上,药品集贸市场应运而生。随着药品营业方式的变化,经营规模的扩大,一些"医药商客"进入流通领域,或收购产品,或加工炮制,或转卖贩运,行销范围也不断扩大,跨县、跨区、跨省甚至跨国贸易,商号、店铺逐渐增多扩大,随着工商业的发展,药品集市规模的扩大,人口的大量聚集,人们对药品需求的不断增多,有的药品集市依托这市场做大做强,在大集市中占据主要地位,有的脱颖而出形成药材专业市场,如明清至民国时期平凉的牛市巷,成为当时陇东的药品大市场。至1949年底,平凉的65个集贸市场都有药品专门经营场所。

平凉药品集贸市场是在不同的自然条件、经济条件和社会条件下形成和发展起来的,类型不一,各具特色。大致有五种类型:一为经济的发展所带动而形成的集贸市场。从历史上看,平凉一些形成较早的集市,往往是经济比较发达的村镇,如灵台的独店,是全县人口最多的一个镇,因东与陕西接界,北与泾川接壤,交通方便,流通活跃,而逐渐形成集市交易点,特别是每年农历"三月三"、"七月七"两次传统的交流大会四方驰名。每逢会期,远道经商者,蜂集云涌,有来自本省本县者,亦有来自山东、山西、河南、河北、陕西、宁夏、内蒙古等地者。上市交易的中药材品种繁多,成交率高是全县最大的集市。庄浪的水洛城集市规模较大,因在其他章节已详细叙及,在此不再赘述。二是因资源的开发和利用而形成的集市,安口镇相传已有上千年的历史,陶瓷业的发展也带动了药品业的发展。三是凭借交通的优势而发展起来的集市,如平凉的白水镇,在明朝万历十三年(公元 1585)初设驿站,逐渐得以发展。商铺、旅馆林立,有 9 个药铺,这些商户来自京、津、沪、鲁、晋、豫、皖、黑、陕、宁、青、川等 13 省市。四是由于政治和军事的原因而形成的集市,如泾川的太平镇,从唐朝以来就有药铺;灵台的百里集市,商、周时期为密须国、密国都城,自秦至南北朝一直为阴密县城,唐朝时期称为百城,明清两代为百里镇,1949 年前为百里乡,1949 年后逐渐发展成为今天的百里集贸市场。五是因庙宇祠堂而形成的集市,如静宁的红寺集市,泾川的罗汉洞集市、玉都集市等,很早前就有游人客商发展成为集贸市场,药铺生意兴隆,医药卫生等公共事业不断发展。

药用植物资源可持续利用略谈

平凉药材生产历史悠久,一些品种以其来源地道、质优量大而享誉海内外,如以华亭大黄等品种为主的重要药用植物,仍需对其深化基础研究,加大推广种植力度,提升道地药材的品牌,建立稳定、优质、高产的药材种植基地。同时,关山、崆峒山、太统山等地丰富的野生药用植物资源中,尚分布有众多的疗效明确、功能显著的珍稀名贵药用植物。这些独特疗效的民间药物,其潜在的经济效益和社会效益是巨大的,极具开发利用价值,需要加大对野生药用植物资源的保护,尤其要保护特有珍稀濒危药用植物,采取禁止或限制对珍稀名贵药用植物的掠夺性采挖,加强对珍稀药用植物资源的保护。由于超低温保存不受自然条件的限制,具有安全稳定、遗传变异小、保存时间长、节省人力物力等优点,是长期保存种质资源的有效方法。因此,笔者建议通过现代化制冷空调技术,建立低温、超低温干燥贮藏条件的种质库。

医生药师历代称谓变迁

夏、商两代大约一千年,专兼职从事医生药剂工作者称"巫",巫是神权的体现者,主要的职司是奉祀天帝鬼神及为人祈福禳灾,"巫医一体",兼事采药之术,巫医俱百药以备疾灾;到了周代,巫、医开始分家,医师为众医之长,"掌医之政令,聚毒药以共医事",始分为食医、疾医、疡医、兽医,类似于今天的营养医生、内科医生、外科医生和兽医。

秦王朝时,医药工作者称谓"太医令、丞",令为主官,丞为佐官;汉代基本承袭秦制,并有所发展,还有侍医、医待诏、女医、女侍医、乳医、医工长、典领方药、本草待诏等医药官名;到了东汉,太医令下设药丞、方丞各一人,药丞负责药政事宜,方丞职司方剂配制。此外,还设有尚药监、中宫药长、尝药太官之职,皆由宦者充任。

魏晋时期基本承袭汉制,医生叫太医令史;南北朝时期,医药工作者名称更替频繁,有太医、御医、高手医、金疮医、医侍、行病师、医工长、上省医、医师、侍御师、医正、医司马、六品保学、六品太医博士、太医助教,均系皇家医官;司马药师、典药吏、尝药监、尝药典御、司医、尚药丞、司药丞、司药、中尝药典御,均系掌管药政的职官,另外还设职掌煮炼长生不老诸药的仙人博士官。

隋朝称谓侍御医、直长、医师、药园师、医博士、助教、按摩博士、祝禁博士、食医员、侍御医、司医、医佐员、医监、医正等;唐代称谓奉御、殿中监、医监、直长、侍御医、司医、医佐、医师、针师、医博士、针博士、药园师、主药、药童、按摩师、咒禁师、掌固等。

宋代,称谓丞、提举、判局、教授、医生、使、副使、典御、奉御、监门、直长、食医、侍御、医司、医佐、医师等职;宋徽宗政和年间,增翰林医官、翰林医效、翰林医痊、翰林医愈、翰林医证、翰林医候、翰林医学,共22阶;平凉府县称谓医学教授、学正、学录、官医提领等。辽代称为使、副使、都林牙使、汤药小底等称号。元代称为提举、同提举、副提举等。

明朝初年的中央官制,仍沿袭汉唐旧制,后来经过时间的演变,逐步定出自己的一套新制度。其医事设置,多直接沿用前朝的典章制度,但在职官配置及机构职能方面也有一些差别。明朝对医药工作者的称谓更多,有提举(从五品)、同提举(从六品)、副提举(从七品)、医学教授(正九品)、学正、官医、提领(皆从九品);少监(正四品)、监丞(正六品);院使(正三品)、同知(正四品)、院判(正五品)、典簿(正七品);大使、副使;尚药、奉御、直长、药童、御医(正八品)、医士、吏目(从九品);平凉韩王府医生叫良医正(正八品)、良医副(从八品)等。清代称为院使、院判、御医、吏目、医士、医生等;药房工作人员称为主事、内管领、副内管领、库掌等。

现代医院大夫叫主治医师、副主治医师、医师、医士、医生;医院药品工作者叫主任药师、副主任药师、药师(中药师、西药师)、药士、中药执业药师、西药执业药师、主管药师;过渡职称称为从业药师、驻店药师、农村驻店药师。

人活百岁

古话说"人活七十古来稀",现在人们常说"人活百岁不是梦"。确实,长者不欺人,民众无虚言。历史事实证明,平凉人民的寿命在迅速增长着。据平凉地方政府统计资料显示,清朝时平凉人均寿命33岁,民国时期平凉人均寿命为35岁,1949年建国初期平凉人均寿命增至40岁,20世纪60年代人均寿命迅速增加至59.5岁,1983年人均寿命增至66.3岁,2000年人均寿命增至71岁,2005年平凉第六次人口普查统计,平凉人均寿命大大超过"古来稀的年龄",达到72岁,2010年平凉人均寿命为74.83岁,2015年平凉人均寿命已达75.8岁。有科学家认为各年龄死亡率水平综合大幅下降,不难推断再过10—20年,人们的平均寿命会超过85岁。如是,不远的将来,人们百岁寿命的普遍梦想一定能够实现。

平凉人的平均寿命为何增长,其原因一是社会的不断进步,政治的清明稳定,国家法制制度和政策的和谐惠民;二是经济的逐步繁荣,社会硬件建设和设施的大大提高,食品的极大丰富,生活用具用品的繁荣富足,药品的丰富发展,各种疾病用药基本能够得到满足,使人们食饱衣暖,有足够的药吃、有足够的药用,而且质量安全、效果良好;三是高效低廉的公共医疗、医疗水平的不断提高、最先进的医疗设备、与世界同步的药物生产运销和引进系统、医疗保险减轻大病负担,使人们吃得起药、用得起药;四是科学技术的进步和文化的不断发展,使人们的生命意义和生命价值观逐步提高,"活着多好"、"幸福健康地活着更重要",人们为健康长寿开始舍得花钱,小病不拖,大病急治,穷人的数量在减少,人们更加注重饮食养生,独具特色的养生文化开始深入人心,人们讲究活着的质量,讲究活着的幸福指数,开始购买灵芝、人参、阿胶等高档补品获取营养,滋补身体,保障健康长寿。

但另一方面,平凉人的平均寿命增长比较缓慢,从1983年到

2015年的32年间,平凉的人均寿命增长了9.5岁。人均寿命增长如此缓慢,这并不正常。说明人均寿命增长与经济增长极不相称。究其制约因素,经济增长几乎简化了所有社会问题。发展的速度使人们的生活节奏和工作节奏大大加快,加班次数增多,假期相应减少,比如育儿假期、小病治疗和大病休养假等。中国被看做世界经济的未来,快速发展了30多年,把数百万人从贫困线拉了上来。但发展并不均衡,越来越多的收入可以给人们带来更好的食物、衣服和住房,经济的腾飞却没能带动健康和寿命的大幅增加,大病医疗保障不力,确保健康的公共卫生系统、药品监管系统和社会福利系统投资不足,科学方法的传播使用进展缓慢,很多人放弃乡间生活而来到拥挤的城市,以及水暖电天然气供应系统、空调、室内卫生清洁和其他基础设施还需要大幅提高,肥胖率正在提高,污染日益严重,威胁人们长寿的癌症、心脏病和中风等死敌还没得到医生有效控制,加之即使在紧急情况,人们有时也不得不带着现金去医院治疗,种种现实问题,使得人均寿命慢速发展。

健康与长寿是平凉人永恒的追求目标。资料记载,康乾盛世后嘉庆年间,中国的人口就已是4.5亿,在1949年中国的人口依然是4亿多点,也就是说清嘉庆到1949年前的近200年,中国的人口没有增长。到了1966年,中国人口是7亿,到了1970年,中国人口达到了8亿,到了毛泽东去世的1976年中国人口达到了10亿,这还不包括20世纪70年代初就开始的计划生育减少掉的人口。平凉人口也在急剧增长着,1949年初,平凉不足20万,现在,已超过230万。目前,记录在案的世界上最长寿老人活到了122岁,有学者认为能活到150岁的人已经出生。如此说,平凉人均寿命的增长还远远没到位,潜力空间还很大。

随着战乱和饥荒的远离、经济水平的提升、物质生活的极大丰富、卫生医疗条件的不断改善、药品医疗器械不断丰富、药品质量的更加安全可靠、药品服务水平的加强，以及健康吃、放心买时代的到来，人均寿命也在逐渐提高，人们寿福百岁的时代即将来临!

第二节 诗词歌赋

关于医药的诗词歌赋很多，但是出自平凉人或写平凉药品的不多，现将仅收集到的几首录于后:

明代平凉进士赵斌游崆峒写《采药》诗:

巉岩挂女萝，石凳披芳草;长和紫芝篇，将寻黄绮老。

永乐年间，真人张三丰来崆峒仙居五年，太宗文黄帝下诏请其出山，张真人回书:

一页扁舟出离尘，二来江上独称尊，三向蓬莱寻伴侣，四海滩头立姓名，五湖浪里超生死，六渡江边钓锦鳞，七弦琴断无人续，八仙闻我也来迎，九霄自有安身处，十载皇萱不负恩，烧丹炼药归山去，那得闲心捧圣文。

《呈颂吾师希龄老人延命之术七言二偈碑》:

柱杖深藏已有年，终朝植接火中莲，童儿采药勤溶溉，老子烧丹守井田，静里拈针龙虎现，闲来执盉龟抛旋，师怜挚掩随鸾尾，启瞽振聋司太玄。结屋崆峒已有年，黄云簇处为牵缠，闲来就把龙头缚，静里还将虎尾穿，忘辱忘荣拴造化，即孔即色了尘缘，先生谅入希夷境，挚我仙仙乐太玄。

1922年(民国十一年)6月，于右任先生率陕西靖国军由陇入川，途径平凉市崇信县时，曾作《崇信道中》一诗，诗云:

蝶翩深山里，探奇记不祥;野人都望岁，植物自分疆。处处生甘草，家家种大黄;关山信难越，梦里梦还乡。

过华亭县时作度陇杂诗五首:

陇山终日行，勉强能骑马。草木不知名，扬鞭问樵者。(之一)

昔时赭山阴,今日赭山阳。上下百余里,开山种大黄。(之二)
空谷无耕凿,名花自开落。唯有食山人,年年采白芍。(之三)
幽艳居丘壑,孤芳欣有托。茅屋两三间,门前种芍药。(之四)
路出华亭县,大黄叶如扇。日炙或淋雨,皆能覆君面。(之五)

此诗收入 1984 年 9 月湖南人民出版社出版的《于右任诗词集》。

平凉名人戴笠人《忆崆峒采药》:

石磴百级系梦游,铁索千寻砺惊踪;十年风华付茜草,一身斑痕煮黄精;尘封颓寺思颜苍,烟销断桥叹阮穷;鹤唳青空今又是,春天初度万壑葱。

录百度网站《颂羲皇》:

天地无闲草,人间有羲皇。教人用九针,功德盖四方。妙手除疾痼,仁心医疾恙。中华有国粹,千秋永传芳。

录《中医拾遗》载无名氏医药文言诗文两首:

何首乌,仙茅人,厚朴有远志,年三七,与友白英、石韦、陈皮、秦艽乘地龙遨游天南星。时当半夏。星上遍布红花、紫草、玉竹、金樱,千里光闻藿香。五人合欢,日于娑罗树下读书百部,三棱古令,言谈如玉屑,时久果然益智不浅。又常穿山甲行猎,舞大戟,发赤箭,斩杀蜈蚣,射死水蛭,活捉靳蛇,满载鹿茸、犀角、虎骨、熊胆。一日,忽思当归熟地,乃敷轻粉,涂铅丹,骑过江龙而回,乡人参皆不识,原来五人皆成为白头翁矣。(此文言短文中藏 44 味中药名)

胸中荷花,西湖秋水,老娘获利,惊惜家人。素有大略,和尚难混。五除三十,假满期临。晴空万里,初入其境。无能缺技,诊所关门。接骨医生,忠实赤诚。长生不老,永远康宁。(此四言诗中藏 16 味中药名,即穿心莲、杭菊、益母、防己、远志、苦参、商陆、当归、满天星、生地、白术、没药、续断、厚朴、万年青、千年健)

第三节 对 联

古代药店又称药堂,俗称药铺,门外多贴有醒目的对联。这些对联既展示了文采横溢的医药文化,又各具特色。医药春联,是平凉医药界独有的应用文学形式,沿袭至今,已有千年的历史,古今的医药春联,几乎都是祝福之词、吉祥之句,但也有一些与此内容相异的特色春联。在平凉丰富多彩的中药宝库里,那些中药名及成药名本身就含意深远,并有悠深的寓意。几千年来,不少文人雅士与平凉的医药结下了不解之缘。他们巧妙地运用药名拟定药联,给药物以活力,赋草木以生机。在表现手法上也颇为工整严谨,使人们读后既得到艺术享受,又增进中药、成药的知识,极富情趣。古人曾谓"文之妙者为诗,诗之精者为联"。其中的"联"即为对联。对联是写在纸上、布上或刻在竹子、木头、柱子上,甚至墙上、山崖等处的对偶语句。对联的内容包罗万象,其中有很多涉及中医药。在医药对联中包括医药广告以及赞扬医者医术等内容。中医药是我们炎黄祖先与疾病抗争的重要工具,随着中医药的发展,逐渐形成一种独特的文化形式,这就是医药文化,药品文学是医药文化的精髓,很久以来,就有人利用药品名称写词作赋。善用模型实物是古代医药广告中的又一奇妙之处。如"悬壶"便是药店、诊所的标志,壶是古代盛药的葫芦。一些走江湖的郎中也身背葫芦,作为行医的"招幌"。有的药店还悬挂"鱼符"(用石片或木头雕刻的鱼形幌子)作为象征,因为鱼不分昼夜,总是睁着双眼,悬挂鱼符就意味着这家药铺不分昼夜为病人服务。笔者就将收集到的平凉医药对联整理如下:

望闻问切知轻重形质阴不能平,温热凉寒治内外疾变阳不能秘;洞中药王分表里五行彼消此长,世间神医合内外六腑阴散阳

聚。（崆峒山药王洞碑记）

储药物以除脏症具有惊人妙术；续芝歌而绥眉寿菀然角里高风。

烦暑最宜淡竹叶，伤寒尤妙小柴胡。

神州处处有亲人，不论生地熟地；春风来时尽著花，但闻藿香木香。

探五经源，作万化主；抱九仙姑，披一品衣。

百草霜天辞旧岁，迎春花开贺新年。

春晚带露锄芍药，秋高和露采芙蓉。

花放杏林千枝竞秀，春来药苑百草峥嵘。

腊梅映雪神州乐，山药防病万家欢。

檀香燎绕祭先烈，故纸香花慰英灵。

报春色神州医林千花艳，映朝辉祖国药苑万草香。

桃仁杏仁君子仁仁心救人，天仙凤仙威灵仙仙方济世。

道遵思邈心存济世，德昭仲景志在医人。

宁可架上药生虫，但愿世间庶寡疾。

甘草紫草灯草通草皆医疾，山药乌药芍药没药均治病。

慈菇穿山采红花，走遍生地熟地；苏子过岭寻紫草，翻越陇山关山。

何必我千秋不老，但求人百病不生。

只要世上人莫病，何愁架上药生尘。

春夏秋冬，辛劳采得山中药；东南西北，勤恳为医世上人。

除三亲四友病痛，收四海五岳精华。

岐黄荫泽，千梅独秀；杏林恫难，百病皆和。

人参在世为官桂，厚朴传家要细辛（包含人参、官桂、厚朴、细辛四味中药）。

附子牵牛上常山，耕罢熟地耕生地（包含附子、牵牛、常山、熟地、生地五味中药)。

白头翁牵牛耕熟地,天仙子相思配红娘(包含白头翁、牵牛、熟地、天仙子、相思子、红娘子六味药)。

青葙子背母过连桥,白头翁扶子到常山(背母指贝母,连桥指连翘,扶子指附子)。

知子灵仙能益志,莲心苏木安息香。

人参蓖头回商陆,当归重楼啃狗脊。

厚朴继承神农药,从容配制仲景方。

天仙弹琵琶高奏神曲,雷公吹铁笛惊醒云母(天仙指天仙子,琵琶指枇杷,神曲是一味中药,雷公指雷公藤,铁笛指石斛,云母是一味中药)。

东山楂西山桂南芍北当,椿树皮夏枯草秋石冬花(包含了山楂、肉桂、芍药、当归、椿树皮、夏枯草、秋石、款冬花八味中药)。

厚朴待人使君子常存远志,苁蓉处世郁李仁敢不细辛(包含了厚朴、使君子、远志、苁蓉、郁李仁、细辛六味中药)。

思佳客梦香魂高山流水,忆红娘采槟榔阳春白雪。

杏仁桃仁柏子仁仁中求德,朱砂神砂夜明砂砂里淘金。(上联中药三味,"仁"引申为医务人心怀仁慈之心,济世治病的高尚医德。下联中药三味"砂"字引申为医务人在博大深奥浩如烟海的中医学中探讨,挖掘更加精湛的医术,济世治病救人。淘金就是筛选发现精湛的医药医术)。

大将军骑海马身披穿山甲,小红花坐车前头戴金银花。(上联中药三味,显示一位身披盔甲、骑战马神采威武的将军将要出征的英雄神态。下联中药三味,描写了一位佳人坐在车前身穿红衣,头戴金银首饰,浓妆美丽,快要外行的小娘子。这副对联描写人物形象逼真、自然动人,如大对小,骑对坐,身披对头戴,非常工整)。

杏林春暖枝枝透出活人心,橘井泉香点点滴开阴鸷路。(这副对联典故体现了医务人济世救人的高尚医德和对广大世人仁慈博爱之心,期盼世人健康幸福之愿望,我在此也期盼杏林更加暖和人心,橘井更加滴开阴骘之路,让世间人 们健康幸福美满)。

万里晴光闲采药;春风夜月静烧丹。(此联造句自然,虚实结合,点出"万春堂",恰到好处。诗情画意,令人如沐春风)。

华佗有术回春手,扁鹊重生盖世功。

焚香施妙药,秉训著医书。

中西结合,阜物康民同振国;汤剂并用,丹心妙手共回春。

妙手成春脉理精时能益寿,存心济世救人广处自延年。

君子余粮食淡菜,灵芝仙草饮天葵。

药圃生香别有壶中日月,芝田续歌俨然世上神仙。

杏林广种千坡绿,药苑长衔万树红。

神农尝百草而后医药有方,圣术济万民如今功德无量。

药苑繁茂百草葱茏赠福寿,医林峥嵘千方荟萃送健康。

望闻问切对症治疗施妙手,膏丹丸散秘方酌配可回春。

深钻细研,发掘祖国医学宝库;救死扶伤,保障人民身体健康。

一匹天青缎,六味地黄丸。

一阵乳香知母至,半窗故纸防风来。

桃仁杏仁柏子仁,仁心济世;天仙凤仙威灵仙,仙方救人。

药笼久贮长生药,丹鼎惟烧不老丹。

神草金方活学活用春暖花开,医药门弟妙手回春万象更新。

绿竹别其三分景 红梅正报万家春。

春苗春韵春不尽(中药),艺山艺海艺无涯(中医)。

秉烛耕耘替往圣继绝学,博采众方为万世开太平。

医国医民医德,救人救世救心。

杏林三月景,橘井四时春。

药圃无凡草,松窗有秘方。

喜有药材称道地,更看医术可回天。

架上丹丸能济世,壶中日月可回春。

金丹益气增长寿,国药养神保健康。

春暖杏林花吐锦,泉流橘井水生香。

身体弱多锻炼便好,药品精少服用为佳。

黄润紫团,功殊高妙;玉兰橘井,品重杏林。

医有秘方,可使万民增寿;药无凡草,能教百病回春。

天下药治天下病,是病能治;世上人除世上灾,有灾便除。

丹心可医病解痛,妙手能起死回生。

十字药箱肩上背,百般疾病手中除。

志在活人施妙药,心为济世挽沉疴。

越岭翻山适医药,走村串户探病人。

妙手回春医百病,灵丹济世乐千家。

降香木香香附满店,黄药白药山药齐全。

具备中西药品,方便远近病人。

百草回春争鹤寿,千方着意续松年。

爆竹几声来吉利,药汤一剂保平安。

几粒药丸除病害,一副汤剂解忧愁。

瑞雪纷纷辞旧岁,银花铺地村村喜;红梅芳芳报新春,琥珀满院户户欢。

杞子牵牛耕熟地,将军打马过常山。

白头翁持大戟跨海马,与木贼、草寇战百合,旋复回朝,不愧将军国老;红娘子插金簪戴银花,比牡丹、芍药胜五倍,芙蓉出阁,宛如云母天仙。

几味君臣药,一片圣贤心。

医人毋需齐天地,药王千金同日月。

妙药扫除千里雾,金针点破一天云。

同登药王千年洞,共寻人间济世方。

泾河炼丹龙引路,笄头采药虎随身。

太统若行留仙迹,鹤洞清风有异香。

药物素有灵若无奇方医俗病,广成炼妙丹独操仁术救人危。

玫瑰花小,香飘七八九里;梧桐子大,日服五六十九。

骑海马上滑石谨防半夏,牵丑牛过连翘须要细辛。

鼓架架鼓,陈皮不能敲半夏;灯笼笼灯,枳壳原来只防风。

大将军骑海马,身披穿山甲;小红娘坐河车,头戴金银花。

黄柏怀山力生地,独活薏米仁瞿麦;红娘桑枝蚕菟丝,密炙金沸穿龙衣。

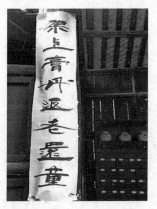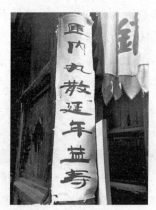

老药铺对联照片

史君子文术百部,人参朴官桂千里青葙;花槟榔苦楝赤箭,胆星附国老十大功劳。

盛夏红日照牡丹,严冬白雪映腊梅。

柏仁杏仁郁李仁,世世做仁人;蒲黄地黄天竺黄,代代传黄门。

乌药附子胜良药,红芽大戟将军府;虎杖芦茅如刀施,金钱重楼国老家。

人参无远志,半夏君子;槟榔有大刀,车前将军。

橘井泉香，散作万家甘雨；杏林春暖，烧成九转灵丹。

虎守杏林，全凭济世留春意；龙盘橘井，必须活人振家声。

但愿人无病，何妨我独贫。

药有君臣千般用，臣无贫富一片心。

日照杏林，万枝竞秀；春来药苑，千草峥嵘。

架上藏书皆寿世，壶中贮药尽延年。

神州到处有亲人，无论生地与熟地；春风来时尽著花，但闻藿香与木香。

治国齐家和衷共济，杏林花好之子于归。

萱庭春长良辰设帨，杏林目丽绮席称觞。

橘井龙吟月，杏林凤唱春。

橘井泉香杏林春暖，芝田露润崆峒花浓。

橘井流香三世业，杏林飞雨万家春。

杏林帘影远，梨酿酒香浓。

药物素有灵，苦无奇方医俗病；王侯高不任，独操仁术救人危。

铁杆铜条耸碧霄，千年不朽；铅烧汞炼点丹药，一点回春。

花放杏林滋气血，药生兰室补肢身。

誉满杏林寿身寿世，材储药圃医国医民。

杏林日暖百花争艳，橘井泉香大地回春。

仁育苍生杏林春满，术精黄帝橘井流香。

杏林三月景，橘井四时春。

医隐山林托迹远，仁昭今古惠民深。

仁昭今古依泉石，药有君臣起膏肓。

书著千金，甲乙经通今古远；丹还九炼，壶中神化天地空。

日照杏林千枝竞秀，春来药苑百草峥嵘。

杏林春意暖，橘井活人多。

春暖杏林花吐锦，泉流橘井水生香。

橘井泉香疗险病,杏林春暖治奇疴。

本草药名居第一,杏林上品补真元。

橘井龙吟喜雨,杏林虎啸和风。

黄帝内经传妙术,神农本草有良方。

王母心涵杏林花吐锦,泾川水流橘井泉生香。

厚德博学,精诚济世。

伏羲尝药,歧黄典医。

悬壶市药,铸镜鉴邪。

金匮秘书藏万卷,龙宫禁方有三篇。

著手成春,万家生佛;婆心济世,一路福星。

志在救人,剂温凉寒暖,而万姓感德;心欲济世,诊沉浮迟数,
乃千古扬麻。

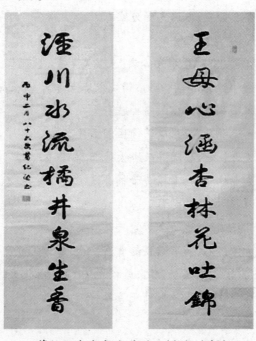

葛纪熙先生书法对联 （赵炳台摄）

第四节　故事传说

杏林春暖

　　新春佳节，平凉人会经常看到在药店、诊所门口张贴"杏林春暖"的春联，或在店内悬挂着"杏林春暖"的匾额。那么，"杏林"究竟有着什么含义呢？"杏林"一词，典出汉末三国闽籍道医董奉。

　　史载，董奉，字君异，福建侯官（现今福建闽县）人，生于三国时代（约公元221–264年之间）。董奉少年时期，除了学习古籍经典之外，发奋钻研岐黄之术，立志要做一位济世的医生。与当时的华佗、张仲景齐名，号称"建安三神医"。在一个偶然的机会，遇到了一位高人，因而修得道术，不但医术极为高明，而且能够预言风雨，民众都视他为能"呼风唤雨"的仙人。

　　董奉修得道术后，青春长留，驻颜不变。据说有一个在侯官出生的少年，第一次见到董奉时，董奉已是四十出头的人，五十年后，此人回侯官探亲，看见许多当年的邻居朋友，都已经老的老，死的死，唯有董奉的颜貌一如往日，没有一点变化，心中很奇怪，就问董奉："当初我看到先生是中年人，而今我已满头白发，您却仍然健壮如中年，先生是否得道？"董奉回答："偶然耳"。长生不老，乃是历代许多帝王、权贵们梦寐以求的事，但如白居易的诗所说"又无大药驻朱颜"。因此，前来寻求"长生不老""仙药"和"法术"的人，日益增多，搅得董奉终日不能安宁，于是，他便离开家乡，周游天下，以医术济世救人。

　　他经过交州（现今广西），刺史士燮罹中毒性休克，厥亡三日，经董奉救治，死而复生，这一消息很快传遍了整个江南。士燮全家万分感激，特地在府邸的旁边建造了一座高楼，供董奉居住，一日三餐均亲自侍奉。一年后，董奉谢绝了士燮的盛情挽留，离开交州北上。

　　途经钟离(今安徽凤阳)时,他看到当地人民由于三国争战而贫病交加,十分同情,便在凤凰山之南六十里的一个贫困的小山坡上居住下来。他根据当地的地理、气候条件,把江南种植果木的农业技术知识传播给钟离农民,鼓励人们在荒山上种植杏树以救荒致富,可惜很多人对这位悬壶治病的"游医郎中"提倡的种杏致富的意义持怀疑态度,并不实行。于是,董奉定下了一奇特的规章:看病不收费用,但重病者痊愈后,要在他居住的山坡上种植杏树五株;病轻者,种一株。由于他医术高明,医德高尚,远近患者纷纷前来求治,数年之间就种植了万余株杏树,成为一片杏林。杏子成熟时,董奉写了一张告示,规定:来买杏的人,不必通报,只要留下一斗谷子,就自行摘一斗杏去。他把杏子交换来的谷,用以救济贫民。据说,每年有二三万贫病交加的人,受到董奉的救济。为了感激董奉的德行,有人写了《杏林春暖》的条幅挂在他家门口。从此,许多中药店都挂上了《杏林春暖》的匾额。《寰宇记》云:"钟离县杏山,吴时董奉居于此,为人治病,惟令种杏五株,数年,杏至万株。"《凤阳县志》也载有"杏山在府治南六十里,吴时董奉种杏于居,不数年,在他的住处种植了十多万株杏树,至今在庐山还留有杏林遗迹。

　　这个故事记载在《神仙传》卷十中。

　　董奉羽化后,人们在董奉隐居处修建了杏坛、真人坛、报仙坛,以纪念董奉。"杏林"的故事一直流传了下来,明代名医郭东就模仿董奉,居山下,种杏千余株。苏州的郑钦谕,庭院也设杏圃,病人馈赠的东西,也多去接济贫民。元代的书画家赵孟頫病危,当时的名医严子成给他治好了,他特意画了一幅《杏林图》送给严子成。后来,人们在称赞有高尚医德、精湛医术的苍生大医时,也往往用"杏林春暖"、"誉满杏林"、"杏林春满"、"杏林满园"、"杏林高手"等词句来形容。近现代的一些医药团体、杂志刊物也常以"杏林"命名。"杏林",已成为中医药行业的代名词。有关"杏林"的佳话,不仅成为民间和医界的美谈,而且也成为历代医家激励、鞭策自己要努力提高医技,解除病人痛苦的典范,医家每每以"杏林中人"自居,"杏林"也成了医学界的代名词。

悬壶济世的故事

许多人不明白为什么一些中药店门前要挂一个葫芦,药与葫芦有什么联系?俗话说"不知葫芦里卖的什么药"?这葫芦与药还真有一个美好的故事传说呢。

古今许多神话故事,几乎涉及药就有葫芦。传说中的"八仙"之一铁拐李,就常背一个装有"灵丹妙药"的葫芦,周游江湖,治病救人。神话小说《西游记》第五回中说:"大圣直至丹房里面,寻访(老君)不遇,但见丹灶之旁,炉中有火。炉左右安放着五个葫芦,葫芦里都是炼就的金丹……他就把那葫芦都倾出来,就都吃了,如吃炒豆相似。"小说中也说到这种葫芦的作用是盛放丹药。

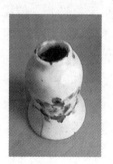

药葫芦 (文妍菊摄)

据《后汉书·费长房传》载,东汉时期(约公元 2 世纪),某年夏天,河南一带闹瘟疫,死了许多人,无法医治。有一天,一个神奇的老人来到这里,他在一条巷子里开了一个小小中药店,门前挂了一个药葫芦,里面盛了药丸,专治这种瘟疫。这位老翁身怀绝技,乐善好施,凡是有人来求医,老人就从药葫芦里摸出一粒药丸,让患者用温开水冲服。就这样,喝了这位老翁药的人,一个一个都好了起来。有个汝南(今河南上蔡西南)叫费长房的人见一老翁在街上卖药,凡吃过他的药的病人,立即见效,药到病除。费长房看了以后,就想拜老翁为师。于是待人散后尾随跟踪,见老翁跳进墙上挂的葫芦内,他觉得非常奇怪,心想这老翁决不是等闲之辈,更增加他拜师的决心。于是就带了酒菜在挂葫芦处恭候老翁出来,不多时,老翁便从葫芦内跳出来。费长房立即磕头跪拜,认师求教,老翁见费长房诚心求学,便收他为徒,老翁笑着说:"今天等晚上没有人时,你再到我这儿来吧"。到了晚上,费长房依约前来。老翁对费长房说:"我要跳进葫芦里去了,你敢来吗?"然后,两个人一下子就都跳进葫芦里去了。费长房一跳进去后,发现外表看起来小小的葫芦,里面竟是宽敞、明亮,见到层层叠叠的楼阁,楼阁后面还有桥和七彩虹,漂亮的简直像个神仙世界了。老翁告诉费长房,他原本就是神仙,只因为做错事才被贬至人间。费长房从此随老翁学道,老翁将自己的医术传授于费长房,后来费长房便成为当时的一代名医。费长房为了纪念老翁,行医时总将葫芦背在身上,或将葫芦悬挂在店铺门口,有事外出还将葫芦系在拐杖顶端。此事一传十,十传百,代代相传。因而后来郎中行医卖药便用葫芦盛药当招牌,因古代人称葫芦为"壶",俗称葫芦瓜,将盛药的葫芦称作"药葫芦",故人们皆称这种行医售药方式为"悬壶",有药店、诊所开业,亲朋好友常置送"悬壶济世"或"悬壶之喜"匾额以示道贺,也因此美称医生职业为"悬壶济世"。

时至今日,仍有不少行医者悬葫芦在诊室当做行医的标志,这种做法更被众多药店、制药厂等沿用。这则典故虽带有传奇色彩,但医家挂药葫芦还有深意:一是向世人表明其"悬壶济世"之宏愿;二是看重葫芦之实用价值。仔细推究起来,用葫芦保存药物确实比其他的容器如铁盒、陶罐、木箱等更好。因为它有很强的密封性能,潮气不易进入，容易保持药物的干燥。从历代史籍中得知，古时候的行医者无论走到哪里身上都背着葫芦，如平凉故事传说中，唐代药王孙思邈过关山采药时，一不小心，将身上挂的药葫芦里的药籽撒在了关山，所以现在关山仍是平凉的药材天然宝库。葫芦除了能盛药，本身也可为药，医治很多疾病。

橘井泉香

在古城郴州，有一座海拔500多米的小山，叫做苏仙岭，这里的白鹿洞、苏仙观、望母松、橘井、桃石……皆由苏仙传说得名。相传距今2000多年前的西汉时期，一名潘姓姑娘在郴江河边洗衣时，手指绕上河中漂来的五彩带，久解不脱，五彩带竟神奇地钻入潘氏腹中。不久潘氏未婚有孕，为避人口舌，无奈躲入山洞生下一名男婴后匆匆离去。几天后，潘氏思子心切，跑回山洞，看到白鹿正在给新生儿喂乳，白鹤正伸展翅膀给新生儿御寒。潘氏亲子难舍，决定携子生活。孩子长大后，潘氏送子念私塾，并恳请先生取名。先生看到窗外大树下一个人正枕着大树睡觉，树枝上挂着用草绳穿的一条鱼，沉吟后说：禾草穿鱼为苏，单人枕树而眠为耽，就叫苏耽吧。苏耽从小就孝顺母亲。

一次，苏母生病想吃臭豆腐，但郴州城没有。苏耽几个时辰后竟弄来了热腾腾的臭豆腐。一个月后，苏耽的舅舅从湘潭过来，和苏母聊天时谈道，一个月前曾在湘潭城里遇见苏耽。推算时间，正好是苏母生病那天，一问才知苏耽是从白鹿洞里走近路到湘潭去给母亲买臭豆腐。还有一次，苏母生病想吃桃子，苏耽就到苏仙岭山顶摘了满满一筐桃子。因为想让母亲早点吃到桃子，下山时在半山腰不慎摔倒，桃子散落满山，苏耽顾不得许多，就近捡了几个桃子赶回家中给母亲品尝，后来散落未捡的桃子化作了石头。如今苏仙岭的石头多为桃状，当地人称其为桃石。

随后，小苏耽在苏仙岭山上放牛时，在山脚小桥碰到一个仙翁，给了他一本医书，苏耽无师自通掌握了医术，时常为乡亲采药治病，药到病除，无不灵验。后人将苏耽遇仙这座小桥命为遇仙桥。有一年郴州瘴病横行，民不聊生，人们最大的希冀是摆脱病魔的折磨。苏耽就采摘橘树叶，并用屋门前的井水煎熬，治疗瘴气瘟疫病，救济前来求诊的病人，还分文不取。众乡亲为感谢苏耽的功德，推举德高望重的长者为他送去"橘井泉香"匾额，称颂其救人功绩。现在，湖南省郴州市有处自然风景名胜景观叫"苏仙岭"，被道家誉为"天下第十八福地"。苏仙岭上，因宋代秦观写下《踏莎行·郴州旅舍》，苏轼写序，米芾题字留下的三绝碑而名闻天下。苏仙岭得名于苏仙传说。由于苏耽济世救人、孝母爱人，德行昭著，感动上天，后得以位列仙班。成仙后，苏耽常常偷偷下凡到苏仙岭山顶眺望祖屋，思母之至，泪流满面。山上青松被其感动，松枝竟也伸向潘氏住处张望。如今，苏仙岭的青松树枝皆指向西南——苏耽祖屋方向。后人称之为望母松，并被列为郴阳八景之首。这段故事在《水经注》、《列仙传》和《徐霞客游记》均有记载，蒲松龄著作《聊斋志异》也有以苏仙为题材创作的内容。

后人以橘井常喻良药，杏林称颂贤医，"橘井杏林"便成为中医药文化的代名词。在日韩及东南亚等地，橘井俨然是中医药的象征，制药业常以橘井取名，形成了特有的橘井文化。"虎守杏林春日暖，龙蟠橘井泉水香"，我们时常可以在一些传统药铺门扉或厅堂贴看到这句话。千百年来，"橘井泉香"和"杏林春暖"相映成趣、熠熠生辉，成为我国古代医药史上脍炙人口的著名典故，故明代文学大家王世贞曾为之作诗赞道："橘井汲后绿，杏林种时红。此橘复何忧？年年领春风。"亦为赞誉中医药界人士高尚医德和精湛医术的名句。

薏苡之谤

有一味中药叫"薏苡",与一个叫"薏苡明珠"的成语有关,这个成语是指无端受人诽谤而蒙冤的意思。它来自一段历史故事:东汉名将马援(伏波将军)领兵到南疆打仗,军中士卒病者甚多。当地民间有种用薏苡治瘴的方法, 薏苡籽实呈卵状或球形, 直径 5–7 毫米,外包有似珐琅质的硬壳,多年生草本植物,果实可供食用酿酒,并是一味形状像夜明珠一样的中药,其性味甘、淡、凉,入脾、肺、肾经,具有健脾、补肺、清热、利湿之功,用后果然疗效显著。马援平定南疆凯旋时,带回几车薏苡药种。谁知马援死后,朝中有人诬告他带回来的几车薏苡,是搜刮来的大量明珠。这一事件,朝野都认为是一宗冤案,故把它说是"薏苡之谤",比喻被人诬蔑,蒙受冤屈。白居易也曾写有"薏苡谗忧马伏波"之诗句。

现代医药学研究表明,薏苡含蛋白质、多种氨基酸、维生素和矿物质,其营养价值在禾本科植物中占第一位。薏苡仁用于临床治疗,可以强筋骨、益气、和中、消水肿等,此外,阑尾炎、关节炎、脚气病乃至肿瘤皆可使用,也可煮粥作为病后调养。薏苡的根、叶也可入药。薏苡的根除了具有清热、利湿、健脾的作用外,还可治黄疸、驱蛔虫以及治疗牙痛、夜盲等症。薏苡叶可代替绿茶,并有利尿作用。

薏苡还有养颜和美容功效,对年轻人身上或面部的瘊子,有很好的疗效。用法为:成人每天用带壳的薏苡仁 50 克,洗净后加入两杯半水,煮熬到水减至一半时即可服用。一般服一个月。此种薏苡仁汤还对皮肤粗糙、雀斑、疙瘩等病症有治疗作用。

对症下药

华佗是东汉末年著名的医学家,他精通内、外、妇、儿、针灸各科,医术高明,诊断准确,在我国医学史上享有很高的地位。

华佗给病人诊疗时,能够根据不同的情况,开出不同的处方。

有一次,州官倪寻和李延一同到华佗那儿看病,两人诉说的病症相同:头痛发热。华佗分别给两人诊了脉后,给倪寻开了泻药,给李延开了发汗的药。

两人看了药方,感到非常奇怪,问:我们两人的症状相同,病情一样,为什么吃的药却不一样呢?

华佗解释说:你俩相同的,只是病症的表象,倪寻的病因是由内部伤食引起的,而李延的病却是由于外感风寒,着了凉引起的。两人的病因不同,我当然得对症下药,给你们用不同的药治疗了。

倪寻和李延服药后,没过多久,病就全好了。

后来,对症下药这一成语,就用来比喻要善于区别不同的情况,正确地处理各种问题。(以上故事均据百度网站文章整理)

人参鸟

从前有个孩子名叫石娃,他从小死了爹妈,好不容易才长到十五六岁,为了生活,石娃独自到崆峒山去采药。崆峒山有很多名贵的草药,可惜石娃都不认识。好在石娃是个单身,一个吃饱全家不饿,什么麻黄甘草的,只要尽力去采,就可以维持生活。

有一天,石娃正在后山密林里采药,突然看见一个陡峭的山崖边放射出五彩光芒,石娃惊奇极了,赶忙跑到那儿去看。谁知当他赶到时,山崖上只有丛莽茂草,并没有奇特的东西。石娃听人说过,百年以上的老人参能发出五色光,还能变成人形到处行走,谁要是能找到这样的人参,便能发大财。石娃不想发财,只希望能见到这人参,更希望这人参能变成一个娃娃和他一起玩。有一天,石娃采药又来到了后山,他一边采药一边留心那个山崖。忽然,他看见山崖边又出现了五彩光芒。这一次,他只是小心地伏在草丛里,睁大双眼注意观察。不大一会,从五彩光芒里缓缓走出了一个十三四岁的小姑娘,她身穿五彩裙衫,头发扎成双丫,在山崖边跳起舞来,样子十分可爱。石娃悄悄靠近那小姑娘,一把拽住了她的衣裙。小姑娘一惊,眼里含着泪,不知如何是好。石娃一见她这模样,急忙说"你别害怕,我不会害你!你可是人参变的?"一边说着,一边就松了手。那小姑娘本来就常见石娃,现在又看到石娃确实没有害人之意,便说:"我就是人参姑娘,咱们做个朋友,我会帮助你的。"说罢便和石娃一起采集山药,并教石娃认识了他不认得的许多贵重药材。姑娘还教石娃唱山歌,教他跳舞,他们成了好朋友。石娃背着他们一块采的药,换回了许多钱,生活有了保障,快活极了,几乎每天都要到这里来和小姑娘一块玩耍,一块采药。没有不透风的墙,石娃与人参姑娘交朋友的事,很快被住在山上的一个坏人发现了,这坏蛋绞尽脑汁想出一条毒计,将人参姑娘抓到自己手里。一天,当人参姑娘和石娃玩耍时,脚下一空,突然都落入了一个陷阱,这陷阱正是那个住在山上的坏蛋布置的,他想用陷阱困死石娃,捉住人参姑娘。这陷阱很深,一落下去,人参姑娘就明白这是坏人对自己的暗算,她想自己能飞出去,但石娃将遭殃,便泪水盈盈,悲伤极了。人参姑娘强忍住悲痛对石娃说:"咱们不能落入坏人的毒手,你赶快吃了我就会成仙飞升,跳出这陷阱。"说着,她就变成了一株白生生的胖人参。石娃感到这事来的突然,但又无法爬出陷阱,现在捧着人参,心如刀绞。这人参是他心心相印的好朋友,就是自己死了,也不能伤害朋友。他左思右想,急忙脱下衣衫,将人参包好,含着眼泪用力将人参扔出陷阱。人参姑娘被扔出陷阱后,掉在悬崖的一个小平台上,因为她被包在石娃的衣衫里,那热烘烘的汗味使她感到温暖又幸福。因为人参姑娘被摔了一下,虽然有衣衫裹着,但还是感觉浑身酸痛,便晕晕乎乎的睡着了。当她醒来后,便呼喊石娃,可是没人应,她急忙走出衣衫,飞到崖上一看,陷阱已被坏蛋埋没,石娃也不见了踪影。人参姑娘那个伤心劲,怎么也形容不出。从此,人参姑娘就住在上不沾天、下不着地的平台上,伴着石娃的衣衫,再不与人接触了。过了几天,一只褐色的小鸟飞到人参姑娘身边,发出声声悲鸣,不愿离去。人参姑娘一下就听懂了鸟语,这褐色小鸟就是石娃。人参姑娘十分悲愤,她痛恨坏人,喜欢朋友。她将自己的枝叶和果实都喂了小鸟。这小鸟也怕有人再糟害人参姑娘,就一直守在石崖边。白天他一声不吭,静静地呆在一旁看着人参;晚上,它就飞上旁边的大树,一边观察着周围的动静,一边叫着:"别怕! 别怕!"

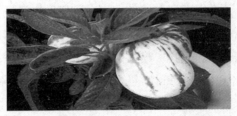

人参果 （网站图片）

因为它的叫声脆嫩,又那么响,不知道的人们听起来好像是小狗的叫声。至于它的形状怎样,更是鲜有人知,不知道的人一直就叫它看山狗,只有知道这件事的老年人才会告诉你,那是人参鸟。

(作者:仇非)

药王关山撒药籽

传说药王孙思邈走三山游五岳,到处采集药材、药籽。有一天,药王转到华亭县,见关山雄伟秀丽,林茂草丰。他想:如此富饶的大山,必然有很多药材生长其上。于是,他徒步向关山深处走去。由于一路上专心致志地采药,收药籽,却忘了要早些找个人家觅些吃食,直到肚子咕咕作响时,才想到自己的疏忽。药籽不少,但却没有一样可以用来充饥的。这时,孙思邈不禁想起在京城长安给帝王将相看病时招待他的山珍海味,那一盘盘可口的佳肴一个劲地在眼前晃动,使得他口水直往肚子里咽,越咽越觉得头晕目眩,随后两腿无力。他想找些水喝,以减疲乏。

华亭这地方就是怪,山有多膏,水就有多高。孙思邈向前走几步,竟有一眼山泉出现在面前。只见泉水清澈见底,并淙淙地向外流淌。他弯下腰,刚要用手捧水来喝,忽见一条毒蛇在水中游荡,他的行动虽已把蛇吓跑,但凭经验,知此水已经有毒,喝了它,轻则肚子疼,重则有生命危险。

药王孙思邈水没敢喝,便在离山泉不远处找了一块石头坐下歇息。忽然,他看见两个割竹子的本地汉子走到山泉边,他们放下毛竹,手没洗、汗没擦,掏出玉米面大饼就吃。那黄粲粲的颜色,香喷喷的味道,更惹得药王孙思邈不停地往肚子里咽口水。老先生有心上前讨要一块,又怕失了身份。突然,孙思邈心里打起了如意算盘,他思忖着:你们吃了饼,必定要喝水;喝了水,必定会肚子疼。那时,我的药到病除,你们必定要感谢我。谢我什么呢?除去干粮就是毛竹,总不会叫我扛两捆毛竹吧……想到此,他暗暗高兴。

果然不出孙思邈所料,两个华亭汉子吃了几口玉米面饼子后就捧起泉水大喝起来。孙思邈出于救死扶伤的善良本性,几次想上前阻拦,但一闻到那香甜的玉米面饼子的味道时,起来的身子便又

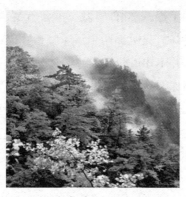

华亭关山一隅

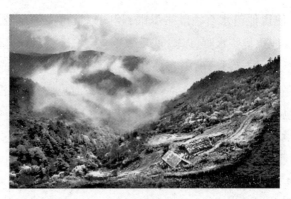

关山农家

坐下了。只见两个华亭汉子喝过泉水，又掏出大蒜下着饼子继续吃起来。吃了一会饼子，又喝了一会水，一连数次。两人吃饱喝足，便倒卧在石头上。孙思邈偷眼一看，暗暗高兴。心想，好了，他们的肚子在隐隐作痛了，等会儿，便要大发作了。他虽是这样想，但总觉得救人要紧，不敢怠慢，他刚要上前查看，那两个汉子却对唱起华亭曲子戏《秋莲拾柴》，来了一曲"继母不仁"。

姜秋莲泪纷纷……

孙思邈感到奇怪，难道此水没有毒？为了弄个水落石出，他拿出品尝百草药性的勇气，决心亲自喝他几口。他偷偷拿出几味解毒的药，想着万一中了毒，就立即自救。准备就绪，便朝山泉走去，刚捧了一掬水伸嘴去喝，只听那两个汉子喊道："老人家，热人可喝不得山泉水！"他们并不知道此泉毒蛇游过。

"喝不得？那你们喝了为啥没事儿？"

"我们刚才都吃了大蒜，大蒜能解毒啊！"

大蒜能解毒，孙思邈还是第一次听说。此时，两个华亭汉子走到药王孙思邈跟前，那个高个子递给他两骨朵儿蒜说："喝了生水，再吃些蒜，就百保无事。"低个子说："你上了年纪，空肚子吃多了蒜胃里难受，先吃块干粮吧。"说着，把一块玉米面饼子送到孙思邈手中,孙先生感动得向两个华亭汉子连连道谢。

两个华亭汉子身背毛竹走后,孙思邈照着他们的样儿,下着大蒜吃玉米面饼子,然后再喝几口山泉水,直觉得那味道比在京城里吃过的山珍海味还要可口。渐渐地肚子舒服了,浑身有力了,望着那两个汉子逐渐消失的背影感慨万分。他想,我孙思邈虽然大名鼎鼎,但经验没有山民多,知识没有山民广,还配当什么药王呢?一气之下,竟把从三山五岳采集到的药材、药籽一股脑儿全撒在关山上。这些药籽便在关山扎根、开花、结果,并经鸟雀带至华亭境内的各山沟生长、繁衍。(摘抄于《华亭文史》)

药王的故事

在崆峒山一天门的南侧有一座建筑壮丽、香火旺盛的庙宇,那就是药王孙思邈的供位。你看他骑着猛虎,威风凛凛,好似一名武将,实际上他是一位非常细心的药王。

他本是一名闻名全国的神医,多顽固的病,经他诊治都会痊愈。可是,后来不知怎么走了厄运,凡经他看过的病人,病情不但不得好转,反而加重,一时吓得他再也不敢给人看病了,悄悄地来到崆峒山,隐姓埋名,一面给寺院拉大锯维持生计,一面利用空闲时间,到山间辨认草药,深钻医理。他为了鉴别药性,逐个对草药进行品尝,在自己身上实验,常常被一些草药毒的鼻青脸肿,昏迷不醒。

有天,他正在拉锯解板,只见一名青年妇女急忙从香山跑了下来,看样子有急事。他忙拦住民女问:"这位小妹,你有啥事?"那青年妇女喘着粗气说:"家……家中……老母有病,快不……行了,我去求神仙保佑,为老母……求条生路。"孙思邈听了妇人的话,心想:这民女为救婆婆急成这样,我作为一名行医者,不能见死不救。于是他又拉住民女说:"你别去求神了,我是医生,我去给你婆婆治病。"那民女见他一个拉大锯的说这话,心中很不信任,头也不回,转身就走,无奈孙思邈只得说出了自己的名字。这民女一听是孙思邈神医,忙叩头作揖,高兴地说:"孙大夫,怪我不识贵人,请原谅吧。"礼罢,便将婆婆的病情诉说了一遍。他听了后,认为老婆婆的病不是很严重,告诉她:"你快回去,给你婆婆煎一碗瞿麦汤服用后,病自会好的。"

第二天一大早,这位民女笑呵呵地和婆婆提着礼物前来道谢,口口声声说:"多亏那瞿麦汤,老婆母的病药到病除,真是神医啊!"一时,他治病如神的佳话一下在崆峒山传开,前来求医的人络绎不绝。

有一天,他到崆峒山前半山出诊时,有一条白色巨龙挡住他的去路,他停了一会,见那白龙没有伤害自己的意思,只是向他摆头,好似很痛苦的样子。孙思邈一点也不害怕了,他走到白龙跟前一看,龙的头后有一个肿瘤,很大,巨龙痛的只流眼泪。孙思邈忙上前给它用针刺破脓包,取出浓液,又给敷上草药。大约过了三个时辰,那肿瘤消失了,很快长出红丝丝的新肉来。这白龙一下精神起来,向他三点头,把他送过泾河飞走了。后来人民得知他就是泾河龙王。

孙思邈过了泾河,沿着泾河前去,准备找路再上北山,可走了不远,突然从山沟窜出一只金黄加条纹的大老虎,又张着血红的大口向他扑来。一时吓得他出了一身冷汗,舌头都麻到根上了。他想:这下完了,自己成了这老虎的美餐了!他闭上眼睛,听天由命。可是他站了半天,没有动静,微起双目,见那老虎不但没有动口,反而乖乖蹲在他跟前,只是张大嘴。他仔细一瞧,好家伙,原来这只老虎口中卡着一根骨头,吐不出、咽不下,疼得它泪水都湿了眼圈。孙思邈忙上前将那根骨头拔了出来。一时那老虎感激地向他点头,并卧到他身边,用嘴舔着,让他骑到身上。当他刚一骑上,那老虎就向长安方向飞奔而去。

现在崆峒山孙思邈住过的洞，就叫药王洞，老虎送他去长安的北山，就叫虎山沟。（作者：王生杰）

第五节　原文选编

地区医药公司给平凉地委徐拴龙书记的一封信
——关于桃耳七资源情况的初步了解

平凉地委徐书记：

　　根据地委贯彻总书记视察平凉工作指示和我区中药资源普查进展情况，现将初步了解的桃耳七家野资源分布情况专题汇报如下：

一、国内分布及生态环境

　　桃耳七，别名鬼臼、鸡素苔、羊泡蛋、红公鸡、野狐爪、红皮袋、草爪儿、钢筷子等，多年生草本植物，高 40-80 厘米。生长于山区林下阴湿地方和海拔 2000-3000 米的二阴地区疏木下、林边、早晚阴坡。花期 4-5 月、果期 9 月。1977 年版《中药大辞典》中记载，我国四川、陕西、甘肃、青海、云南、西藏等六县区均有分布。我省初步了解到兰州地区的马家山、武都地区的文县以及武马和我区的华亭、庄浪两县沿关山一带林区均有野生资源。

二、我区家野资源分布情况

　　1. 野生资源：地区医药公司调查组于 1984 年 7 月 26 日在华亭马峡 2320 米，7 月 28 日在华亭玄峰唐山湾 2400 米，8 月 24 日在庄浪店峡子 2300 米等地林区坡中采得桃耳七植物标本六份。此后省新药研究所专门来人进行了资源调查，并将华亭苍沟作为重点联络点。据初步了解，我区华亭县马峡、西华、上关、麻庵和庄浪县的韩店、郑河、通边、永宁等八个乡和三十多个自然村均有分布，但初步掌握资源并不多。

2. 家种资源：桃耳七以种籽繁殖，喜阴湿，生命力较强，由于1984年传说桃耳七能治癌症，实际上1977年版《中药大辞典》下册1791页有明确记载，此品种成分对恶性肿瘤有一定的抑制作用，并对5例治疗宫颈癌和肿瘤全部恢复正常和取得的不同疗效进行了记载，由此传说引起华亭境内林区大量采挖野生资源，农民个人移栽结果趋势良好。据了解，苍沟二队20户人，家家有移种，多者0.5亩，少则一二分地不等。苍沟国营药厂由新药研究所寄来3千克桃耳七籽种，已试种成功，看来籽种繁殖和移栽扩大药源是有把握的。

3. 据了解，桃耳七1985年在甘肃省对外技术合作展览会上已展出，现已由西北合成药厂生产。但由于我区野生资源较少，未开发利用，面积和贮量无法统计。

目前，国内外对桃耳七的研究利用从未间断，发展是大有前途的。而我区既有少量资源，又有移栽和籽种繁殖的成功经验，且沿关山林区均适宜生长，这些都是得天独厚的优势。华亭、庄浪县沿关山一带的乡村应积极扶持农民种植提供秧苗籽种；国营苍沟药厂应积极为农民提供栽培技术和秧苗籽种。

1986年8月1日

1988年平凉药品资源情况

一、中药材生产、种植的历史现状

平凉家种、野生药材资源利用共170种，其中家种药材60种，野生药材110种，百分之八十是植物药材，南部山区沿关山一带素有"药乡"之称，按资源分布情况看，华亭是平凉中药的重点县，也是平凉中药材生产基地，家种、野生资源165种。华亭县自明代开始就引种文县党参、当归、大黄，到 1988 年底，分别达到 2500 亩、3000 亩和 1000 亩，1971 年由新疆引进伊贝母，现发展到 350 亩，年产商品 1 万多千克；还有独活、云木香等品种；灵台县的酸枣仁、生地、款冬花又名灵冬、红花、龙骨不仅质量好，而且久负盛名，泾川的远志、薏米仁、牡丹皮，崇信的白芷、天麻、崆峒区的山茱萸等地产品种，为振兴平凉经济、防病治病发挥了重要作用，到 1988 年，平凉中药总面积达到 10 088 亩，总值 500 万元。

二、平凉中药材家种情况及分布地域

1957 年至 1963 年，家种药材近 20 种，面积 1437 亩，主要品种大黄，产华亭 460 亩，庄浪 50 亩；党参，产华亭 20 亩，崆峒区 60 亩，庄浪 10 亩；生地，产灵台、静宁各 10 亩；当归，产华亭 70 亩；薏米仁，产泾川 25 亩，灵台 105 亩；小茴香，产崇信 2 亩；马兜铃、牛怀膝各 1 亩，均产灵台；枸杞，产静宁 1 亩；大黄、党参、当归育苗均在华亭苍沟、玄峰、麻奄一带。

1973 年，平凉家种药材达 40 余种，面积 9990 亩，其中当归 243 亩，产于华亭 181 亩，庄浪 710，静宁 1400 亩，崆峒区 244 亩；大黄 2058 亩，产于华亭 1667 亩，庄浪 117 亩，灵台 147 亩，崆峒区 66 亩，泾川 41 亩；生地 1022 亩，主产静宁 703 亩，泾川 145 亩，庄浪 90 亩等；黄芪 480 亩，主产灵台 264 亩；怀牛膝 60 亩，产于静宁、灵台、泾川，崇信试种；黄连 15.8 亩，产于华亭苍沟；贝母华亭、庄浪、崆峒区试种共 11 亩；云木香、菊花、白芷均产于灵台；玄参 1 亩产于崆峒区；连翘产于泾川 15 亩、崆峒区 2 亩、灵台 1.5 亩；枸杞 68.8 亩，崆峒区 10 亩、泾川 34 亩、灵台 4.7 亩、崇信 20 亩；牡丹 16 亩，产于泾川；山茱萸 26 亩，产于崆峒区 9 亩、泾川 3 亩、灵台 2.8 亩、崇信 10 亩、华亭 1.8 亩；杜仲 69.2 亩，各县（区）均种植；薏米仁 384.5 亩，主要产于泾川 200 亩、灵台 134 亩、崇信 35 亩；白扁豆 275 亩，主产产于泾川、灵台、崇信三县；黑芝麻 186 亩，主产灵台

127亩、泾川50亩;牛籽488亩,各县(区)均产;荆芥、紫苏子,均产泾川、灵台县;车前子、半夏、款冬花、瓜蒌、白术、山枝、使君子均在灵台种植。

由于多年来,平凉中药材生产种植是出于多了砍、少了赶的状态,一无专业生产机构,二无专职生产技术人员,群众种植是盲目无计划的情况下自由种植的,各县(区)医药公司忙于经营抓效益,无专业人员搞药材生产,医药加工市场混乱,竞争激烈,种药不如购药贩药效益显著,在一定程度上挫伤药农积极性,再加上种药受地理自然条件制约,有时有种无收,有时收获后无销路等,到1983年,平凉种药面积6637亩,主要品种有大黄2494亩、板蓝根157亩、川芎20亩、党参700亩、当归400亩、伊贝母216亩、云木香15亩、独活53亩,均主产于华亭;生地21亩、杜仲120亩,主产于静宁;赤小豆400亩、黄芩24亩、荆芥等产于灵台。1983年,平凉种药面积比1973年减少了3353亩。

1988年,平凉家种药材总面积10 880亩,收购总值达500万元,主要是华亭的大黄、党参、当归、伊贝母、独活、白芷和灵台枣仁、款冬花以及万宝川改良山楂等品种。

平凉中药材家种野生资源情况:华亭165种,其中家种36种;泾川160种,其中家种22种;崇信145种,其中家种25种;灵台137种,其中家种32种;崆峒区130种,其中家种20种;庄浪104种,其中家种15种;静宁140种,其中家种15种。

三、野生资源主要品种开发利用情况

酸枣仁:主要分布在泾川、灵台、崇信山区,面积约1000亩,年收购1万千克。秦艽:各县(区)川、山区均有分布,面积约500–1000亩,年收购1万千克。淫阳藿:主要在华亭、庄浪、崆峒区,面积500–1000亩,年收购5000千克。远志:主要在泾川、灵台、华亭、庄浪等县山区,面积800亩,年收购5000千克。甘草:各县(区)均有分布,

面积约 3000 亩,年收购 20 000 千克。前胡:主要分布在华亭、庄浪、灵台约 100-200 亩,年收购 1000 余千克。独活:主要分布在华亭、庄浪、灵台,面积约 500-700 亩(家种 200 亩),年收购 25 000 千克。五加皮:分布在灵台、泾川、崆峒区山沟坡,年收购 10 000 千克。桑寄生:分布在灵台、华亭林区,面积约 1000 亩,年收购 10 000 千克。苦参:各县(区)均有分布,面积约 5000 亩,年收购 100 000 千克。麻黄:分布在泾川、灵台、崆峒区、崇信县,面积 2000 亩,年收购 15 000 千克。茜草:分布各县(区)山坡处,面积约 200 亩,年收购 6000 千克。木贼:分布在华亭、庄浪、泾川等县,面积约 2000 亩,年收购 20 000 千克。猪苓:分布在华亭、庄浪林区内,面积约 500 亩,年收购 3000 千克。黄芩:分布在灵台、崆峒区、庄浪,面积 1000 亩左右,年收购 15 000 千克。柴胡:分布各县(区),面积 4000 亩,年收购 40 000 千克。茵陈:分布各县(区),面积约 8000-10000 亩,年收购 130 000 千克。地骨皮:分布各县(区),面积约 2000 亩,年收购 15 000 千克。蒲公英:分布各县(区),年收购 30 000 千克。龙骨:分布在灵台、崇信县,年收 40 000 千克。升麻:主要分布在华亭、崆峒区、庄浪县,年收购 10 000 千克。穿地龙:主要分布在崆峒区、泾川、灵台、华亭县,年收购 60 000 千克。车前子:分布各县(区),年收购 10 000 千克。郁李仁:分布各县(区)山川,年收购 10 000 千克。羌活:分布在华亭,年收购 1000 千克。知母:分布在泾川、崆峒区,年收购 500 千克。槐花:分布各县(区),年收购 5000 千克。槐米:分布各县(区),年收购 5000 千克。紫苑:分布华亭、崆峒区,年收购 10 000 千克。因为中药材是一地生产,全国配方,均销往全国各地和供应区内市场。

四、中药材引、试种概况

平凉中药材引、试种从明清时期开始,真正发展起来是从 20 世纪 60 年代末,如 1969 年从文县引进的党参,各县(区)1984 年发展到 5900 亩,1970 年由华亭五马药场引进的云木香,到 1988 年发展到 100 亩左右,1971 年华亭、静宁从新疆引进的伊贝母,到 1988 年发展到 350 亩,崆峒区、静宁由陕西丹凤引进的山茱萸,到 1988 年发展到 120 亩,还有杜仲(泾川、灵台、崇信、静宁)、黄柏(静宁)、厚朴(灵台)、元胡(各县)、木瓜(泾川)、杭菊(崇信)、白芷(崇信)、玄参(华亭)、橘梗(崇信)、天麻(崇信)、枸杞(静宁)、山楂(灵台)、黄芪(各县)、半夏(华亭)、连翘(泾川)、瓜蒌(泾川)、生地(灵台)、川芎(华亭、灵台)、牛籽(各县)、黄连(灵台)、破故纸(泾川)共 25 种,全部品种近年来有很大的发展,已成为平凉拳头品种,为振兴平凉经济做出了贡献。

五、中药材加工利用

平凉从 20 世纪 70 年代初,先后在七县(区)和地区医药公司成立了中药饮片加工厂,到 1977 年切药机达 20 台(件),加工人员 54 人;到 1988 年加工机械达 50 台件,加工人员 54 名;其中地区公司 8 人、崆峒区 11 人、泾川 12 人、灵台 5 人、华亭 9 人、崇信 2 人、庄浪 3 人、静宁 4 人,加工炮制品种达 315 种,总量达 80 万千克,工艺流程主要有净选、浸、切片、粉碎、去核、去油、煨、青炒、爆炒、炒黄、炒焦、炒碳、麸制、酒制、沙制、醋制、密制、水飞等方法。这些方法为方便配方,提高药用疗效发挥了重要作用。较好和比较稳定的加工厂有华亭县医药公司加工厂、泾川县医药公司加工厂、地区医药公司加工厂和崆峒区医药公司加工厂。

甘肃华亭:"药材之乡"药材香

时下,走进华亭县的山川田野、沟壑梁峁,一垄垄药材地里,人头攒动,刚采挖出来的药材堆满田间地头,微风吹拂下散发出沁人肺腑的药香。素有"药材之乡"美誉的华亭县,满山遍野的药材进入采挖收成期。

"因为不懂技术，去年种的独活品质不太好，也没卖上好价钱。今年我加入了镇里的药材联合社，联合社统一提供技术指导、发放专用有机肥料，今年的药材长势比去年好得多，挖出来的药材个大肉厚，卖相好，一定能卖个好价钱。"11月4日，马峡镇大岭村村民贾宏福指着自家一大片药材乐呵呵地说："忙了千年，咱农夫就希望有个好收成，看着这一个个壮实的'宝贝疙瘩'，心里有说不出来的高兴。"

正在地里采挖药材的村民李栓平对笔者说，他今年种了2亩多独活，长势良好。一来要感谢县、乡技巧人员提供的技术指导，使他掌握了科学的种植办法；二来要感激联合社供给的有机肥料，使药材吃上了"对口味的饭"，才长得壮实。"酒香不怕巷子深，种出了好药材，外地客商就会找上门收购咱的'宝贝'，就能卖上好价钱，咱脱贫致富也就更有信心了。"李栓平喜滋滋的说。

据悉，华亭中药材栽培历史悠久，有良好的群众种植基础。华亭大黄、独活、川芎、柴胡等地道中药材早就列入甘肃省精品药材行列，"华亭大黄""华亭独活"获得了国家商标局产地质量认证注册，并摘得了"甘肃省农产品交易会金奖"。

今年以来，华亭县依照"保品牌、调结构、强服务、促增收"的思路，狠抓中药材标准化种植基地建设、种子种苗标准化繁育、品种试验驯化推广、市场体系完善四大工程。在马峡、山寨、河西、策底、砚峡等乡镇建成6个千亩无公害标准化生产基地，在策底镇大南峪村建成了30亩新品种实验示范田，全力推动中药材规模化、标准化、多元化、机械化种植，全县药材种植面积达10万亩。在药材营销上，华亭县坚持以市场为导向，推广适销对路、效益良好的中药材新品种，并通过信息网络和电商流通体系建设，推介宣传"华亭大黄""华亭独活"地产商标品牌，地道中药材、中药材饮片电商

销售取得新打破,市场占有率持续提高。(摘自 2016 年"月 17 日平
凉日报张小兵文)

中药材之乡平凉

　　平凉特殊的自然条件与严酷的生态环境孕育着及其丰富的中
药材资源,是甘肃乃至全国著名的传统药材产区。据初步调查,平
凉现有药用植物、动物、矿物等共计 827 种。其中,药用植物 651
种,药用动物 167 种,药用矿物 9 种。出产党参、黄芪、山药、百合、
冬花、独活、绿豆、地黄、柴胡、甘草、杏仁、淫羊藿等 10 多种传统道
地药材。平凉原产中药材不论野生、种植等均品质佳、疗效独特,如
平凉百合、山药、党参等其药用和养生保健功效早在上世纪 80 年
代就已驰名海内外。

　　平凉地形复杂、气候多变、四季分明,栽培中药材可谓得天独
厚,平凉人自古以来就有栽培中药材的传统。近年来,随着全市农
村产业结构的调整,中药材栽培已成为全市大部分县区的支柱产
业, 中药材种植面积每年均以 10 万亩的速度增长。平凉种植的中
药材品种主要由野生品种驯化、培育而来,其药性足、色泽正、质量
优,在全国中药材市场中口碑好、走货/顺畅。目前,全市大规模种植
的中药材有 20 多种。其中,党参、大黄、独活、冬花等已成为全国主
要栽培产区。

　　平凉不仅生产中药原药材及其半成品,而且生产中成药及中
药制剂, 以兰州佛慈制药有限公司崆峒分公司、甘肃皇甫谧制药
有限公司等为代表的平凉本土药品生产企业生产的六味地黄丸、
安神补心丸、健脾丸、小柴胡汤丸、和血胶囊、消癌平胶囊、三七止
血胶囊、脉安颗粒、金刚片、保胎灵等 100 多种中药制剂,不仅为平

凉乃至全国人民防病、治病、强身健体等发挥着重要作用，深受国人的喜爱，而且还走出了国门，在英国、东南亚等地声名远扬，影响广泛。(摘自2015年10月出版的《西北望崆峒》赵明星文)

药材富了农家人

盛夏时节，笔者走进华亭县马峡镇千亩药材种植示范基地，映入眼帘的是翻地培土、栽苗浇水的繁忙景象。

正在药地里侍弄药材的老药农辛建功手拿一株独活告诉笔者："别看它个小，可是个金疙瘩，1株苗子能卖1毛钱。年初，光苗子我就卖了3000多呢。"满脸笑容的辛建功越说越起劲，"自从华亭大黄、华亭独活地理标志证明商标注册成功后，没想到我的中药材一下子像变成了 宝贝蛋，特别抢手，药材加工厂也建到了家门口，药商们排队来抢收，都成"香饽饽"了，可把人忙坏了。"他脸上遮掩不住的喜悦透射出对药材产业发展前景的自信和憧憬。

近年来，华亭县以打造"陇东药库"为战略定位，选择具有明显地域特色和发展潜力的大黄、独活作为主打品牌，在商标培育、保护和发展等方面给予重点关注和政策扶持。同时，大力推行药材规范化种植工程，先后制订了14种药材规范化生产技术要领和操作规程，按照国家中药材规范化种植标准建成了6个无公害千亩示范基地和5个百亩育苗基地。

今年，该县中药材种植面积达到了10万亩，其中"华亭独活"面积49458亩。万亩以上种植乡镇有5个，10亩以上种植大户167户。同时，该县以精准扶贫为契机，通过科技培训、信息引导、物资补贴等多种形式，加大资金投入力度，培育种植基地和试验示范点，着力扶持药材深加工企业、种植合作社壮大发展，在药材种植重点乡镇举力、药材种植技术专题培训 12 期，培训药农 1106 人次。目前，该县已经形成了以"华亭独活"、"华亭大黄"为主，柴胡、葛根、半夏、秦艽等为辅的中药材产业布局。预计今年全县中药材产量达到 3 万吨，产值达 1.95 亿元，平均助农增收 770 元以上，进一步拓宽了群众增收致富渠道，农民在药地里念活了"致富经"。

（摘自 2016 年 8 月 8 日平凉日报王建文文）

合作社有了联合社种药材马峡发药财

11 月，是独活收获的季节。记者在华亭县马峡镇看到，群众正忙着挖药、晒药，田野里、道路旁、家门口，到处都是忙碌的身影。

马峡村村民王彦军今年种了 14 亩独活，由于家里劳力有限，他雇了当地多名村民帮忙挖药。刚刚挖出来的独活，发达的根系上沾满泥土，闻起来有淡淡腥味，尝起来又苦又麻。"鲜药怕卖不上价，我今年准备卖干货，就卖给联合社。"王彦军说，一亩鲜药的产量在 3000 斤，但目前价格只能卖到每斤 0.7 元左右，等到来年正月，经过晾晒和简单炮制的干药价格应该会高一些。他所说的联合社，就是镇上今年新成立的马峡顺义中药材种植农民专业合作社联合社。

合作社联合社由马峡镇药材经营和种植大户发起成立，整合了现有的中药材种植、收购、加工等 5 个专业合作社，发挥各自优势，共同抵御风险，实现抱团发展，成为种、加、销一体化发展的新型联合体。合作社联合社主要为农户提供种植及管理技术服务，统一标准和有机肥料的使用，并帮助解决加工及销路问题，今年 3 月成立以来，加入合作社联合社的农户已经从最初的 280 户增长到目前的 511 户。马峡镇被誉为"大黄之乡""独活之乡"，目前全镇中药材种植面积稳定在 2.5 万亩,是华亭独活的主要出产地。根据甘肃省食品药品检验所的检测,当地生产的独活中所含的"蛇床子素"和"二氢欧山芹醇当归酸脂"含量均高于国家标准,品质上乘。

马峡独活的价格一直不低,但从 2015 年开始,却遭遇了跳水。"14 年的时候 1 公斤独活(干货)卖价是 13.6 元,15 年就降到了 7 元。"联合社理事长刘建华告诉记者,造成价格下降的主要原因在于药材品质的下降。

马峡有药材种植及经营的传统,但多为单家独户分散经营。即便是已经成立的合作社,也存在规模偏小、发展不成熟的现象,对市场的影响力极为有限, 难以带动社员增收。随着药材效益的提升,部分群众一味追求产量,化肥使用过量,致使药材重金属超标,遭到药厂拒收。一些农户的药材卖不出去,晾晒又不达标,发霉变质,损失很大。

"药好价才好,只求产量不求质量,实际上是害了整个产业。"刘建华说, 当初成立合作社联合社就是想让药材产业发展更加规范化,从种植到管理,每个环节都采用科学统一的技术和标准,特别要减少化肥的用量,按标准使用有机肥,提高产量和质量。联合社成立后, 已经组织了多次技术培训,并免费向社员发放药苗、有机肥、地膜等。马峡镇还争取了项目资金,加上群众集资,在刘店和大岭村建成了钢结构温棚式药材晾晒风干室,确保规范化晾晒储存,减少损耗、提升效益。

刘建华认为,随着联合社规模的扩大,在区域市场价格上的发言权也就越大,可以更大程度地抵御市场风险。"今年的销售,我们准备直接和药厂联系,减少流通环节的资金损失,让群众获益最大化。"

"加入联合社的贫困户有 311 户,药材的规范化经营,拓宽了他们的致富门路。"马峡镇党委副书记肖宝平说,合作社联合社的抱团发展模式,对于提升马峡的中药材品牌效益,维护药材产销市场秩序,促进药材产业规范化、规模化发展起到了积极的作用。(摘自 2016 年 11 月 26 日平凉日报刘英娜文)

附录:

平凉药品大事记

距今 7200 年前,平凉人伏羲"画八卦,所以六气六腑,五行五脏,阴阳四时,水火升降,得以有象,百病得以有类,乃尝百药而制九针,以拯夭枉"。成为平凉发现药品、创造药品、总结药品经验、推广药品使用和管理药品的第一人。

约公元前 3000 年前,广成子利用中草药治病养生,还开始利用药用矿物炼丹,开辟了人类炼制丹药之先河,现今崆峒山上广成洞、浴丹泉、广成炼丹处等遗迹犹存。标志着平凉化学制药的早期萌芽。

约公元前 3000 年前,平凉人岐伯"通脉理,黄帝以师事之。"曾在三年中回答了黄帝提出的 1080 个医药学问题,被黄帝尊为"大天师",后来医药学家们把黄帝与岐伯讨论医药的问答,加以整理补充,编辑成《黄帝内经》流传于世,成为我国现存最早的一部医学经典著作。反映平凉当时创造发明药品、使用药品、理性认识药品达到了平凉乃至中国历史的高峰。

夏商时代,平凉是"禹贡雍州之域",先后有姬姓密须国、共国、阮国、卢国、芮国、崆峒氏国等许多夏商的属国,医在官府,"巫"兼事采药之术。

周朝,巫、医开始分家。平凉的羌、戎人建立的太原国、义渠国等小邦国,也按照周朝中央官制设医师之职官,总管医、药行政。

春秋战国时期,平凉人随着巫、医的分流,开始学习《黄帝内经》,研究医药学,医药学理论体系雏形形成。

秦朝,秦始皇二十七年(前 220 年),秦始皇"慕黄帝事"西巡崆峒,寻求长寿不死之药。平凉各郡县也都设有医长,医长之下设药长,管理药府储存的药物,主持药物之事。

汉代,平凉在郡府县级政权中设医丞、药丞,管理药品;在平凉戍边边防设有军医,专门掌管医药;2世纪中叶,皇甫规镇陇右时,因军中发生流行病,皇甫规便将传染病患者安置在临时指定的庵庐中,使之与健康的士卒隔离,给予医药,略具现代医院的雏形。

三国时期,平凉郡县设立太医、药长,管理药品研制和购销使用;设立太医校尉,管理药品发放领用和贮存养护;在军队中设立行病帅等官职,管理部队医疗卫生和药品事务。

西晋时期,平凉郡县开始对医官授予品阶。西晋惠帝元康五年(295年)和惠帝永兴元年(304年)瘟疫流行时,静宁医生采药医病,这是静宁县志中对药品使用情况的最早记载。皇甫谧著成《黄帝三部针灸甲乙经》。他的《针灸甲乙经》公元701年,被日本《大宝律令》规定为学习医学必修课。公元1136年,朝鲜医学制度规定为必读课。

南北朝时期,公元448年,悦般国使者、商人前往洛阳途径平凉时,带来"幻人"和止血治伤特效草药。北周的宇文泰到庄浪县的水洛镇巡边,派兵士收购款冬花、杏仁。

隋朝时期,平凉各郡县均设立尚药局和医学博士,各郡医师及司药人员一般为1-2人,各县为1人。医师称谓由此朝诞生。

唐朝时期,贞观三年(629年),平凉各府州县置医药博士,官秩从九品下,创办"养病坊";泾州、陇右牧均置医药博士1人,管理药品和为官员、兵士兼为百姓治病,陇右牧医药博士兼为马匹治病。唐开元元年(713年)改医药博士为医学博士,官秩上升为从九品上,医学博士之下设医学助教,执掌本草验方的收集、撰写;助教之下为医学生,于学医学药之余,从事偏远贫困地区的巡回医疗。

宋朝时期,泾州、德顺军、渭州(金改渭州为平凉府)等州县设医学博士、助教各 1 人,置惠民药局、官药局,掌治药物,出售汤药、中成药或膏丹丸散。地方政府将药物作为重要经济作物,鼓励群众进行栽培。宋朝庆历三年(1043 年)正月置德顺军后,仁宗"赐德顺军《太平圣惠方》及诸医书各一部"。庆历四年(1044 年),宋和西夏订立和约,在宋、夏边界德顺军(今静宁和宁夏隆德县)、镇戎军(今崆峒区一带)等地设置榷场(规模较小的市场),中药材业实行自由交易。民间开始出现药材行会,控制着当地的药材市场。

元朝时期,平凉府、泾州、德顺军亦设置医学博士。平凉修建药王楼。

明朝时期,平凉韩王府设良医所,设医学正科 1 人,主管王府医疗保健,州设典科 1 人,县设训科 1 人,置惠民药局,管理医药行政事务及医药学教育。明嘉靖二十一年(1542 年),平凉府及所属州县设医署或医学训。静宁州设医学杂署,为最早的官方卫生机构。大名医张好问撰有《张氏医精》、《太素集》、《时巢鉴》等医药学专著。全真龙门派第十代掌门苗清阳修建了崆峒山药王洞。

清朝时期,平凉府设医学训科和治痘局,静宁州置医学司,县设医学典科或医学署。静宁名医王汝番著有《医治验略》。

同治八年(1869 年),平凉城内有保安堂、庆余堂、泰合堂、祥盛合等中药店铺。

清德宗光绪七年(1881 年)3 月,陕甘总督左宗棠指令平凉府、静宁州及各县设牛痘分局,管理牛痘施种工作。

清光绪十六年(1890 年),灵台县西屯乡柳家铺永兴福号主杨正本的祖辈配方剂杨氏化癣丸,行销西北五省、区,是我市内最早有文字记载的中药配方制剂。

清光绪十八年(1892 年)陕西汉中天主教会会长杨连升、周盛和等人逃荒至万宝川设立教堂,发展教徒,用西药为人治病,为西医正式传入平凉。

光绪二十一年(1895年)基督教始传入平凉,在平凉东大街建立基督教福音堂,在泾川县城、玉都开办公教诊疗所,西药进一步增多。

光绪二十四年(1899年),张致德在华亭县城设中药铺,为华亭县内最早的中医。

光绪二十五年(1900年),平凉城已有中药店10家,从业人员17人。其中"庆春堂"就拥有资金一百万吊麻钱,是当时最大的中药店。

光绪三十年(1904年),瑞典基督教传教士郭发兰(音译)受协同公会派遣到崇信,在县城西街租赁民房,开设"福音堂"传教,用小苏打、阿司匹林、大圣丹等西药治疗人民疾病。

宣统二年(1910年)5月,平凉各府州县巡警道(巡警局)实行分科治事,内设卫生科,掌管各种医院和市肆药物等事项。

1912年(民国元年),国民党政府仍设官医局、戒烟局管理医药;静宁人李自新、陕西人邵景锡在静宁县城西街合股开办"福寿堂"中药铺,静宁七里人贾兆熊在高家堡开办"永泰恭"中药铺。

1915年(民国四年),平凉各县设土药善后局。

1917年(民国六年),瑞典籍牧师多宝在平凉城创办西医美华医院,1927年(民国十六年)改称福音堂医院,设病床80张,用阿司匹林、盘尼西林(青霉素)、非那西林吗、奎宁、新斯的明、606针剂、大安等西药治病,抗战时期主要为抗日伤员服务。

1919年(民国八年),平凉基督教派2名女牧师到静宁县传教,女牧师挪威人魏荫庇于民国十年修起福音堂,于1933年(民国二十二年)建立基督教静宁教会诊所。

1927年(民国十六年),天主教平凉牧师在南门巷建立平凉公教诊疗所。

1929年(民国十八年),各县政府设一科主管民政、医药卫生等工作。

1930年(民国十九年)8月,山西闻喜县人孙堤山在泾川县创办友爱诊所,用西药诊治常见病。

1931年(民国二十年),各县规定传染病由县公安局按月汇总上报;静宁县在国民军中任过军医的吴家堡人裴效先在县城东街行医,用西医治病,后改名为陇右医院,此为静宁有西医之始;11月,西安至平凉公路修成通车,平凉开始利用汽车运销药材。

1933年(民国二十二年),平凉天主教堂公教诊所分设静宁天主教堂公教福音堂诊所,西班牙人陶希圣主持,药品多为酊剂、水药。

1934年(民国二十三年),外籍人旧军队退伍医官蒋正海在华亭县城开设了"华美诊所"、西医苏青山在安口开设"友仁诊所",使现代西医西药开始传入华亭。

1935年(民国二十四年),国民党平凉行政专员督察公署设两个科,一科主管民政、文教、医药卫生、司法、社会治安等,废除药味税,征收特种物品产销税。10月,红军北上途径静宁,界石铺水鱼子小湾黄清荣一家,留养骑马摔伤的红一方面军团卫生员巫仰光战士,次年8月伤愈归队,1949年后巫仰光曾担任兰州医学院组织部长。

1936年(民国二十五年)8月,张景堂在平凉城东大街(今北门什字)开设首家同仁堂西药店,经营阿司匹林片、盘尼西林(青霉素)、金鸡纳霜、水杨酸钠、来苏、红汞、碘酒等30多个品种。

1937年(民国二十六年),抗日战争开始后,华北及沿海各省相继沦陷,工商业者纷纷内迁西移,北京、天津、山东、河南、山西、陕西等地药商相继迁来,中药铺猛增到38家,从业180余人。同年,医师王维勤从河北来平凉开办平民诊疗所,翌年改称红十字会诊所,是甘肃省第一家红十字会。

1939年(民国二十八年),卫生行政机构开始管理西药商、中药商、药师、药剂生产、成药注册与监督检查。国民党政府内政部卫生署在平凉成立西兰公路卫生队，之后改名西兰公路卫生站，站址在今平凉市医院第一门诊部处，直属中央卫生署领导，由刘家驹任主任，有药剂士 12 人。

1940 年(民国二十九年)，西班牙籍医生潘乐伦以天主教会名义在泾川县城创办了公教诊疗所，有外籍医生 2 人，本籍医生 4 人，简易症床 1 张，多用西药为患者治病；12 月，平凉设立疫苗制造所。

1941 年(民国三十年)，泾川设县卫生院。

1942 年(民国三十一年)，华亭设县卫生院，共有工作人员 8 名。

1943 年(民国三十二年)4 月，静宁县卫生院成立。

1945 年(民国三十四年)，平凉县政府规定配药处方应有中医师姓名及政府注册字样的药方，方可配发，禁配"仙方"、"神方"。

1946 年(民国三十五年)，灵台成立县卫生院。

1947 年(民国三十六年)，庄浪、崇信县卫生院成立，至此，平凉 7 县卫生院全部由中华民国行政院批准成立。

1948 年(民国三十七年)，地方名医孙华堂筹款，在平凉城内菜市巷创办私立平凉华堂国医学校，孙任董事长，聘请曹云龙为校长，6 名中医任教师，学制三年，实习 2 年，教授《国医史略》、《中医诊断学》、《药物学》、《细菌学》、及《历史》、《国语》等，1953 年停办，为平凉培养中医 30 余人，该学校是平凉近代史上的第一所私立中医学校。

1949 年 8 月份，崇信、庄浪、静宁县人民政府接管县卫生院；平凉贸易分公司建立，下设各县支公司，经营药品。9 月 3 日，设立平凉分区专员督察公署卫生科，管理医药卫生事务；10 月，成立西北区山货皮毛公司平凉分站；10 月 1 日起，由各县人们卫生院及各级卫生协会对经营药品的个体医、药业者及药品进行审查登记，实行统一管理。

1950年4月,静宁县人民政府资助县卫生院小麦60石,用于购买药械;平凉分区专员督察公署卫生科配发静宁县卫生院3套手术床。5月华亭县人民政府成立新的县人民卫生院,人员共3人。6月静宁成立县药材公司,大集镇设医药门市部。

1951年1月,成立静宁县中西医药联合会;4月,平凉分区专员督察公署卫生科改称平凉区专员公署卫生科;成立平凉专区人民卫生院。

1952年泾川县、崇信、静宁县政府设卫生科,华亭卫生院增设药务组。专署成立中医进修学校,学制1年,招收学员48人。祥泰合药店经理张子祥将其药店改造为公私合营新华国药庄。

1953年,平凉县、灵台县、庄浪县、华亭县政府设立卫生科。平凉地区医院举办初级护士训练班。4月30日庄浪人民医院设立中药房,配司药1名。静宁县第一中学医疗室建立,有医务人员1人。

1954年4月,成立市药材公司,有职工27名。省卫生厅、医药公司批准平凉县药材公司(推销组)成立麻醉药品供销点,统管统销,供应对象为平凉、庆阳、西海固三地区的各大医院。

1955年,庄浪县医院设立药械库房。8月20日,平凉专区人民卫生院改称平凉专区医院。平凉建成卫生材料厂。11月,平凉区专员公署卫生科与文教科合并,成立平凉专员公署文教卫生组。撤销平凉贸易分公司,成立专区医药公司。

1956年5月,中国药材公司甘肃省平凉分公司、中国药材公司甘肃省静宁县公司和庄浪县公司成立,专营中西药品经营;西北区山货皮毛公司平凉分站改称平凉专署农产品采购局。平凉专区商干校增设药材专业班。

1957年,中国药材公司甘肃省平凉分公司更名为平凉地区分公司;平凉专署农产品采购局称甘肃省供销合作社平凉购销站;华亭县成立了中药材市场管理委员会;崇信成立"五·七"红专学校,培训赤脚医生 28 人;庄浪创办卫校,学制半年,第一期学员 40 名。

1958 年 8 月 10 日,平凉专员公署文教卫生组分开,又成立卫生科。成立平凉市红旗制药厂,生产一些酊剂、糖浆剂及头痛散(即复方阿司匹林粉)。9 月,建成平凉地区卫生学校,设立药学专业班。这是平凉第一期药学班。

1959 年医药界开展"采风访贤,求方献方"活动,征集秘、单验方后审查整理出锦方 937 例,汇编铅印《平凉市中医秘方验方汇集》上下编。

1960 年 7 月 15 日,平凉专员公署卫生科改为平凉专员公署卫生局。

1961 年平凉市红旗制药厂与专区医药采购供应站中西药加工厂合并,改称专区制药厂,省卫生厅批准生产 34 种中成药,正式成立了西药车间,生产出红汞、碘酒、紫药水。11 月 26 日,平凉专署文教局、卫生局、体委合并,成立平凉专署文教卫生局。

1962 年 3 月,平凉地区医药公司归省医药公司直属;华亭卫生院改名华亭县第一人民医院,门诊开设中、西药房。庄浪县设文教卫生局。

1963 年,地区成立药材分公司。8 月 22 日平凉专署文教卫生局又分设,成立专署卫生局。

1964 年平凉地区卫生学校收归省上领导,更名为甘肃省平凉卫生学校。专区成立半工半读卫生学校。

1965 年,静宁贾河公社侯家山一农民从华亭县引种党参获得成功。平凉地区卫生局药检所成立并开展工作,仅有 2 名专职人员。

1966 年,平凉县成立半工半读卫生学校;3 月 19 日中共甘肃省委在平凉召开青龙卫生所现场会。

1967 年 1 月,庄浪县医院制剂室建立,仅生产五种常用液体。

1968 年,平凉地区医药公司与商业、供销合并。各县成立革委会生产指挥部,设民卫组,管理医药。

1969 年 6 月,百货、五金、糖业、药材 4 公司合并为平凉县贸易公司;7 月,静宁县创建"五七"红专学校,招收医士班 80 人。庄浪县工交制药厂成立,庄浪县设"五·七"红专学校。

1970 年 2 月 23 日,华亭、崇信、平凉 3 县先后实现合作医疗一片红。崇信卫生局医政干事兼办药政事宜。12 月成立静宁县商业局药材公司制药厂,配制七珍丹等 37 种药品。地区医院制剂室生产中药制剂,研制出了咽炎合剂等 34 种,特别是柴胡注射液属全国首创。

1971 年 1 月,平凉地区肉联厂组建生化制药车间。3 月,医专附设中医门诊及中药房,对外就诊。6 月平凉市中医院成立。

1972 年,静宁县医院制剂室成立。

1973 年 10 月,静宁将威戎、仁大、李店、甘沟、曹务、高界、红寺、原安 8 个公社卫生院改为中心卫生院。

1974 年,中国人民解放军第六医院制剂室研制成了"当归注射液"治疗子宫脱垂疗效显著,获全国科技大会奖。泾川县药材公司成立饮片加工厂,年加工药材 343 种、10 万余千克。

1975 年,成立平凉地区药检所,属科级单位,配备专业人员 6 人,地址在平凉市东大街 6 好,房屋面积 137 平方米,内设中药、西药、生化检测 3 个检验室。

1976 年,平凉地区医院自制"川芎碱(简称复方川芎注射液)"。

1978 年,地区肉联厂的"人工牛黄"荣获全省科学大会奖,朱昌仁等完成的"超声波诊断技术研究"成果获卫生部奖。平凉县药材公司成立饮片加工组改为药材加工厂,增加炒药机、去皮机、烘烤房等设备。11 月,华亭县革命委员会发出通知,全县从 1978 年 12 月 1 日起执行新的中药剂量、凡中药的批发、零售、收购和中药处方,划价、调剂记账等都以"千克"、"克"、"毫克"(kg、g、mg)为单位,取消"斤"、"两"、"钱"、"分"、"厘"旧制剂量单位。

1979年5月,平凉县医药公司举办药品器械展销会,展出药品器械1500多个品种,有183个医疗单位参加。平凉市向大寨、崆峒、麻武等药厂投资近万元,搞药材生产基本建设,试种天麻、元胡、贝母引种成功。

1980年,成立平凉地区和各县医药管理局。静宁县实行国家、集体、个体三个层次办医,打破"独家办医",形成多层次办医格局。

1982年,地、县医药公司归省医药管理局统一管理。5月甘肃省平凉制药厂由甘肃省医药总公司管理。

1983年,庄浪县人民医院设制剂室。9月1日,纪念晋代针灸学家皇甫谧逝世1701周年暨学术交流会在兰州开幕,24个省、市、自治区的专家学者和代表出席。9月29日,地区卫生局与地区计划生育委员会办公室合并,成立平凉地区行政公署卫生计划生育处。地、县医药公司先后引种新疆贝母、安徽茯苓、陕西厚朴、杜仲、宁夏枸杞以及沙参、麦冬、连翘、半夏、天麻、板蓝根、瓜蒌等30多个品种。撤消医药管理局,移交医药公司。

1984年,平凉规划建立泾川、平凉、崇信、灵台、华亭的甘草、柴胡、冬花综合生产区,静宁、庄浪党参、冬花生产区。12月,成立泾川县药品监督检验所。地区医院卢贤昭、脱守文发现柴胡有抗变态反应。平凉地区肉联厂生化制药厂生产的人工牛黄在全国药品质量评比中获第四名。

1985年4月,甘肃省医药公司静宁县公司归静宁县人民政府管理,更名静宁县医药公司。平凉市医药公司采集药材标本516份。

1986年,静宁县医院修建制剂楼,新增1%丁卡因、阿托品眼药水、毛果芸香碱眼药水,年产值2.52万元。11月,泾川县药检所被国家卫生部树立为"全国先进县级药检所",获奖金1万元。建起平凉制药厂灵台皇甫谧分厂,有职工 41 人。

1987 年,平凉地区药品检验所更名为平凉地区药品监督检验所。甘肃省平凉制药厂被省政府授予"甘肃省一级企业"。生产的"元胡止痛片"、"大黄碳酸氢钠片"、"VC 银翘片"、"五加片"、"参苏理肺片"等产品,分获"甘肃省优质产品"。

1988 年,灵台制药厂五加片生产线完成投资 40 万元,实现利税 145 万元。地区电大委托平凉卫校、平凉地区医院分别开办一期电大医疗班和护理大专班,学制三年,共招收学生 110 人,改变了护理专业单一的教学层次。

1989 年,平凉卫校"拉汉、汉拉植物词汇及植物学拉丁",获地区科技进步一等奖。10 月 23 日成立静宁县药品监督检验所(股级单位),设专职药品监督员,编制 4 名。甘肃省平凉制药厂五加片获"汉方世界杯金奖",VC 银翘片评为甘肃省优质产品。

1990 年,地区卫生处设立了药政科,7 县市卫生局设有专职药政干事。地区成立中华预防医学会,皇甫谧医学研究会。

1992 年,于建瑞、朱解璞、董建设设计的"全波整流组合机头 X线机"(实用新型名称)获得地区专利,被南京、天津医疗器械厂和北京 X 线机厂采用,淘汰了传统的自整流 X 线机。

1993 年,地区医药分公司更名为甘肃医药集团平凉地区医药公司。

1995 年,地区医药管理局与地区医药公司合署办公,受省医药管理局和行署双重领导。平凉职教中心开设药学专业班。

1996 年,平凉制药厂灵台皇甫谧分厂生产的复方百部止咳颗粒被第八届西部技术交易会评为金奖,新速效感冒胶囊被认定为第八届西部技术交易会指定产品。

1997 年,地区医院"柴胡注射液制备工艺的研究",获地区科技进步一等奖。甘肃省平凉制药厂生产的"康灵片"经国家卫生部临床验证批准为国家级三类戒毒新药。

1998 年 6 月 30 日,华亭县一院 534 平方米制剂楼竣工。平凉市中医院"乙肝转阴冲剂研究",获地区科技进步一等奖。平凉市医院李长春应用"产后风脾丸防止产后身脾"获地区科技进步三等奖。甘肃省平凉制药厂加入兰州佛慈制药集团。3 月 20 日,平凉制药厂皇甫谧分厂与中外合资陕西利威尔制药有限公司联营,组建陕西利威尔制药有限公司灵台皇甫谧分公司。

1999 年,成立平凉地区药业有限责任公司。静宁卫生学校并入县职教中心。

2000 年 9 月,陕西利威尔制药有限公司灵台皇甫谧分公司改制为国家控股、职工参股的甘肃皇甫谧制药有限责任公司。

2001 年,组建平凉地区药品监督管理局,泾川、灵台、崇信、华亭、庄浪、静宁六县组建药品监督管理分局,归省药品监督管理局垂直领导,撤销市、县(区)医药管理局、卫生部门内设的药政科和原各县(区)药品监督检验所。

2002 年 10 月份,地改市后,机构名称变更为平凉市药品监督管理局,12 月,市、县药品监督管理局(分局)正式挂牌成立,全市共68 人。《药品经营许可证》《药品经营合格证》上划市药品监督管理局核发。

2004 年,药品经营企业始推行 GSP 认证制度,生产企业开始试行 GMP 认证制度。

2005 年,平凉市药品监督管理局变更为平凉市食品药品监督管理局,增加食品安全综合协调职能。

2006 年 3 月,崆峒区食品药品监督管理局组建成立。

2007 年,成立市、县(区)食品药品安全委员会,乡镇设食品药品专职协管员。

2010 年,按照《平凉市人民政府办公室关于印发平凉市食品药品监督管理局主要职责内设机构和人员编制规定的通知》,将餐饮、保健品、化妆品监管职能划转食品药品监督管理局,将综合协调职能又划归卫生部门，食药监管部门履行药品和餐饮监管职能。华亭县在国家工商总局、商标局成功注册了"华亭大黄"、"华亭独活"中药材品牌认证和地理标志证明商标。

2011年，成立了市药品医疗器械安全监测与评价中心，各县（区）食药监管部门加挂了相应机构牌子。

2013年，《平凉市关于改革完善市县（区）食品药品监督管理体制的实施意见》（平政发〔2013〕133号）和市食品药品监督管理局及其所属单位"三定"方案经市编委会、市政府常务会议、市委常委会议审定通过，将分散在食药监、质监、工商、卫生等部门的食品安全监管职责进行整合，重新组建市、县（区）食品药品监督管理局，为同级政府的工作部门。市食药监局及所属的"两局两中心"共核定市级人员编制108名；各县（区）组建县（区）食药监管局，新组建平凉工业园区食品药品监督管理所，新组建各县（区）局食品药品稽查局、食品药品检验检测所以及各乡镇和有行政权的街道办组建食品药品监督管理所，全市县乡级食药监系统核定人员编制688人；全市总编制达到798人，占全市总人口比为3.42/万人。

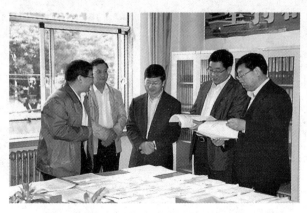

市政府领导在市食药监管局局长陪同下
检查庄浪县基层食药监管所建设

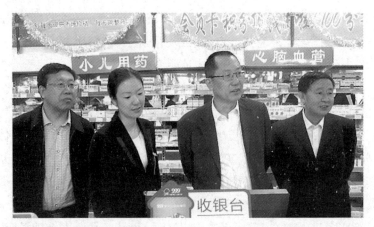

市政府领导在市食药监管局领导陪同下检查新生药店

2015 年 2 月 12 日,全市市场监管工作视频会议召开,首次将工商、质监、食药监三局会议合并召开。8 月 14 日,平凉市委大讲堂第三十一讲《深度解读"史上最严"〈食品安全法〉》举行。

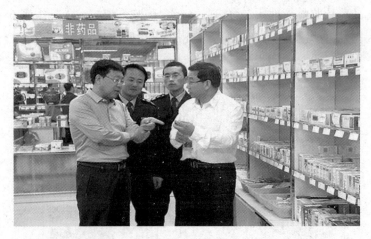

2015 年市食药监管局局长赵立雅在庄浪县检查工作

平凉药品名著目录

《黄帝内经》，黄帝与岐伯讨论医药的问答被后人整理编辑而成。

《黄帝三部针灸甲乙经》平凉人皇甫谧晋太康三年（公元282年）著成，还著有《寒石散论》、《巢氏病源》等。

《张氏医精》明代平凉人张好问著，还撰写有《太素集》、《时巢鉴》等医药学专著。

《医治验略》清代静宁人王汝番著。

《平凉市中医秘方验方汇集》1959年平凉市卫生局（即今崆峒区卫生局前身）面向社会征集药品锦方验方，整理出锦方937例，汇编成上、下两编。

《中医基础歌要》者仲仁编著。

《平凉地区医药卫生资料选编》1985年地区卫生处组织编印。

《华亭县医药科技资料》华亭县卫生局编印。

《庄浪医苑》2001年庄浪县中医主治医师苏天存主编出版。

《常用中药材真伪鉴别》地区药品检验所靳复礼主编。

本书参考资料目录

1.《平凉府志》；2.《平凉地区志》；3.《平凉市志》；4.《泾川县志》；5.《灵台县志》；6.《崇信县志》；7.《庄浪县志》；8.《平凉年鉴》；9.《平凉地区志医药卫生篇·卫生》；10.《甘肃省志·公安志》；11.《甘肃省志·大事记》；12.《甘肃省志·外经贸志》；13.《甘肃省志·医药卫生志》；14.《平凉医专校史》；15.《甘肃大词典》；16.《静宁县志》；17.《平凉古代名人小传》；18.《华亭县党史大事记》；19.《庄浪文史》；20.《新修崆峒山志》；21.《灵台文史》；22.《平凉文史资料第一辑》；23.《静宁州志》；24.《国民经济统计提要1949–1965年》；25.《静宁2005年年鉴》；26.《平凉"七五"建设成就》；27.《崆峒山神话传说》；28.《平凉文史资料第二辑》；29.《于右任诗词集》；30.《崇信文史第二辑》；31.《崆峒碑文楹联选》；32.《平凉三十七年建设成就》；33.《平凉"八五"建设成就》；34.《甘肃日报》；35.《甘肃省中草药手册》；36.《中药饮片炮制规范》；37.《甘肃省药品标准（1978年版）》；38.《中国药典》；39.《甘肃药品标准》；40、《中国药房》；41.《静宁卫生志》；42.《庄浪医院志》；43.《华亭县卫生志》；44.《党在探索时期资料汇编》；45.《党在过渡时期资料汇编》；46.《甘肃经济史》；47.《宋史》；48.《明史》；49.《唐史》；50.《平凉日报》；51.《皇甫魂》52.《平凉科技志》；53. 地区医药公司档案资料；54. 地区医药管理局档案资料；55. 平凉市食品药品监督管理局档案资料；56. 平凉市药检所档案资料；57. 平凉市卫生局档案资料；58. 平凉市商业局档案资料；59. 平凉市经贸局档案资料；60. 平凉市档案馆档案资料；61.《华亭县药材志》；62.《民国时期浙江医药史》；63.《中国史新论·医疗》；64.《当代中国的医药事业》；65.《元明代名城杭州》；66.《中华医史杂志》；67.《浙江医药史》；68.《法国汉学》第7辑；69.《中国药业史》；70.《明代医人与社会——以江南世医为中心的医疗社会史研究》；71.《中国科学技术史·医学卷》；72.《痘疹正传指心法》；73.《本草原始》；74.《本草蒙荃》；75.《折肱漫录》；76.《本草纲目通释》；77.《本草原始》；78.《本草汇言》；79.《西村集》；80.《午风堂丛谈》；81.《五杂俎》；82.《书影》；83.《七修类稿》；84.《明宪宗实录》；85.《枣林杂俎》；86.《西园闻见录》；87.《西游记》；88.《杂病治例》；89.《绣像金瓶梅词话》；90.《水浒全传》；91.《石隐园藏稿》；92.《阅世编》；93.《明史管见》；94.《中国货币史》；95.《东北三宝经济简史》；96.《医案》；97.《山居功课》；98.《轸疫施药疏》；99.《三国演义》；100.鲁迅《药》；101.网站有关文章；102.《甘肃古代史话》；103.《漫话唐王谷》；104.《中国历代名人小传》；105.《平凉地区公路交通史》。

后　记

　　十多年前，一个很偶然的机会，我开始接触药品、认识药品、关注药品、从事药品监管和药学历史的研究与教学工作，一直偏爱研究平凉地方文史的我们，在工作之余，开始搜集、钻研、探究平凉药品文化。刚开始，学习一些药品方面的知识，学习国家药品方面的法律法规，特别是研究地方政府关于药品经济、药品管理方面的政策。事实上，20世纪90年代，在搜集资料撰写《平凉"一五"建设的伟大成就》、《平凉"二五"计划建设成就》时，就在平凉统计资料里接触、整理、研究、使用过医药方面的基础数字，凭借对那时的大概印象，2004年，我们开始了本课题的研究工作。关于此书的写作意图，我们考虑随着国家政治的稳定、经济的繁荣发展、生活水平的不断提高，以及人们开始更加注重健康长寿的需要，平凉药品经济的开发与发展、药品监督管理的规范有序、药品社会效益的最大化势必占有相当重要的地位。经济开发，理论先行。平凉药品经济开发、药品管理发展的理论是多层次多方面的，比如药品开发到底先开发什么，后开发什么，怎样组织开发，药品监督管理到底该怎么管，管什么，其中有些什么可预见的制约因素，怎样积极应对，药品作为人们生活必不可少的特殊物品，需要国家、社会、组织、人们如何重视，怎样规范、怎样管理、特别是怎样贮备和使用，做好开发、监管的前期准备，为社会和人民生命健康服务，平凉历代先民和政府在药品经济开发和管理中有哪些经验教训，今后如何发展、如何应对问题，如此等等，需要动员组织经济、科技、管理、政治、民族、历史、教育，尤其是从事药品经济、管理和教学等方面的人才进行专门细致的研究,有一个明晰的认识和回答,这是平凉药品开发和监管工作重要的一环。在这一思想引导下,我们从历史学的角度,对平凉药品开发、管理的状况作一纵向考察,回顾平凉药品经济发展的过程,总结历史经验,了解先民在发展药品经济、从事药品管理中表现出来的胆略、智慧和大无畏精神,供各级领导、决策部门借鉴,供药品监管工作者、药品从业人员和医药学学生学习参考,对于平凉上下统一认识,协调步伐,决心建设药品经济效益高、品种多、种类全、质量可靠、管理规范、使用科学、监督法制化的宏伟蓝图,将起积极的借鉴作用。同时,也为平凉药品经济、药品管理史和药品发展研究作一些有益的尝试。这就是本书的写作目的。

在研究方法上,我们坚持以马克思主义的唯物史观为指导,以历史的和逻辑的方法为基础,既了解平凉药品发展的阶段性特点,又注意它的连贯性,对于一些在历史上反复出现的药品经济和管理现象或问题,我们在考虑其内在和与外界联系的同时,又作了必要的纵向和横向比较,以求得到本质性认识。对于各历史时期药品发展和管理的状况分析,着重探索和阐述广大劳动人民的历史首创精神,同时注重各社会统治阶级当权人物在药品发展和管理中的作用和贡献,给予实事求是的表述和评价。史料选择不拘一格,力求广泛、全面和有代表性,无论是公文材料、文献、档案、神话故事、口头流传,亦或是出土文物、考古资料,只要与平凉药品史有关,又经过鉴别认为可靠的,我们都尽可能加以利用。每一历史结论,力求做到有充分可靠的史料依据,防止脱离史实的空论和不切实际的漫笔。总之,我们在坚持唯物辩证法的前提下,对史料尽量兼收并蓄,融会贯通,力戒教条僵化、似是而非的方法论观点。

我们在撰写本书时,详略不一,资料富裕的朝代和年代则祥写,资料奇缺的朝代和年代仅进行略述,做到不编故事、不进行臆测,在每一章节叙述时,基本按照时间顺序来写。在每一年代的叙写中，我们原则按照目前行政区域的通常次序法排列，即先写市上部门史实，再从崆峒区、泾川县、灵台县、崇信县、华亭县、庄浪县和静宁县由东向西叙写各县（区）药品发展的历史。但为了将一类问题叙述在一起，县域之间区列不是很划一。在行政区划名称的变化称谓方面尽量遵从历史事实，即现在的平凉市，曾经被称为平凉专区、平凉地区，现在的崆峒区，曾经被称为平凉县、平凉市，笔者在撰写时尽量依当时的历史事实，但也有极个别区分不是很清楚的地方。本书撰写时，我们只写现在平凉市版图内县（区）内容，对历代平凉辖区内曾经管辖过的今宁夏、陕西和甘肃庆阳市、定西、天水等部分县区史实略去不提。在现今药品人物的收录上，仅以近几年史志资料或报刊宣传为来源，兼收了个别笔者所熟悉了解的在药品方面贡献较为突出的人物，但由于笔者力量单薄，查证资料不够，未再向社会征集人物名录和有关资料，遗漏杰出贡献人物肯定不少，只待后人研究药品史时再行挖掘，这也是本书的一大缺憾。本书插图来源较多，未标明出处图片大部分为笔者拍摄，部分来自泾川县中医医院文化建设牌匾照片，为胡春福绘画设计，由院长杜志刚提供。本书部分章节叙述内容截至时间不一，大部分截至2012年，小部分截至2015年。笔者在收集、研究和编写平凉药品行政管理机构时，找到的素材极少，远古、古代、近代的档案资料几乎未见到这方面的文字记载，仅有资料都是在一些史志中收录得到，而且凤毛麟角，现代档案里药品机构的内容比较丰富，但甚为分散，现代市志、县志虽设医药卫生专门章节，却很不全面、系统，市、县卫生部门都编写了《卫生志》，但与药品和药品行政机构有关的内容，却很不详尽。研究认为问题的原因有四方面：一是专门的药品管理机构出现很晚；二是根深蒂固的重医轻药思想束缚；三是药品经济所占国民经济比重极低；四是因药品的专业性很强，政府、学者对药品和药品管理机构的历史研究不够重视。研究发现，到20世纪

70 年代末，都是巫医一体（古代）、医药一体（近现代），没有专设的药品管理机构，药品管理工作都是警政机构、民政机构和卫生行政机构的一项内容，直至 20 世纪 80 年代，以第一部《中华人民共和国药品管理法》颁布实施为标志，才开始出现专门的药品行政管理机构，但寓药品监管于药品经营之中，即国家专营药品，而且机构时设时撤，至今经历了很多次重大改革。在药品的管理方面，笔者研究得出这样一条结论：古代平凉历朝政府处在摸索管理药品中，可以说几乎无管理或者说开展了简单的粗放式管理工作；近代历朝政府因管理手段缺乏、技术落后、精力不足，在进行简单管理的同时，鼓励支持社会管理形式，药材行会、行帮、学会这些社会团体组织应运而生，这种行会式管理模式发挥了重要的管理作用；现代，中华人民共和国成立后，平凉药品的管理才逐步走上了规范化、科学化、法制化的轨道。

值得一提的是中国史学界定 1839 年以前为中国古代时期，1840 年鸦片战争至 1919 年五四运动为中国近代时期，1919 年至 1949 年为中国现代时期，1949 年至今为当代时期，我们为写作方便却把 1840 年至 1949 年清朝末年至中华民国称为近代时期，1949 年至今称为现代时期，资料归类写作也以此为顺序，时间归类分法差错敬请见谅。

本书是多人合作的成果。具体分工是：第二、三、六、七章，由戴虹撰写；绪论、第一、五、十一章，由赵志飞撰写；第八、九、十章由戴尔惠撰写；第四章由李佩瑶、赵炳台共同撰写。全书由赵志飞提出编写思路，搜集基础素材，最后统稿、定稿。

本书在搜集资料、研究和写作过程中，得到了许多领导和专家的指导和帮助。赵志飞大学恩师、中华诗词学会副会长、甘肃省地方史志学会会长、原甘肃省地方志办公室副主任张克复、原平凉医学高等专科学校副教授、高教研究员、副校长王采分别为本书作序，国家中医药管理局教授胡春福题字"平凉药品发展简史"，平凉市食品药品监督管理局局长赵立雅、甘肃省地方志办公室志书出版处处长张占社在百忙之中十分关注本书的写作进展，多次对本书的书名和写法提出意见建议，市食安办副主任文妍菊为本书拍摄了一些插图，对我们是莫大的鼓励。甘肃省书协副主席、兰州大学档案馆馆长、教授秦理斌先生题写了书名，市委组织部副部长李春茂、市文联主席李世恩、原市地方志办公室主任魏柏树、民盟崆峒区委员会副主委兼秘书长张海山、平凉师范高级讲师王绍华审阅了全部书稿，提出了许多宝贵的意见。市药品检验检测中心中药检验科科长、主任药师薛金龙修改了药品生产、种植章节。原地区医药管理局办公室主任段学君、泾川县食品药品监督管理局局长蒋金玉、崇信县食品药品监督管理局局长赵双喜、市食品药品监督管理局办公室主任王建东、市药品检验检测中心办公室主任刘鹏、化学检验科科长朱爱丽分别提供了部分珍贵资料。同事王耀玲、李志麟、张红妮、平凉陇兴商贸公司经理慕位春做了许多打字和排版工作。在此，我们一并表示衷心的感谢。

历史研究应贯彻为现实服务的宗旨，地方药品史的研究更应如此。本书在写作过程中，虽然注意到这一点，但当我们的研究以专著形式出现时，就感到它仍然十分粗糙和肤浅，难以满足药品经济开发、发展和管理对历史研究提出的要求。本书部分章节内容的研究明显具有不成熟性，尤其在药品生产加工技术和研制种类的探讨方面较为粗浅，由于水平所限，加之资料收集不全，编写时间仓促，错误纰缪之处在所难免，敬希读者批评指正。

赵志飞

2016 年 11 月